Das Patientenzimmer

Das Patientenzimmer
Planung und Gestaltung

Wolfgang Sunder

Julia Moellmann

Oliver Zeise

Lukas Adrian Jurk

Birkhäuser

Basel

Vorwort 7

A
Grundlagen

Geschichtlicher Überblick 10
Vom klösterlichen Hospiz zum modernen Krankenhaus

Lebensraum Pflegestation 15
Heutige Pflegesituation und Herausforderungen

Krankenhausspezifische Infektionen 21
Rasmus Leistner

Materialeinsatz und Materialalterung im Krankenhaus 24
Inka Dreßler, Katharina Schütt

B
Typologie des Patientenzimmers

Grundriss eines Zweibettzimmers 28

Qualitative Bewertung von Zweibettzimmern 38

Typologische Bewertung von Zweibettzimmern 44

Ausgewählte Beispiele

Allgemeines Krankenhaus

Trillium Health Centre
Mississauga, Kanada 66

Spital Zollikerberg – Neubau Westflügel
Zollikerberg, Schweiz 70

Spital Zollikerberg – Sanierung Ostflügel
Zollikerberg, Schweiz 74

Hvidovre Hospital
Hvidovre, Dänemark 78

Kreiskrankenhaus Lauf
Lauf an der Pegnitz, Deutschland 82

AZ Zeno
Knokke-Heist, Belgien 86

Haraldsplass Hospital
Bergen, Norwegen 90

Bürgerspital Solothurn
Solothurn, Schweiz 94

New North Zealand Hospital
Hillerød, Dänemark 100

Südspidol
Esch sur Alzette, Luxemburg 104

Fachklinik

Kreisklinik Jugenheim
Seeheim-Jugenheim, Deutschland   108

Sana Klinik München
München, Deutschland   112

BG Unfallklinik Frankfurt
Frankfurt am Main, Deutschland   118

Princess Máxima Center
Utrecht, Niederlande   122

St. Joseph-Stift Dresden
Dresden, Deutschland   128

Geriatrische Klinik St. Gallen
St. Gallen, Schweiz   132

Spital Uster
Uster, Schweiz   136

Universitätsklinik

Operatives Zentrum
Universitätsklinikum Erlangen
Erlangen, Deutschland   138

Crona-Klinik
Universitätsklinikum Tübingen
Tübingen, Deutschland   142

Erasmus MC
Rotterdam, Niederlande   146

Onkologisches Zentrum
Universitätsklinikum Leuven
Leuven, Belgien   150

Kinder- und Jugendklinik
Universitätsklinikum Freiburg
Freiburg, Deutschland   154

Universitäts-Kinderspital Zürich
Zürich, Schweiz   158

Universitätsklinikum Münster
Münster, Deutschland   161

Die bauliche Krankenhausstruktur in Deutschland   164

C
Prototyp eines Patientenzimmers – das Projekt KARMIN

Architektur des Patientenzimmers   170

Planung Patientenzimmer   178
Farb- und Materialkonzept   183
Lichtkonzept   185

Bau des Prototypen   196

Fertiger Prototyp und Anwendungsszenarien   198

Ausstattung   206

Der Desinfektionsmittelspender   210
Der Patientennachttisch   224
Das Bedside Terminal   230

Fazit   237

Projektbeteiligte   239

Anhang   240

Glossar   240
Autoren   245
Sachregister   246
Register der Namen, Orte und Bauten   248
Bildnachweis   250
Danksagung   252

Vorwort

Das deutsche Gesundheitssystem gibt für seine Krankenhäuser pro Patient mehr Geld aus als die meisten Länder der Welt – fast 70 Milliarden Euro zahlen die gesetzlichen Krankenkassen Jahr für Jahr an die Krankenhäuser. Die deutschen Patienten sind deshalb aber keineswegs optimal versorgt (BMG 2014). Seit Anfang 1990 hat sich die Zahl der deutschen Krankenhäuser laut Statistischem Bundesamt um ca. 20 % verringert; die durchschnittliche Verweildauer hat sich im selben Zeitraum auf sieben Tage halbiert. Die Gesundheitsreformen der vergangenen Jahre erhöhten enorm den Druck auf Krankenhäuser, effizient und wettbewerbsfähig zu agieren; sie müssen heute über hoch anpassungsfähige Gebäudestrukturen und effiziente Prozessabläufe verfügen.

Hinzu kommen der starke Anstieg des Auftretens behandlungsresistenter Keime in Krankenhäusern und die Furcht vieler Patienten, sich in einer Klinik mit einem dieser Keime zu infizieren. Jährlich erkranken in Deutschland ca. 500.000 Patienten an solchen Infektionen; etwa 10.000 bis 15.000 Patienten versterben pro Jahr aufgrund von Krankenhausinfektionen. Viele Krankenhausinfektionen sind nicht nur für die Patienten sehr unangenehm, sondern führen auch zu einer Verlängerung der Verweildauer im Krankenhaus, was den Pflegebetrieb zusätzlich belastet. Damit haben Krankenhausinfektionen auch erhebliche wirtschaftliche Konsequenzen.

Das Patientenzimmer im Pflegebereich steht seit jeher im Zentrum des Krankenhausbaus und der Hygiene, da hier zum einen der Prozess des Heilens am Patienten konkret sichtbar wird und zum anderen, weil der Flächenaufwand für die Unterbringung der Patienten im Verhältnis zu den anderen Krankenhausfunktionen groß ist. Letztlich übertragen sich Planungsfehler bei gleicher Stationsstruktur auf viele Stationen.

Wird das komplexe System Krankenhaus in Bezug auf die mögliche Ausbreitung von Infektionen betrachtet, ergeben sich diverse kritische Bereiche und Situationen, in denen der Patient einem hohen Infektionsrisiko ausgesetzt ist. Der Pflegebereich ist dabei als kritischer Punkt hervorzuheben.

Als Reaktion auf das vermehrte Auftreten von multiresistenten Erregern in Krankenhäusern wird in Fachkreisen seit Jahren die Diskussion geführt, ob zukünftig wesentlich mehr Einbettzimmer errichtet werden sollten oder alternativ Zweibettzimmer so ertüchtigt werden können, dass sie auch im Sinne der Infektionsprävention eine Alternative zur heutigen Situation darstellen. In Deutschland lag im Jahr 2016 der Anteil der Einbettzimmer im Normalpflegebereich bei 5 % (Sunder 2018). Auf der Normalstation ist das sinnvolle Verhältnis der Anteile von Zweibettzimmern und von Einzelzimmern unzureichend definiert und erforscht.

Das vorliegende Buch greift die aktuellen Herausforderungen des Patientenzimmers im Krankenhaus auf und untersucht, welche baulichen und prozessualen Aspekte die Hygiene unterstützen, den Genesungsprozess fördern und die Verbreitung von Infektionen eindämmen können.

Zunächst wird der Bereich Pflege anhand eines geschichtlichen Überblicks und der Betrachtung der gegenwärtigen und zukünftigen Herausforderungen im Kapitel A beschrieben. Dabei steht der baulich-funktionale Aufbau mit den Arbeitsprozessen in der Normalpflege im Mittelpunkt. Im darin enthaltenen Exkurs gilt es, die krankenhausspezifischen Infektionen mit der Beschreibung u. a. von Infektionsquellen und Übertragungswegen näher zu erläutern, um das für die folgenden Kapitel B und C notwendige Wissen bereitzustellen. In einem weiteren Exkurs wird beschrieben, wie der sinnvolle Materialeinsatz die Reinigungsabläufe unterstützt und damit zur Verhinderung der Übertragung von gefährlichen Keimen in Krankenhäusern beiträgt.

Eine Übersicht an Gestaltungsmöglichkeiten, die dem Planer beim Entwurf eines Patientenzimmers offenstehen, wird im Kapitel B benannt und mithilfe entsprechender Beispiele strukturiert vorgestellt und bewertet. Bei dieser typologischen Betrachtung wird neben dem Zweibettzimmer auch das Patientenbad einbezogen.

Ein zweiter Schwerpunkt dieses Kapitels ist die Betrachtung aktuell geplanter oder bereits umgesetzter Patientenzimmer im In- und Ausland. Die Projekte werden kurz beschrieben und anhand von Plänen und Bildern vorgestellt. Die Übersicht der aktuellen baulichen Struktur von Normalpflegestationen in deutschen Krankenhäusern soll die Spanne zwischen Wunsch und Wirklichkeit des Krankenhausbaus aufzeigen, um den Handlungsbedarf aufzudecken.

Schließlich stellt das Kapitel C das Verbundforschungsprojekt KARMIN vor, das im Rahmen von „InfectControl 2020" gefördert wurde. KARMIN steht für Krankenhaus, Architektur, Mikrobiom und Infektion. Im Mittelpunkt dieser umfassenden und innovativen Studie steht die Frage, ob die Architektur des Patientenzimmers und dessen Ausstattung Infektionen in Kliniken vorbeugen und im besten Fall verhindern kann. Kann ein Zweibettzimmer im Normalpflegebereich so geplant werden, dass es auch im Sinne der Infektionsprävention eine Alternative zum Einzelzimmer darstellt? Die Autoren dieses Buches haben daher über drei Jahre am Institut für Konstruktives Entwerfen, Industrie- und Gesundheitsbau (IKE) der TU Braunschweig auf wissenschaftlicher Grundlage den Prototypen eines Zweibett-Patientenzimmers geplant und baulich umgesetzt. Dazu gehörten auch optimierte Ausstattungsgegenstände wie der Desinfektionsmittelspender, der Nachttisch und die neuartigen Inhalte des Bedside Terminals. Die methodische Herangehensweise, die Planungsphase und das Ergebnis werden in diesem Buch aufgezeigt.

Die Planung und Realisierung künftiger Klinikbauten könnte einen nennenswerten Beitrag zur Abwehr nosokomialer Keime leisten, wenn auf die Gestaltung hygienerobuster Gebäude- und Raumstrukturen größeres Augenmerk als bisher gelegt würde. Bei aller notwendigen Planung eines hochkomplexen und hygienerobusten Krankenhauses darf der Architekt neben der räumlichen Gestaltung die wichtigste Funktion von Gesundheitsbauten nicht vergessen, nämlich Krankheiten der Patienten zu erkennen, zu behandeln und im Idealfall zu heilen.

Wolfgang Sunder
Julia Moellmann
Oliver Zeise
Lukas Adrian Jurk

Braunschweig, November 2020

A
Grundlagen

Geschichtlicher Überblick

Vom klösterlichen Hospiz zum modernen Krankenhaus

Das Krankenhaus wurde in seiner Jahrhunderte während Entwicklungsgeschichte kontinuierlich von zahlreichen zivilisatorischen Faktoren beeinflusst. Gesellschaftliche, politische, wirtschaftliche und vor allem medizinische Veränderungen und Ansichten haben mit unterschiedlicher Intensität auf einen Gebäudetypus eingewirkt, der allein der Pflege und Heilung dient.

Ordensgemeinschaften als Träger der Pflege

Bereits im christlich geprägten Europa des Mittelalters standen die Hospitäler, Seuchenstationen und Waisenhäuser nicht nur im Zeichen der Nächstenliebe. Sie dienten vielmehr als Einrichtungen, die der Heilung der Kranken dienten und andere Bürger vor gefährlichen Infektionen schützten.

Welche Bedeutung diese Hospitäler im 15. Jahrhundert hatten, zeigte sich, als sich im europäischen Raum gefährliche Seuchen wie Lepra oder Pest in mehreren Schüben ausbreiteten. Durch die Isolierung und ärztliche Behandlung von Infizierten in diesen Gebäuden war man in der Lage, diese Krankheiten einzudämmen und die fortschreitende Mobilität der Bevölkerung nicht allzu sehr zu stören. In der Regel wurden Krankenhäuser während dieser Zeit außerhalb der Stadtmauern oder am Rand einer Siedlung gebaut, um dadurch die Verbreitung von Infektionen zu verhindern → Abb. 1. Die Betreuung, Pflege und Heilung von Kranken und Gebrechlichen waren meist im Sinne der christlichen Nächstenliebe Aufgabe von Ordensgemeinschaften, die ihre Gebäude in städtischen Randlagen und meist hinter einer eigenen Umfriedung errichteten (Knefelkamp 1987). Die räumliche Nähe zur Kirche unterstützte maßgeblich die umfassende geistig-religiöse Krankenbehandlung. Über Jahrhunderte war der um 820 entstandene St. Galler Klosterplan des Benediktinerordens ideales Vorbild für den Hospitalbau → Abb. 2. Auf dem Grundriss sind die sozialen Bereiche um einen viereckigen Kreuzgang herum angeordnet, der eine enge Verbindung zur Kirche herstellt. In diesen Räumlichkeiten befanden sich nicht nur die Unterkünfte für die Ordensbrüder, Pilger und Reisenden, sondern auch Pflegeeinrichtungen für Kranke. Die in den Benediktinerklöstern gelebte Fürsorge nahm einen so hohen Stellenwert ein, dass sich dadurch die Klöster zu Zentren medizinischen Wissens entwickelten.

Die Fortschritte in der Forschung ab dem 18. Jahrhundert

Einen Meilenstein in der Krankenhausgeschichte stellt das im Jahr 1727 fertiggestellte Berliner Krankenhaus Charité dar. Die drohende Ausbreitung von Pestepidemien und die Furcht vor deren gesellschaftlichen, wirtschaftlichen und politischen Folgen veranlassten Preußens König Friedrich I., dieses Krankenhaus nach dem Vorbild des Pariser Krankenhauses Hôpital Saint-Louis (1607) zu errichten. Die Charité besaß neben einem Pflegebereich für 200 Patienten auch zwei Infektionsstationen und eine Geburtshilfestation. Die Verteilung der Bereiche war für die damalige Zeit innovativ: In den Krankenabteilungen der ersten und zweiten Etage hatten die Planer kleine Zimmereinheiten mit 10–12 Betten vorgesehen und wichen damit von den bis dahin üblichen hallenartigen Pflegebereichen ab → Abb. 3, 4. Die Zimmer waren von einem auf der Innenhofseite verlaufenden Flur erreichbar. Die Sauberkeit der Zimmer,

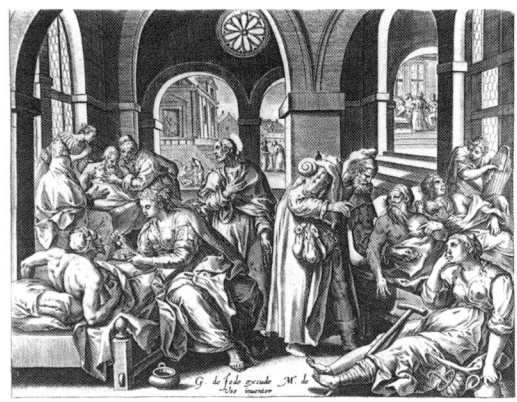

1 Eine Hospitalhalle des 16. Jahrhunderts mit verschiedenen Krankenpflegeszenen

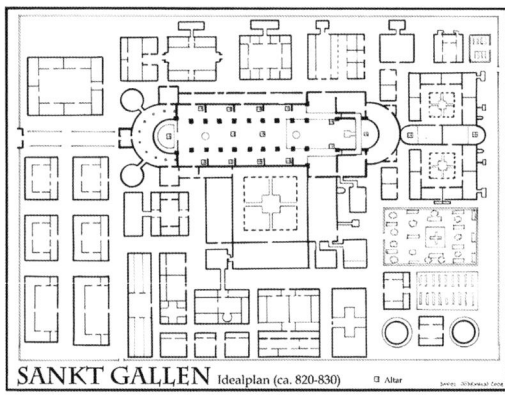

2 Klosterplan St. Gallen, um 820 n. Chr. Über mehrere Jahrhunderte bildete dieser Grundriss ein Vorbild für den Hospitalbau.

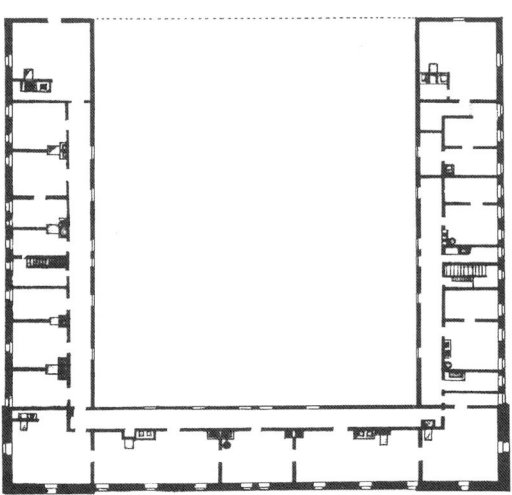

3 Charité in Berlin, 1730, 2. Obergeschoss mit Pflegebereichen

Grundlagen

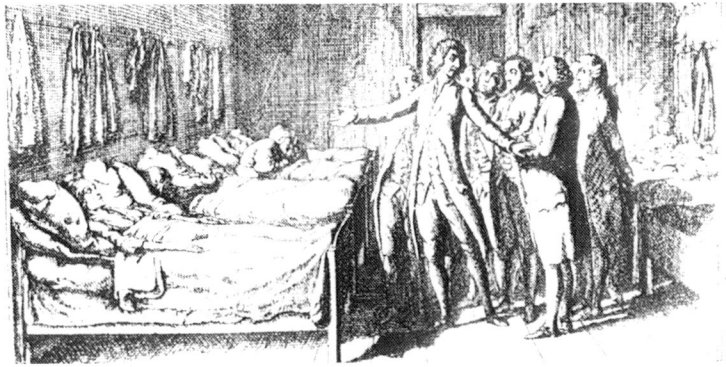

4 Blick in ein Krankenzimmer der Charité bei der ärztlichen Visite, Kupferstich von Daniel Chodowiecki, 1783

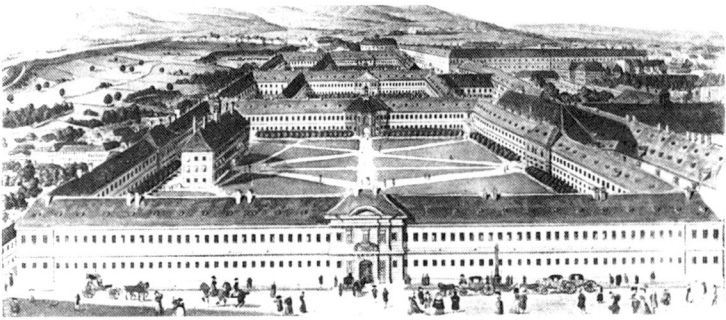

5 Allgemeines Krankenhaus in Wien, 1783–1784

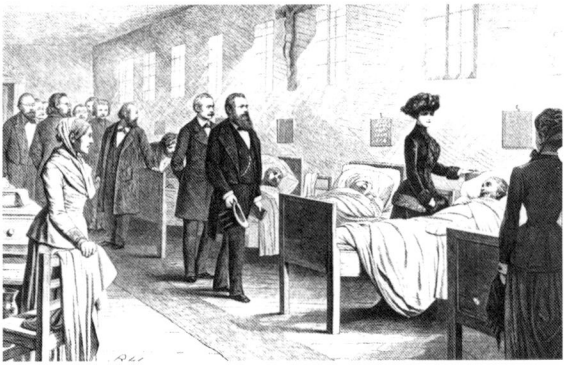

6 Allgemeines Krankenhaus in Wien, Blick in einen Krankensaal

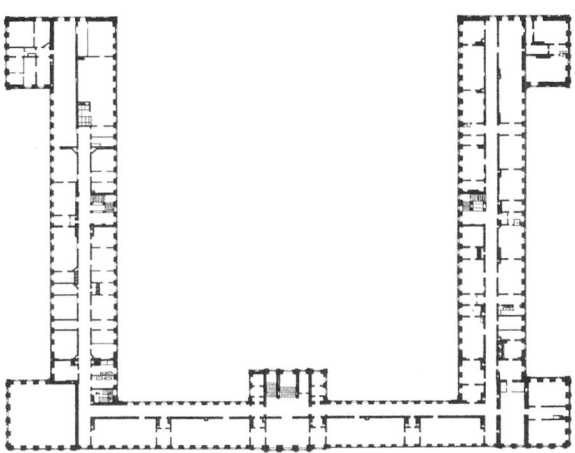

7 Charité in Berlin, 1785, Grundriss 2. Obergeschoss

der Wechsel der Bettwäsche und der Tagesablauf wurden vom Pflegepersonal der Charité überwacht. Die Eröffnung dieses Krankenhauses initiierte ab 1770 die Gründung einer Reihe weiterer Kliniken in Deutschland, die insbesondere auch die Gesundheitsversorgung und die Betreuung armer Bevölkerungsschichten sicherstellten. In dieser Phase der ersten Generation von Krankenhäusern versuchte man anhand verschiedener Gebäudetypen bauhygienische Lösungen zu finden. Ziel war es, eine gegenseitige Infizierung von Patienten zu verhindern, um die schon damals bekannte Hospitalepidemie wenn schon nicht komplett zu vermeiden, so doch jedenfalls nicht zu begünstigen.

Für die Weiterentwicklung des Krankenhausbaus war die Zeit des aufgeklärten Absolutismus in Mitteleuropa von großer Bedeutung. Die Fortschritte der Forschung im Bereich der Naturwissenschaften unterstützten nachhaltig auch das Wissen der Medizin. Das hatte zur Folge, dass die Medizin seit dem 18. Jahrhundert Krankheiten klassifizieren und erfolgreich Therapieansätze entwickeln konnte. Besonders für das Wohlergehen der unterprivilegierten Schicht brauchte es das Krankenhaus, um sie vor Siechtum und Krankheit zu schützen. Die Verschlechterung der Lebensbedingungen des Proletariats hatte zur Zeit der Aufklärung durch die zunehmende Industrialisierung bedrohliche Ausmaße angenommen.

In Wien, das damals 250.000 Einwohner hatte, wurde 1780 unter den Umwälzungen dieser Zeit nach Plänen des Arztes Joseph von Quarin und des Architekten Matthias Gerl ein Großklinikum verwirklicht. Ziel war es, die Krankenfürsorge für eine ganze Region zu zentralisieren und zu rationalisieren. Die Gebäude bestanden aus drei Stockwerken, wobei jeweils zwei Krankensäle zu einer Einheit zusammengefasst waren. Jeder Krankensaal verfügte über 20 Betten, die an den beiden Längswänden unterhalb der Fenster aufgestellt worden waren. Die Räume betrat man von der Schmalseite her, da auf einen Korridor verzichtet wurde → Abb. 5, 6.

Im Jahr 1785 erteilte Preußens König Friedrich II. den Auftrag für den Neubau der Charité in Berlin. Der Neubau sah eine dreiflügelige Gebäudeanlage mit vier Geschossen vor. Die Mittelachse teilte das Gebäude in zwei Bereiche: Die von der Eingangshalle links gelegenen Räume waren den Frauen vorbehalten, die auf der rechten Seite den Männern. Im Erdgeschoss befanden sich die chirurgische und die innere Station. Die Pflegestationen waren in den darüberliegenden Geschossen untergebracht. In den Seitenflügeln richtete man kleinere Krankenzimmer ein und in dem mittleren, zur Straße orientierten Gebäudeflügel standen Krankensäle für je 16 Patienten zur Verfügung. Zwischen jeweils zwei Krankensälen hatten die Planer eine Sanitärzone und eine Toilette vorgesehen → Abb. 7. Die stetige Ausweitung und Differenzierung der Medizin seit Anfang des 19. Jahrhunderts spiegelte sich auch in der Gebäudestruktur der Charité wider. So gab es zu jener Zeit bereits acht eigenständige Kliniken auf dem Gelände.

Die Pavillonstruktur und die Versorgung der Patienten mit Luft und Licht

In der Geschichte des Krankenhauswesens wird die Zeit bis zur Gründung des Deutschen Reichs 1871 als Übergangszeit angesehen. Während dieses Zeitraums veränderten sich die Strukturen und die Ausstattung der Krankenhäuser stetig. Die Hygiene stand verstärkt im Mittelpunkt der Betrachtung. Dies kann man an der Zunahme der sanitären Einrichtungen, aber auch an der Errichtung von Waschhäusern, wie der für die Charité im Jahr 1848, erkennen → Abb. 8. Zugleich beschäftigten sich Wissenschaftler mit hygienisch relevanten Themen wie der sinnvollen Beseitigung von allgemeinen und medizinischen Abfällen oder der gezielten Reinigung der Sanitäranlagen, Fußböden und Oberflächen. Es wurden Krankenhäuser errichtet, die über eine hohe Raumvariabilität verfügten

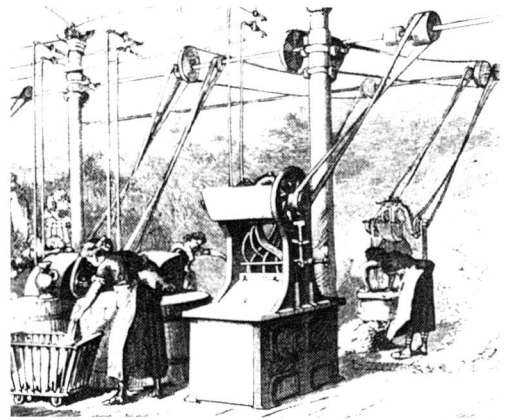

8 Dampfwaschanstalt der Berliner Charité, Holzschnitt um 1868

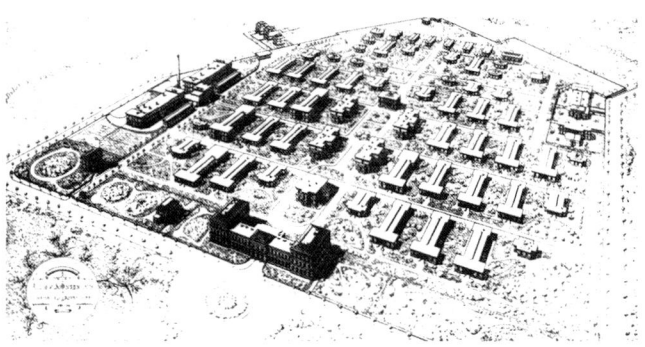

9 Städtisches Krankenhaus in Hamburg-Eppendorf, 1885–1888

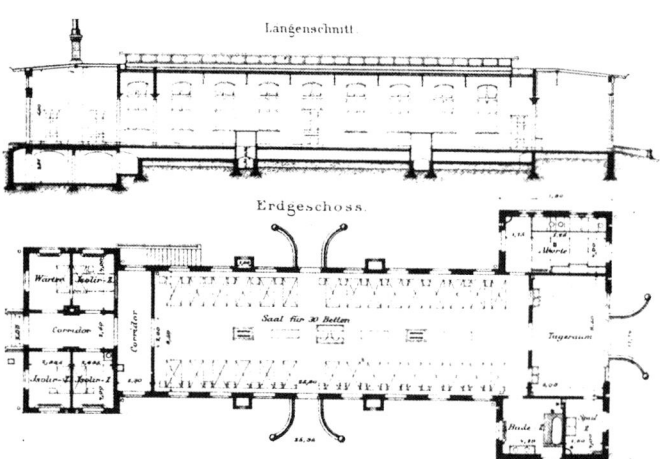

10 Städtisches Krankenhaus in Hamburg-Eppendorf, Grundriss und Längsschnitt eines Krankenpavillons

und eine Separierung der Patienten nach Krankheitsart, Geschlecht und Alter vorsahen sowie eine qualitätsvolle Krankenpflege ermöglichten.

In dem Zeitraum zwischen 1870 und 1918 wuchs die Anzahl der Krankenhäuser in Deutschland rasant. Allein zwischen 1876 und 1900 verdoppelte sich die Anzahl der Krankenhäuser von 3000 auf 6300 und die der Betten stieg von 150.000 auf 370.000 (Murken 1995). Zugleich entstand eine überraschende Typenvielfalt an Krankenhäusern. Einer der wichtigsten Aspekte der nun stark einsetzenden Krankenhausbautätigkeit war die Vermeidung der Übertragung von Krankenhauserregern, den sogenannten nosokomialen Keimen. Des Weiteren bemühten sich viele Krankenhausbetreiber, dem Patienten eine qualitativ hochwertige Pflege hinsichtlich Bettkomfort, sanitärer Einrichtungen und Ernährung während seines Aufenthalts anzubieten. Dies führte auch zu einer Neuausrichtung des Krankenhausbaus. Statt der bisher errichteten Korridorkrankenhäuser wurden nun flache Pavillons im Grünen geplant. Kleine, flache Bettenhäuser verteilten sich locker über große Areale und erinnerten in ihrer Architektur eher an Erholungsorte als an Krankenhäuser. Die Patienten lagen in Krankensälen, die mit großformatigen Fensterflächen, breiten Veranden oder Terrassen ausgestattet waren. Die Versorgung der Krankenbetten mit Luft und Licht sowie die Reinhaltung der Zimmerluft hatte höchste Priorität. Begleitet wurden diese baulichen und strukturellen Veränderungen durch die Fortschritte auf den Gebieten der Hygiene und der Bakteriologie. Hervorzuheben als eine der größten Pavillonanlagen dieser Zeit ist das 1888 eröffnete Städtische Krankenhaus im Hamburger Stadtteil Eppendorf → Abb. 9, 10.

Seit Ende des 19. Jahrhunderts wurde mehr und mehr Abstand von der Pavillonstruktur genommen, um sich zugunsten einer dichteren und mehrgeschossigen Bauweise zu entwickeln. Mit der sogenannten Korridorbauweise strukturierte sich das Krankenhaus kleinteiliger und wuchs wieder in die Höhe, wie zum Beispiel das Städtische Krankenhaus in Düsseldorf → Abb. 11, 12.

Auf die bewährte Freilufttherapie verzichtete man jedoch nicht. Fast alle Krankensäle öffneten sich nach Süden und waren mit einem großen Südbalkon ausgestattet. Der auch unter der Bezeichnung Terrassenkrankenhäuser (Murken 1995) bekannte Typus setzte sich bis zum Zweiten Weltkrieg in ganz Deutschland durch.

Veränderungen der Krankenhauslandschaft seit 1945
Die Entwicklung des Krankenhausbaus vollzog sich nach Ende des Zweiten Weltkriegs in Deutschland in ganz unterschiedliche Richtungen. Unabhängig von der Größe des Hauses und dem Klinikbetreiber standen Effizienzsteigerung und Rationalisierung im Vordergrund jeglicher Neuplanung. Seit Mitte des 1960er Jahre löste die Hochgeschossbauweise mehr und mehr die Flachbauweise ab. Ein wichtiger Auslöser für bauliche Veränderungen war seit ca. 1950 der wissenschaftliche Fortschritt im Bereich der Antibiotika-Forschung zur Bekämpfung von Infektionskrankheiten. Dadurch fand eine kontinuierliche Reduzierung der Infektionen statt und, damit einhergehend, die Verringerung der notwendigen Krankenzimmer. Der Fachkräftemangel beim Pflegepersonal und die Erfolge in der Medizin (z. B. künstliche Dialyse, Herz-Lungen-Maschine) hatten zur Folge, dass nun Zentralisierung und Automatisierung die Richtung bestimmten. Betriebswirtschaftliche Gesichtspunkte rückten zunehmend in den Vordergrund. Die richtige Größe eines leistungsfähigen Krankenhauses sah man zu Beginn der 1960er Jahre erst ab 200 Betten. Die optimale Pflegestation umfasste zwischen 25 und 35 Betten. Zentralisierung bedeutete auch, dass Arbeitsplätze zusammengelegt wurden, an denen ähnliche oder im Arbeitsablauf aufeinanderfolgende Aufgaben zu erledigen waren. Diese fortschreitende Rationalisierung des deutschen Krankenhauswesens bedingte zusätzlich eine Normierung der

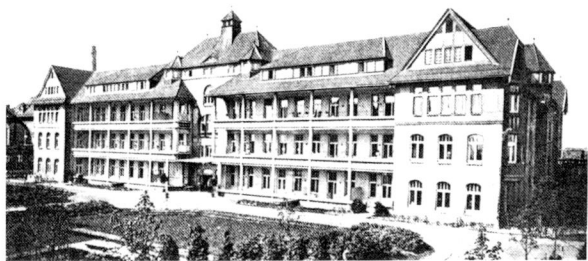

11 Städtisches Krankenhaus in Düsseldorf, 1904–1907

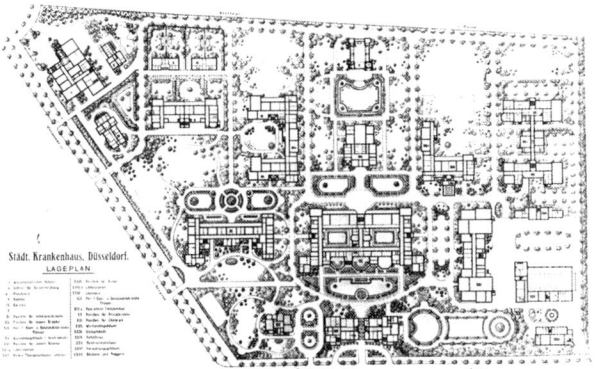

12 Städtisches Krankenhaus in Düsseldorf, Lageplan

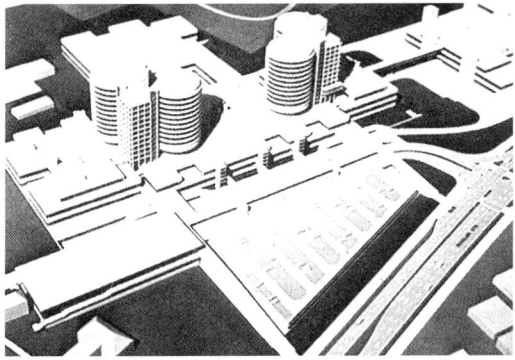

13 Klinikum der Universität Münster, 1975–1982, Ansicht Modell

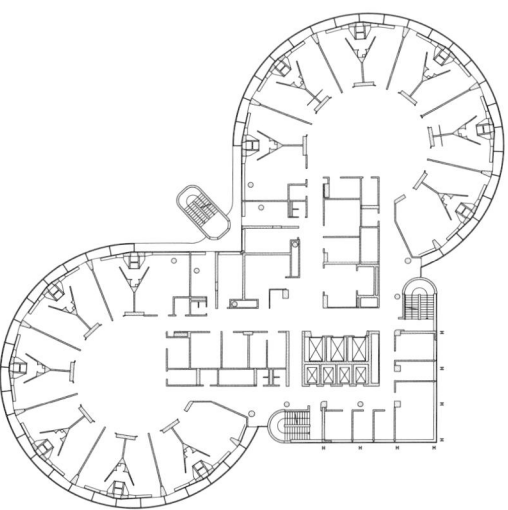

14 Klinikum der Universität Münster, Grundriss einer Pflegestation

einzelnen Klinik nach Leistungsfähigkeit und Bettenzahl. Seit den 1970er Jahren wurde die Krankenhauslandschaft in vier Kategorien eingeteilt. Krankenhäuser mit 200 Betten dienten der Grundversorgung, solche mit 300–400 Betten der Regelversorgung, Häuser mit 600 Betten der Zentralversorgung und ab 1200 Betten der Maximalversorgung.

Für den Pflegebereich wurde zunehmend die Doppelfluranlage angewandt, mit der sich die funktionale Flexibilität stark erweitern ließ. Die zwischen den parallel verlaufenden Fluren befindlichen Räume wurden zum Teil durch Innenhöfe belichtet und belüftet. Zusätzlich war es durch das Doppelflursystem möglich, die Verkehrswege für Besucher und Patienten zu trennen.

Der medizinische Wandel von der humanistisch-ganzheitlichen Pflege hin zu einem hochtechnologischen System fand in den Universitätskliniken, die ab den 1960er Jahren in Deutschland entstanden, ihren besonderen Ausdruck. Die Anforderungen in Bezug auf Wirtschaftlichkeit, Versorgung, Hygiene und Medizintechnik waren beachtlich und führten konsequenterweise zu hoch technisierten Krankenhausbauten. Einhergehend mit dieser Entwicklung entstand die Intensivmedizin, die in eigenständigen Pflege-Intensivstationen zentral angesiedelt wurde. In diesen technisch aufwendig ausgebauten Räumen wurden Schwerkranke und Frischoperierte therapiert, ständig überwacht und von einer Vielzahl von Mess- und weiteren Geräten kontrolliert. Die Universitätskliniken mit ihrem Dreiklang Lehre, Forschung und Pflege waren von Beginn an die wichtigsten Impulsgeber der klinischen Medizin, von denen neue Forschungsergebnisse direkt in die Praxis umgesetzt werden konnten. Auslöser dieser rasanten Entwicklung war vor allem die Empfehlung des Deutschen Wissenschaftsrats im Jahr 1960, die Bettenanzahl der insgesamt 18 in Deutschland vorhandenen medizinischen Fakultäten von 16.500 auf 25.700 zu erhöhen.

Hervorzuheben ist hier die vertikal betonte bauliche Lösung des Universitätsklinikums Münster, 1973 geplant von den Architekten Benno Schachner, Peter Brand und Wolfgang Weber. Sie entwickelten nach dem bereits klassischen Modell einer Breitfußanlage zwei Bettentürme mit zehn Pflegeetagen, die vertikal mit einem dreigeschossigen Sockel für zentrale Untersuchungen und Behandlungen und horizontal mit dem Lehrgebäude und dem Versorgungszentrum verbunden sind → Abb. 13. Die Bettentürme wurden in Rundbauweise so errichtet, dass jeweils zwei kreisförmige Pflegestationen an einen quadratischen Zentralbereich angeschlossen wurden. Ausschlaggebende Argumente für eine kreisförmige Pflegestation waren die Übersichtlichkeit und die kurzen Wege für das Pflegepersonal. Außerdem sollte der Sichtkontakt zwischen Pfleger und Patient durch einen zentralen Schwesternplatz und durch Glasöffnungen in den Zimmertüren ermöglicht werden. Das Pflegegeschoss bildete eine Einheit aus zwei Rundstationen mit jeweils 28 Betten, aufgeteilt in Zwei- und Vierbettzimmer. In jedem Patientenzimmer befand sich die Sanitärzelle mit WC, Dusche und Waschbecken an der Außenwand und zwischen zwei Krankenzimmern → Abb. 14.

Neue Herausforderungen

Seit Anfang der 1990er Jahre musste sich die deutsche Krankenhauslandschaft neuen Herausforderungen stellen. Seit 1993 hat sich die Verweildauer in Krankenhäusern um ein Drittel verringert, ausgelöst durch das eingeführte DRG-System, einem pauschalierten Abrechnungsverfahren zur Einordnung ähnlich gelagerter Krankenhausfälle und Diagnosen. Hinzu kommt eine weiter voranschreitende Privatisierung und Spezialisierung: Der Anteil privat getragener Krankenhäuser wird kontinuierlich größer. Dementsprechend sinken die Anteile der öffentlichen Krankenhausträger auf unter 30 % im Jahr 2008 (Ernst & Young 2010). Während durch kürzere Verweildauern und weniger Patienten infolge

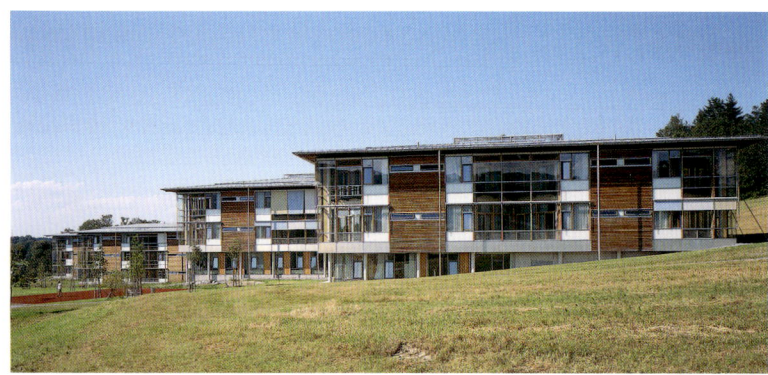

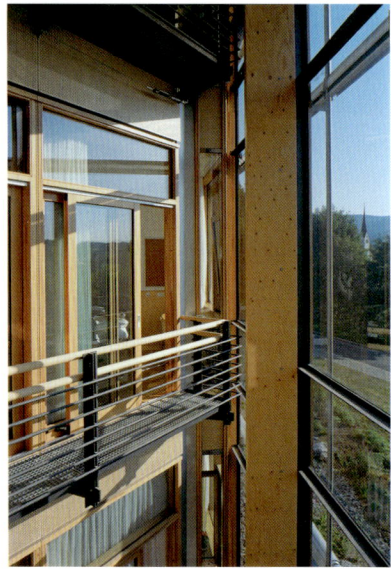

15, 16 Kreiskrankenhaus Agatharied, 1994–1998, Außenansicht und Wintergarten

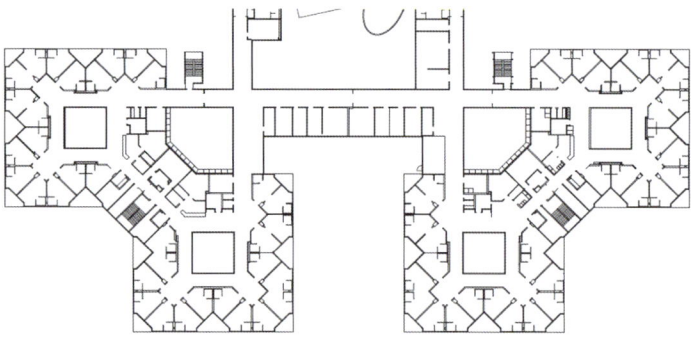

17 Kreiskrankenhaus Agatharied, Ausschnitt Grundriss Pflegebereich

medizinischer Verbesserungen eine geringere Auslastung der Kapazitäten eintritt, konkurrieren die Krankenhäuser verstärkt um Patienten. Daraus ergeben sich für den Krankenhausbau neue Anforderungen, insbesondere hinsichtlich Flexibilität, Wandlungsfähigkeit und Reaktionsschnelligkeit als Basis für den langfristigen wirtschaftlichen Erfolg. Erforderlich sind zukunftsfähige und nachhaltige Gebäude.

Als eine weitere Antwort auf die gesellschaftlichen und gesundheitlichen Veränderungen wird seit einigen Jahren das „Healing Hospital" diskutiert, in dem die Architektur des Gebäudes den Genesungsprozess des Patienten positiv beeinflussen soll (Meuser, Schirmer 2006). Es zeichnet sich ab, dass das Krankenhaus sich langsam zu einem Genesungsort mit Erholungskomponenten entwickelt und damit ganz dem Zeitgeist der Freizeitgesellschaft entspricht. Eine Vermischung und Angleichung der beiden Gebäudetypen Krankenhaus und Hotel findet statt. Beispielhaft hierfür kann das Kreiskrankenhaus im bayrischen Agatharied sein, geplant von den Architekten Nickl & Partner. Die zeitgemäße medizinische Versorgung bildet mit einer ansprechenden, in eine idyllische Landschaft eingebetteten Architektur eine Einheit, die atmosphärisch eher einem komfortablen Hotel als einem Krankenhaus gleicht → Abb. 15–17.

Zurückblickend auf die vergangenen Jahrhunderte der Krankenhausgeschichte wird ersichtlich, dass kaum ein anderer öffentlicher Gebäudetyp sich so stark den ständigen gesellschaftlichen und medizinischen Veränderungen anpassen musste. Zahlreiche, auf das Krankenhaus einwirkende Faktoren, vom Fortschritt der Medizin und der Hygiene über die Politik und den Wandel der Gesellschaft bis zur Ausbildung der Ärzte, führten zu kaum vorhersehbaren Veränderungen. Neue Krankenhausbauten können in ihrer Nutzbarkeit schon überholt sein, wenn sie nach jahrelanger Bauzeit fertiggestellt werden. Daher stellt sich immer mehr die Frage, wie ein Krankenhausbau für Patienten und für das hochspezialisierte Klinikpersonal qualitätsvolle Bedingungen schaffen kann, die zugleich darauf ausgelegt sind, flexibel auf die vielseitigen Veränderungen zu reagieren.

Literaturverzeichnis

Bundesministerium für Gesundheit (BMG), Einnahmen und Ausgaben der gesetzlichen Krankenversicherung, KJ I Statistik, Stand 27.05.2014

Ernst & Young, *Krankenhauslandschaft im Umbruch*, Stuttgart: Ernst & Young, 2010, S. 9

Ulrich Knefelkamp, „Die Heilig-Geist-Spitäler in den Reichsstädten", in: Rainer A. Müller (Hg.), *Reichsstädte in Franken*, München: Haus der Bayerischen Geschichte, 1987

Philipp Meuser und Christoph Schirmer, *Neue Krankenhausbauten in Deutschland*, Band 1, Berlin: DOM Publishers, 2006, S. 18

Axel Hinrich Murken, *Vom Armenhospital zum Großklinikum: Die Geschichte des Krankenhauses vom 18. Jahrhundert bis zur Gegenwart*, Köln: DuMont, 1995, S. 217

Statistisches Bundesamt (2019) https://www.destatis.de/DE/Themen/Gesellschaft-Umwelt/Gesundheit/Krankenhaeuser/Tabellen/gd-krankenhaeuser-jahre.html;jsessionid=997DF721D500EE17D682B76A9F210B9F.internet732, abgerufen am 18.02.2020

Wolfgang Sunder, Jan Holzhausen, Petra Gastmeier, Andrea Haselbeck und Inka Dreßler, *Bauliche Hygiene im Klinikbau. Planungsempfehlungen für die bauliche Infektionsprävention in den Bereichen der Operation, Notfall- und Intensivmedizin* (Zukunft Bauen – Forschung für die Praxis, Band 13), Bonn: Bundesinstitut für Bau-, Stadt- und Raumforschung, 2018

Lebensraum Pflegestation

Heutige Pflegesituation und Herausforderungen

Die Struktur von Pflegebereichen unterliegt dem Wandel, abhängig von der Entwicklung der Medizin, den gesellschaftlichen Anforderungen sowie den Fortschritten im Architektur- und Bauwesen. Dies zeigt ein Blick auf die Herausforderungen, die auf den Bereich der Pflege in den letzten Jahrzehnten, besonders in den letzten zehn Jahren, eingewirkt haben. Im Anschluss folgt ein Überblick über die räumlichen Strukturen, die Funktionsbereiche und die Arbeitsprozesse auf der Normalpflegestation sowie über die dort vorhandenen baulichen Hygienemaßnahmen.

Zunahme nosokomialer Infektionen und multiresistenter Keime

Im Krankenhaus ist mit einer Zunahme an schwer erkrankten Patienten zu rechnen, die von infektiösen oder von nosokomialen Erregern befallen sind. Besonders die Intensivstationen mit ihrer Vielzahl invasiver Systeme sind hier im Fokus. Zugleich ist in den letzten Jahren eine dramatische Zunahme von MRSA bzw. von nosokomialen Infektionserregern mit erheblichem Ausbreitungspotenzial zu beobachten (Kramer et al. 2012). Zugleich wird in absehbarer Zeit die Anzahl der zur Verfügung stehenden Antibiotika deutlich eingeschränkt sein, denn diejenigen Firmen, die in der Lage sind, eigenständig Antibiotika über die klinischen Phasen bis zur Anwendung durch den Arzt zu entwickeln, sind von 18 im Jahr 1990 auf vier im Jahre 2011 gesunken → Abb. 1. Zugleich ist ein steigender Antibiotikaverbrauch, insbesondere bei den Reserveantibiotika, festzustellen. Die Ursache liegt u. a. darin, dass viele Patienten von den behandelnden Ärzten erwarten, bei Fieber und anderen Infektionssymptomen Antibiotika verschrieben zu bekommen.

Neue Erreger

Die Gefahr des Auftretens neuer Erreger ist hoch. Regelmäßig werden neue Bakterien, Viren, Pilze und Parasiten beschrieben, die das Potenzial haben, Infektionen beim Menschen hervorzurufen. So sind die letzten Influenza-Epidemien, SARS, Ebola oder der Ausbruch der Coronavirus-Pandemie ebenso bekannte wie besorgniserregende Beispiele. Kritisch ist das Auftreten neuer Erreger insbesondere dann, wenn sie sich schnell ausbreiten können. Die medizinische Routineversorgung ist nicht auf die Diagnostik neuer Erreger vorbereitet, da die meisten Methoden auf dem Nachweis bekannter Erreger beruhen. Erschwerend kommt hinzu, dass die Normal- und insbesondere die Intensivpflegebereiche nur unzureichende Isoliermöglichkeiten für infizierte Patienten haben.

Demografischer Wandel

In Deutschland liegt seit 1972 die Sterberate höher als die Geburtenrate → Abb. 2, sodass die Gesamtbevölkerungszahl sinkt. Zugleich steigt durch die höhere Lebenserwartung der Anteil der älteren Menschen gegenüber dem Anteil Jüngerer. Dabei hat eine zunehmende Anzahl älterer Menschen bis ins hohe Alter von ca. 80 Jahren geringe oder sogar gar keine chronischen Krankheiten oder Behinderungen. Eine große Herausforderung bei dieser Bevölkerungsgruppe besteht jedoch in der deutlich gestiegenen Zahl von immunsupprimierten Patienten mit Begleiterkrankungen und in deren sinnvoller Unterbringung auf den Pflegestationen. Da das Abwehrsystem dieser Personen durch eine chronische Grunderkrankung oder durch die Verabreichung bestimmter Medikamente geschwächt ist, müssen sie verstärkt vor Infektionen

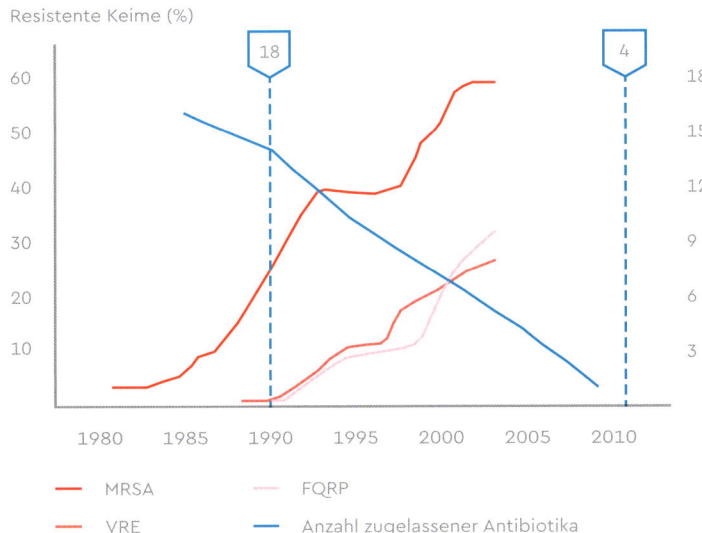

1 Anzahl der Firmen, die Antibiotika bis zur Marktreife zu entwickeln vermögen. Zahl der zugelassenen Antibiotika und Zunahme von multiresistenten Bakterienstämmen

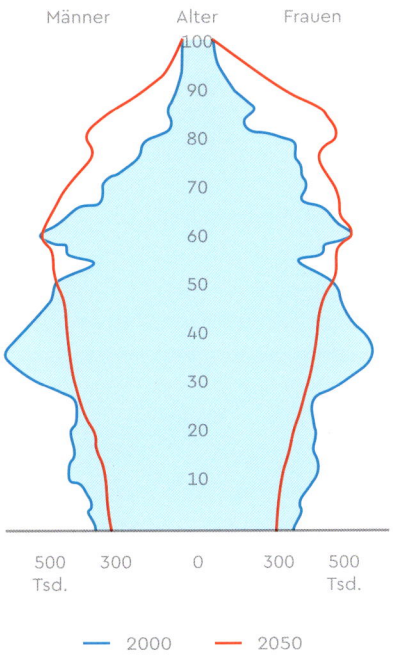

2 Bevölkerungsentwicklung in Deutschland

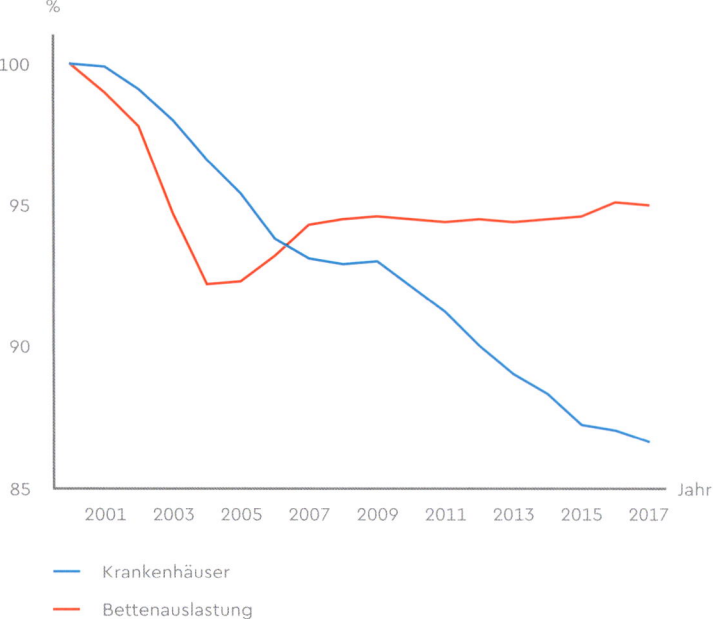

3 Entwicklung Anzahl der Krankenhäuser und Bettenauslastung in Deutschland in den Jahren 2000–2017

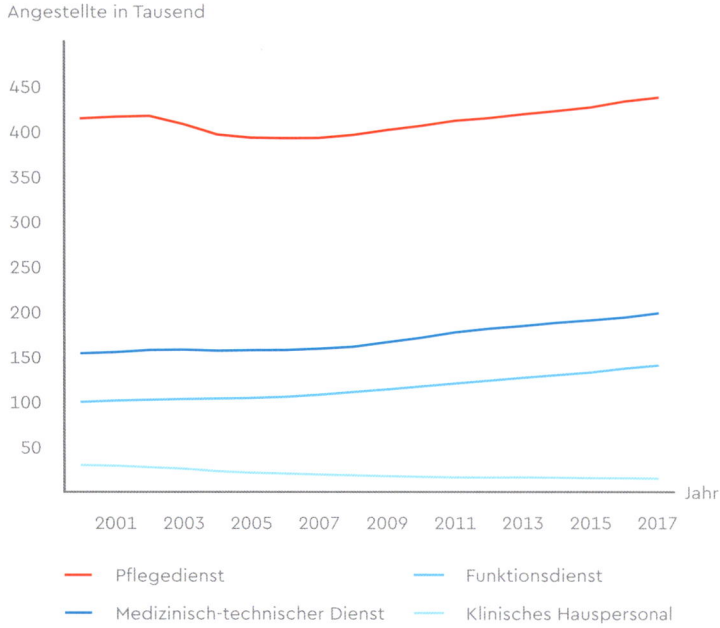

4 Anzahl der beschäftigten Vollkräfte in deutschen Krankenhäusern in den Jahren 2000–2017

geschützt werden. Darüber hinaus sind folgende Veränderungen zu nennen, die die Struktur der Pflegebereiche in den letzten Jahren beeinflusst haben.

Rückgang der Anzahl der Krankenhäuser und Zunahme der Bettenbelegung

Der Konkurrenzdruck unter den deutschen Kliniken, das neue Krankenhausfinanzierungsgesetz (KHG 1991, 2019) und das seit 2004 eingeführte pauschalierte Abrechnungsverfahren, kurz DRG, hat in Deutschland nicht nur die Anzahl der Krankenhäuser, sondern auch die Verweildauer der stationären Patienten nachhaltig reduziert. Gleichzeitig kam es zu einem Anstieg der Anzahl stationär behandelter Patienten, gerechnet pro Bett im Krankenhaus → Abb. 3.

Erhöhter Bedarf an medizinischem Personal

Die Kosten im deutschen Krankenhaussektor steigen seit Jahren kontinuierlich – im Durchschnitt der vergangenen zehn Jahre um etwa 3 % pro Jahr. Zwischen 2000 und 2008 lag der Anstieg bei insgesamt 21 %. Im Jahr 2008 betrugen die Kosten 62 Milliarden Euro (Ernst & Young 2010). Den größten Anteil an den Gesamtkosten haben die Personalkosten, die durchschnittlich etwa 60 % ausmachen. Die veränderten Ansprüche der Patienten und die ihnen gewährten Leistungen haben in den vergangenen Jahrzehnten einen starken Anstieg an medizinischem Personal (Ärzte, Pflegekräfte und Verwaltung) verursacht. Die Zunahme der Personalkosten ist ihrerseits in erster Linie auf eine deutliche Steigerung der ärztlichen Dienste zurückzuführen, während die Kosten im Pflegedienst nur sehr moderat gewachsen sind. Besonders in den letzten zehn Jahren wurde das Personal in der Pflege kontinuierlich aufgestockt → Abb. 4.

Demgegenüber steht ein akuter Fachkräftemangel: Bereits heute fehlen in allen Pflegeberufen Fachkräfte. Amtliche Angaben zur Zahl aller nicht besetzten Stellen in den Pflegeberufen liegen allerdings nicht vor. Indizien für bestehende Engpässe können aus der Fachkräfteengpassanalyse der Bundesagentur für Arbeit entnommen werden. Im Jahr 2018 kommen auf 100 gemeldete Stellen für examinierte Altenpflegefachkräfte und -spezialisten (außerhalb der Zeitarbeit) rechnerisch lediglich 29 Arbeitslose; auf 100 gemeldete Stellen für examinierte Krankenpflegekräfte rechnerisch lediglich 48 Arbeitslose → Abb. 5.

Innovationen in der Medizintechnik und neue Behandlungsformen

Mit der Entwicklung neuer diagnostischer und therapeutischer Verfahren wurden Untersuchungs- und Behandlungseinrichtungen von den Pflegestationen abgespalten. Gleichzeitig stieg die Behandlungsintensität am einzelnen Patienten stark an. In den letzten Jahren haben sich zudem neue abgestufte Behandlungsformen wie teilstationäre Behandlung, vor- und nachstationäre Betreuung usw. etabliert, die die traditionelle Form der Pflege mehr und mehr ablösen. Zusätzlich hat es eine starke Zunahme an Intensivpflegebetten sowohl an Universitätskliniken als auch an allgemeinen Krankenhäusern gegeben: Die Zahl aller Intensivbetten stieg in Deutschland allein im Zeitraum zwischen von 1991 bis heute von 20.000 auf 27.000 Betten (Wischer, Riethmüller 2007; GBE Bund 2016).

Wandel der Ansprüche der Patienten

In der modernen Industriegesellschaft in Deutschland wurde in den letzten Jahrzehnten der bisherige allgemeingültige Wertekanon, also ein Konsens über gemeinsame Werte, durch eine Pluralität unterschiedlichster Werte abgelöst, die nur noch für bestimmte Teilgruppen der Gesellschaft verbindlich sind. Einer zunehmenden Individualisierung und Vielfalt steht ein Verlust an gesellschaftlicher Integrationskraft gegenüber. Durch die zunehmende Auflösung traditioneller Familienstruktu-

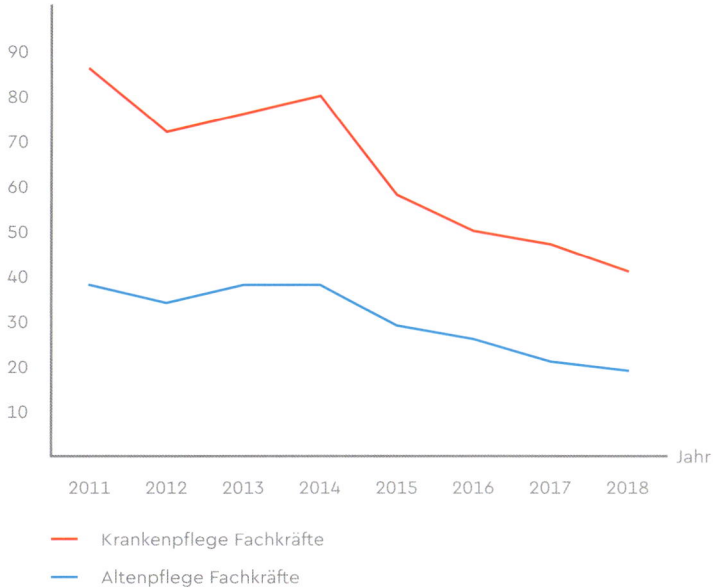

5 Fachkräftemangel Pflege und Arbeitslosen-Stellen-Relation

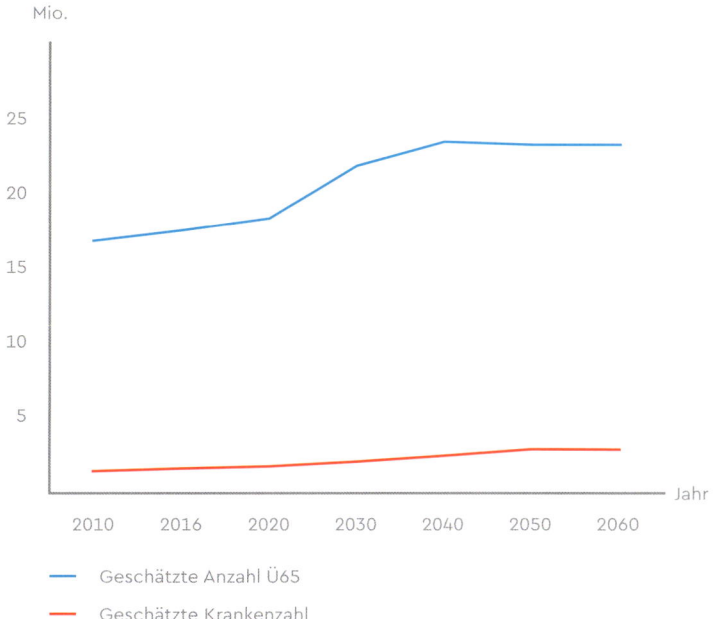

6 Prognostizierte Entwicklung der Anzahl von Demenzkranken im Vergleich zu den über 65-Jährigen in Deutschland von 2010 bis 2060 in Millionen

ren nimmt auch die innerfamiliäre Pflege ab und die Nachfrage nach außerhäuslichen Pflegeleistungen erhöht sich. Die Individualisierung hat zudem zu einem Anstieg personenbezogener Dienstleistungen geführt. Im Pflegebereich wird dies durch die Ausweitung eines erhöhten, nichtmedizinischen Angebots für Patienten deutlich. Darüber hinaus musste sich das Krankenhaus in den letzten Jahrzehnten auf einen wachsenden Ausländeranteil bei Patienten und Personal einstellen; dies gilt namentlich in Ballungsgebieten. Dies stellt erhöhte Ansprüche an die sprachliche Verständigung untereinander und mit den Patienten und erfordert außerdem Toleranz gegenüber andersartigen Normen und Praktiken.

Zunahme an Patienten mit Demenz

Neben der stetig zunehmenden Anzahl älterer Patienten wird auch das Risiko, an einer Demenz zu erkranken, zunehmen → Abb. 6. Insgesamt sind in Deutschland derzeit rund 1 Million Menschen im Alter von 65 Jahren und älter von Demenz betroffen, was ca. 7 % dieser Altersgruppe entspricht. Die Zahl der Neuerkrankungen nimmt jedes Jahr um ca. 300.000 Personen zu und wird bis 2050 auf bis zu 2,8 Millionen Menschen ansteigen (Deutsche Alzheimer Gesellschaft 2018). Dies wird zu einem höheren Pflegeaufwand und einem höheren Bedarf an Pflegekräften führen, da die Möglichkeiten der Automatisierung in diesem Bereich begrenzt sind.

Prognose

Die zuvor dargestellten Entwicklungen der letzten Jahrzehnte machen deutlich, dass der Bereich Pflege im Krankenhaus auch in Zukunft auf weitere Veränderungen wird reagieren müssen. Dabei ist eine Fülle baulicher, technischer, materialwissenschaftlicher und organisatorischer Aspekte zu berücksichtigen. Das Forschen und Entwickeln von innovativen Raumzusammenhängen in hygienekritischen Bereichen der Pflegestationen unter infektionspräventiven Gesichtspunkten wird in Zukunft noch größere Bedeutung gewinnen.

Weiterhin werden in Zukunft die Bettenzahlen je Krankenhaus weiter sinken und die Verweildauer abnehmen. Die absolute Anzahl der stationären Patienten je Bett wird hingegen steigen. Es sind bauliche Strukturen zu erwarten, in denen vereinheitlichte und standardisierte Pflegebereiche die Regel sind. Für die Leichtpflege und die Observationsphasen wird zukünftig auf wirtschaftlichere Pflegestrukturen, wie beispielsweise Aufnahme- und Observationsstationen, Wert gelegt werden müssen.

Die Entwicklung der Pflegeformen an Krankenhäusern erfordert eine Erhöhung der Kapazitäten in den Intensivbereichen. Selbst an kleineren Krankenhäusern werden personal- und geräteaufwändige Intensivpflegekapazitäten bereitgestellt. Die Kosten dieser Einrichtungen für Investitionen in Medizintechnik, in Personal und medizinischen Sachbedarf sind extrem hoch, dabei in ihrer Wertschöpfung allerdings auch durchaus attraktiv.

Bei der Planung von Pflegebereichen lassen sich die künftig notwendigen Größenordnungen nicht genau berechnen. Zum einen sind Strukturveränderungen wie die weitere Verselbstständigung einzelner medizinischer Fachrichtungen, neue Schwerpunkte in der Krankenversorgung und ein Übergang zu teilstationärer oder ambulanter Versorgung zu erwarten. Zum anderen lassen sich die Auswirkungen der künftigen Finanzierungssysteme in Deutschland auf die Größe der Stationen in den Krankenhäusern nicht präzise vorhersehen. Auf diese Entwicklungen hat sich jedes Krankenhaus und damit auch jeder Pflegebereich einzustellen.

Der Pflegebereich

Lage im Krankenhaus

Die Verortung des Pflegebereichs innerhalb einer Krankenhausstruktur wird maßgeblich von seinen optimalen Beziehungen zum Untersuchungs- und Behandlungsbereich bestimmt. Seit den 1960er Jahren haben sich in Deutschland vier strukturelle Konzepte etabliert → Abb. 7. Zunächst gibt es die horizontalen und vertikalen Gebäudetypen, bei denen der Pflegebereich mehrgeschossig neben oder über dem Untersuchungs- und Behandlungsbereich liegt. Als weiteres Konzept hat sich der eingeschossige Pflegebereich durchgesetzt, der entweder neben oder über dem Untersuchungs- und Behandlungsbereich platziert wird. Eine eher seltene Variante ist die Einbindung des Pflegebereichs in die Gesamtstruktur. Der Pflegebereich bildet hier keine räumlich und funktional eigenständige Einheit, sondern bindet die Stationen an die jeweiligen Behandlungs- und Untersuchungsbereiche der einzelnen Disziplinen an.

Maßgebliches Kriterium für die Lage des Pflegebereichs ist die optimale Anbindung an die übrigen relevanten Funktionsbereiche im Krankenhaus. Hier ist die kurze Wegebeziehung des Pflegebereichs zu den Funktionsstellen Operation, Arztdienst und den Fachabteilungen als wichtigstes Kriterium zu nennen. Sinnvoll ist auch die räumliche Nähe zur Intensivpflege und IMC (Intermediate Care, englisch für Zwischenpflege), da sich viele Prozessabläufe bei Personen und Logistik mit denen der Normalpflege überschneiden. Für Patienten und Besucher ist darüber hinaus die Nähe zu Einrichtungen an den Eingängen, der Zugang zu den Außenanlagen und zu weiteren Versorgungseinrichtungen von Bedeutung.

Räumlich-funktionale Struktur

Die Wirtschaftlichkeit des Pflegebetriebs orientiert sich an einem pflegerisch-organisatorischen Standard, der in der Größenordnung von etwa 28–41 Betten liegen sollte. Bei aller Unterschiedlichkeit der einzelnen medizinischen Fachrichtungen in Bezug auf den Pflegebedarf der Patienten, der beispielsweise bei der Unfallchirurgie ganz anders ist als bei der Transplantationschirurgie, muss aus baulichen und strukturellen Gründen ein gemeinsamer Nenner für die Stationsgröße bei Normalpflegestationen gefunden werden → Abb. 8. Grundsätzlich ist anzustreben, in Pflegebereichen einen einheitlichen Pflegegruppenstandard vorzusehen. Pflegegruppen mit unterschiedlichen Bettenzahlen und mit uneinheitlichem Flächenstandard führen zu einer unwirtschaftlicheren Personalorganisation und zu kaum standardisierbaren Betriebsabläufen.

Die räumlich-funktionale Struktur einer Pflegestation teilt sich auf in eine Kern- und eine Pflegeeinheit. Der Kern einer Pflegestation ist räumlich zusammengefasst und den Ärzten und Pflegern vorbehalten. Hier werden zum einen die Arbeiten verrichtet, die für die Pflege notwendig sind. Zum anderen stellt der Bereich auch einen Rückzugsort für die Mitarbeiter dar, um sich auszutauschen und zu erholen. Die Kerneinheit umfasst Pflegestützpunkt, Personalräume, Arztdiensträume, Untersuchungsräume, Ver- und Entsorgungsräume. Für die Pflegeeinheit sind Pflegeflur und Patientenzimmer zu berücksichtigen.

Pflegestützpunkt

Der für Patienten und Besucher gut auffindbare und leicht zu erreichende Stützpunkt bildet das Zentrum einer jeden Pflegestation. Er ist Anlaufpunkt sowohl für Patienten und Besucher als auch für das Personal. Hier laufen alle Prozesskreisläufe und Informationen der Sta-

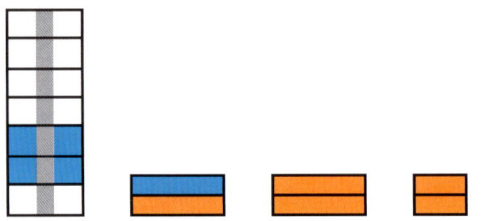

Untersuchung und Behandlung (blau) im Hochhaus
Pflegebereich (orange) zweigeschossig neben UB

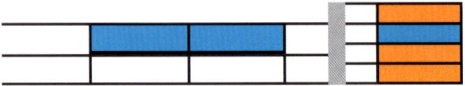

Pflegebereich (orange) mehrgeschossig neben
Untersuchung und Behandlung (blau) zweigeschossig

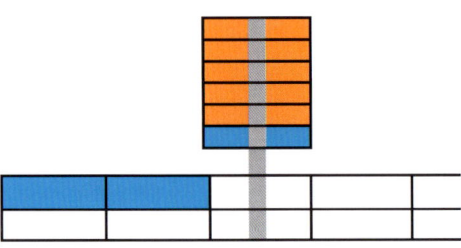

Pflegebereich (orange) mehrgeschossig über
Untersuchung und Behandlung (blau) zweigeschossig

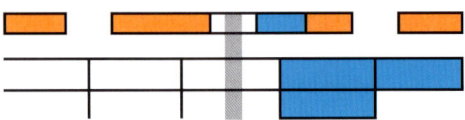

Pflegebereich (orange) eingeschossig über
Untersuchung und Behandlung (blau) zweigeschossig

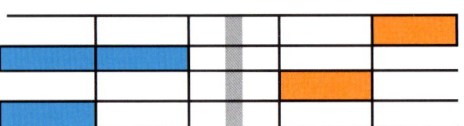

Pflegebereich (orange) und Untersuchung und Behandlung (blau)
gemischt in einem Gesamtkomplex

7 Varianten der Lage des Pflegebereichs (orange) in Krankenhäusern. Der Pflegebereich liegt je nach Konzept neben oder über dem Untersuchungs- und Behandlungsbereich (UB).

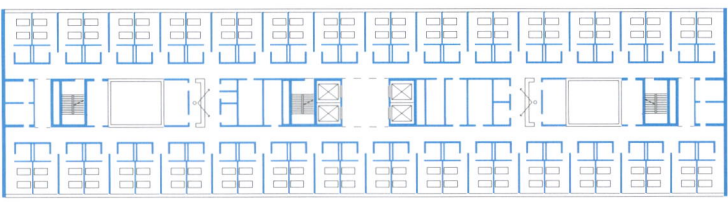

8 Beispielhafte Anordnung Doppelfluranlage einer Pflegestation

tion zusammen. An den Pflegestützpunkt ist in der Regel das Medikamentenlager angeschlossen, in dem auch weitere Arbeitsvorgänge verrichtet werden können.

Personalräume

Diese Raumgruppe beinhaltet für das Pflegepersonal den Aufenthaltsbereich mit Teeküche und Arbeitsplätzen für die Pflegedienstleitung. Darüber hinaus sind in der Regel Sanitäranlagen und Umkleiden für das Personal vorhanden.

Arztdiensträume

Arztdiensträume sind im Pflegebereich häufig nur in dem Umfang eingerichtet, wie sie für den Stationsbetrieb notwendig sind, z. B. für Arzt-Patienten-Gespräche oder administrative Funktionen in Verbindung mit dem stationären Aufenthalt der Patienten.

Untersuchungsräume

Untersuchung und Behandlung von Patienten finden in der Regel nicht in Krankenzimmern, insbesondere nicht in Mehrbettzimmern, statt. In allen Normalpflegebereichen ist für Standarduntersuchungen pro Station ein Untersuchungs- und Behandlungsraum vorgesehen, der je nach Fachrichtung unterschiedlich ausgestattet sein kann.

Ver- und Entsorgungsräume

Die Logistik in Normalpflegebereichen ist hinsichtlich des Zentralisierungsgrads der Ver- und Entsorgungsräume und der Anbindung an die Krankenzimmer unterschiedlich. Pflegestützpunkt, Pflegearbeitsraum und unreiner Lagerraum bilden häufig eine zusammenhängende Raumeinheit. Unreine Lagerräume, die grundsätzlich mit Spülautomaten für Steckbecken ausgestattet sein sollten, sind – soweit möglich – dezentral den Krankenzimmern zugeordnet. Eine nahe Verbindung sowohl des Versorgungs- wie des Entsorgungsraums an Gütertransportaufzüge ist sinnvoll.

Pflegeflur

Zentrale Achse der Pflegeeinheit bildet der Pflegeflur. Dieser muss ausreichend dimensioniert und übersichtlich strukturiert sein. In der Regel werden die Patientenzimmer beidseitig des Flures erschlossen, d. h. die Flurbreite muss gewährleisten, dass zwei Patientenbetten aneinander vorbeigeschoben werden können. Für Patienten, Personal und Besucher ist der Pflegeflur gleichzeitig Arbeits- und Begegnungsraum. So finden dezentral häufig pflegevor- und nachbereitende Arbeiten für die Behandlung des Patienten vor dem Patientenzimmer statt. In kleinen Nischen der Flure können dem pflegerischen und ärztlichen Personal Material, Abstellflächen oder Entsorgungsbehälter bereitgestellt werden. Diese Verteilung erleichtert das Pflegen und Behandeln von Patienten mit unterschiedlichen Krankheiten.

Der Pflegeflur ist auch ein Bereich, in dem der soziale Austausch und die Begegnung im Vordergrund stehen. Auf vielfältige Weise treffen hier Patienten unterschiedlichster sozialer und kultureller Hintergründe aufeinander.

Patientenzimmer

Für die funktionale Gestaltung der Patientenzimmer hinsichtlich ihrer Anordnung und Größe sowie der angrenzenden Nasszellen und Nebenräume sind in der Krankenhausplanung unterschiedliche Lösungen bekannt. Aus wirtschaftlichen Überlegungen, aus Gründen der Standardisierung und einer zukünftigen Nutzungsflexibilität sind einheitliche Achsmaße sinnvoll.

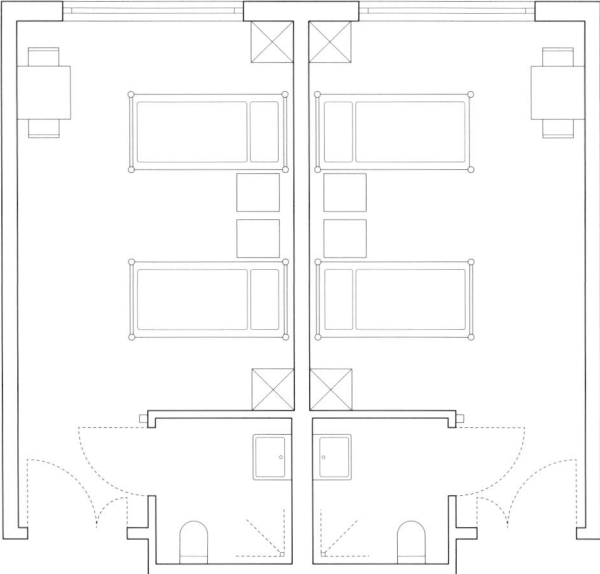

9 Konventionelles Zweibettzimmer

Der ursprünglich verbreitete Raumtyp von Sechsbett- und Vierbettzimmern wird zunehmend zugunsten von Zweibettzimmern aufgegeben. Der Anteil der Einbettzimmer an der Gesamtbettenzahl lag in Deutschland im Jahr 2012 zwischen 5 und 10 %. Im Vergleich zu den europäischen Nachbarländern liegt dieser Wert im Mittelfeld (ECDC 2015). Bisher ist das Mehrbettzimmer die Regel, das Einbettzimmer die Ausnahme.

Der höhere Anteil an Zweibettzimmern und Einbettzimmern führt zu einem höheren Flächenbedarf, erlaubt aber eine intensivere Nutzung der Pflegebereiche, da Patienten krankheits- und pflegebedarfsgerecht auf kleinere Raumeinheiten verteilt werden können. Einbettzimmer können so angelegt werden, dass sie bei Spitzenbelegung über die Planbetten hinaus auch als Zweibettzimmer genutzt werden können (Wischer, Riethmüller 2007).

Für einzelne Fachabteilungen wie z. B. Kinderheilkunde, Geburtshilfe und Psychiatrie gelten besondere Raumkonfigurationen. Sie weichen aufgrund spezieller Funktionen von den Normalpflegebereichen ab; ihr Flächenbedarf ist in der Regel größer.

Das Patientenzimmer ist eine wichtige Kernzelle und Bezugsgröße eines Krankenhauses. Die eingehende Beschäftigung mit dessen Gestaltung ist unabdingbar, da es als Multiplikator auf die gesamte Krankenhausstruktur stark einwirkt. Zu einem Patientenzimmer gehören neben der Sanitärzelle, ggf. mit getrennter WC-Einheit, das Patientenbett, der Patientenschrank, eine Garderobe für Besucher und eine Sitzgruppe → Abb. 9. Architekten haben sich durch die Akzentuierung von bestimmten Aspekten immer wieder um die Weiterentwicklung des Pflegezimmers bemüht.

Prozesse

Die Arbeitsabläufe auf den Normalpflegestationen werden weitgehend als standardisierte Prozesse gestaltet. Die logistischen Funktionen müssen nach modernen Versorgungsprinzipien ausgelegt werden, wozu beispielsweise die Direktversorgung mit Wäsche, Verbrauchsartikeln und Arzneimitteln zählt. Die Pflege- und Behandlungsroutinen des ärztlichen und pflegerischen Personals im Stationsbetrieb wie etwa Visite oder Medizinverteilung vollziehen sich entweder im Kreislaufprinzip innerhalb einer Pflegegruppe oder als gezielte Maßnahme an einzelnen Patienten. Solche Maßnahmen sind in der Regel an medizinische Prozeduren gekoppelt, die die Vorbereitung sowie die Bereitstellung von Verbrauchsartikeln und die Entsorgung nach einem Eingriff erfordern. Je nach Art der Maßnahme und deren hygienischen Anforderungen erfolgen die pflegerischen oder ärztlichen Tätigkeiten entweder am Bett oder im Untersuchungsraum der Station. Für einfache Untersuchungen am Patienten werden aus dem Pflegearbeitsraum die Utensilien mit einem Rollwagen, z. B. Spritzen-, Verbands- und Pflegearbeitswagen, an den Patienten herangefahren. Nach Durchführung der Maßnahme wird dieser Wagen in den unreinen Entsorgungsraum gebracht. Für aufwändige Prozeduren am Patienten werden die Rollwagen im Pflegearbeitsraum mit Medikamenten, Infusionen, Instrumenten, Verbandsmaterial, Wäsche etc. ausgerüstet. Der Rollcontainer mit der unreinen Wäsche wird im unreinen Entsorgungsraum gelagert und einmal täglich ausgetauscht.

Literaturverzeichnis

H. Bickel, „Demenzsyndrom und Alzheimer Krankheit. Eine Schätzung des Krankenbestandes und der jährlichen Neuerkrankungen in Deutschland", *Gesundheitswesen*, 2000, 62 (4), S. 211–218

Deutsche Alzheimer Gesellschaft e. V., Informationsblatt 1: „Die Häufigkeit von Demenzerkrankungen", Berlin, 2018

European Center for Desease Prevention and Control (ECDC), 2015. http://www.ecdc.europa.eu/en/healthtopics/healthcare-associated_infections/database/pages/hai-pps-database-indicators-maps.aspx), abgerufen am 04.02.2020

Ernst & Young, *Krankenhauslandschaft im Umbruch*, Stuttgart: Ernst & Young, 2010, S. 9

Gesundheitsberichterstattung des Bundes (GBE Bund), 2016, Intensivmedizinische Versorgung in Krankenhäusern, Anzahl Betten. http://www.gbe-bund.de/oowa921, abgerufen am 07.04.2016

A. Kramer, O. Assadian und M. Exner, *Krankenhaus- und Praxishygiene*, 2. Auflage, München: Urban Fischer Verlag, 2012, S. 1–7

Gesetz zur wirtschaftlichen Sicherung der Krankenhäuser und zur Regelung der Krankenhauspflegesätze (Krankenhausfinanzierungsgesetz – KHG), Ursprüngliche Fassung 1972, Neubekanntmachung 1991, letzte Änderung 2019)

Robert Wischer und Hans-Ulrich Riethmüller, *Zukunftsoffenes Krankenhaus – Ein Dialog zwischen Medizin und Architektur*, inkl. Beiheft, Wien: Springer, 2007

Exkurs 1

Krankenhausspezifische Infektionen

Rasmus Leistner

Krankenhausinfektionen oder nosokomiale (von altgriechisch *nósos*, Krankheit, und *komein*, pflegen) Infektionen sind Infektionen, die erst nach Aufnahme des Patienten im Krankenhaus entstehen. Das bedeutet, der Patient ist zum Zeitpunkt der Aufnahme in das Krankenhaus nicht infiziert. Er kann und ist natürlicherweise aber mit verschiedenen Mikroorganismen kolonisiert. Um die Erfassung nosokomialer Infektionen im Alltag überhaupt zu ermöglichen, wird eine vereinfachte Definition gebraucht: Infektionen, die sich nach dem dritten Aufenthaltstag im Krankenhaus manifestieren, sind sehr wahrscheinlich dort erworben und gelten daher als nosokomial. Infektionen, die innerhalb der ersten drei Tage auftreten, gelten im Gegensatz dazu als nicht im Krankenhaus erworben, sind also mitgebracht oder ambulant erworben. In diesem Beitrag geht es um Quellen und Übertragungswege nosokomialer Infektionen sowie um Hygienemaßnahmen im Krankenhaus.

Endogene und exogene Infektionen

Der menschliche Körper ist mit durchschnittlich 200 g Bakterienmasse besiedelt (ca. 3×10^{13} Bakterienzellen). Die meisten Bakterien sind aber wesentlich kleiner als humane Zellen. Mit 3×10^{13} Bakterien enthält unser Körper daher etwa gleich viele Mikroorganismen wie humane Zellen (Sender 2016). Die Gesamtheit dieser Mikroorganismen bezeichnet man als humanes Mikrobiom. Die mengenmäßig meisten Bakterien sind im Gastrointestinaltrakt zu finden. Sie erfüllen hier eine zentrale Funktion bei der Verdauung und der Produktion von wichtigen Stoffwechselprodukten. Auch auf der Haut und Schleimhaut des Körpers sind natürlicherweise viele Bakterien zu finden. Die intakte Haut, aber auch die intakte Darmschleimhaut schützt unseren Körper vor dem Eindringen der Mikroorganismen. Invasive medizinische Maßnahmen können diese

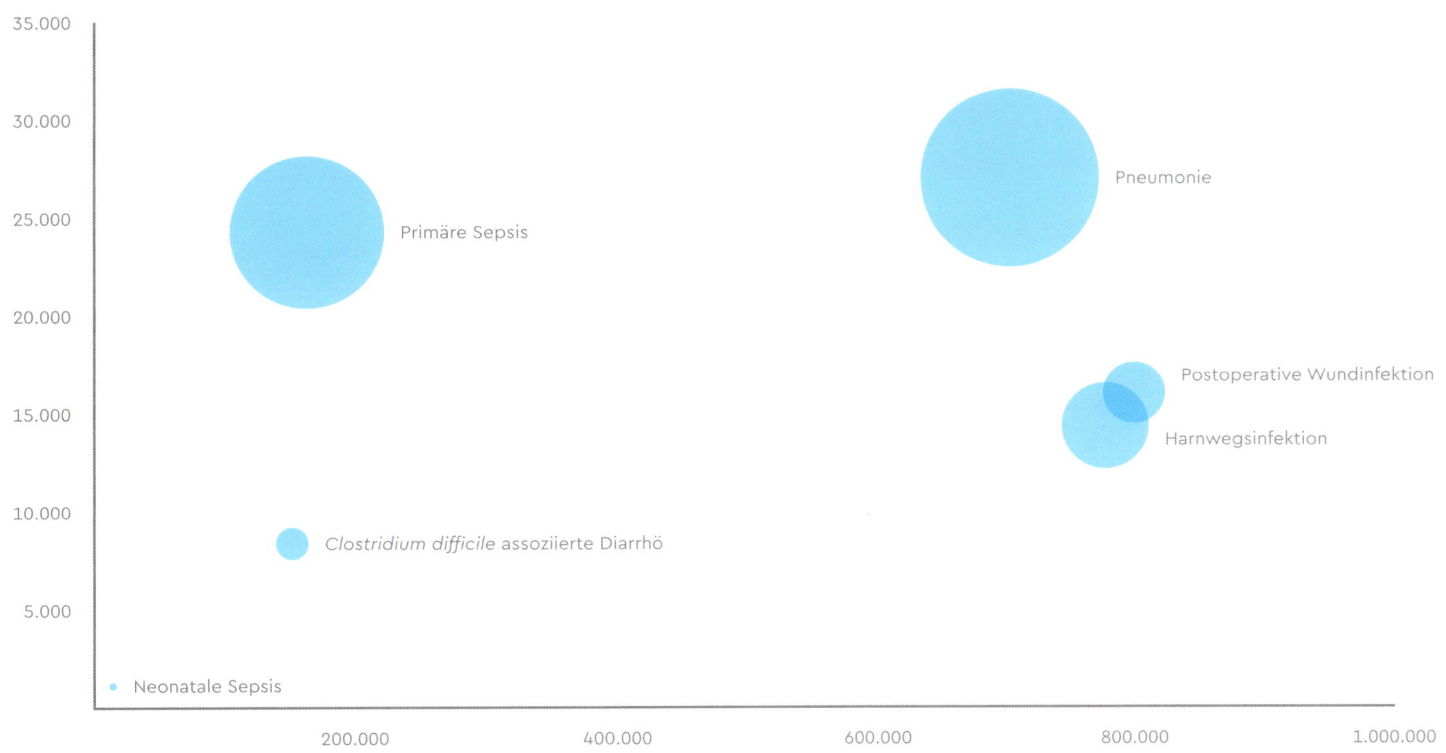

Die Last nosokomialer Infektionen in Europa
Sechs nosokomiale Infektionen mit Fällen pro Jahr (x-Achse), Todesfällen pro Jahr (y-Achse) und DALYs pro Jahr (Größe der Kugel) in Europa für die Jahre 2011 und 2012. DALYs (Disability Adjusted Life Years) setzen sich aus verlorenen Lebensjahren und durch Krankheit beeinträchtigten Lebensjahren zusammen.

1 Häufigkeit nosokomialer Infektionen und die damit verbundene Mortalität und Krankheitslast (Morbidität)

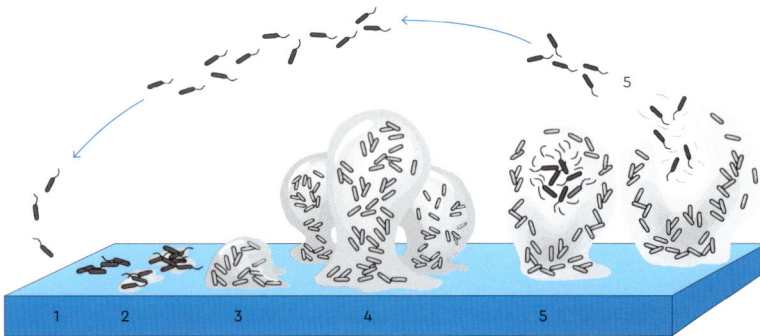

Entwicklung eines Biofilms in fünf Schritten. Stadium 1: Anfängliche Anhaftung von Zellen an der Oberfläche. Stufe 2: Herstellung von fest haftenden extrazellulären polymeren Substanzen. Stufe 3: Frühe Entwicklung von Biofilm-Architektur. Stufe 4: Reifung der Biofilmarchitektur. Stufe 5: Abscheidung von Einzelzellen aus dem Biofilm.

2 Phasen der Biofilmbildung auf Kunststoffoberflächen

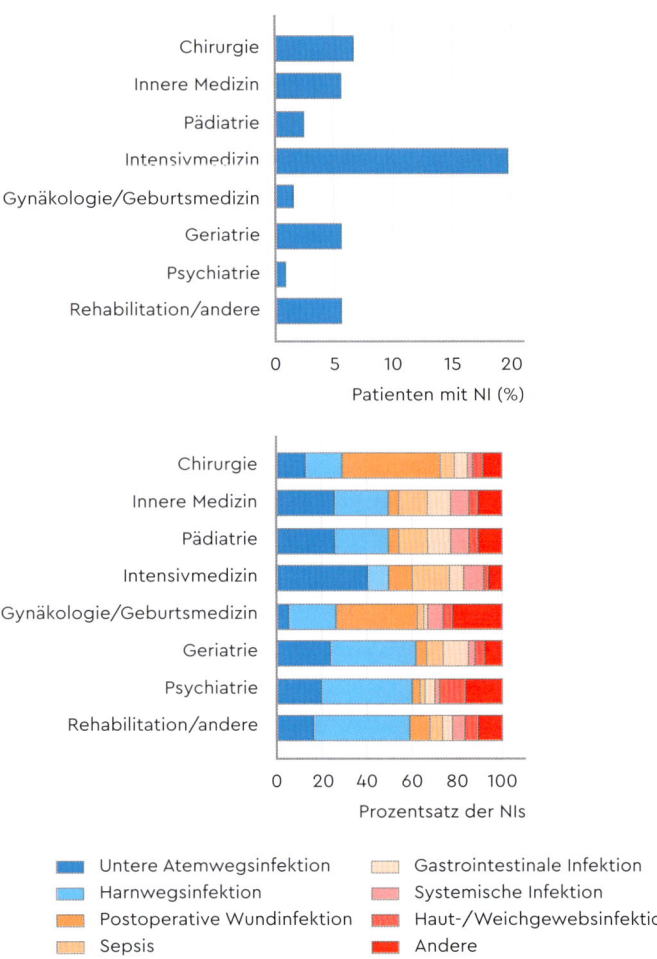

(NI: Nosokomiale Infektion)

3 Häufigkeit und Verteilung nosokomialer Infektionen in verschiedenen Fachdisziplinen und Krankenhausbereichen

natürliche Barriere überwinden und so dazu führen, dass diese Erreger in ansonsten nicht mikrobiell besiedelte Bereiche des Körpers gelangen. Überschreiten diese somit in den Körper gelangten Erreger eine kritische Menge, kann die körpereigene Abwehr dies nicht oder nur schwer beherrschen: Es kommt zu einer Infektion. Hinzu kommt, dass sich Bakterien insbesondere auf Kunststoffoberflächen sehr effektiv ansiedeln können. Dort angekommen, produzieren die Erreger eine schleimige Substanz (den sogenannten Biofilm), die sie schützt und ihre ungehinderte Vermehrung begünstigt → Abb. 2.

Häufige medizinische Maßnahmen im Krankenhaus, für die dieser Infektionsweg gilt, sind chirurgische Eingriffe, Harnweg-Katheterisierungen, künstliche Beatmungen mittels Trachealintubation, intravenöse Zugänge etc. Die meisten Krankenhausinfektionen sind somit endogener Natur. Das bedeutet, dass die Infektionserreger meistens von der patienteneigenen Flora stammen. In Industrienationen geht man aktuell von ca. 85 % endogenen Infektionen aus. Das bedeutet, dass invasive Prozeduren sehr restriktiv angewendet werden müssen, um das Infektionsrisiko zu minimieren.

Ein Teil der Krankenhausinfektionen kommt durch Erreger zustande, die von außen an den Patienten herangetragen werden. Dieser sogenannte exogene Infektionserwerb wird bei ca. 15 % der Krankenhausinfektionen vermutet. Die meisten dieser Erreger werden direkt durch die Hände der Krankenhausmitarbeiter oder indirekt durch Medizinprodukte (z. B. Stethoskop, Endoskop) übertragen. Die Übertragung über Tröpfchen, Luft oder das Krankenhauswasser spielen für die Genese nosokomialer Infektionen in der Regel zahlenmäßig eine untergeordnete Rolle.

Durch geeignete bauliche Maßnahmen ist es im Wesentlichen möglich, den Anteil der exogen bedingten Infektionen zu reduzieren. Durch baulich bedingte Rahmenbedingungen, die einen unkomplizierten Arbeitsablauf ermöglichen, und baulich bedingte positive Anreize („Nudging") z. B. in Bezug auf die Händedesinfektion kann auch das Risiko endogener Infektionen reduziert werden. Weiterhin kann eine Umgebung, in der der Patient sich wohlfühlt und wenigen zusätzlichen Stressfaktoren ausgesetzt ist, protektiv wirken.

In erster Linie ist es möglich, durch bauliche Bedingungen (z. B. Einzelzimmer mit und ohne Schleuse) die Übertragung von Infektionen über die Luft zu verhindern. Ein gewisser Vorteil durch Einzelzimmerunterbringung wird im Hinblick auf die Kontaktübertragung von Infektionserregern angenommen. Das separate Zimmer kann ein zusätzlicher Faktor zur Erinnerung an die konsequente Durchführung der Händedesinfektion sein. Bei Infektionserregern, die auch durch die gemeinsame Benutzung des Sanitärbereichs übertragen werden können, ist außerdem ein Vorteil durch Einbettzimmer zu erwarten.

Das Risiko für Krankenhausinfektionen ist mit der Krankenhausgröße (= Bettenanzahl) assoziiert. Das heißt, der Anteil der Patienten mit Krankenhausinfektionen nimmt mit der Krankenhausgröße zu. Das ist dadurch zu erklären, dass Krankenhäuser am Ende der Behandlungskette häufiger Patienten mit gravierenderen Grunderkrankungen aufnehmen müssen. Diese Krankenhäuser sind im Regelfall Maximalversorger mit einer größeren Bettenanzahl und einer großen Anzahl hochspezialisierter Fachdisziplinen.

Das Risiko für Infektionen ist innerhalb des Krankenhauses abhängig vom jeweiligen Bereich → Abb. 3. Sie treten insbesondere in Bereichen mit vielen invasiven Maßnahmen auf wie beispielsweise Intensivstationen oder nach großen Operationen z. B. in der Abdominalchirurgie. Andere Hochrisikobereiche sind jene, in denen Patienten liegen, deren Immunsystem besonders geschwächt ist, beispielsweise onkologische Stationen oder Stationen mit Transplantationspatienten. Deshalb hat die Infektionsprävention in diesen Bereichen auch einen besonders hohen Stellenwert.

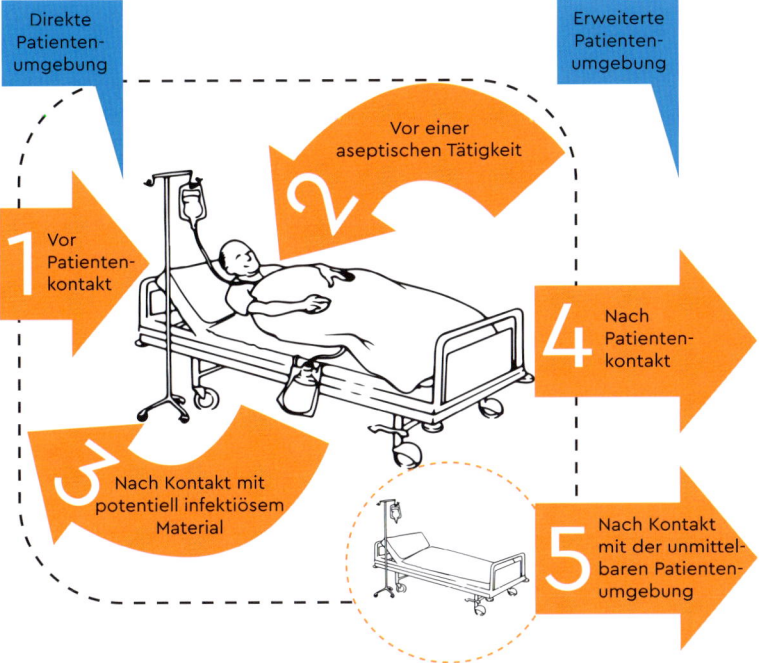

4 Die fünf Indikationen der Händedesinfektion nach der WHO

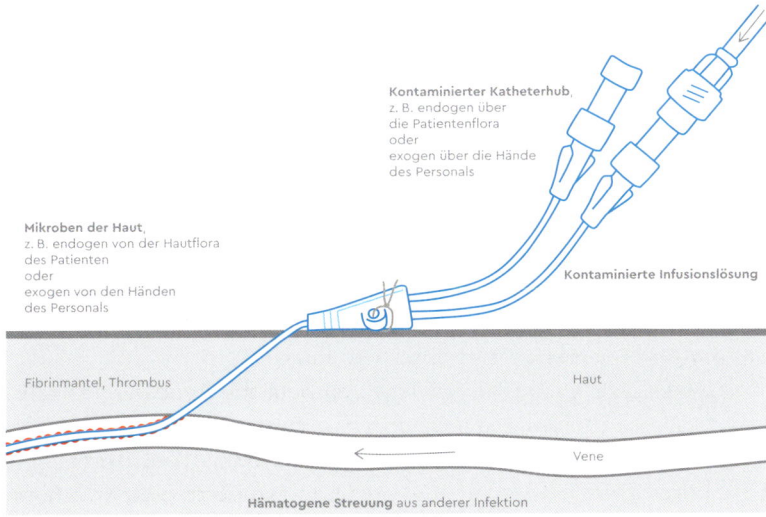

5 Pathogenese der Infektion durch einen Gefäßkatheter

Literaturverzeichnis

Ron Sender, Shai Fuchs und Ron Milo, „Revised Estimates for the Number of Human and Bacteria Cells in the Body", in: *PLoS Biology* 14 (8), 2016

WHO, „My 5 Moments for Hand Hygiene", WHO Guidelines on Hand Hygiene in Health Care, 2009. https://www.who.int/infection-prevention/campaigns/clean-hands/5moments/en/, abgerufen am 05.03.2020

Leitlinie „Strategien zur Sicherung rationaler Antibiotika-Anwendung im Krankenhaus", 2019. https://www.awmf.org/leitlinien/detail/ll/092-001.html, abgerufen am 05.03.2020

Krankenhausinfektionen treten relativ konstant über das ganze Jahr hinweg auf. Nur bei einzelnen Infektions- und Erregerarten gibt es saisonale Schwankungen. Beispielsweise werden postoperative Wundinfektionen häufiger im Sommer beobachtet. Virale Gastroenteritiden wie die Norovirusinfektion treten vermehrt im Winter auf.

Horizontale und vertikale Präventionsmaßnahmen

Im Krankenhaus unterscheidet man horizontale von vertikalen Präventionsmaßnahmen. Horizontale Maßnahmen werden bei allen Patienten gleichermaßen umgesetzt. Das wichtigste Beispiel hierfür ist die Händedesinfektion mit alkoholischem Desinfektionsmittel, die bei allen Patienten und durch alle Krankenhausmitarbeiter in der Patientenversorgung gleichermaßen Verwendung finden soll. Nach dem etablierten Schema der Weltgesundheitsorganisation (WHO 2009) wird eine Händedesinfektion durchgeführt: vor Patientenkontakt, vor aseptischen Maßnahmen, nach Kontakt mit der unmittelbaren Patientenumgebung und nach Kontakt mit Körperflüssigkeiten, nach Patientenkontakt und nach Kontakt mit der Patientenumgebung → Abb. 4. Auch die Reinigung und Desinfektion gehören zu den horizontalen Maßnahmen, ebenso wie der gezielte und zurückhaltende Umgang mit antimikrobiellen Medikamenten. Letzteres wird auch auf Krankenhausebene im Rahmen eines sogenannten Antibiotic-Stewardship-Programms gesteuert (Leitlinie 2019). Antibiotic-Stewardship-Programme sind krankenhausweite Projekte zur Verbesserung der Verschreibungspraxis von Antiinfektiva. Dies wird häufig durch eigene Teams (z. B. Infektiologen) umgesetzt, die krankenhausweit zu diesem Thema eine Art Qualitätsmanagement realisieren.

Vertikale Präventionsmaßnahmen sind solche, die nur bei bestimmten Patienten zur Prävention eines spezifischen Erregers oder einer spezifischen Infektion durchgeführt werden. So ist das Screening auf multiresistente Bakterien wie z. B. MRSA (Methicillin-resistenter *Staphylococcus aureus*) und die Unterbringung der MRSA-besiedelten Patienten in einem Einzelzimmer eine typische vertikale Maßnahme.

Um jeweils die geeigneten Präventionsmaßnahmen individuell für ein Krankenhaus zu planen und umzusetzen, beschäftigen Krankenhäuser ärztliches und pflegerisches Hygienefachpersonal. Pflegepersonal mit entsprechender Fachweiterbildung (sogenannte Hygienefachkräfte) sind in fast allen Krankenhäusern angestellt. Größere Krankenhäuser beschäftigen zusätzlich ärztliches Personal mit einer Ausbildung zum Krankenhaushygieniker.

Die wesentlichen Vorgaben für die Infektionsprävention in Deutschland resultieren aus dem Infektionsschutzgesetz und den jeweiligen Landeshygieneverordnungen. Die Kommission für Krankenhaushygiene und Infektionsprävention (KRINKO) beim Robert-Koch-Institut (RKI) ist ein Expertengremium, das auf der Basis von aktueller Fachliteratur und Expertenwissen entsprechende Empfehlungen erarbeitet und publiziert.

Wegen der großen Bedeutung von bestimmten Medizinprodukten wie Gefäßkathetern → Abb. 5, Harnwegskathetern, Intubationstuben etc. für die Infektionsprävention beschäftigen sich die meisten KRINKO-Empfehlungen mit dem infektionspräventiven Umgang mit diesen Hilfsmitteln. Weitere Empfehlungen konzentrieren sich auf die Maßnahmen zur Verhinderung der Ausbreitung bestimmter Erreger. Aufgrund der geringen Anzahl von Studien, die den Einfluss von baulichen Maßnahmen systematisch untersuchen, stehen bauliche Aspekte der Infektionsprävention leider nur selten im Vordergrund der KRINKO-Empfehlungen.

Exkurs 2

Materialeinsatz und Materialalterung im Krankenhaus

Inka Dreßler, Katharina Schütt

Ursächlich für einen infektiösen Hospitalismus, also die Infektion von Krankenhauspatienten, -personal oder Besuchern durch Keime, ist u. a. eine mangelnde Hygiene und eine erhöhte Restverschmutzung auf Oberflächen, die im direkten und indirekten Kontakt zu Patienten in Gesundheitseinrichtungen stehen (Knoll 2000). Die Häufigkeit von nosokomialen Infektionen (NI) – Infektionen, die erst im Zuge eines Krankenhausaufenthalts auftreten – kann durch geeignete Maßnahmen um etwa ein Drittel reduziert werden (RKI 2000). Um geeignete Maßnahmen zur Minimierung des NI-Risikos zu treffen, müssen alle denkbaren Erregertransmissionsketten berücksichtigt werden (Boyce 2007). Da kontaminierte bzw. nicht ausreichend gereinigte Oberflächen ein Reservoir für Mikroorganismen bieten können, stellen diese aufgrund der hohen Verweildauer vieler Erreger einen potenziellen Übertragungsweg für nosokomiale Infektionen dar. Um dem entgegenzuwirken, sollten hygienesichere Feststoffoberflächen in Krankenhäusern verwendet werden. Eine Feststoffoberfläche ist als hygienesicherer einzustufen, wenn diese über den gesamten Produktlebenszyklus leicht reinigbar ist. In diesem Zusammenhang sind die mechanischen, chemischen und physikalischen Einwirkungen auf das Material im vorgesehenen Einsatzbereich zu berücksichtigen. Die Veränderung über den Produktlebenszyklus verschiedener Materialoberflächen wird daher im Folgenden aufgezeigt. Nur mit einer angemessenen Materialwahl kann das von unbelebten Feststoffoberflächen ausgehende Infektionsrisiko – als zusätzliche Maßnahme neben einer geeigneten Reinigungsstrategie, physikalischen Barrieren und der Bereitstellung einer angemessenen Händehygieneinfrastruktur – dauerhaft reduziert werden.

Materialalterung

Im Laufe der Lebensdauer eines Materials im Krankenhaus verändern sich dessen Eigenschaften. Alterung bedeutet für die meisten Materialien eine Veränderung des chemischen Aufbaus und der physikalischen Struktur (Pongratz 2005). Dabei können verschiedene innere und äußere Einflussfaktoren chemische, physikalische sowie mechanische Alterungsprozesse verursachen. Die inneren Einflussfaktoren, wie der chemische Aufbau oder die physikalische Struktur, aber auch Zusatzstoffe sind materialspezifisch. Damit kann jedes Material unterschiedlich auf die äußeren Einflussfaktoren reagieren, welche die Materialalterung unter den in Gesundheitseinrichtungen vorherrschenden Randbedingungen begünstigen. Zu den äußeren Einflussfaktoren zählen hier im Wesentlichen:
— chemische Einflussfaktoren (z. B. Körperflüssigkeiten, Desinfektions-/Reinigungsmittel, Gase),
— physikalische Einflussfaktoren (UV-Strahlung, Temperatur) sowie
— mechanische Einflussfaktoren (statische und dynamische Flächenpressung, z. B. durch Rollbetten und -wagen).

Anhand eines entwickelten künstlichen Alterungsprogramms, welches die wesentlichen Einflussfaktoren simuliert, können Aussagen über den Einfluss der Materialalterung auf die Reinigbarkeit von Feststoffoberflächen gemacht werden. Hierfür wird zunächst der Ausgangszustand der Proben bestimmt. Anschließend werden die Proben einem künstlichen Alterungsprogramm ausgesetzt, welches die extremen Randbedingungen im Krankenhaus zeitraffend abbildet → Abb. 1. Zunächst wird die mechanische Belastung durch niedrigen bzw. hohen mechanischen Abrieb simuliert. Anschließend erfolgt eine künstliche Bewitterung, wobei UV-Strahlung, ein Temperaturspektrum und Flüssigkeit auf die Materialoberflächen einwirken. Abschließend werden die Materialien durch niedrig- bzw. hochkonzentrierte Desinfektionsbäder chemisch beansprucht.

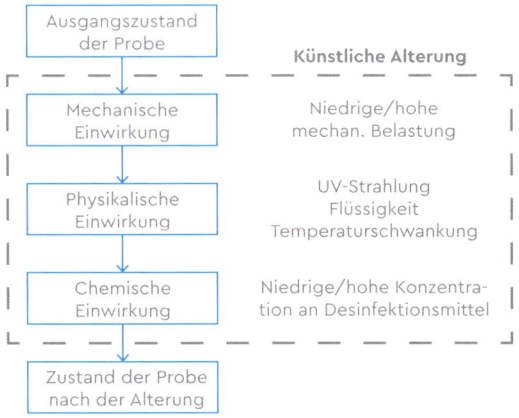

1 Künstliches Alterungsprogramm für Materialien

	b $_{0,3\,\mu m\,<\,d\,\leq\,0,5\,\mu m}$	b $_{0,5\,\mu m\,<\,d\,\leq\,1\,\mu m}$	b $_{1\,\mu m\,<\,d\,\leq\,3\,\mu m}$
R_a [µm]	5,0120	2,5161	1,4622
γ_s [mN/m]	0,2300	0,1390	0,1123
$R_a\,\gamma_s$ [µm mN/m]	– 0,1291	– 0,0440	– 0,0111

2 Koeffizienten b für das Systemverhalten bei der Reinigung für verschieden große Kontaminationen im Bereich von 0,3 µm bis 3 µm

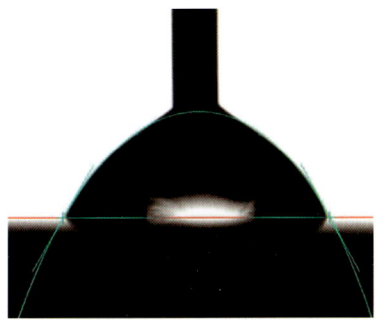 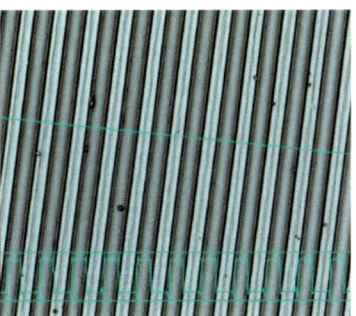

3 Exemplarische Darstellung einer mikrostrukturierten Oberfläche mit erfasstem Profil (links) sowie Kontaktwinkelmessung (rechts)

Probengruppe	Materialbeschreibung
K	Kautschukbelag mit werksseitig nachvernetzter Oberfläche
H	HPL-Platten mit durch Melamin-Formaldehyd-Harz behandelter Oberfläche
P	PVC-Belag mit beschichteter Oberfläche auf Polyurethanbasis

4 Überblick über die untersuchten Materialproben

Probe	Rauheit R_a [µm]	Freie Oberflächenenergie γ_s [mN/m]
K1	1,16	33,56
H1	1,20	30,42
H2	1,32	28,62
H3	0,91	29,04
H4	0,95	33,18
H5	1,49	28,87
P1	0,87	30,98

5 Wesentliche Oberflächeneigenschaften der ungealterten Proben

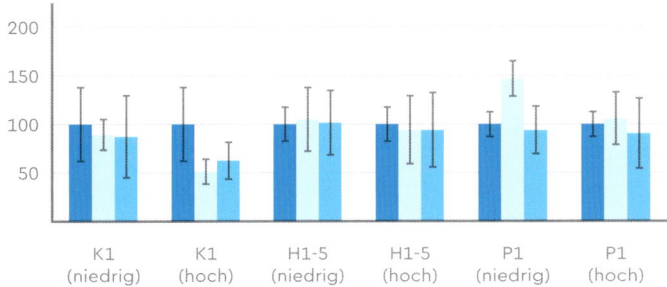

6 Veränderung der Rauheit nach künstlicher Alterung der untersuchten Materialien (normiert)

Methode

Die Reinigbarkeit beurteilt die Fähigkeit von Feststoffoberflächen, die Entfernung von (partikulären) Kontaminationen zu unterstützen. Die Reinigbarkeit hängt dabei im Wesentlichen von zwei Oberflächeneigenschaften ab, der Gestaltabweichung von einer ideal glatten Oberfläche (Rauheit, R_a [µm]) sowie den Benetzungseigenschaften (freie Oberflächenenergie, γ_s [mN/m]). Diese Parameter beeinflussen die Wechselwirkung zwischen der Verschmutzung und der Oberfläche und damit die Reinigbarkeit von Oberflächen maßgeblich. Die Reinigbarkeit von Oberflächen kann über die Restpartikelmenge P [-] nach einem definierten Verschmutzungs- und Reinigungsvorgang wie folgt beschrieben werden (Dreßler 2018):

$$P = \exp[b_i R_a + b_j \gamma_s + b_{ij} R_a \gamma_s] - k_0$$

Hierbei ist b [-] ein systemspezifischer Koeffizient b [-] und k0 = 0,1 eine Konstante. Je höher P, umso schlechter lässt sich die Oberfläche reinigen. Für verschieden große partikuläre Kontaminationen resultieren unterschiedliche Koeffizienten → Abb. 2, die die Reinigbarkeit wesentlich beeinflussen (Dreßler 2018). Das bedeutet, dass sowohl eine steigende Rauheit als auch eine steigende freie Oberflächenenergie zu einer schlechteren Reinigbarkeit einer Oberfläche führen. Außerdem hat insbesondere eine steigende Rauheit zur Folge, dass sich eine Oberfläche weniger effektiv reinigen lässt.

Die verwendeten Feststoffoberflächen werden mit einem digitalen 3D-Laserscanning-Mikroskop untersucht, um die Linienrauheiten zu bestimmen → Abb. 3 links. Zur Bestimmung der freien Oberflächenenergie wird der fortschreitende Kontaktwinkel → Abb. 3 rechts von drei Flüssigkeiten auf den Proben bestimmt und die freie Oberflächenenergie berechnet.

Material

Es wurden elastische Bodenbeläge aus Kautschuk bzw. Polyvinylchlorid (PVC) und Hochdruck-Schichtpressstoffplatten (HPL-Platten) untersucht → Abb. 4. Diese Materialien werden für viele Oberflächen in verschiedensten Bereichen in Krankenhäusern eingesetzt. So haben die ausgewählten Materialien z. B. als Bodenbelag, Arbeitsplatte im Labor oder Verblendung an Patientenbetten und beim Mobiliar indirekten oder direkten Kontakt zu Patienten, Personal oder Besuchern.

Neben der Zusammensetzung eines Materials ist die Beschaffenheit seiner Oberfläche von Bedeutung, da diese den äußeren Einflussfaktoren ausgesetzt ist und die Beständigkeit des Polymers maßgeblich bestimmt. → Abb. 5 gibt eine Übersicht über die Eigenschaften Rauheit und freie Oberflächenenergie aller Materialproben im ungealterten Zustand.

Insgesamt weisen die verschiedenen Materialgruppen unterschiedliche Rauheitswerte auf. Hierbei hat die Probe H5 die höchste und die Probe P1 die niedrigste Rauheit. Dies ist auf eine Variation der Profilierung der Materialoberflächen zurückzuführen. Im Allgemeinen sind alle Materialproben im Vergleich zu Glas oder Metallen durch eine geringe Oberflächenenergie gekennzeichnet und können daher auch als niederenergetisch bezeichnet werden.

Ergebnisse

Im Folgenden wird der Einfluss der Materialalterung auf die Reinigbarkeit von Feststoffoberflächen bei partikulärer Kontamination untersucht und anhand der eingangs gezeigten Gleichung bewertet. Dabei bewirkte die physikalische Einwirkung (UV-Strahlung, Temperaturspanne, Wasser-

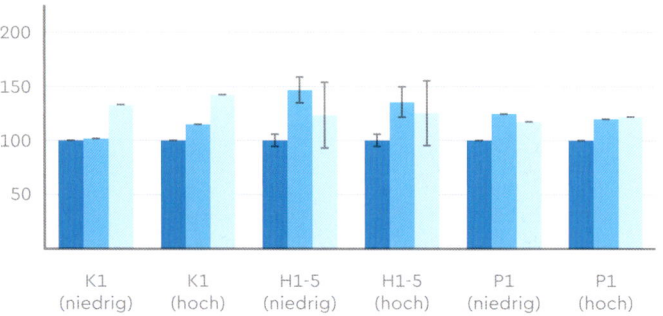

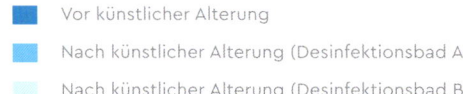

7 Veränderung der freien Oberflächenenergie nach künstlicher Alterung der untersuchten Materialien (normiert)

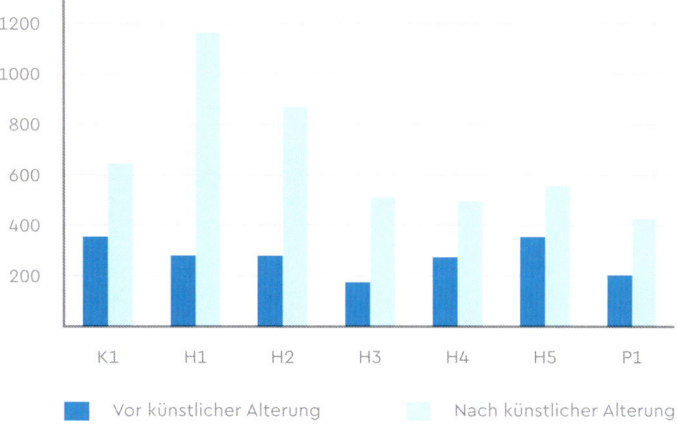

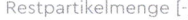

8 Gemittelte Veränderung der Restpartikelmenge nach künstlicher Alterung ausgewählter Materialien (absolut)

einwirkung) die größten Veränderungen der Oberflächeneigenschaften, wohingegen durch die mechanische Belastung kaum Veränderungen feststellbar waren. Chemische Einwirkung durch Desinfektionsmittel – insbesondere bei langen Einwirkzeiten – verstärkten die bereits aufgetretenen Alterungserscheinungen.

Die Veränderung der Rauheit und der freien Oberflächenenergie der Probenoberflächen vor und nach dem hier angewandten künstlichen Alterungsprogramm mit unterschiedlicher mechanischer Belastung (hoch und niedrig), physikalischer Belastung und Lagerung in einem niedrigkonzentrierten und einem hochkonzentrierten Desinfektionsbad sind in → Abb. 6, 7 gezeigt. Die Veränderung der jeweiligen Eigenschaft ist dabei normiert in Bezug auf die Ausgangsgröße dargestellt. Da die Materialveränderungen auf multifaktorielle Einflüsse zurückgeführt werden können, wird die Veränderung der Parameter Rauheit und freie Oberflächenenergie durch das künstliche Alterungsprogramm anhand der Kautschukprobe K1 beispielhaft in den einzelnen Schritten des Alterungsprogramms erläutert.

Die Rauheit der Kautschukprobe K1 nimmt ab. Dies ist auf einen oxidativen Alterungsprozess zurückzuführen, welcher sich z. B. in Auskreiden oder Mikrorissen äußert. Der Abtrag der auskreidenden Pigmente durch Reinigungsvorgänge im Rahmen der Messungen hat dabei zur Reduktion der Rauheit geführt. Der oxidative Alterungsprozess begründet darüber hinaus die Erhöhung der freien Oberflächenenergie und somit der Benetzbarkeit bei K1. Das niedrigkonzentrierte Desinfektionsmittelbad scheint gegenüber dem hochkonzentrierten Desinfektionsmittelbad zudem einen größeren Effekt auf die freie Oberflächenenergie von K1 zu haben.

Restpartikelmenge und Reinigbarkeit

Die Restpartikelmengen $\hat{P}$ vor und nach dem künstlichen Alterungsprogramm der einzelnen Proben sind in der → Abb. 8 für den Größenkanal 0,5 < d ≤ 1,0 μm exemplarisch dargestellt. Hier sind die Ergebnisse unabhängig von der mechanischen Belastung und der Beanspruchung durch die verschiedenen Desinfektionsmittel dargestellt. Im Mittel steigt die Restpartikelmenge aller Materialgruppen an, d. h. die Materialien lassen sich schlechter reinigen als vor der künstlichen Alterung.

Insbesondere die Proben H1 und H2 weisen eine deutliche Erhöhung der Restpartikelmenge auf und lassen sich damit im Vergleich am schlechtesten reinigen. Die Proben P1 und H4 weisen trotz des Anstiegs der Restpartikelmenge die beste Reinigbarkeit im Vergleich auf.

Zusammenfassung

Mechanische, chemische und physikalische Einwirkungen, welche üblicherweise in Gesundheitseinrichtungen auftreten, verändern die (Oberflächen-)Eigenschaften von Materialien. Hiermit geht eine Veränderung der Reinigbarkeit einher und das von der Oberfläche ausgehende Infektionsrisiko kann sich ebenfalls verändern. Je nach Einwirkungskombination kann nicht nur von einer Verschlechterung der Eigenschaften ausgegangen werden. Ein akzeptables Maß für die Veränderung ist individuell vom Krankenhausbetreiber festzulegen. Es wird empfohlen, Materialien, die sich unter den zu erwartenden Einwirkungen möglichst geringfügig verändern, auszuwählen. Hierzu gehörten in dieser Untersuchung beispielsweise PVC oder HPL-Platten mit einer entsprechenden Oberflächenbeschichtung.

Literaturverzeichnis

J. M. Boyce, „Environmental Contamination Makes an Important Contribution to Hospital Infection", in: *Journal of Hospital Infection*, 65, 2007, S. 50–54

Inka Dreßler, *Hygienesichere Oberflächen im nicht-immergierten System*, Dissertation, Technische Universität Braunschweig, 2018

Karl Heinz Knoll, *Hygiene in Gesundheitseinrichtungen. Planung – Anlage – Bau – Ausstattung – Betrieb*, Stuttgart: Wissenschaftliche Verlagsgesellschaft, 2000

Robert Koch Institut (RKI) und Statistisches Bundesamt, *Nosokomiale Infektionen – Gesundheitsberichterstattung des Bundes*, Heft 8, 2000

Sonja Pongratz, *Die Alterung von Thermoplasten*, Habilitationsschrift, Friedrich-Alexander Universität Erlangen-Nürnberg, 2005

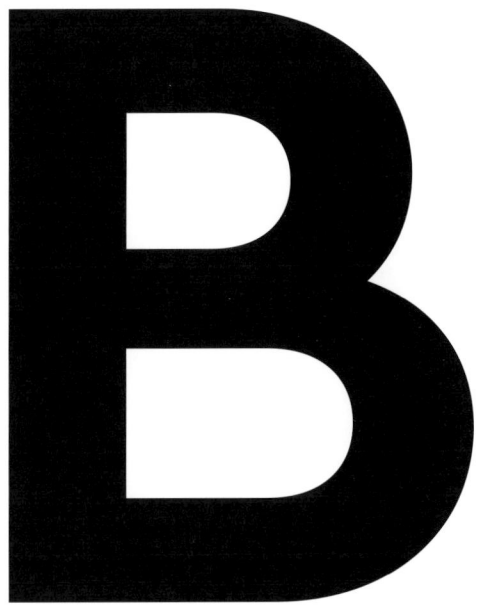

B
Typologie des Patientenzimmers

Grundriss eines Zweibettzimmers

Das Patientenzimmer stellt eine besondere Entwurfsaufgabe dar, die bereits Generationen von Architekten, Krankenhausplanern und Innenarchitekten beschäftigt hat. Die Herausforderung, eine Vielzahl an Anforderungen und Nutzerinteressen in einem Raum dieser Größe unterzubringen, ist beträchtlich. In der Fläche gesehen, ist es die am häufigsten reproduzierte Einheit eines Krankenhauses und kann somit schnell zum bedeutendsten Faktor werden. Die Reihung von Patientenzimmern auf Stationsebene zeichnet sich nicht nur äußerlich in der Fassade ab. Die geschossweise vertikale Wiederholung bildet auch die Bautypologie ab, wie z. B. beim „Bettenturm", einem Hochhaus mit meist ausschließlich Bettenstationen in den obersten Geschossen. Somit wird das Patientenzimmer zum zentralen Planungsgegenstand eines Klinikbaus. In diesem Abschnitt werden nun die planerischen Gestaltungsprinzipien und die bauliche Aufschlüsselung eines Zweibettzimmers behandelt.

Unumstritten ist der Entwurf eines Zimmers immer eine individuell entwickelte Antwort auf den vorliegenden Bedarf und die unmittelbare Umgebung. Ob es sich um einen Neubau handelt, eine Altbausanierung, eine Erweiterung oder welches Budget zugrunde liegt, sind dabei Faktoren, die die Gestaltung des Patientenzimmers beeinflussen.

Aber auch Verordnungen und Empfehlungen wirken sich direkt auf seine Planung und Grundrissgestaltung aus und zwängen es in ein Gestaltungskorsett, wenn es darum geht, Mindestabstände einzuhalten, optimale Versorgungsprozesse zu gewährleisten, ohne dabei eine gewisse Raumgröße zu überschreiten oder einen finanziellen Rahmen zu sprengen.

Auch wenn es auf den ersten Blick wenige Gestaltungsfreiräume zu geben scheint, wurden in den letzten Jahrzehnten dennoch eine Vielzahl sehr unterschiedlicher Patientenzimmer-Grundrisse vorgestellt. Im Besonderen für Zweibettzimmer sind originelle Beispiele von Architekten und Krankenhausplanern, teilweise im Rahmen von klinischen Studien, entwickelt und realisiert worden. Allein bei Betrachtung dieser Zimmertypen offenbart sich die gestalterische Bandbreite.

Daher eignen sich Zweibettzimmer auch im besonderen Maße für eine typologische Betrachtung, bei der die Gestaltungsoptionen der Patientenzimmer-Planung Schritt für Schritt aufgeschlüsselt und Prinzipien dargelegt werden sollen. Alle Gestaltungsmöglichkeiten, die dem Planer beim Entwurf eines Patientenzimmers offenstehen, sollen im kommenden Abschnitt benannt und mithilfe eines entsprechenden Beispiels im Schema vorgestellt werden.

Dabei wird stets die Planebene betrachtet, und nur jene Merkmale werden beschrieben, die sich auch tatsächlich im Grundriss ablesen lassen und als Prinzip erkennbar sind. Ebenso stehen nur diejenigen wesentlichen Komponenten der Ausstattung im Fokus, die Einfluss auf das Layout nehmen können.

Neben dem Zweibettzimmer wird auch die Nasszelle, also das Patientenbad auf dem Zimmer betrachtet. Die Anordnung der Nasszelle spielt eine entscheidende Rolle, wenn es um die Grundrissplanung geht. Diese entscheidet über die restliche Figur des Patientenzimmers und legt die Anordnung der verbleibenden Komponenten oftmals bereits fest. Um die Abhängigkeit zu verstehen, ist es daher sinnvoll, alle Bestandteile einer Zimmerkonfiguration zu erfassen und erkennbare Gruppen oder Prinzipien zu benennen.

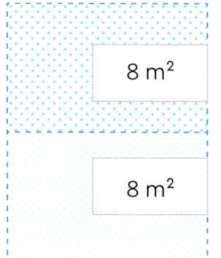

1 Mindestanforderungen

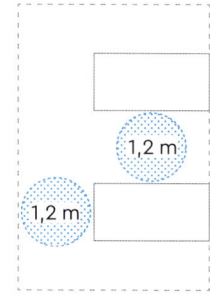

2 Barrierearm/-frei

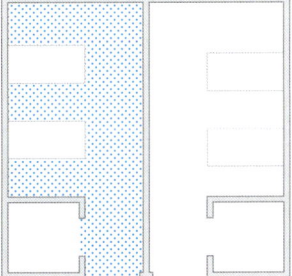

3   Regelgrundriss

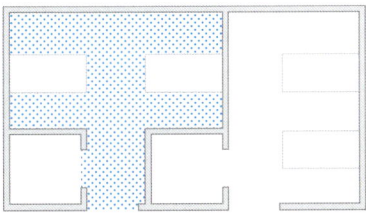

4   Grundrisskombination

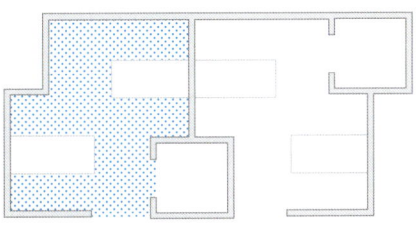

5   Grundrissvariation

6   Sondergrundriss

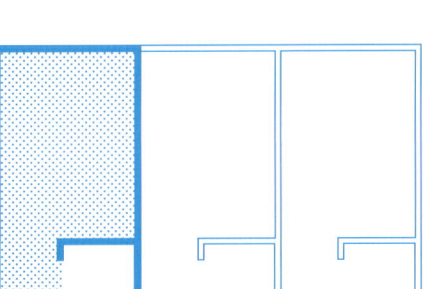

7   Same-handed

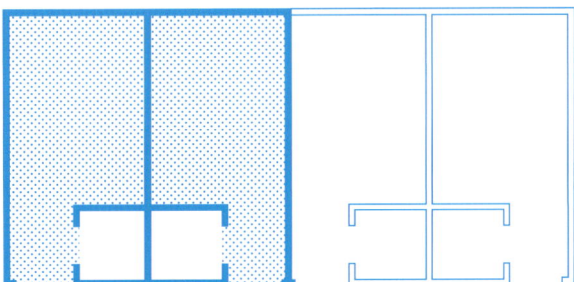

8   Grundrissspiegelung

Patientenraum

Das Patientenzimmer teilt sich in einen Bereich für den Patienten, den Patientenraum, und das dazugehörige Patientenbad.

Die Anforderungen an die Fläche in einem Patientenraum

Mindestanforderung
Während die Krankenhausbauverordnung vieler Bundesländer lediglich 8 m² pro Bettplatz vorschreibt, werden beim Landesamt für Gesundheit und Soziales in Mecklenburg-Vorpommern mindestens 21 m² als Raumbedarf für ein Zweibettzimmer angegeben. Die Mindestabstände müssen aber in jedem Fall eingehalten werden → Abb. 1.

Barrierearm/-frei
Da wir die Flächen der Grundrissebene untersuchen, stehen vor allem Bewegungsflächen im Vordergrund der Betrachtung. Mindestens eine Bewegungsfläche von 120 × 120 cm zum Drehen und Wenden muss vorhanden sein, ebenso Gehhilfen im Raum und zusätzlich entlang einer Bettenlängsseite (DIN 18040-2). Die weiteren Anforderungen an Barrierefreiheit können anhand des Grundrisses nicht gänzlich überprüft werden, weshalb hier der Begriff „barrierearm" verwendet wird → Abb. 2.

Grundrisstypen auf einer Station

Regelgrundriss
Das Zimmer mit Regel-Layout ist das Standardzimmer, das auf einer Station am häufigsten vorzufinden ist → Abb. 3.

Grundrisskombination/-variation
Es können auch zwei unterschiedliche Typen kombiniert werden, z. B. Einbettzimmer mit Zweibettzimmern. In diesem Fall ist das Zweibettzimmer Teil einer Kombination zweier Typologien oder der Variation eines Layouts, also seiner Abwandlung → Abb. 4, 5.

Sondergrundriss
Einige bauliche Situationen erfordern die Planung von Sondergrundrissen, wie dies z. B. häufig bei Eckzimmern der Fall ist oder bei Zimmern, die an Räume mit anderer Nutzung anschließen. Sie sind somit Resultat einer baulichen Zwangssituation und werden eventuell an gleicher Position auf anderen Geschossen wiederholt → Abb. 6.

Additionsprinzipien Patientenzimmer

Meist wird ein Additionsprinzip angewandt, um Patientenzimmer entlang eines Krankenhausflurs einer Station zu reihen. Folgende Formen der Reihung von Patientenzimmern können benannt werden.

Same-handed
Die Addition nach dem Same-handed-Prinzip stellt die einfachste Form der Addition, also der Reihung von Zimmern entlang eines Krankenhausflurs, dar. Jedes Zimmer bleibt identisch in seiner Ausrichtung und Ausstattung. Der Name leitet sich aus der zugrunde liegenden Überlegung ab, dass der Patient stets von einer präferierten Seite für die Versorgung zugänglich ist → Abb. 7.

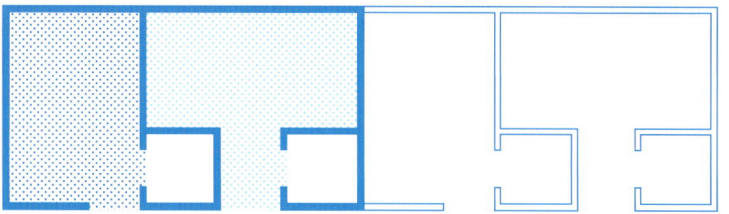

9 Grundrisskombination

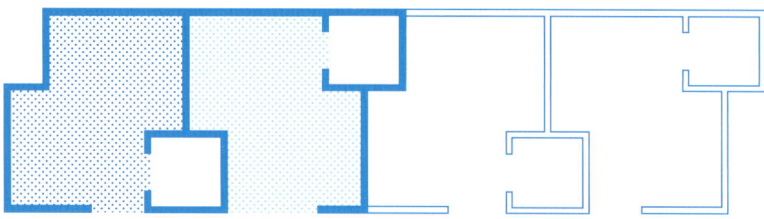

10 Grundrissvariation

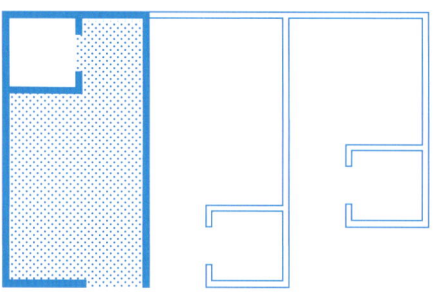

11 Unsystematische Anordnung

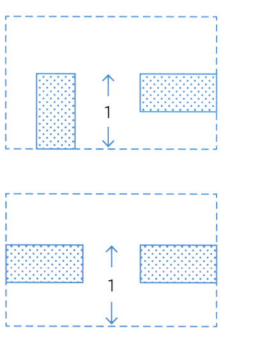

12, 13 Zimmer mit Ein-Bett-Tiefe

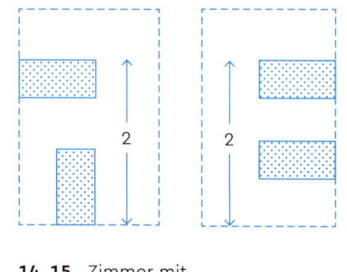

14, 15 Zimmer mit Zwei-Bett-Tiefe

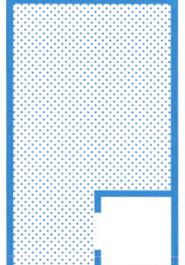

16 Kompakte Raumgeometrie

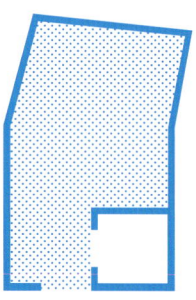

17 Komplexe Raumgeometrie

Grundrissspiegelung

Das Patientenzimmer und die Ausrichtung der Ausstattung werden entlang der Zimmertrennwand gespiegelt. Die Beliebtheit der Grundrissspiegelung ist durch den Vorteil einer gemeinsamen vertikalen Leitungsführung von zwei angrenzenden Nasszellen zu erklären. Die Anzahl der Leitungen kann dadurch halbiert und somit Material und Kosten eingespart werden. Im Vergleich zu same-handed Zimmern bilden die beiden Zimmer eine Doppeleinheit mit gleichem, gespiegeltem Layout → Abb. 8.

Grundrisskombination/-variation

Diese Form der Reihung von Grundrisstypen entsteht, wenn ein Layout mit einem anderen, leicht abgewandelten Zimmergrundriss – also einer Typvariation – gepaart wird. Alternativ können zwei unterschiedliche Typen miteinander kombiniert werden und diese Paarung wird dann stets wiederholt → Abb. 9, 10.

Unsystematische Anordnung

In manchen Fällen ist kein Additionsprinzip erkennbar. Die vorgeschriebene Position von notwendigen Funktionsräumen oder die Einzigartigkeit der Gebäudekubatur können die Umsetzung einer sinnvollen Reihung verhindern. Meist kommen hier verschiedene Layouts zum Einsatz → Abb. 11.

Raumtiefe

Bei den beiden folgenden Optionen wird eine pauschale Angabe zur Raumtiefe gemacht, ohne deren genaue Maßzahl zu kennen. Bei Zweibettzimmern ergeben sich zwei Möglichkeiten:

Zimmer mit Ein-Bett-Tiefe

Entlang der Zimmertiefe findet eine Bettengröße parallel, orthogonal oder gedreht zum Stationsflur Platz → Abb. 12, 13.

Zimmer mit Zwei-Bett-Tiefe

Entlang der Zimmertiefe werden zwei Bettengrößen parallel, orthogonal oder gedreht zum Stationsflur positioniert → Abb. 14, 15.

Raumgeometrie

Es gibt unzählige denkbare Raumgeometrien, in denen man ein Patientenzimmer unterbringen könnte. Doch letztendlich sind nicht alle Möglichkeiten auch praktikabel und umsetzbar. Entscheidend ist das Potenzial einer Addition für eine sinnhafte Raumabfolge und zur Ausbildung einer Station. Dies gelingt augenscheinlich am besten mit rechteckigen Grundrissen. Gebaute Beispiele zeigen aber, dass auch komplexe Grundrissfiguren dies gewährleisten können. Die folgenden zwei Formen lassen sich unterscheiden:

Kompakte Raumgeometrie (rechtwinklig)

Ein rechtwinkliger Grundriss ist kompakt und vereinfacht die Anordnung von Ausstattungsgegenständen im Zimmer → Abb. 16.

Komplexe Raumgeometrie (polygonal)

Eine polygonale oder nicht rechtwinklige Grundrissfigur kann gezielt forciert werden, um z. B. eine optimale Sichtbarkeit des Bettplatzes vom Stationsflur aus herzustellen. Da genormte, rechteckige Ausstattungsgegenstände, wie z. B. Patientenschrank und Tisch, nicht zufriedenstellend platziert werden können, macht ein Zimmerlayout mit komplexer Geometrie eventuell auch maßgefertigte Einbauten erforderlich → Abb. 17.

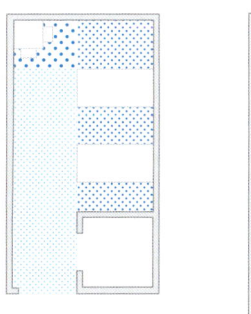
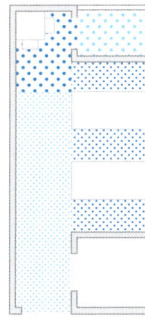

18 Drei-Zonen-Raum

19 Drei-Zonen-plus-Raum

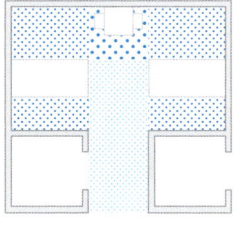
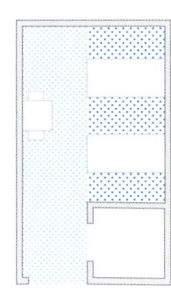

20 Drei-Zonen-plus-Raum

21 Zwei-Zonen-Raum

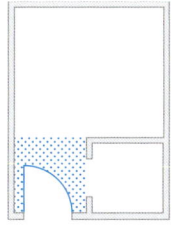

22 Eine Tür

23 Zwei Türen

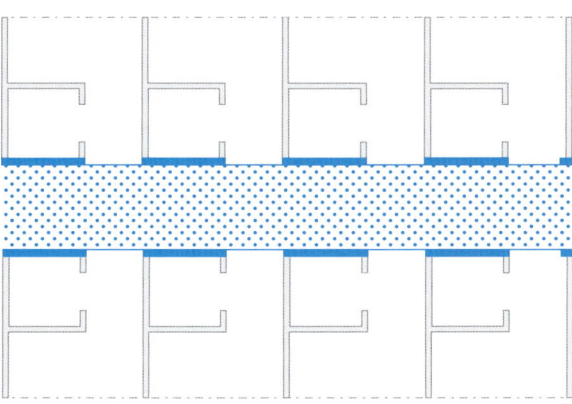

24 Flurbereich bündig mit Patientenzimmer

Zonierung

Die Zonierung eines Zimmers teilt für jeden Nutzertyp des Patientenzimmers einen für diesen vorgesehenen Bereich ein, in dem er sich vordergründig aufhalten, bewegen oder agieren kann. Die Nutzer sind Krankenhauspersonal, Patienten und ihre Besucher. Für ein Zweibettzimmer ergeben sich drei notwendige Zonen im Raum:
— Bewegungszone und Transport,
— Patienten-/Versorgungszone und
— Aufenthalt und Besuch.

Diese Zonen können sich überschneiden, sollten aber nicht komplett in den Bereich einer jeweils anderen Zone fallen. In Anbetracht der geringen Fläche eines Zweibettzimmers ergibt sich die Zonierung oftmals über die Positionierung der Möbel, die zur Standardeinrichtung gehören. Im Folgenden werden drei Zonierungsoptionen gezeigt. Die Abbildungen geben nicht den Bewegungsraum der Nutzergruppen wieder, sondern sollen eine abstrakte Einteilung der Nutzerzonen verbildlichen.

Drei-Zonen-Raum

Der Drei-Zonen-Grundriss ist der klassische Entwurf für ein Zweibettzimmer. Es gibt eine Zone, die den Bewegungsbereich des versorgenden Personals markiert, eine Patienten-Versorgungszone und eine Aufenthaltszone für Patient und Besucher → Abb. 18.

Drei-Zonen-plus-Raum

Sind mehr als drei Zonen vorhanden, werden sie im Folgenden als Drei-Zonen-plus-Raum bezeichnet. Die zusätzliche Zone könnte beispielsweise durch einen Balkon zum Aufenthalt gebildet werden → Abb. 19. Eine besondere Variante des Drei-Zonen-plus-Raumes ist die Zweiteilung einer Zone, wie z. B. der Patientenzone → Abb. 20.

Zwei-Zonen-Raum

Bei den überschaubaren Bewegungsflächen im Patientenzimmer überschneiden sich die Nutzerzonen zwangsläufig. Wenn aber die Besucherzone gänzlich in den Bewegungsbereich des Personals fällt (wie in dem Beispiel), kann man nicht mehr von einer Drei-Zonen-Anordnung sprechen → Abb. 21.

Zimmerzugang

Unter Zimmerzugang ist der Zugang vom Stationsflur zum Patientenzimmer zu verstehen, der entweder aus einer oder aus zwei Türen besteht. Für Zweibettzimmer ist eine Tür die Standardausführung → Abb. 22. Es kann aber vorkommen, dass ein Zimmer mit zwei Zugängen ausgestattet wird, sodass jeder Patient einen eigenen Zugang erhält. Meistens wird damit eine verbesserte Sichtbeziehung zum Patienten vom Flur aus gewährleistet → Abb. 23.

Stationsflur

Der Grundriss der Zimmer bestimmt die Form des Stationsflurs und damit auch den Charakter des Schwellenraums zwischen Krankenhaus und Patientenzimmer, zwischen Krankenhausbetrieb und Patient. Diese zwei Grundformen werden hier übergeordnet herausgestellt:

Flurbereich bündig mit Patientenzimmer

Die Patientenzimmer addieren sich zu einer bündigen Wand entlang des Stationskorridors → Abb. 24.

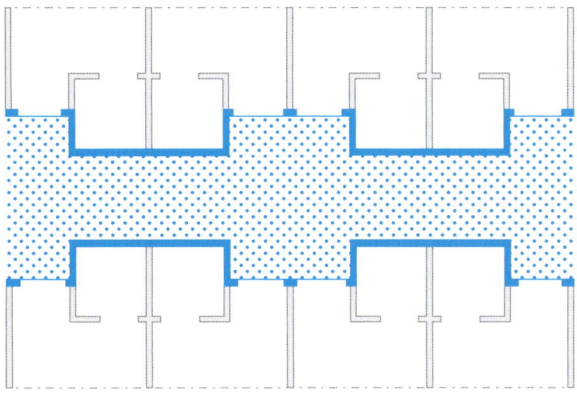

25 Vorbereich vor Patientenzimmer

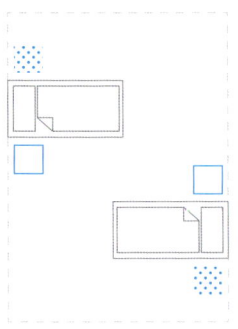

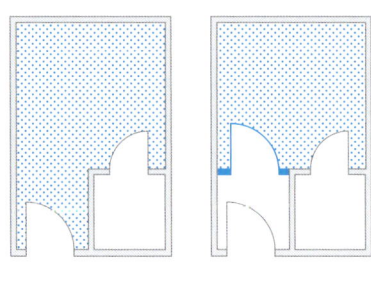

27, 28 Schleuse nachrüstbar

26 Nachttisch beidseitig positionierbar

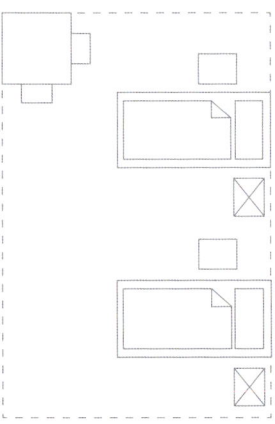

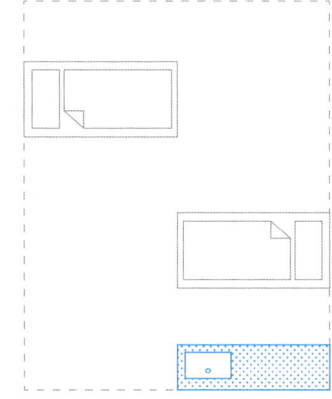

29 Standardausstattung

30 Arbeitsbereich für Personal im Patientenraum

Vorbereich vor Patientenzimmer

Durch Versetzen von Zimmerwänden oder Nasszellen im Grundriss wird jeweils ein Vorbereich als räumlicher Einschnitt vor den Patientenzimmern bzw. eine Pufferzone zum Stationsflur ausgebildet → Abb. 25.

Flexibilität

Oft ist der Zimmergrundriss in Bezug auf die Flächenplanung dahingehend optimiert, dass eine starre Zonierung und Organisation der Komponenten das Resultat sind. Eine gewisse Flexibilität in der Anordnung und in der Nutzung ist aber oft hilfreich und kann den Grundriss positiv auszeichnen. Zur Flexibilität können die folgenden Maßnahmen beitragen:

Nachttisch beidseitig positionierbar

Der Nachttisch kann auf beiden Seiten des Bettes platziert werden, ohne dass das Öffnen von umliegenden Schranktüren davon beeinträchtigt wird → Abb. 26.

Schleuse nachrüstbar

Auch auf Normalpflegestationen kann es vorkommen, dass Patienten mit kontagiösen Erregern in ihren Zimmern isoliert werden müssen. Die improvisierten ISO-Zimmer erfüllen in den meisten Fällen aber leider nicht die baulichen Anforderungen, um infektionspräventive Maßnahmen ergreifen zu können. Die Eingangsbereiche, die als temporäre Schleusenzonen oder Vorräume dienen, sind als solche oft zu klein dimensioniert, um in einen reinen und unreinen Bereich geteilt zu werden. Zudem wäre die Zugänglichkeit zum innenliegenden WC vom Patientenraum aus in vielen Fällen nicht mehr gewährleistet. Auch wenn die Ausstattung eines Standard-Patientenzimmers mit einer Schleuse keine Anforderung im Normalpflegebereich darstellt, kann ihr Vorsehen bei der Zimmerplanung die Option einer baulichen oder temporären Nachrüstung offenhalten → Abb. 27, 28.

Ausstattung

Es können hier nicht alle möglichen Teile der Ausstattung eines Patientenzimmers aufgezählt werden. Die folgenden Bereiche oder Komponenten sind jedoch besonders häufig vorzufinden. Alle vorgestellten Elemente können parallel vorhanden sein.

Standardausstattung

Zur Standardausstattung im Zimmer gehören neben den Betten die dazugehörigen Nachttische, Patientenschränke für Kleidung und Patientenbesitz und ein Besuchertisch mit mindestens zwei Stühlen → Abb. 29.

Arbeitsbereich für Personal im Patientenraum

Ein Waschtisch oder eine sonstige Tischfläche für Arbeiten der Versorgung, ihre Vorbereitung oder für Patientendokumentation kann einen Arbeitsplatz für Pflege markieren. Eine sinnvolle Erweiterung kann die Ausstattung mit ausgewiesenen Schrank- oder Ablageflächen für Versorgungsmittel oder medizinische Hilfsmittel sein. Auch eine Versorgungsstation mit Desinfektionsmittel- und Handschuhspendern mit zusätzlicher Ablagefläche im Zimmer gehört zum Arbeitsbereich des Personals → Abb. 30.

Waschbecken im Patientenraum

Neben der Händedesinfektion kann es im klinischen Alltag sinnvoll sein, sich die Hände zu waschen und grobe Verschmutzungen zu entfernen. Installierte Waschbecken in Patientenzimmern haben in der Vergan-

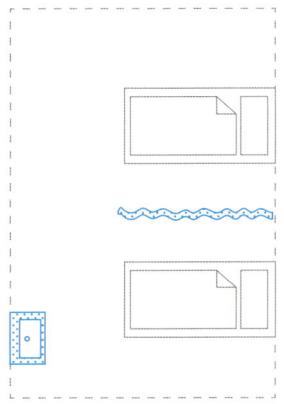
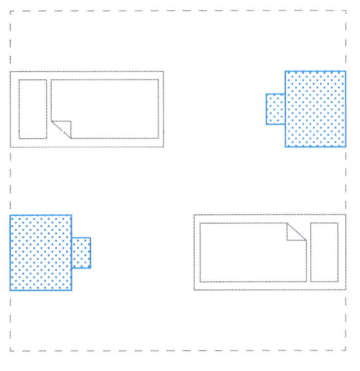

31 Waschbecken im Patientenraum und Sichtschutz zwischen Patienten

32 Schreibtisch für Patienten

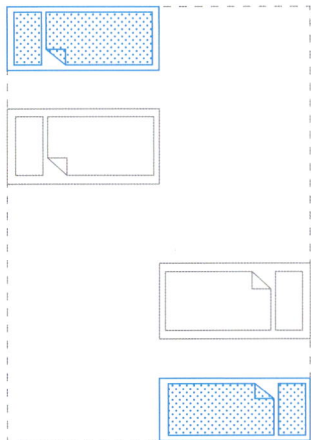

33 Gästeunterbringung

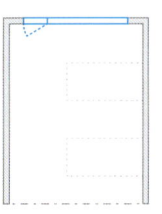
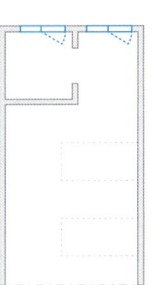

34 Fenster mit Standardbrüstung

35 Bad mit Fenster

36 Sitzbereich in Fensterlaibung

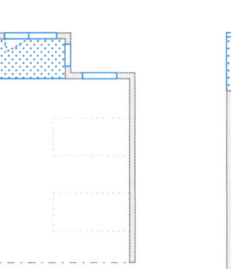
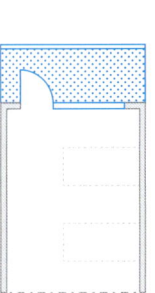

37 Interne Fassadenerweiterung

38 Externe Fassadenerweiterung

genheit leider begünstigt, dass Erreger sich dort verbreiten und zu nosokomialen Ausbrüchen geführt haben. Da sie aber nach wie vor für Patientenzimmer in Neubauten eingeplant werden, sind sie hier als mögliche Komponente aufgeführt → Abb. 31.

Sichtschutz zwischen Patienten

Ein beweglicher Sichtschutz in Form eines Vorhangs oder einer Trennwand kann den Patienten u. a. bei Untersuchungen, die im Zimmer durchgeführt werden müssen, vor den Blicken des Bettnachbarn schützen → Abb. 31.

Schreibtisch für Patienten

Ein eigener Patientenarbeitstisch, im besten Fall jeweils für einen Patienten, kann den Bettplatz eines Patienten um einen weiteren privaten Bereich im Zimmer erweitern und ggf. den Besuchertisch ersetzen → Abb. 32.

Gästeunterbringung

Damit sind Möbelsysteme gemeint, die explizit für die Gästeunterbringung vorgesehen sind. Beispielsweise können ausklappbare Sitzbereiche tagsüber als Sitzflächen dienen und in der Nacht als zusätzliche Schlafplätze für die Angehörigen von Patienten fungieren. Vor allem auf Kinderstationen ist diese Art der Gästeunterbringung vorzufinden → Abb. 33.

Fassadenöffnung

Die Fassadenöffnung stellt eine Beziehung zwischen Patienten und Außenraum her. Im Patientenzimmer erfüllt sie die Funktion des Lichteinfalls, gibt die visuelle Kommunikation des Patienten mit dem Außenraum vor und kann eine räumliche Erweiterung des Patientenzimmers darstellen.

Fenster mit Standardbrüstung

Ein herkömmliches Lochfenster mit einem Öffnungsflügel → Abb. 34.

Bad mit Fenster

Ein außenliegendes Bad kann mit einem zusätzlichen Fenster geplant werden → Abb. 35.

Zimmer mit Sitzbereich in Fensterlaibung

Ein Sitzbereich, der in die Fensterlaibung integriert ist. Damit er sich als Sitzbereich eignet, wird die Brüstungshöhe auf die Sitzhöhe angepasst. Fensterelemente sind in diesem Fall festverglast oder öffnungsbegrenzt → Abb. 36.

Interne Fassadenerweiterung

Darunter sind zu verstehen ein Fassadenversprung, Erker oder Wintergärten, die interne Schwellenräume zwischen Zimmer und Außenraum schaffen → Abb. 37.

Externe Fassadenerweiterung

Externe Erweiterungen mit Zugang zur frischen Luft sind Balkone, Terrassen und Loggien → Abb. 38.

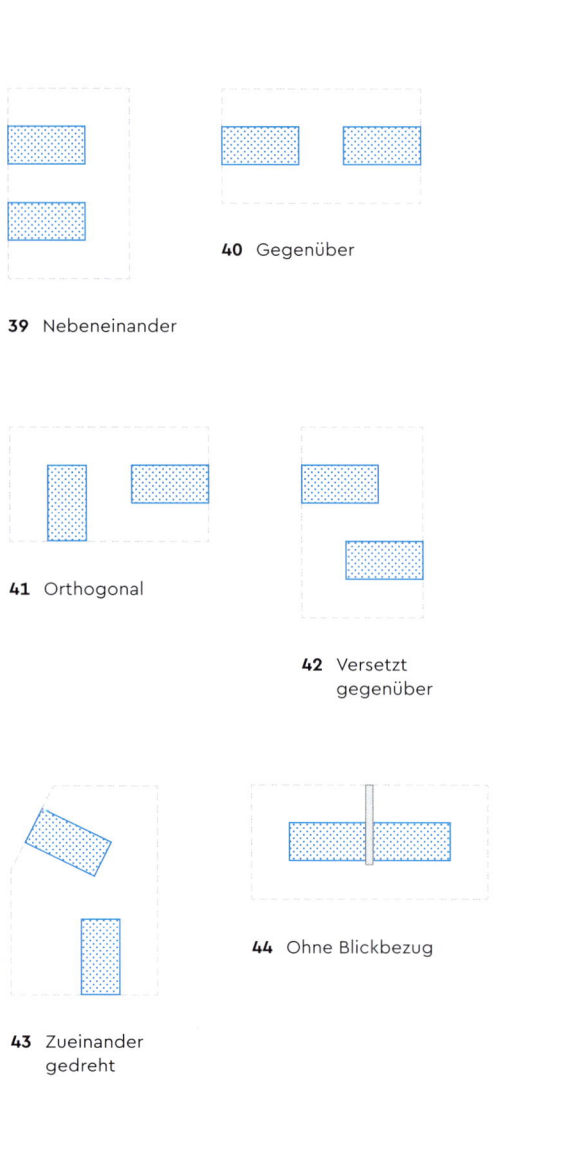

39 Nebeneinander
40 Gegenüber
41 Orthogonal
42 Versetzt gegenüber
43 Zueinander gedreht
44 Ohne Blickbezug

Bettpositionen

Mit Bettpositionen wird das räumliche Verhältnis beschrieben, in dem sich die Betten zueinander befinden.

Betten parallel nebeneinander
Die Betten sind nebeneinander, parallel zueinander in einem Zimmer von Zwei-Bett-Tiefe positioniert → Abb. 39.

Betten gegenüber
Die Bettplätze werden gespiegelt und befinden sich direkt gegenüber in einem ein-Bett-tiefen Raum → Abb. 40.

Betten orthogonal
Die Betten sind orthogonal zueinander angeordnet, unabhängig von der Raumtiefe → Abb. 41.

Betten versetzt gegenüber
Die Bettplätze stehen sich räumlich versetzt gegenüber → Abb. 42.

Betten zueinander gedreht
Die Betten können auch in einem Winkel zueinander gedreht sein, unabhängig von der Raumtiefe → Abb. 43.

Betten ohne Blickbezug
Ebenso können die Kopfenden der Betten so voneinander weggedreht werden, dass die Patienten sich nicht im Blickfeld des jeweils anderen befinden. Dies kann auch ggf. ein fest installiertes Trennelement bewirken → Abb. 44.

Sichtbeziehungen

In der räumlichen Konstellation des Patientenzimmers spielen zwei Sichtbeziehungen eine wesentliche Rolle.

Sichtbeziehung Patient Richtung Außenraum
Diese Sichtbeziehung beschreibt den Blick des Patienten zum Fenster und somit zum Außenraum. Idealerweise kann ein guter und gleichwertiger Ausblick für beide Patienten gewährleistet werden → Abb. 45–47.

Sichtbarkeit des Patienten für das Personal
Im besten Fall ist der Patient so im Raum positioniert, dass das Personal bei geöffneter Zimmertür bereits vom Türbereich des Zimmers aus den Patienten im Blick hat. In manchen Fällen kann dies für einen Patienten gewährleistet werden, während die Sichtbarkeit des zweiten Patienten eingeschränkt ist. In manchen Ländern sind Sichtfenster in der flurseitigen Wand in der Normalpflege üblich und erlauben die direkte Einsicht auf den Bettplatz → Abb. 48–50.

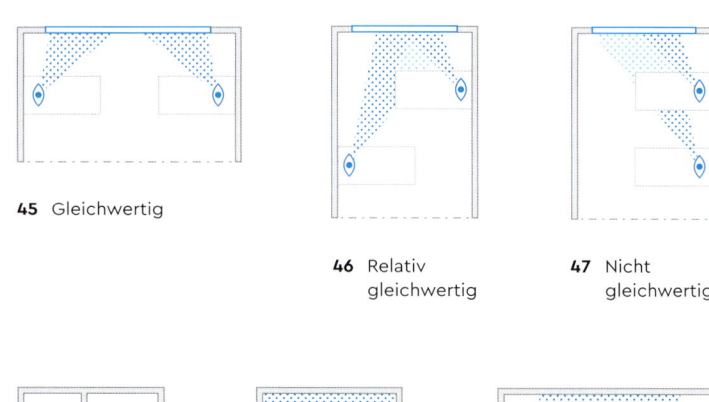

45 Gleichwertig
46 Relativ gleichwertig
47 Nicht gleichwertig

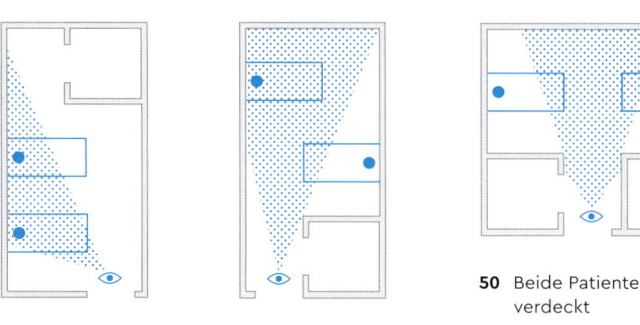

48 Beide Patienten für das Personal sichtbar
49 Ein Patient für das Personal sichtbar
50 Beide Patienten verdeckt

Typologie

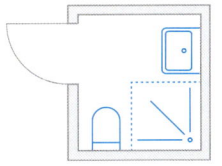
51 Mindestanforderung

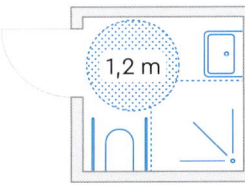
52 Barrierearm/-frei

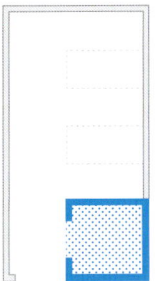
53 Innenliegend

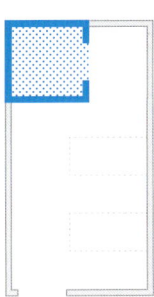
54 Außenliegend

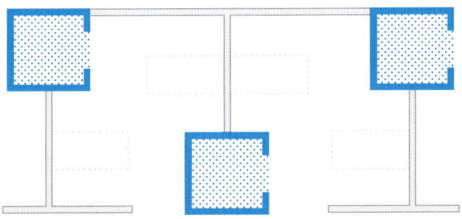
55 Innen-/außenliegend im Wechsel

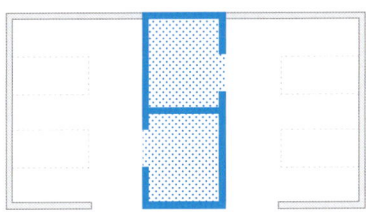
56 Nested

Patientenbad

Fläche Nasszelle

Dieser Abschnitt beschreibt die Anforderung an Bewegungsflächen und Mindestabstände im Patientenbad. Hinsichtlich einer Bewertung wird die Flächenangabe eines Zimmers zu einer der beiden folgenden Gruppen pauschalisiert.

Mindestanforderung
Die vorgeschriebenen Mindestabstände zwischen den einzelnen Badkomponenten und die Durchgangsbreite der Tür sind eingehalten, allerdings kann dadurch noch keine Barrierefreiheit gewährleistet werden → Abb. 51.

Barrierearm/-frei
Da wir die Flächen der Grundrissebene untersuchen, stehen vor allem Bewegungsflächen im Vordergrund der Betrachtung. Im Bad muss eine Bewegungsfläche von mindestens 120 x 120 cm jeweils vor den Sanitärobjekten wie WC-Becken, Waschtisch und Badewanne sowie im Duschplatz eingehalten werden (DIN 18040-2). Die Anforderung an Barrierefreiheit kann anhand des Grundrisses nicht gänzlich überprüft werden, weshalb hier der Begriff „barrierearm" verwendet wird → Abb. 52.

Position Nasszelle

In diesem Kapitel werden nur Zweibettzimmer berücksichtigt, in denen eine Nasszelle vorhanden ist. Der Nasszelle kommt eine enorme Bedeutung bei, denn ihre Position ist maßgebend für den Grundriss des Patientenzimmers. Vier Grundtypen der Anordnung sollen hier betrachtet werden.

Nasszelle innenliegend
Die innenliegende, an den Flur angrenzende Nasszelle hat sich zu einem Planungsstandard für Patientenzimmer entwickelt und ist daher besonders häufig in Krankenhäusern zu sehen → Abb. 53.

Nasszelle außenliegend
Die außenliegende Nasszelle entlang der Fassade ist schon deutlich seltener anzutreffen. Auf den ersten Blick scheint sie die Größe der Fassadenöffnung und damit den Lichteinfall im Zimmer zu begrenzen. Mit einem Fenster ausgestattet, kann sie aber von natürlichem Lichteinfall und natürlicher Belüftung im Patientenbad profitieren → Abb. 54.

Nasszelle innen-/außenliegend im Wechsel
Innenliegende und außenliegende Nasszellen werden im Wechsel positioniert, z. B. als Prinzip einer Zimmerreihung. Es können auch zwei Nasszellen in einem Zimmer vorhanden sein, jeweils innen- und außenliegend → Abb. 55.

Nested
„Nested", auf Deutsch verschachtelt oder eingebettet, beschreibt eine Anordnung, bei der die Nasszellen zwischen zwei Patientenzimmern positioniert sind. Das Prinzip der nested Nasszellen geht mit einem offenen, rechteckigen Patientenzimmer-Grundriss einher. Eine funktionierende Einheit setzt sich aus zwei Patientenzimmern und zwei zwischenliegenden Nasszellen zusammen → Abb. 56.

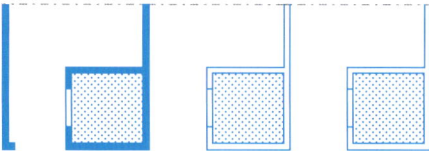

57 Same-handed

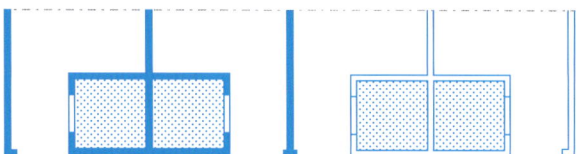

58 Grundrissspiegelung

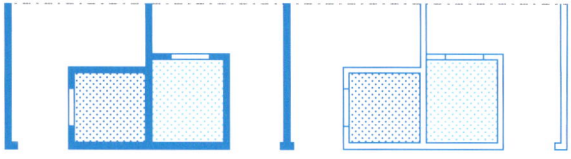

59 Grundrisskombination

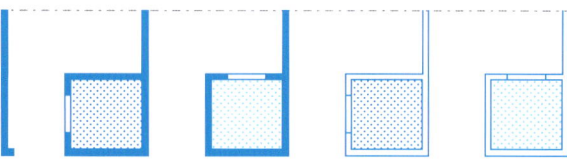

60 Grundrissvariation

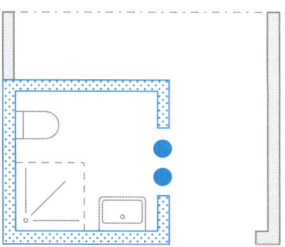

61 Eine Nasszelle zur gemeinsamen Nutzung

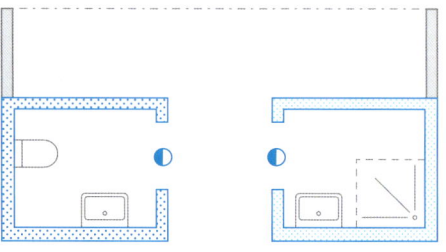

62 Zwei Nasszellen zur gemeinsamen Nutzung

Additionsprinzipien Nasszellen

Wie auch beim Patientenzimmer lassen sich die Prinzipien der Addition auf die Reihung der Nasszellen übertragen. Zwar ist die Anordnung der Bäder an die Anordnung der Patientenzimmer gekoppelt, sie ist aber nicht damit identisch, weshalb sich eine eigene Betrachtung lohnt. Folgende Formen der Reihung von Patientenbädern können benannt werden, die eng mit der bereits beschriebenen Reihung der Patientenzimmer verknüpft sind.

Same-handed
Die Größe, Ausrichtung und Ausstattung der Nasszellen sind im ganzen Stationsflur identisch → Abb. 57.

Grundrissspiegelung
Die Nasszelle und die Ausrichtung der Ausstattung werden entlang der Zimmertrennwand gespiegelt. Wie bereits beim Patientenzimmer festgestellt, ist die Grundrissspiegelung ein häufig anzutreffender Typus, da er den Vorteil einer gemeinsamen vertikalen Leitungsführung von zwei angrenzenden Nasszellen mit sich bringt. Die Anzahl der Leitungen kann dadurch halbiert und es werden auf diese Weise Material und Kosten eingespart. Im Vergleich zu der Position in same-handed Zimmern bilden die beiden Nasszellen eine Doppeleinheit mit gleichem, gespiegeltem Layout → Abb. 58.

Grundrisskombination/-variation
Bei Grundrisskombinationen werden zumeist auch zwei unterschiedliche Nasszellentypen verwendet, also für die Reihung miteinander kombiniert → Abb. 59. Alternativ entstehen Variationen eines Badtyps, wenn z. B. zusätzliche Anforderungen an die Benutzung erfüllt werden sollen und die Größe oder Ausstattung daran angepasst wird (etwa bei einem Adipositas-Zimmer) oder aus konstruktiven Gründen eine Abwandlung erforderlich ist → Abb. 60.

Nutzung Nasszelle

Nasszellen können Patienten auf unterschiedliche Weise zur Nutzung zugeordnet werden.

Eine Nasszelle zur gemeinsamen Nutzung
Üblicherweise wird einem Zweibettzimmer eine Nasszelle zugeteilt, die ungefähr 3–4 m² groß ist → Abb. 61.

Zwei Nasszellen zur gemeinsamen Nutzung
Zwei Nasszellen, die zu einem Patientenzimmer gehören, können so aufgeteilt werden, dass zwei unterschiedlich ausgestattete Nassräume entstehen. Die Nutzung erfolgt durch beide Patienten → Abb. 62.

Zwei identische Nasszellen zur getrennten Nutzung
Eine Nasszelle wird jeweils einem Patienten zugeteilt. Beide sind identisch ausgestattet → Abb. 63.

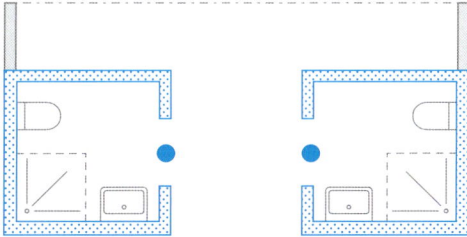

63 Zwei identische Nasszellen zur getrennten Nutzung

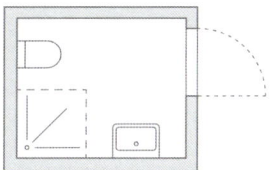 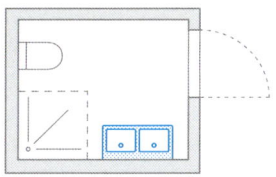

64 Standardausstattung mit Dusche **65** Zweites Waschbecken

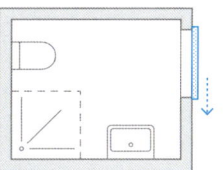

66 Schiebetür

Ausstattung Nasszelle

Unter der Ausstattung sind hier alle Komponenten zu verstehen, die wesentlich im Patientenbad sind und das Layout beeinflussen.

Standardausstattung mit Dusche vorhanden

Die Ausstattung einer Nasszelle mit einem Waschbecken, einem WC und einer Dusche ist noch nicht allzu lange Standard auf Normalpflegestationen deutscher Krankenhäuser → Abb. 64. Patienten-WCs wurden zuvor auf dem Flur untergebracht und auch heute ist die Planung von Sammel-Duschräumen oder eines Stationsbads zulässig.

Zweites Waschbecken

Zusätzlich zur Standardausstattung wird ein zweites Waschbecken vorgesehen, sodass jedem Patienten ein eigener Waschplatz zur Verfügung steht → Abb. 65.

Zweites WC

Jedem Patienten wird ein eigenes WC, unabhängig von der Anzahl der Nassräume, zugeteilt.

Schiebetür

Eine Schiebetür als Zugang zum Bad kann in einigen Zimmeranordnungen notwendig sein, wenn die Türaufschläge konventioneller Türen zu räumlichen Konfliktsituationen führen würden → Abb. 66.

Qualitative Bewertung von Zweibettzimmern

Die Grundrissoptionen und Komponenten des Patientenzimmers sind nun hiermit ausführlich dargestellt worden. Als Nächstes sollen diese Gestaltungsmerkmale gegenübergestellt und bewertet werden. Dabei wird jedes Merkmal einzeln und im Hinblick auf mögliche Auswirkungen betrachtet.

Im Rahmen des Forschungsprojekts KARMIN, das in Teil C dieses Buches vorgestellt wird, wurden zu diesem Zweck eine Reihe von Befragungen und Workshops durchgeführt, um die Bedeutung der einzelnen Gestaltungsmerkmale in Bezug auf den Krankenhausalltag hin zu prüfen. Krankenhaushospitationen, Forschungsergebnisse, Literaturrecherchen sowie qualitative Befragungen von Experten bilden die Grundlage für die folgende Bewertung. Die Expertenbefragungen wurden mit Ärzten, Pflegern und Pflegeleitern, Reinigungspersonal, Architekten und Gestaltern, Hygienefachkräften und Mitarbeitern von Klinikproduktherstellern geführt. Um die Perspektive der Patienten einzubeziehen, wurden auch Personen befragt, die beruflich nichts mit dem Gesundheitssektor zu tun haben, darunter auch Senioren. Die Aussagen und Erkenntnisse, die dabei gewonnen wurden, können den folgenden sechs Themenkreisen oder Kategorien zugeordnet werden:

1. Bauliche Komplexität
2. Infektionspräventives Potenzial
3. Arbeitsplatzqualität/-sicherheit
4. Räumliche Qualität
5. Patientensicherheit
6. Patientenzufriedenheit und Privatheit

Diese sechs Kategorien beschreiben wichtige Kriterien oder Qualitäten, die bei der Planung eines Patientenzimmers immer berücksichtigt werden müssen und daher besonders relevant sind. Sie berühren die Interessen aller Beteiligten und Nutzer, die sich in einem Patientenzimmer aufhalten.

Jede der sechs Qualitäten wird im Folgenden vorgestellt. Alle Gestaltungsmerkmale, die für sie relevant sind, werden darunter aufgeführt und ihre Zuordnung begründet. Diejenigen Merkmale, die nicht unter der jeweiligen Qualität erwähnt werden, wurden folglich als ihr nicht zuträglich bewertet.

1. Bauliche Komplexität

Der baulichen Komplexität werden alle Prinzipien und Grundrissmerkmale zugeordnet, die in der Praxis einen baulichen oder planerischen Mehraufwand bedeuten würden. Dabei wird auch der Vergleich zwischen dem betrachteten Grundriss und einer hinsichtlich der Betriebswirtschaftlichkeit optimierten Lösung angestellt. Bedeuten eine oder mehrere Gestaltungsoptionen im Grundriss eine Erschwernis oder einen Nachteil in der Planung oder baulichen Herstellung, wird dieser Grundriss als baulich komplex bewertet.

Zimmer mit barrierearmer/-freier Raumgestaltung

Die Planung eines barrierefreien Patientenzimmers sollte prinzipiell immer angestrebt werden. Mit den vergrößerten Bewegungs- und Abstandsflächen nimmt aber auch die Zimmergröße zu und infolgedessen können weniger Zimmer auf einer Geschossebene realisiert werden. Dies ist auch der Grund, weshalb in der Praxis leider zumeist nur die festgelegten Mindestabstände eingehalten werden. Die zusätzlichen Anforderungen an barrierefreie Zimmer erhöhen indes die Komplexität der Planungsaufgabe.

Additionsprinzip Grundrisskombination/-variation
Diese bauliche Reihung erfordert das Paaren von mindestens zwei unterschiedlichen Grundrisstypen und entsteht meistens im Kontext eines gesamtheitlichen Fassadenkonzepts. Hier müssen mindestens zwei Zimmertypen mit unterschiedlicher Ausrichtung von Ausstattungsgegenständen geplant werden, was den zeitlichen Aufwand erhöht und die Planung erschwert.

Additionsprinzip bei unsystematischer Anordnung der Zimmer
Wenn keine Grundlage für eine sinnvolle Zimmerordnung vorhanden ist (z. B. durch feste Positionen von Funktionsräumen oder durch die Gegebenheiten der Gebäudekubatur), hat dies zur Folge, dass unterschiedliche Zimmertypen geplant und realisiert werden. Die individuelle Planung geht mit einem erhöhten Zeitaufwand und einem geringeren Vorfertigungsgrad einzelner Zimmerkomponenten einher.

Komplexe Raumgeometrie (polygonal)
Bauteile, die nicht rechtwinklig sind, bedeuten für die Planung und Herstellung eine Erschwernis im Vergleich zu rechtwinkligen Bauteilen. Eine komplexe Raumfigur erschwert zudem das Einstellen von herkömmlichen, genormten Möbeln, die auf der Grundlage von rechtwinkligen Raumgrundrissen entwickelt wurden. Daher müssen individuell eingepasste Möbeleinbauten oftmals von den Architekten oder anderen Planern mitentwickelt werden und erhöhen den Umfang der Planungsleistung.

Zwei Zimmerzugänge
Das Vorsehen von nur einem Zugang eignet sich für alle Zimmergrundrisse, während bei einem Patientenraum mit zwei Zugängen mehr räumliche Zwangspunkte in Beziehung zur restlichen Raumkonfiguration entstehen. Zusätzlich fordern zwei Zugänge mehr Verkehrs- und Transportfläche ein. Die Kosten für die Herstellung von zusätzlichen Türöffnungen und für die Türelemente kommen ebenfalls hinzu.

Vorbereich vor Patientenzimmer
Sind Vorbereiche vor den Zimmern vorgesehen, entsteht im Vergleich zu bündigen Flurwänden zusätzliche Verkehrsfläche sowie zusätzliche Wandfläche, die mit höheren Kosten für Material und Herstellung einhergeht.

Schleuse nachrüstbar
Das Vorsehen eines schleusentauglichen Zimmergrundrisses hat Vorteile, auf baulicher Ebene entstehen jedoch vor allem Zwangspunkte bei der Grundrissgestaltung, da ein Vorraum als potenzielle Schleuse mitgeplant werden muss.

Interne oder externe Fassadenerweiterung
Die Erweiterung des Patientenraums durch einen weiteren, der Fassade zugeordneten Bereich, wie z. B. einen Wintergarten, Erker oder Balkon, stellt eine grundsätzliche planerische Entscheidung im Rahmen des Gebäudeentwurfs dar. Im Vergleich zu Lochfassaden mit Fenstern ist diese Entscheidung mit planerischem Mehraufwand und höheren Kosten verbunden.

Bad mit Fenster
Wenn ein Bad mit Fenster vorgesehen wird, erhöht sich die Anzahl der Fassadenöffnungen, die geplant und hergestellt werden müssen, und damit steigen auch die Kosten für den Bau. Für die Planung von vorgefertigten Nasszellen-Modulen entsteht eine Abhängigkeit vom Rohbaumaß der Öffnung vor Ort, und ein erhöhter Abstimmungsbedarf ist die Folge.

Zwei identische Nasszellen zur getrennten Nutzung
Die Positionierung von zwei Nasszellen in einem Zweibettzimmer legt die Zonierung des restlichen Patientenzimmers zum Großteil fest und deren Herstellung ist unweigerlich mit höheren Herstellungskosten verbunden.

2. Infektionspräventives Potenzial

Dieses Kriterium beschreibt das Potenzial der verschiedenen baulichen Gegebenheiten, eine Infektionsübertragung zwischen Patienten oder zwischen Personal und Patienten zu verhindern oder einzuschränken. Auch eine bessere Compliance des Krankenhauspersonals kann durch bauliche Attribute begünstigt werden. Im Nachfolgenden werden alle baulichen Gegebenheiten aufgeführt, die ein infektionspräventives Potenzial aufweisen können.

Barrierearme/-freie Raumgestaltung
Durch eine barrierearme/-freie Dimensionierung werden mobilitätseingeschränkte Patienten bei ihrer eigenständigen Bewegung unterstützt. Dies kann die Hilfestellung durch Personal und somit auch den direkten, unkontrollierten Kontakt zwischen Personal und Patient minimieren.

Patientenraum same-handed
Die identische Anordnung von Patientenzimmern verhindert, dass sich das Personal und auch die Patienten bei Verlegung in unterschiedlichen räumlichen Situationen neu orientieren müssen. Versorgungsprozesse werden in ihrer Choreografie planbarer und können daraufhin optimiert werden. Prozessfehler durch die Neuorientierung lassen sich vermeiden, was die Compliance des Pflegepersonals begünstigt.

Drei-Zonen-Raum/Drei-Zonen-plus-Raum
Wenn jedem Nutzer eine klare, lesbare Zone zugeteilt ist, kann der unkontrollierte Körperkontakt zwischen Nutzern in Bewegungssituationen (in räumlichen Engstellen) vermieden werden.

Vorbereich vor Patientenzimmer
Wo ein Vorbereich vorhanden ist, entsteht räumlich mehr Distanz zum Flurbetrieb, was vor allem bei Isolierpatienten vorteilhaft ist. Hier ergibt sich die Möglichkeit, zusätzliche Schutzausrüstung vor dem Zimmer vorzuhalten und zusätzliche Desinfektionsmittel-Spender ohne Verletzungsgefahr anzubringen. Entsorgung von kontaminiertem Material ist mit mehr Abstand zum Flurbetrieb möglich.

Schleuse nachrüstbar
Die Möglichkeit, eine Schleuse nachzurüsten oder in nosokomialen Ausbruchsituationen temporär herzustellen, kann als bauliche Maßnahme zur Verringerung von Infektionsübertragungen dienen.

Arbeitsbereich für Personal im Patientenraum
Wenn sich die Hilfsmittel für die pflegerische Versorgung und ein geeigneter Arbeitsbereich auf dem Zimmer befinden, anstatt sie in einem Versorgungswagen mitzuführen, kann das Personal den Patienten gezielter versorgen, Arbeitsprozesse werden planbarer und können optimiert werden.

Externe Fassadenerweiterung
Ein Balkon oder eine Loggia lädt den Patienten dazu ein, sich im Außenraum aufzuhalten. Diese eigenständige Exposition des Patienten an der frischen Luft kann eine Reduktion der Keimbelastung bewirken.

Bad mit Fenster und Standardbrüstung
Die natürliche Belüftung einer fassadenseitigen Nasszelle kann zu einem besseren Raumklima beitragen und dadurch der Verbreitung von Keimen entgegenwirken.

Bettpositionen nicht nebeneinander
Vermeidung der Infektionsübertragung durch bestmögliche räumliche Trennung der Patienten in einem Zweibettzimmer. Unterstützung der Compliance des Personals, da die Gefahr, zwei nebeneinanderliegende Patienten nacheinander zu versorgen, ohne sich die Hände zu desinfizieren, umgangen wird.

Bettplatz gut sichtbar für Personal
Ist der Patient für das Personal gut sichtbar, sind eine bessere Versorgung und schnelles Reagieren im Ernstfall gewährleistet. Eventuelles Fehlverhalten des Patienten oder von Besuchern kann so besser aufgedeckt und vermieden werden.

Barrierearmes/-freies Bad
Durch eine barrierearme/-freie Dimensionierung werden mobilitätseingeschränkte Patienten bei ihrer eigenständigen Bewegung und hygienischen Versorgung unterstützt. Diese Versorgung kann auch bei Hilfestellung des Personals auf dem eigenen Zimmer stattfinden. Der Transport eines Risikopatienten auf das Stationsbad kann dadurch vermieden werden.

Nasszellen-Addition same-handed
Die identische Ausrichtung von Objekten im Patientenbad verhindert, dass sich das Personal und auch die Patienten bei Verlegung in unterschiedlichen räumlichen Situationen neu orientieren müssen. Die hygienische Versorgung und Hilfestellung werden in ihrer Choreografie planbarer und können daraufhin optimiert werden. Prozessfehler durch die Neuorientierung werden vermieden.

Zwei identische Nasszellen zur getrennten Nutzung
Ist für jeden Patienten eine eigene Nasszelle vorgesehen, werden gemeinsam genutzte Kontaktflächen im Bad vermieden, deren Berührung grundsätzlich ein Infektionsrisiko bedeuten kann. Die Kontamination in einer Sanitärzelle überträgt sich zudem nicht zwangsläufig auf die andere Zelle.

Zweites Waschbecken
Die Installation eines zweiten Waschbeckens senkt die Gefahr einer Infektionsübertragung über Waschbeckenoberfläche oder Armatur.

Zweites WC
Die Installation eines zweiten WCs senkt die Gefahr durch Infektionsübertragung über Klosettoberfläche oder Spültaster.

3. Arbeitsplatzqualität/-sicherheit

Alle Eigenschaften, die die Arbeit und Prozessabläufe des Krankenhauspersonals (Ärzte, Pfleger etc.) erleichtern, tragen zur Arbeitsplatzqualität bei. Die Sicherheit wird durch Vermeidung von Verletzungsgefahr und Verringerung von vermeidbaren Kontaktsituationen zwischen Personal und Patienten oder Besuchern verbessert.

Barrierearme/-freie Raumgestaltung
Mobilitätseingeschränkte Patienten werden bei ihrer eigenständigen Bewegung im Zimmer unterstützt. Auf die Hilfestellung des Personals unter physischer Anstrengung und Belastung kann ggf. verzichtet werden.

Patientenraum same-handed
Bei immer gleicher Ausrichtung der Patientenbetten und der Ausstattung im Zimmer wird vermieden, dass sich das Personal zimmerabhängig jeweils in einer neuen räumlichen Situation zurechtfinden muss.

Ein-Bett-Tiefe
Die Distanz zum Patienten wird in einem ein-Bett-tiefen Zimmer verkürzt und somit auch der Weg, den das Personal zurücklegen muss. Das Herausschieben eines Patientenbetts wird oftmals durch diesen Grundriss eher erleichtert, da sich beide Betten in Eingangsnähe befinden.

Drei-Zonen-Raum/Drei-Zonen-plus-Raum
Wenn jedem Nutzer eine klare, lesbare Zone zugeteilt ist, kann Körperkontakt in Bewegungssituationen, z. B. bei Bettentransporten, vermieden werden. Das Personal kann sich unabhängiger von anderen Nutzern bewegen.

Nachttisch beidseitig positionierbar
Für bessere Handhabung bei medizinischen Versorgungsprozessen kann der Nachttisch auf die andere Seite des Bettes bewegt werden.

Schleuse nachrüstbar
In einem schleusentauglichen Grundriss wird der räumliche Bedarf nach einem Vorraum erkannt und zusätzliche Schutzausrüstung kann hier untergebracht werden. Durch das Vermeiden der Überschneidung von Türaufschlägen im Eingangsbereich wird indirekt die Verletzungsgefahr für das Personal gemindert.

Arbeitsbereich für Personal im Patientenraum
Ein Arbeitsplatz mit notwendiger Ausstattung erleichtert die Arbeit und verhindert, dass eventuell notwendige Hilfsmittel innerhalb einer Station in Versorgungswägen transportiert werden müssen.

Waschbecken im Patientenraum
Das Personal hat neben der Händedesinfektion zusätzlich die Möglichkeit, sich die Hände zu waschen und unerwünschte Verschmutzungen zu entfernen.

Bettpositionen nicht nebeneinander
Bei der Versorgung eines Patienten wird die Gefahr eines ungewollten, unkontrollierten Kontakts zwischen Personal und dem räumlich nahen Mitpatienten gemieden. Dies trägt dazu bei, das Risiko einer Infektionsübertragung zu minimieren.

Bettplatz gut sichtbar für Personal
Ist lediglich ein Kontrollblick auf den Patienten erforderlich und dieser bereits vom Eingangsbereich des Zimmers gut sichtbar, erübrigt sich das Betreten des Patientenraums für das Personal und führt zu Zeit- und Wegersparnis.

Barrierearmes/-freies Bad
Der Weg zum Stationsbad mit dem Patienten wird eingespart, vorausgesetzt das Patienten-WC ist ausreichend barrierearm/-frei dimensioniert.

Typologie

Nasszellen-Addition same-handed
Bei immer gleicher Ausrichtung der Ausstattung im Patientenbad wird vermieden, dass sich das Personal jeweils in einer neuen räumlichen Situation zurechtfinden muss. Dies kann zur Zeitersparnis und Arbeitserleichterung beitragen.

Standardausstattung mit Dusche vorhanden
Das Personal spart die Beförderung des Patienten zu Sammelduschen oder zu einem Stationsbad, wenn der Patient im eigenen Bad ausreichend hygienisch versorgt werden kann.

Bad mit Schiebetür
Die Verletzungsgefahr für das Personal wird durch eine Schiebetür im Vergleich zu aufschlagenden Türen minimiert. Eine Schiebetür erleichtert zudem die Bewegungskoordination bei Betätigung der Tür und zeitgleicher, erforderlicher Hilfestellung für einen Patienten.

4. Räumliche Qualität

Hier wird die räumliche Qualität eines Patientenzimmers beschrieben, wie sie sich aus dem Grundriss erschließen lässt. Alle Informationen, die sich zur Beurteilung einer möglichen räumlichen Qualität eignen, werden hier betrachtet. Die Einhaltung von Gestaltungsstandards und Raumproportionen kann Auskunft über eine mögliche Raumwahrnehmung geben, auch wenn die tatsächliche Raumwirkung nur auf Basis des Grundrisses natürlich nicht beurteilt werden kann.

Barrierearme/-freie Raumgestaltung
Ein Raum, in dem die Abstände zwischen den einzelnen Mobiliarteilen im Sinne der Barrierearmut vergrößert werden, wirkt großzügiger und weniger beengend.

Zimmer mit Ein-Bett-Tiefe
Beim ein-Bett-tiefen Zimmer ergeben sich ausgewogenere Proportionen zwischen Raumtiefe und Raumbreite. Ein Raum mit geringerer Raumtiefe hat einen günstigeren Lichteinfall und ist somit heller.

Drei-Zonen-Raum/Drei-Zonen-plus-Raum
Durch die klare Zonenteilung wirkt der Raum übersichtlicher und schlägt dem Nutzer eine mögliche Raumchoreografie vor.

Vorbereich vor Patientenzimmer
Der Stationsflur wird räumlich in unterschiedliche Bereiche unterteilt. Neben dem hektischen Klinikbetrieb entlang des Korridors entstehen geschütztere Raumbuchten. Zusätzlich erhält jedes Zimmer mit einem entsprechenden Vorbereich eine eigene „Adresse".

Nachttisch beidseitig positionierbar
Sind die Nachttische zu beiden Seiten des Bettes positionierbar, zeichnet sich das Raumbild durch eine höhere Flexibilität aus. Wo eine starre Position für den Nachttisch vorgegeben ist, wirkt das Zimmer statischer.

Zimmer mit Sitzbereich in Fensterlaibung
Ein Sitzbereich, der sich in der Ebene der Laibung oder daran anschließend befindet, nutzt das Fenster gestalterisch als Schwelle zum Außenbereich und hinsichtlich des Platzbedarfs optimal aus. Zusätzlich muss die Brüstungshöhe herabgesetzt werden, sodass die Fensterfläche zunimmt. Dadurch wird der Ausblick eines liegenden Patienten vergrößert.

Interne und externe Fassadenerweiterung
Jeder Außenbereich oder jede Fassadenerweiterung ist zugleich eine räumliche Erweiterung des Zimmers, die dem Patienten und seinen Besuchern vorbehalten ist. Das Bild eines klassischen Patientenzimmers hinter einer Lochfassade wird durch die Fassadenerweiterung abgelöst und stattdessen ein wohnliches Merkmal integriert.

Bad mit Fenster
Die natürliche Belichtung kann die Raumwirkung positiv beeinflussen.

Blickbezug nach außen
Für vorwiegend liegende Patienten kann der Blick aus dem Fenster die einzige Kommunikation mit dem Außenraum während des gesamten Aufenthalts darstellen. Daher ist es besonders wichtig, dass von beiden Bettplätzen ein guter und für beide Patienten gleichwertiger Sichtbezug zum Außenraum hergestellt werden kann.

Barrierearmes/-freies Bad
Ein Bad, in dem die Abstände zwischen den Badkomponenten vergrößert werden, wirkt großzügiger und weniger beengend. Durch bodengleiche Duschen wird die Wirkung verstärkt und die Raumfläche visuell vergrößert.

Nasszelle nested
Wenn die Nasszellen zwischen den Zimmern angeordnet sind, wird mehr Raum für das Patientenzimmer freigegeben. Der entstehende Raumgrundriss schränkt die Sichtbeziehung weder zum Eingangsbereich noch zur Fassadenöffnung hin ein.

Bad mit Schiebetür
Durch Wegfall von Türaufschlägen wird der Bewegungsraum im Zimmer weniger beeinträchtigt.

5. Patientensicherheit

Beschreibt die Wahrung der physischen Sicherheit eines Patienten, vor allem durch Vermeidung von Verletzungsgefahren und unnötigem Kontakt mit anderen Nutzergruppen. In der Folge werden verschiedene Komponenten oder Varianten der baulichen Ausstattung und der Grundrissbeschaffenheit des Patientenzimmers im Hinblick auf ihre Auswirkungen auf die Patientensicherheit betrachtet.

Barrierearme/-freie Raumgestaltung
Der Patient kann sich in einem barrierearmen/-freien Zimmer besser bewegen. Verletzungsgefahren durch Stoßen oder Stürzen werden verringert.

Patientenraum same-handed
Bei der same-handed Grundrissanordnung der Patientenzimmer kann sich der Patient im Falle einer medizinisch notwendigen Verlegung auf ein anderes Stationszimmer besser zurechtfinden. Eine neue Raumsituation könnte bei dementen oder anders beeinträchtigten Patienten zu Verwechslungsgefahren bei Kontaktflächen und damit einhergehenden Verletzungen oder Stürzen führen.

Zimmer mit Ein-Bett-Tiefe
Die Sturzgefahr von Patienten, die vom Bettplatz auf das Patientenbad zusteuern, ist bekanntlich sehr hoch. Aus diesem Grund ist eine kurze Entfernung zwischen Bettplatz und Patientenbad wünschenswert und in einem Zimmer mit Ein-Bett-Tiefe tendenziell geringer als in einem mit Zwei-Bett-Tiefe.

Drei-Zonen-Raum/Drei-Zonen-plus-Raum
Durch die klare Zuordnung von Nutzerzonen wird die Kollision von Patienten und anderen Nutzergruppen vermieden.

Zwei Zugänge
Die Wahrscheinlichkeit von Verletzungen durch unvorhergesehene Türaufschläge wird gemindert.

Vorbereich vor Patientenzimmer
Der Vorbereich ermöglicht das Vorhalten von zusätzlicher Schutzausrüstung oder anderen Vorkehrungen bei Isolierpatienten und schafft auch physisch mehr Distanz zum Flurbetrieb und anderen Patienten. Bei Verlassen des Zimmers kann sich der Patient zuerst einen Überblick über den Betrieb auf dem Stationsflur verschaffen, Kollisionsgefahren durch nahende Transportmittel besser einschätzen und ggf. ausweichen.

Schleuse nachrüstbar
In diesem Grundrisslayout muss der Zugang zum Patientenbad vom Patientenraum erfolgen, sodass der Eingangsbereich für die bauliche Nachrüstung einer Schleuse frei bleiben kann. Die Kollision der Aufschläge von Zimmer- und Badtüren werden zugunsten der Patientensicherheit vermieden.

Arbeitsbereich für Personal im Patientenraum
Die Ausstattung mit den wesentlichsten Hilfsmitteln zur Infektionsprävention innerhalb des Patientenzimmers trägt zur Sicherheit der Patienten bei.

Bettplätze nicht nebeneinander, aber mit Blickbezug
Die Gefahr einer Infektionsübertragung zwischen Patienten wird durch eine möglichst große räumliche Trennung zweier Patienten in einem Raum reduziert. Bleiben sie zudem im gegenseitigen Sichtfeld, profitieren beide Patienten im gesundheitlichen Ernstfall von der visuellen Kontrolle durch den jeweils anderen.

Bettplätze gut sichtbar für Personal
Ist der Patient für das Personal gut sichtbar, sind eine bessere Versorgung und schnelles Reagieren gewährleistet.

Barrierearmes/-freies Bad
Die Bewegung im Raum wird durch die größere Raumfläche und die zusätzlichen Haltegriffe sicherer.

Nasszellen-Addition same-handed
Bei der same-handed Anordnung der Bäder kann sich der Patient im Falle einer medizinisch notwendigen Verlegung auf ein anderes Stationszimmer besser im Patientenbad zurechtfinden. Eine neue Raumsituation könnte bei dementen oder anders beeinträchtigten Patienten zu Verwechslungsgefahren bei Kontaktflächen und damit einhergehenden Verletzungen oder Stürzen führen.

Zwei identische Nasszellen zur getrennten Nutzung
Verringert das Risiko der Infektionsübertragung zwischen zwei Patienten durch das Vermeiden gemeinsamer Kontaktflächen und das Verwechseln von patientenzugehörigen Gegenständen wie Handtüchern.

Standardausstattung mit Dusche vorhanden
Ein infektionsgefährdeter oder -gefährdender Patient muss nicht, an laufendem Klinikbetrieb vorbei, auf ein Stationsbad gebracht werden, sondern kann in seinem Patientenbad hygienisch versorgt werden.

Zweites Waschbecken/zweites WC
Verringert das Risiko der Infektionsübertragung zwischen zwei Patienten über die gemeinsam genutzten Kontaktflächen mit tendenziell hoher Keimbelastung.

6. Patientenzufriedenheit und Privatheit

Beschreibt die Gesamtheit aller Eigenschaften, die zu einem gesteigerten Wohlbefinden und der Zufriedenheit des Patienten beitragen können. Im Besonderen fallen Aspekte ins Gewicht, die zur Privatheit beitragen, da in dieser Bewertung davon ausgegangen wird, dass das Gefühl der relativen Privatheit in einem Zweibettzimmer von den Patienten jeweils gewünscht ist.

Barrierearme/-freie Raumgestaltung
Die barrierearme/-freie Ausstattung des Patientenraums ermächtigt den Patienten, sich hier auch ggf. ohne die Hilfe von Personal zu bewegen, und unterstützt auf diese Weise seine Eigenständigkeit und Selbstbestimmung.

Patientenraum same-handed
Anders als beim Spiegelgrundriss liegen die Kopfenden der Bettplätze zweier benachbarter Zimmer nicht entlang einer Zimmertrennwand. Da sich die erforderlichen Versorgungsanschlüsse nicht auf beiden Seiten der Wand befinden, wird die Übertragung von Schall über Wandanschlüsse vermieden. Durch den vergrößerten räumlichen Abstand der Bettplätze im Nachbarzimmer kann der Geräuschpegel ebenfalls gesenkt werden. Da Lärm bekannterweise Stress bei Patienten auslösen kann, ist seine Reduktion ein wesentlicher Beitrag zur Patientenzufriedenheit.

Zimmer mit Ein-Bett-Tiefe
Durch die Positionierung der Betten an jeweils einer Wandfläche im ein-Bett-tiefen Raum kann jedem Patienten eine eigene „Raumecke" zugeteilt werden, was zum Gefühl von Privatheit beiträgt.

Drei-Zonen-Raum/Drei-Zonen-plus-Raum
Die Bewegung im Raum wird deutlich erleichtert und Nutzerbereiche müssen sich nicht zwangsläufig überschneiden. Eine relative räumliche Rückzugsmöglichkeit ist gegeben.

Zwei Zugänge
Der Patient muss sich nicht bei allen hereinkommenden Personen angesprochen fühlen, da jeder Zugang einem Patienten zugeordnet ist. Dies könnte eventuell den Stresspegel senken.

Vorbereich vor Patientenzimmer
Es gibt einen räumlichen Puffer zwischen Patientenzimmer und Flur, sodass der Patient einen Abstand zum hektischen Flurbetrieb hat und sich privater fühlen kann.

Nachttisch beidseitig positionierbar
Für die optimale Bedienbarkeit für Patienten kann es sinnvoll sein, die Position des Nachttischs bestimmen zu können, abhängig davon, ob Rechts- oder Linkshänder den Nachttisch nutzen werden.

Arbeitsbereich für Personal im Patientenraum
Versorgungsvorgänge können im Arbeitsbereich vorbereitet werden und das Szenario eines Versorgungswagens, der bis ans Bett des Patienten gerollt wird, wird somit vermieden. Eine prozessuale Distanz im Patientenzimmer zwischen Patienten und Klinikpersonal bleibt bestmöglich gewahrt.

Sichtschutz zwischen Patienten
Ein beweglicher Sichtschutz wie ein Vorhang oder eine Trennwand bietet dem Patienten die Möglichkeit, z. B. den Vorhang zuzuziehen, um sich vor den Blicken der Mitpatienten oder anderer Besucher abzuschirmen.

Schreibtisch für Patienten
Ein eigener Schreibtisch steigert das Gefühl der Privatheit und kann den Patienten zu kognitiven Aktivitäten wie Kreuzworträtsel, Zeitungslektüre oder Briefeschreiben anregen.

Gästeunterbringung
Die Möglichkeit einer zusätzlichen Unterbringung von Angehörigen über Nacht steigert das Wohlbefinden des Patienten.

Sitzbereich im Fenster
Der Patient hat einen eigenen gestalteten Sitzbereich, der bestenfalls zum Verweilen einlädt. Der Sitzbereich bedingt eine herabgesetzte Brüstungshöhe, sodass auch liegende Personen von ihrem Bettplatz aus ein besseres Sichtverhältnis zum Außenraum haben.

Interne und externe Fassadenerweiterung
Für mobilitätseingeschränkte Patienten kann der Zugang zu einem Außenbereich ein wichtiger Ersatz für die Mobilität an der frischen Luft sein. Zusätzlich verleihen Wintergärten, Erker, Balkone etc. dem Patientenzimmer auch immer einen wohnlichen Charakter.

Bad mit Fenster
Tageslicht im Bad und ggf. die Möglichkeit der natürlichen Belüftung fördern ebenso den wohnlichen Charakter im Patientenbad.

Bettplätze nicht nebeneinander/direkt gegenüber
Die Bettenplätze werden bestmöglich räumlich voneinander entfernt. Jeder Bettplatz wird entlang einer anderen Wand positioniert, sodass ein jeweils eigener Raumbereich entsteht.

Ausblick vom Bettplatz Richtung Fenster
Ein Sichtbezug zum Fenster, der nicht gezwungenermaßen die Privatsphäre des Mitpatienten durchdringt, ist für das Gefühl einer Privatheit beider Patienten förderlich und verhindert, dass bei einem Patienten das Gefühl der Benachteiligung entsteht.

Barrierearmes/-freies Bad
Wenn der Patient in seiner Eigenständigkeit durch eine barrierefreie Anlage unterstützt wird und ggf. dadurch auf Hilfe verzichten kann, bleibt das Patienten-WC ein Ort der Privatheit.

Innenliegende Nasszelle
Durch die innenliegende Anordnung der Nasszelle entsteht räumlich mehr Abstand vom Eingang des Zimmers zu den Bettplätzen. Die Patienten befinden sich dadurch weniger exponiert für Besucher oder Personal, die das Zimmer betreten. Durch den Abstand zum Korridor wird für die Patienten auch der Geräuschpegel gesenkt, der durch den Stationsbetrieb verursacht wird.

Nasszellen-Addition same-handed
Die Teilung der Zwischentrennwand zweier benachbarter Nasszellen wird, wie auch im Patientenraum, gemieden. Die resultierende Reduktion von Lärmübertragung trägt indes zur Patientenzufriedenheit bei.

Zwei identische Nasszellen zur getrennten Nutzung
Durch eine eigene Nasszelle entsteht für jeden Patienten ein Rückzugsort, wo er sich ungestört fühlen kann.

Standardausstattung mit Dusche vorhanden
Das Benutzen von Stationsbädern oder Sammelduschen wird vermieden.

Zweites Waschbecken/zweites WC
Durch Zuteilen eines eigenen Waschbeckens/WCs zur Benutzung kann das Gefühl der relativen Privatheit gesteigert werden.

Anmerkung zur Bewertung und Beurteilung von Qualitäten

Sicherlich ergeben sich aus der klinischen Praxis heraus andere Abhängigkeiten und kausale Zusammenhänge, die mit der vorliegenden Bewertung nicht ausreichend berücksichtigt werden. Wenn gute Gründe für eine Zuordnung gesprochen haben, aber jedoch ebenso Argumente dagegen aufzubringen waren, haben wir uns für einen Standpunkt entschieden oder gar von einer Bestimmung abgesehen. Faktoren, die über eine reine Grundriss-Betrachtung hinausgingen, wurde hingegen ausgeklammert. Voraussetzung für die definierten Bewertungszusammenhänge ist somit, dass die Compliance eingehalten wird, notwendige Reinigungen durchgeführt werden und alle Nutzer im Rahmen ihrer gesundheitlichen und geistigen Möglichkeiten agieren. Die Berücksichtigung aller Worst-Case-Szenarien, von Negativbeispielen oder grob fahrlässigem Handeln der Nutzer würde über eine solche Bewertung hinausgehen.

Literaturverzeichnis

DIN 18040-2:2011-09, Barrierefreies Bauen – Planungsgrundlagen – Teil 2: Wohnungen, Berlin: Beuth Verlag, 2011. (Eine eigene DIN-Norm für barrierefreie Patientenzimmer gibt es nicht, daher wird die DIN-Norm für Wohnräume herangezogen.)

Landesamt für Gesundheit und Soziales, Mecklenburg-Vorpommern, „Bauanforderungen und funktionelle Empfehlungen aus der Sicht der Hygiene für den Neubau und die Sanierung von Krankenhäusern und Universitätskliniken in M-V. Anforderungen zur Konzessionierung von Krankenanstalten § 30 Gewerbeordnung", Allgemeine Pflegestation, Stand: 2.11.2018

Typologische Bewertung von Zweibettzimmern

In einem Patientenzimmer entscheiden die Bettenstellung und die Position der Nasszelle bereits maßgeblich über die weitere Konfiguration des Grundrisses. Besonders für Zweibettzimmer ergeben sich vielfältige Möglichkeiten. Im Folgenden werden beispielhaft 18 sehr unterschiedliche Zweibettzimmer-Grundrisse gezeigt. Um eine Bewertung ihrer jeweiligen Qualitäten vornehmen zu können, wäre es im Grunde notwendig, sie in einer Studie dem klinischen Alltag auszusetzen, was in diesem Rahmen allerdings nicht praktikabel ist.

Trotzdem wird in der folgenden typologischen Untersuchung der Versuch unternommen, die Konfigurationen von Zweibettzimmern zu analysieren und zu bewerten. Indem jedes Gestaltungsmerkmal einzeln und im Hinblick für mögliche Qualitäten betrachtet wird, soll Schritt für Schritt ein qualitatives Bewertungsbild für jeden Grundrisstyp herausgearbeitet werden. In der Bewertungsmatrix rechts ist die bereits vorgestellte Zuordnung → Qualitative Bewertung von Zweibettzimmern, S. 38–43 von räumlichem Merkmal und Qualität hinterlegt.

Dann werden die 18 unterschiedlichen Grundrisse vorgestellt und ihre Merkmale benannt. Anhand der Bewertungstabelle werden sie den Qualitäten zugeordnet. Mithilfe eines additiven Punktesystems kann der Grundriss nun bewertet werden. Dabei können nur Merkmale addiert werden, die sich nicht gegenseitig ausschließen. Wenn beispielsweise ein Zimmer einen Regelzimmer-Grundriss hat, kann es sich nicht gleichzeitig um eine Sonderlösung handeln. Wenn einige Merkmale nur teilweise vorhanden sind, so z. B. nur für einen der beiden Bettplätze zutreffen, wird dies mit einem halben Punkt gewertet. Die Summe aller addierbaren Merkmale bildet den Höchstwert.

Mithilfe des Punktesystems lassen sich die Merkmale nun in ein Diagramm überführen. Dieses gibt das Ergebnis der qualitativen Untersuchung des jeweiligen Grundrisstyps wieder. Die Grafik soll jeweils das Resultat der qualitativen Untersuchung des entsprechenden Grundrisstyps darstellen.

Ziel und Zweck dieser Bewertung soll es nicht sein, einen mustergültigen Grundrisstyp für Zweibettzimmer zu identifizieren. Denn jeder Patientenzimmer-Grundriss ist, wie bereits in der Einleitung beschrieben, ein individueller Entwurf, angepasst an den Kontext und Bedarf der jeweiligen Klinik.

Auch anhand der hier vorgestellten Konfigurationen lässt sich kein grundsätzlich und in jedem Fall geeignetes Layout für Zweibettzimmer benennen. Vielmehr zeigt es das Verhältnis zwischen betriebswirtschaftlich und konstruktiv optimierten Planungsentscheidungen und einer möglichen Nutzungsqualität. Die Komplexität der Entwurfsaufgabe Zweibett-Patientenzimmer wird auf diese Weise deutlich.

Es soll auch gesagt werden, dass ein Ergebnis, bei dem alle Höchstwerte erreicht würden, nicht mehr praktikabel wäre und auch nicht der Klinikrealität entspräche. Es wäre ein Zimmer mit zwei Zugängen, zwei nested Nasszellen, bei einem Zimmer mit Ein-Bett-Tiefe, Gästeunterbringung, einem Balkon usw. Da es sich um eine qualitative Untersuchung handelt, sollen vielmehr die Zusammenhänge von baulichen, prozessualen und emotionalen Faktoren veranschaulicht werden.

Übersicht der baulichen Merkmale und ihrer Zuweisung zu einer potenziell vorhandenen Qualität im Patientenzimmer

- 🔴 Bauliche Komplexität
- 🔵 Infektionspräventives Potenzial (dunkelblau)
- 🔵 Arbeitsplatzqualität/-sicherheit
- 🔵 Räumliche Qualität
- 🔵 Patientensicherheit (hellblau)
- 🔵 Patientenzufriedenheit und Privatheit (sehr hell)

Patientenraum

Kategorie	Merkmal	Bauliche Komplexität	Infektionspräv. Potenzial	Arbeitsplatzqualität	Räumliche Qualität	Patientensicherheit	Patientenzufriedenheit
Flächenanforderung	Mindestanforderung						
	Barrierearm/-frei	●	●	●	●	●	●
Grundrisstypen	Regelgrundriss						
	Grundrisskombination/-variation	●					
	Sondergrundriss	●					
Additionsprinzipien	Same-handed		●	●		●	●
	Grundrissspiegelung						
	Grundrisskombination/-variation						
	Unsystematische Anordnung						
Raumtiefe	Ein-Bett-Tiefe			●	●	●	●
	Zwei-Bett-Tiefe						
Raumgeometrie	Kompakt						
	Komplex	●					
Zonierung	Zwei-Zonen-Raum						
	Drei-Zonen-Raum		●	●	●	●	●
	Drei-Zonen-plus-Raum		●	●	●	●	●
Zimmerzugang	Ein Zugang						
	Zwei Zugänge	●				●	
Stationsflur	Flurbereich bündig						
	Vorbereich vor Patientenzimmer	●	●		●	●	●
Flexibilität	Nachttisch beidseitig positionierbar			●	●	●	
	Schleuse nachrüstbar	●	●	●	●	●	
Ausstattung	Standardausstattung						
	Arbeitsbereich für Personal		●	●		●	
	Waschbecken			●			
	Sichtschutz zwischen Patienten						●
	Schreibtisch für Patienten						
	Gästeunterbringung						
Fassadenöffnung	Fenster mit Standardbrüstung						
	Bad mit Fenster	●	●		●		●
	Sitzbereich in Fensterlaibung				●		
	Interne Fassadenerweiterung	●			●		●
	Externe Fassadenerweiterung	●	●		●		
Bettpositionen	Betten parallel nebeneinander						
	Betten gegenüber		●	●		●	●
	Betten versetzt gegenüber		●	●		●	●
	Betten orthogonal		●	●		●	●
	Betten zueinander gedreht		●	●		●	●
	Betten ohne Blickbezug		●	●			●
Sichtbeziehungen	Patient Richtung Außenraum				●		
	Personal Richtung Patient		●	●	●		

Patientenbad

Kategorie	Merkmal	Bauliche Komplexität	Infektionspräv. Potenzial	Arbeitsplatzqualität	Räumliche Qualität	Patientensicherheit	Patientenzufriedenheit
Flächenanforderung	Mindestanforderung						
	Barrierearm/-frei		●	●	●	●	●
Position	Nasszelle innenliegend						
	Nasszelle außenliegend						
	Nasszelle innen-/außenliegend im Wechsel						
	Nested				●		
Addition	Same-handed		●	●		●	●
	Grundrissspiegelung						
	Grundrisskombination/-variation						
Nutzung	Eine Nasszelle – gemeinsame Nutzung						
	Zwei Nasszellen – gemeinsame Nutzung						
	Zwei Nasszellen – getrennte Nutzung	●	●			●	●
Ausstattung	Standardausstattung mit Dusche			●		●	●
	Zweites Waschbecken		●			●	●
	Zweites WC		●			●	●
	Schiebetür			●	●		

Typologische Bewertung

Komplexer Raumgrundriss mit Balkon

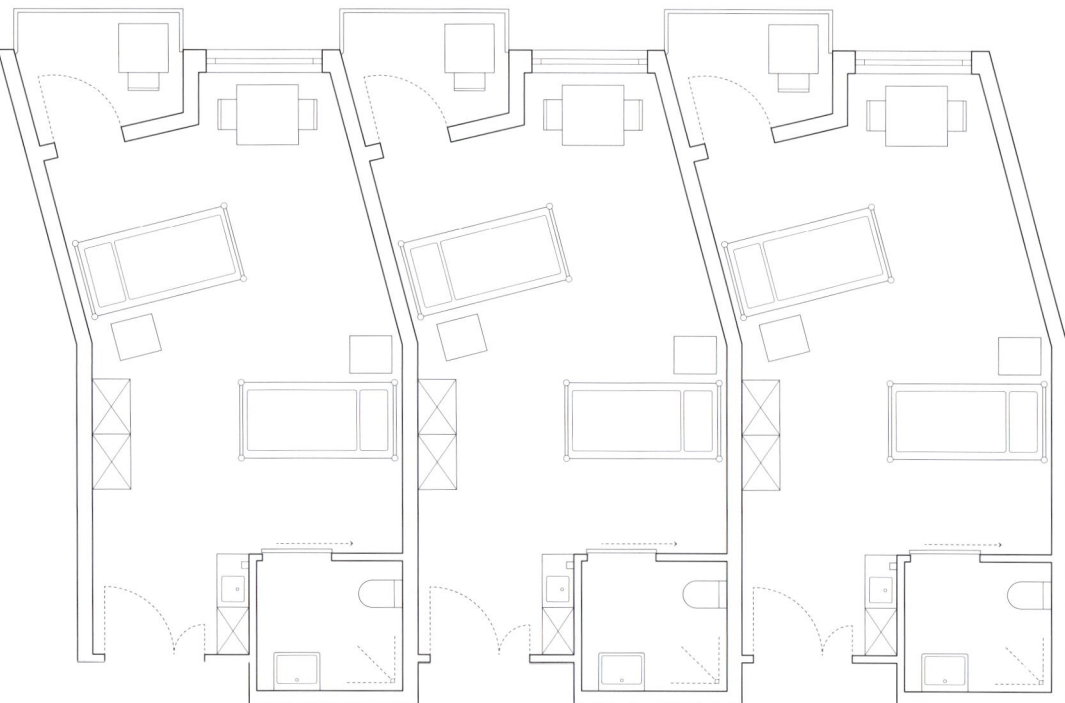

Die abgeknickte, polygonale Grundrissform lässt sich vor allem bei gleichzeitiger same-handed Anordnung der Zimmer gut umsetzen. In diesem Beispiel wird auch dem hinteren Patienten eine ungehinderte Sichtbeziehung zum Fenster ermöglicht. Neben dem Sitzbereich im Raum bietet der Balkon des Patientenzimmers einen weiteren Aufenthaltsbereich an.

Patientenraum

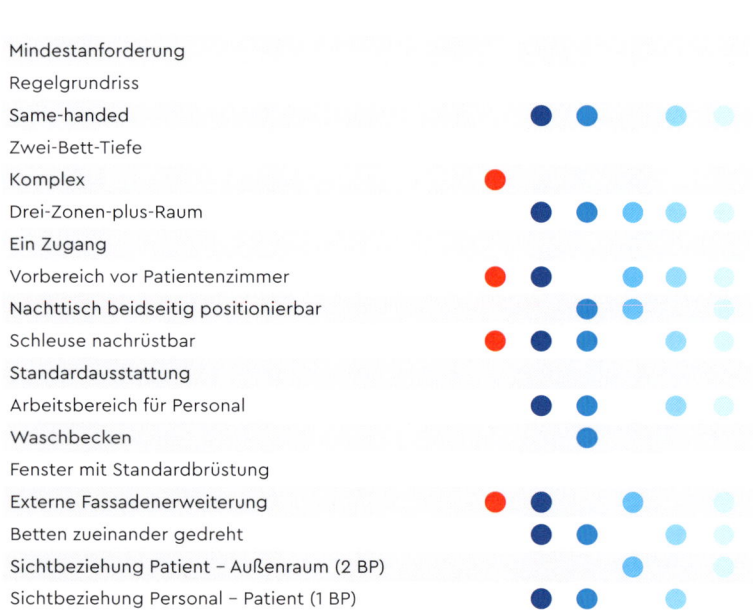

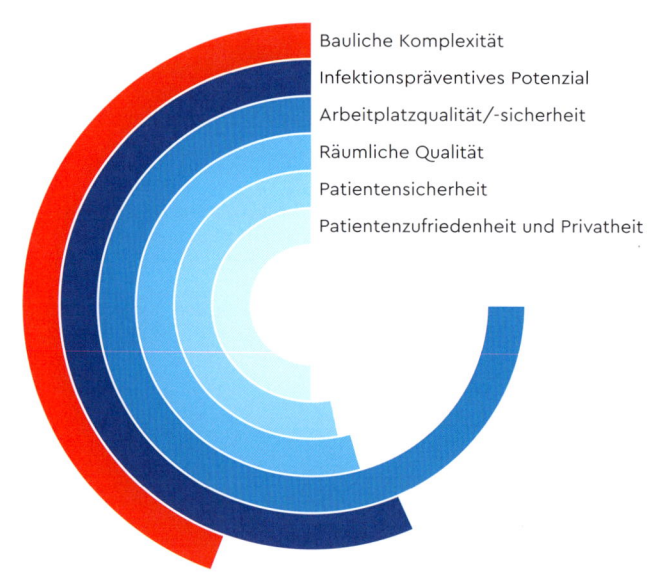

- Mindestanforderung
- Regelgrundriss
- Same-handed
- Zwei-Bett-Tiefe
- Komplex
- Drei-Zonen-plus-Raum
- Ein Zugang
- Vorbereich vor Patientenzimmer
- Nachttisch beidseitig positionierbar
- Schleuse nachrüstbar
- Standardausstattung
- Arbeitsbereich für Personal
- Waschbecken
- Fenster mit Standardbrüstung
- Externe Fassadenerweiterung
- Betten zueinander gedreht
- Sichtbeziehung Patient – Außenraum (2 BP)
- Sichtbeziehung Personal – Patient (1 BP)

Legende:
- Bauliche Komplexität
- Infektionspräventives Potenzial
- Arbeitsplatzqualität/-sicherheit
- Räumliche Qualität
- Patientensicherheit
- Patientenzufriedenheit und Privatheit

Patientenbad

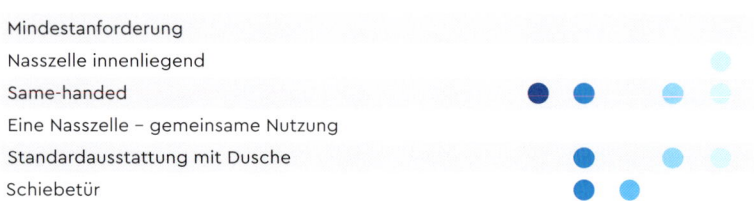

- Mindestanforderung
- Nasszelle innenliegend
- Same-handed
- Eine Nasszelle – gemeinsame Nutzung
- Standardausstattung mit Dusche
- Schiebetür

Typologie

Grundriss mit außenliegendem Bad mit Fenster

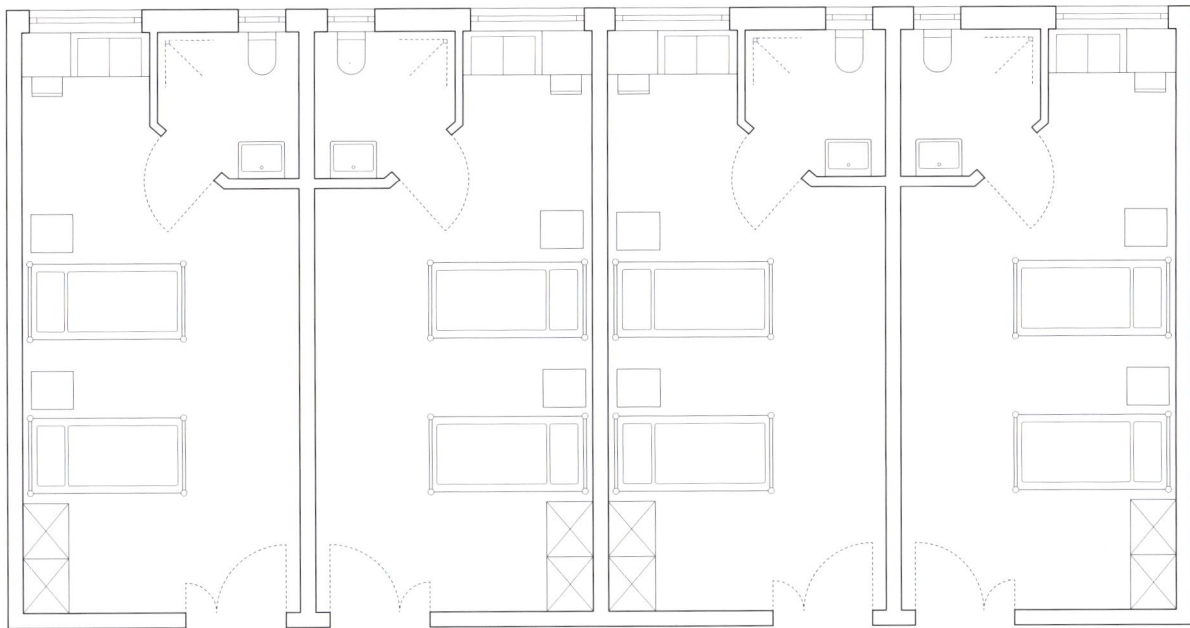

Ein an der Außenwand angeordnetes Bad hat den Vorteil, dass es durch ein Fenster mit Tageslicht versorgt werden kann. Zudem ist die Sicht auf die Patienten bei Betreten des Raumes ungehindert. Gleichzeitig begrenzt das Bad jedoch den Fensterbereich und die Bettenplätze rücken weiter in den Raum.

Patientenraum

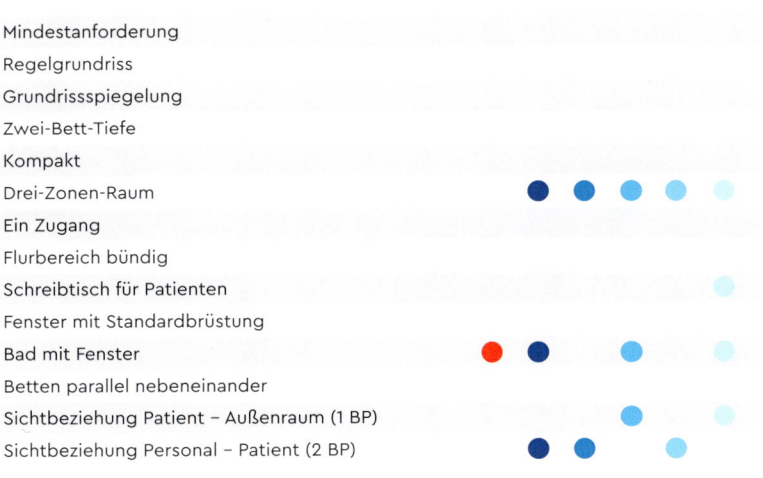

Mindestanforderung
Regelgrundriss
Grundrissspiegelung
Zwei-Bett-Tiefe
Kompakt
Drei-Zonen-Raum
Ein Zugang
Flurbereich bündig
Schreibtisch für Patienten
Fenster mit Standardbrüstung
Bad mit Fenster
Betten parallel nebeneinander
Sichtbeziehung Patient – Außenraum (1 BP)
Sichtbeziehung Personal – Patient (2 BP)

Patientenbad

Mindestanforderung
Nasszelle außenliegend
Grundrissspiegelung
Eine Nasszelle – gemeinsame Nutzung
Standardausstattung mit Dusche

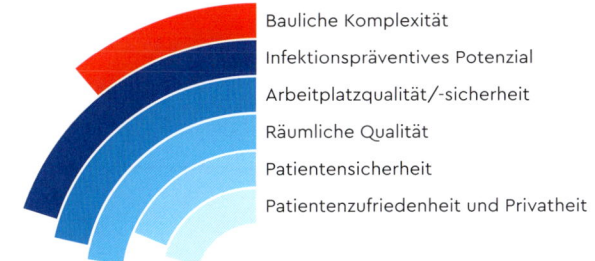

Bauliche Komplexität
Infektionspräventives Potenzial
Arbeitsplatzqualität/-sicherheit
Räumliche Qualität
Patientensicherheit
Patientenzufriedenheit und Privatheit

Grundriss mit privatem Raumbereich am Fenster pro Patient

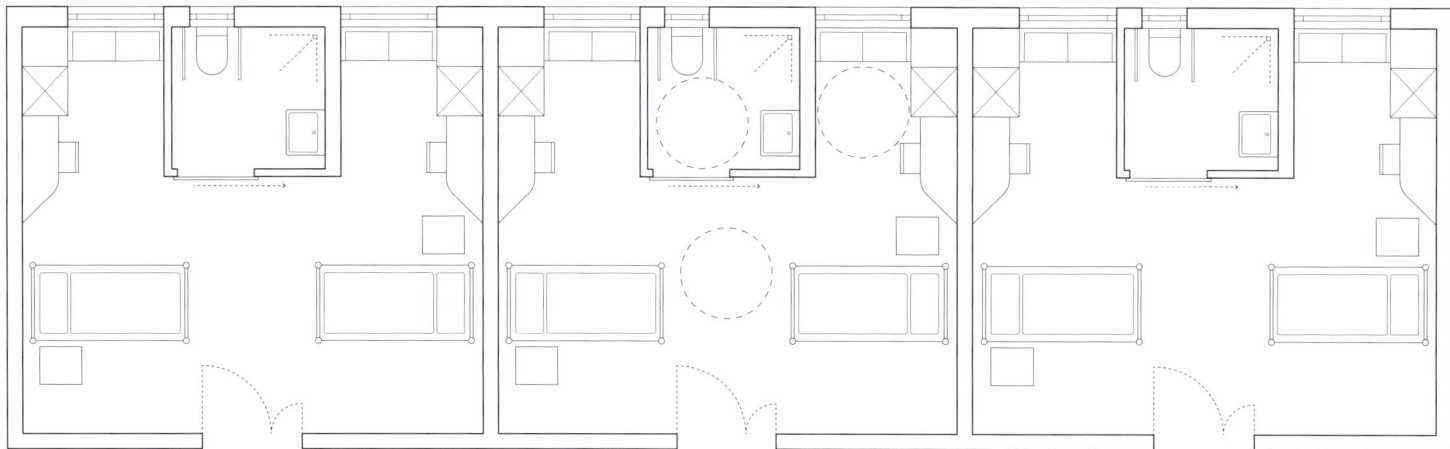

Wie im Grundriss mit einem Eingangsbereich pro Patient → Abb. S. 52 ist dieses Layout durch eine symmetrische Raumteilung charakterisiert. In diesem Beispiel fällt diese Raumteilung zugunsten eines eigenen Aufenthaltsbereichs am Fenster aus und sogar ein eigener Schreibtisch für jeden Patienten passt sich hier ein. Eine optimale räumliche Trennung von Patientenversorgung und privatem Aufenthalt wird erreicht.

Patientenraum

- Barrierearm/-frei
- Regelgrundriss
- Same-handed
- Ein-Bett-Tiefe
- Kompakt
- Drei-Zonen-plus-Raum
- Ein Zugang
- Flurbereich bündig
- Nachttisch beidseitig positionierbar
- Schreibtisch für Patienten
- Fenster mit Standardbrüstung
- Bad mit Fenster
- Betten gegenüber
- Sichtbeziehung Patient – Außenraum (2 BP)
- Sichtbeziehung Personal – Patient (2 BP)

Patientenbad

- Barrierearm/-frei
- Nasszelle außenliegend
- Same-handed
- Eine Nasszelle – gemeinsame Nutzung
- Standardausstattung mit Dusche
- Schiebetür

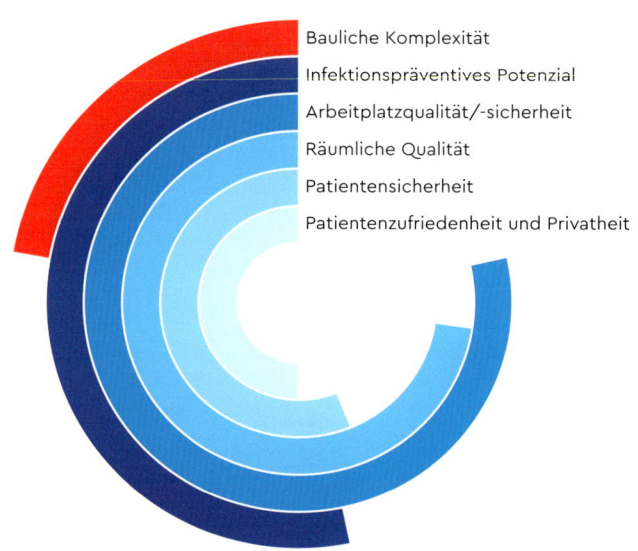

- Bauliche Komplexität
- Infektionspräventives Potenzial
- Arbeitsplatzqualität/-sicherheit
- Räumliche Qualität
- Patientensicherheit
- Patientenzufriedenheit und Privatheit

Typologie

Quadratischer Grundriss mit innen- und außenliegender Nasszelle

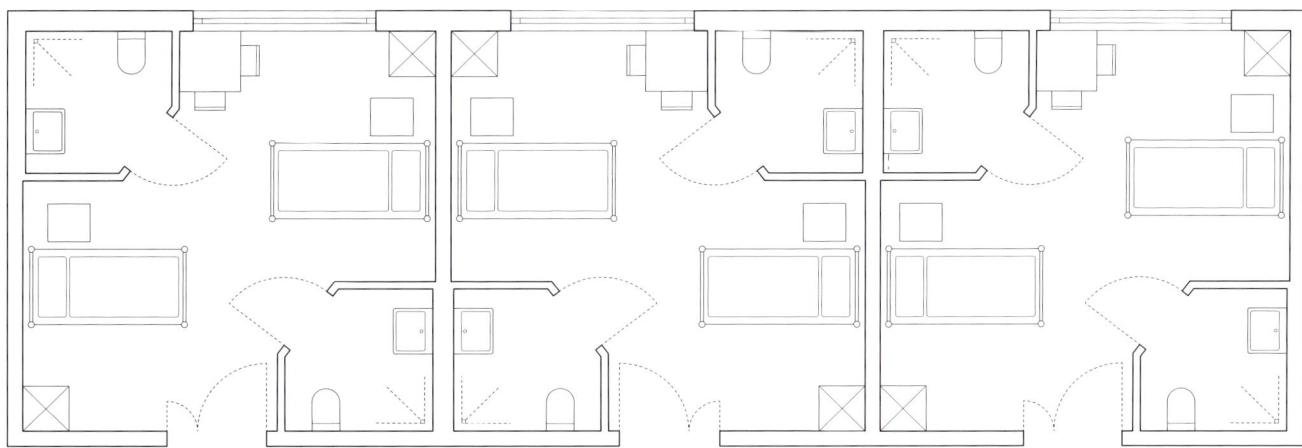

Jedem Patienten steht eine eigene Nasszelle zur Verfügung. Durch die Anordnung der Bäder in den Raumecken entsteht für jeden Patienten ein eigener Bereich. Während ein Patient bei Betreten des Zimmer durch das Personal durch eine Nasszelle verdeckt wird, schränkt die andere Nasszelle den Blick des zweiten Patienten nach außen ein.

Patientenraum

Mindestanforderung
Regelgrundriss
Grundrissspiegelung
Zwei-Bett-Tiefe
Kompakt
Drei-Zonen-plus-Raum
Ein Zugang
Flurbereich bündig
Nachttisch beidseitig positionierbar
Standardausstattung
Fenster mit Standardbrüstung
Betten versetzt gegenüber
Sichtbeziehung Patient – Außenraum (1 BP)
Sichtbeziehung Personal – Patient (1 BP)

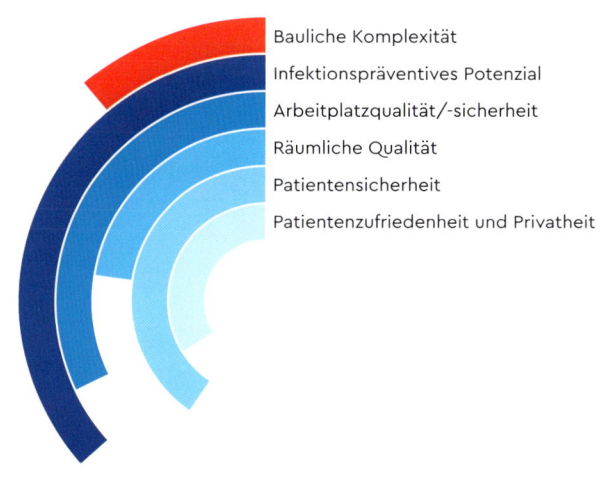

Bauliche Komplexität
Infektionspräventives Potenzial
Arbeitsplatzqualität/-sicherheit
Räumliche Qualität
Patientensicherheit
Patientenzufriedenheit und Privatheit

Patientenbad

Mindestanforderung
Nasszelle innenliegend
Nasszelle außenliegend
Grundrissspiegelung
Zwei Nasszellen – getrennte Nutzung
Standardausstattung mit Dusche
Zweites Waschbecken
Zweites WC

Typologische Bewertung

Raumkombination aus Einbett- und Zweibettzimmern

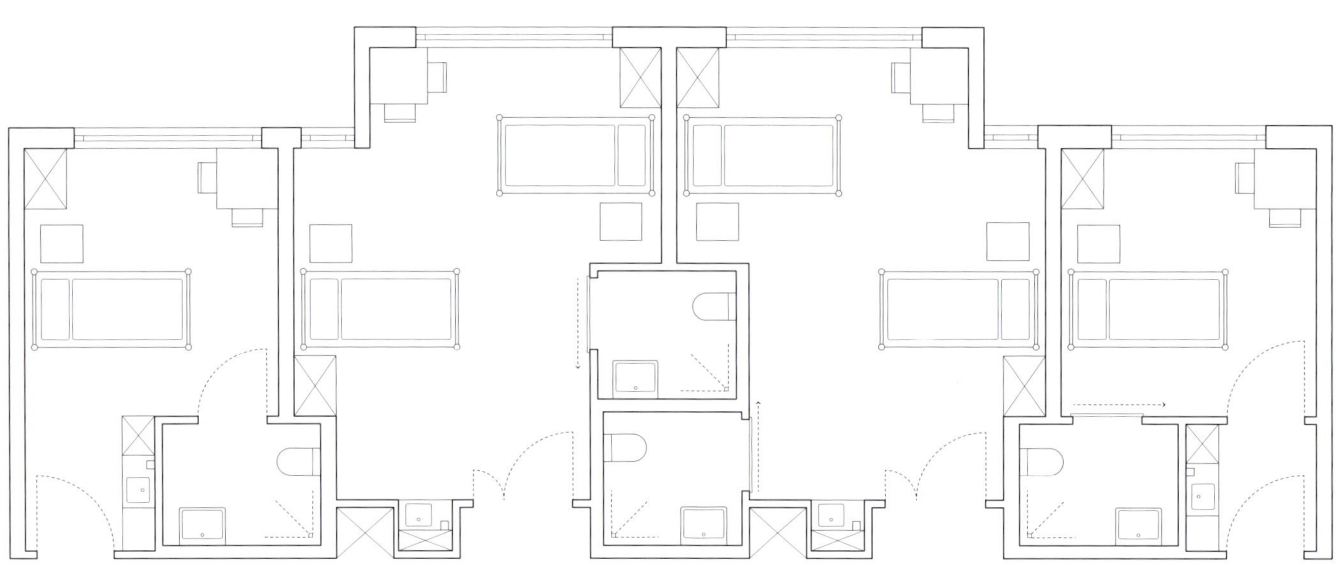

In dieser Raumfolge werden Zweibettzimmer mit Einbettzimmern kombiniert, deren Grundriss jeweils leicht variiert. Für die Zweibettzimmer ergibt sich dank der zwischenliegenden Nasszellen ein eingeschobener eigener Patientenbereich. Der Fassadenvorsprung bietet jedem Patienten ein „eigenes" Fenster für den Blick nach außen.

Patientenraum

Mindestanforderung
Grundrisskombination/-variation
Zwei-Bett-Tiefe
Kompakt
Drei-Zonen-plus-Raum
Ein Zugang
Vorbereich vor Patientenzimmer
Standardausstattung
Arbeitsbereich für Personal
Waschbecken
Fenster mit Standardbrüstung
Interne Fassadenerweiterung
Betten versetzt gegenüber
Sichtbeziehung Patient – Außenraum (2 BP)
Sichtbeziehung Personal – Patient (1 BP)

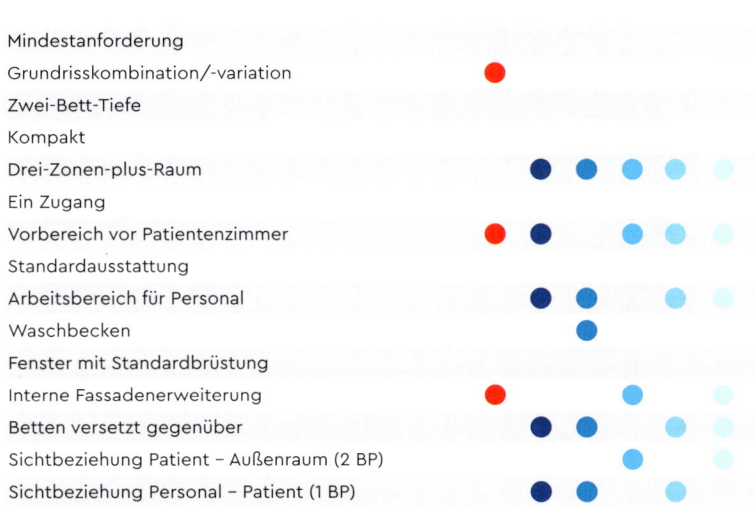
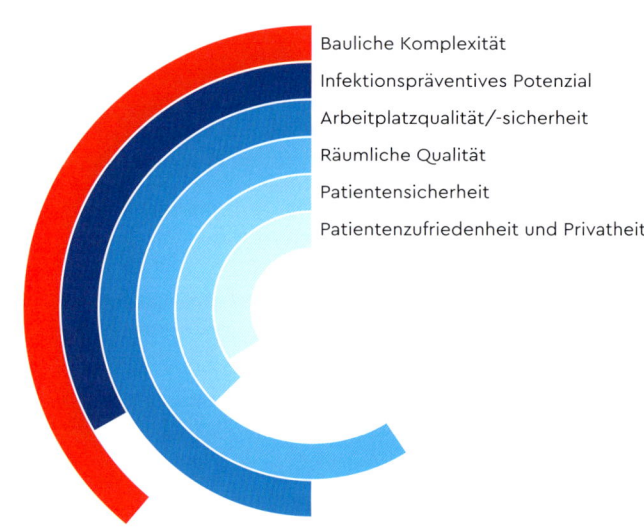

Bauliche Komplexität
Infektionspräventives Potenzial
Arbeitsplatzqualität/-sicherheit
Räumliche Qualität
Patientensicherheit
Patientenzufriedenheit und Privatheit

Patientenbad

Mindestanforderung
Nested
Grundrisskombination/-variation
Eine Nasszelle – gemeinsame Nutzung
Standardausstattung mit Dusche
Schiebetür

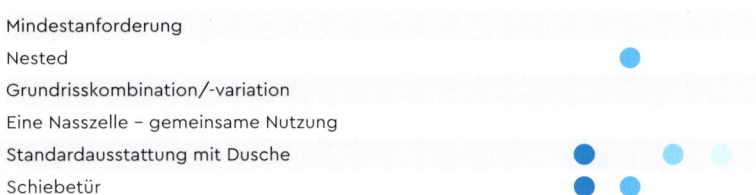

Typologie

Sondergrundriss mit Bettplätzen ohne Blickbezug

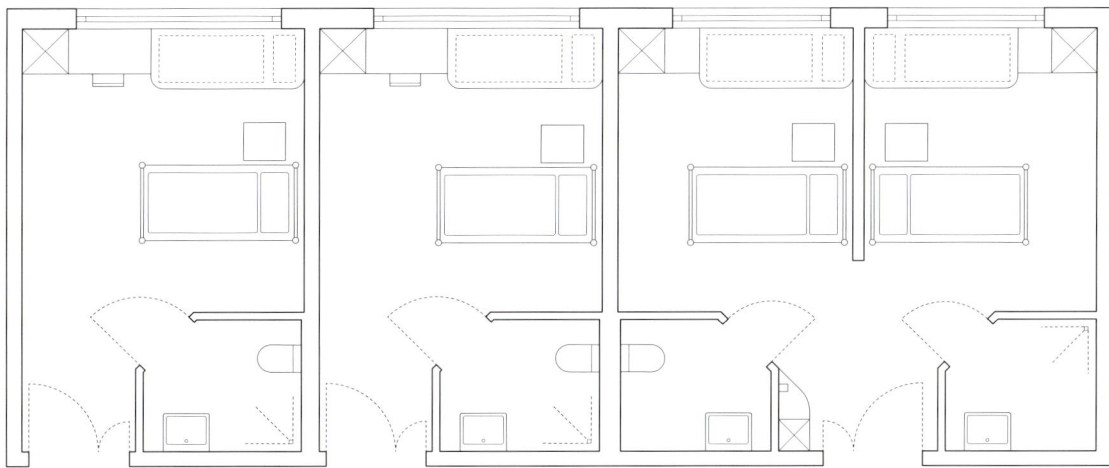

Bei dem betrachteten Zweibettzimmer (rechts) handelt sich um einen Sondergrundriss → Abb. 6, S. 29, der nicht für die additive Reihung vorgesehen ist. Die Patienten sind durch eine Trennwand visuell voneinander getrennt. Jedem Bettplatz ist ein weiteres Bett für die Unterbringung von Angehörigen zugeordnet. Die zwei Nasszellen sind unterschiedlich ausgestattet und müssen daher jeweils von beiden Patienten benutzt werden → Abb. 62, S. 36, Zwei Nasszellen zur gemeinsamen Nutzung.

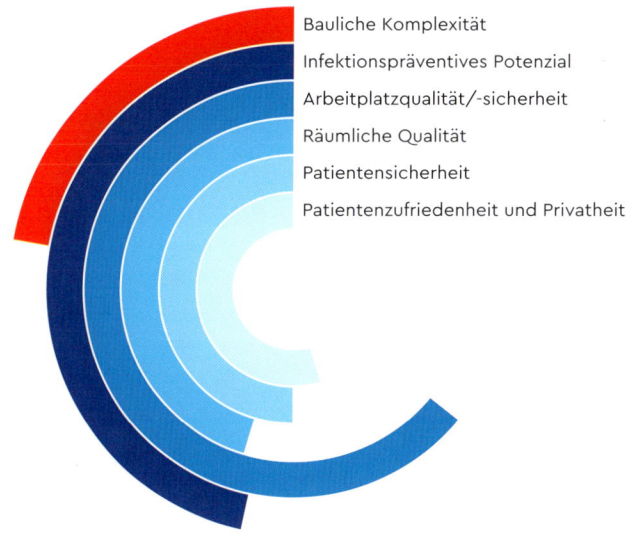

Patientenraum

Mindestanforderung
Sondergrundriss
Unsystematische Anordnung
Ein-Bett-Tiefe
Kompakt
Drei-Zonen-plus-Raum
Ein Zugang
Flurbereich bündig
Nachttisch beidseitig positionierbar
Schleuse nachrüstbar
Arbeitsbereich für Personal
Sichtschutz zwischen Patienten
Gästeunterbringung
Fenster mit Standardbrüstung
Betten ohne Blickbezug
Sichtbeziehung Patient – Außenraum (2 BP)
Sichtbeziehung Personal – Patient (2 BP)

Patientenbad

Mindestanforderung
Nasszellen innenliegend
Zwei Nasszellen – gemeinsame Nutzung
Standardausstattung mit Dusche
Zweites Waschbecken

51   Typologische Bewertung

Grundriss mit einem Eingangsbereich pro Patient

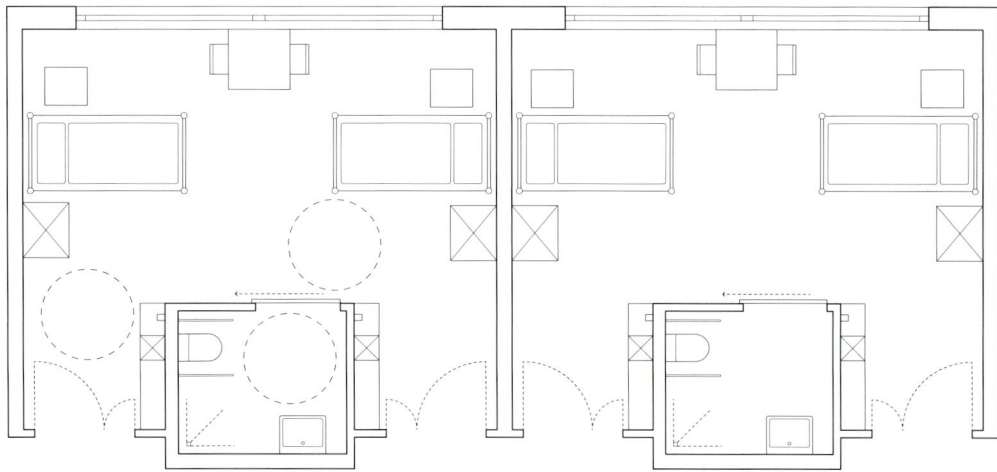

Durch die zwei Eingangstüren zum Patientenzimmer wird eine gleichwertige Aufteilung des Patientenraums ermöglicht und sogar ein Pflegearbeitsbereich pro Patient findet Platz. Der Patient ist vom Türbereich aus für das Personal direkt sichtbar und hat auch in liegender Position einen ungehinderten Ausblick in den Außenraum. Die mittige Position der Nasszelle bewirkt, dass die Badtür von beiden Bettplätzen aus sichtbar ist und die Distanz bis dorthin vom Patienten gut eingeschätzt werden kann. Zudem ist der Weg zum Bad für beide Patienten kurz.

Patientenraum

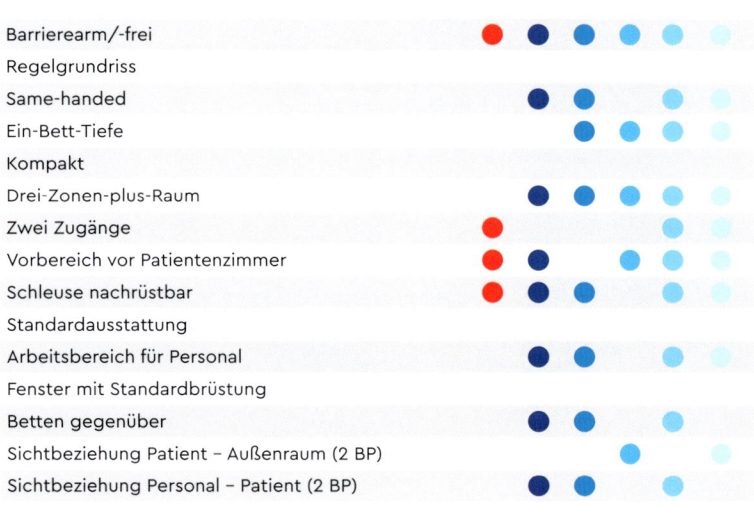

Patientenbad

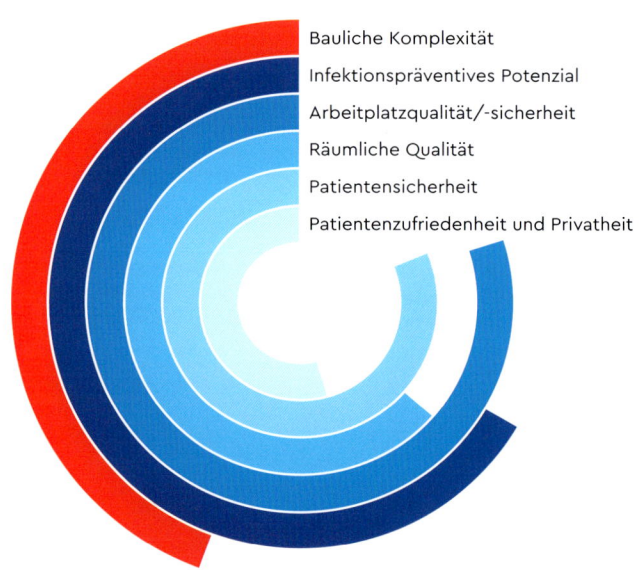

Typologie

Grundriss Patientenzimmer
mit zwei identischen Nasszellen

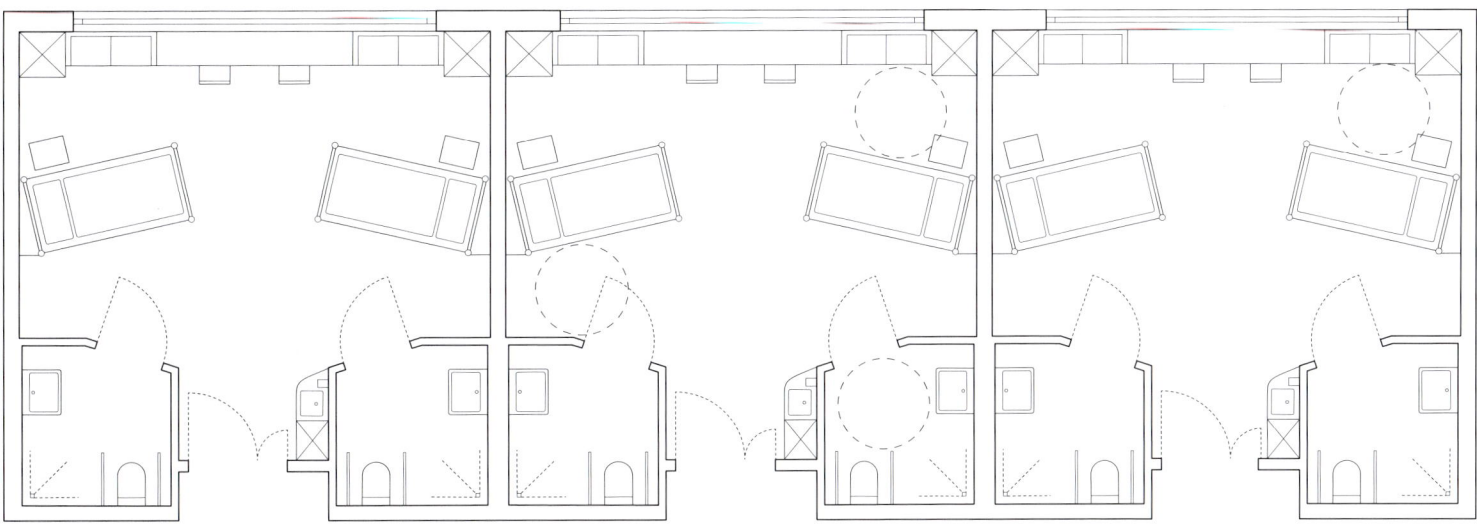

Die Betten sind leicht Richtung Außenwand und Fenster gedreht, zugunsten einer besseren Sicht nach außen. Der Grundriss ist in zwei gleiche Raumhälften geteilt und jedem Patienten steht ein eigenes Bad zur Verfügung. Die Raumproportion erlaubt eine großzügige Fassadenöffnung und ebenso das Unterbringen von separaten Sitzbereichen am Fenster für die Patienten und ihre Besucher.

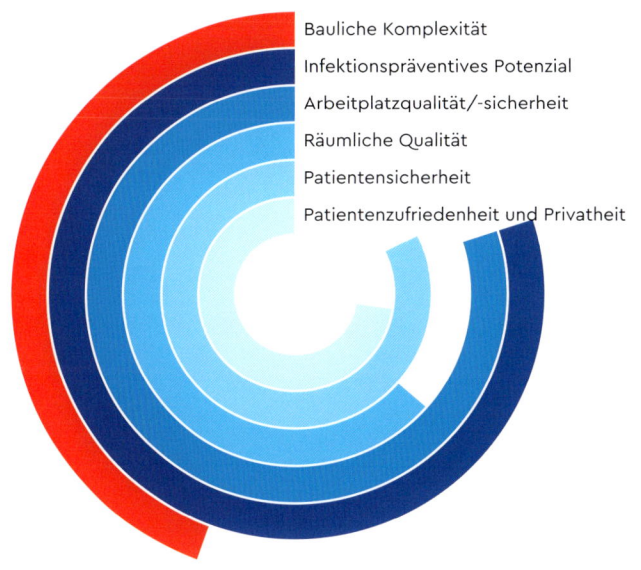

Patientenraum

- Barrierearm/-frei
- Regelgrundriss
- Same-handed
- Ein-Bett-Tiefe
- Kompakt
- Drei-Zonen-plus-Raum
- Ein Zugang
- Vorbereich vor Patientenzimmer
- Nachttisch beidseitig positionierbar
- Schleuse nachrüstbar
- Arbeitsbereich für Personal
- Waschbecken
- Schreibtisch für Patienten
- Fenster mit Standardbrüstung
- Betten zueinander gedreht
- Sichtbeziehung Patient – Außenraum (2 BP)
- Sichtbeziehung Personal – Patient (2 BP)

Patientenbad

- Barrierearm/-frei
- Nasszelle innenliegend
- Grundrissspiegelung
- Zwei Nasszellen – getrennte Nutzung
- Standardausstattung mit Dusche
- Zweites Waschbecken
- Zweites WC

Bauliche Komplexität
Infektionspräventives Potenzial
Arbeitsplatzqualität/-sicherheit
Räumliche Qualität
Patientensicherheit
Patientenzufriedenheit und Privatheit

53 Typologische Bewertung

Grundrissspiegelung mit parallel nebeneinander positionierten Betten

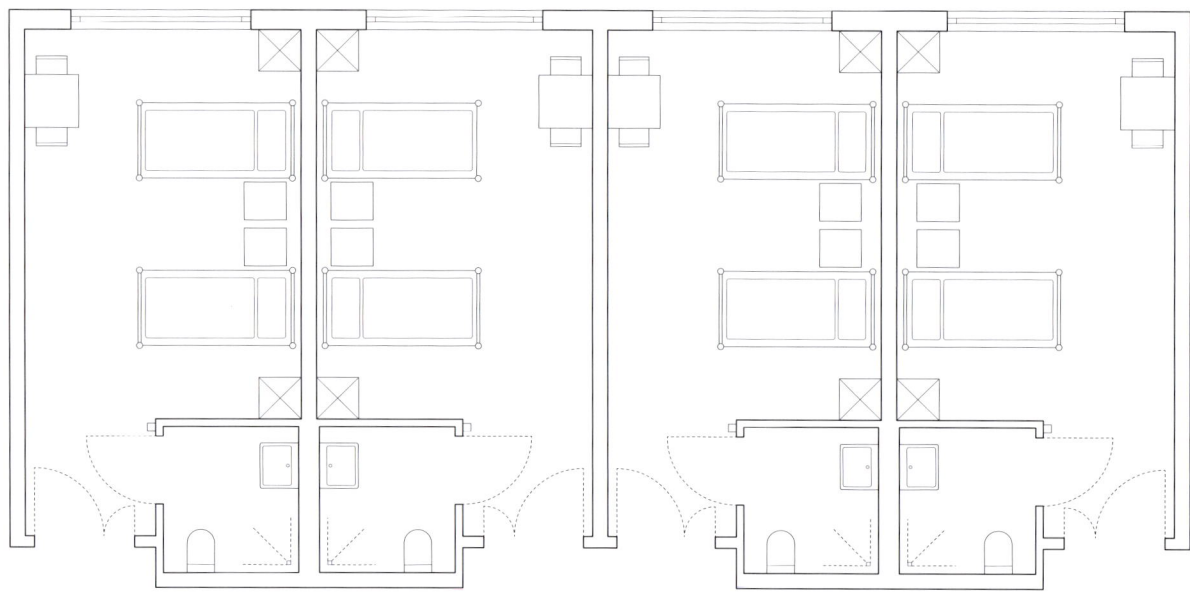

Dieser Zimmergrundriss kann als „Standardgrundriss" bezeichnet werden. Parallel nebeneinander liegende Betten, innenliegende Nasszellen bei Grundrissspiegelung sind ein Raumtyp, der sehr häufig in Krankenhäusern zu finden ist → Abb. 58, S. 36, Grundrissspiegelung.

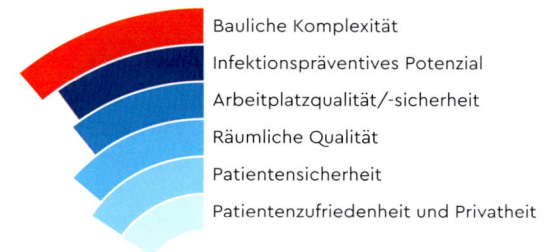

Patientenraum

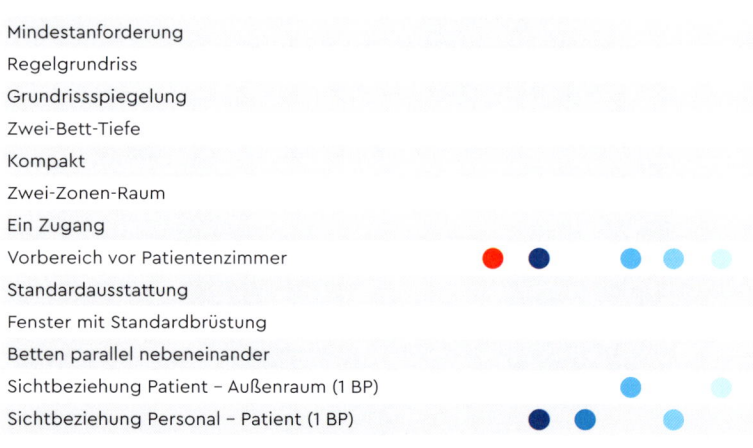

Mindestanforderung
Regelgrundriss
Grundrissspiegelung
Zwei-Bett-Tiefe
Kompakt
Zwei-Zonen-Raum
Ein Zugang
Vorbereich vor Patientenzimmer
Standardausstattung
Fenster mit Standardbrüstung
Betten parallel nebeneinander
Sichtbeziehung Patient – Außenraum (1 BP)
Sichtbeziehung Personal – Patient (1 BP)

Patientenbad

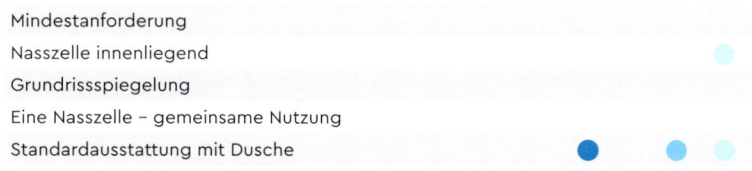

Mindestanforderung
Nasszelle innenliegend
Grundrissspiegelung
Eine Nasszelle – gemeinsame Nutzung
Standardausstattung mit Dusche

54   Typologie

Grundriss mit orthogonaler Bettenstellung

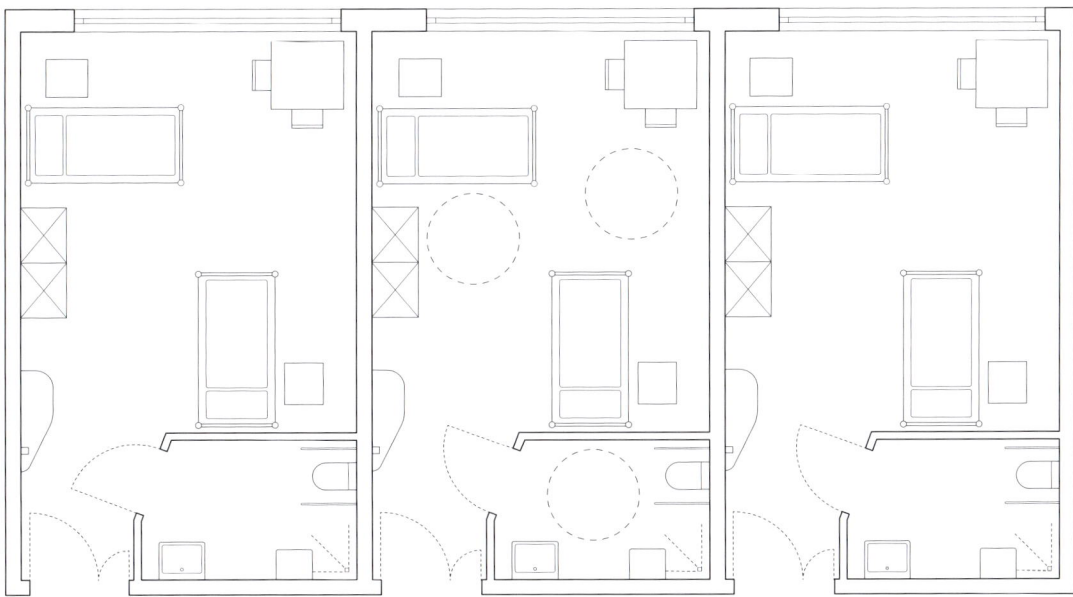

Der Grundriss ist gekennzeichnet durch die orthogonale Bettenstellung. Jeder Patient hat eine eigene Raumecke, ein Patient ist jedoch nicht gleich beim Betreten des Raumes für das Personal sichtbar. Bewegungsflächen zugunsten der Barrierefreiheit führen in Bad und Patientenraum zu größeren Abständen.

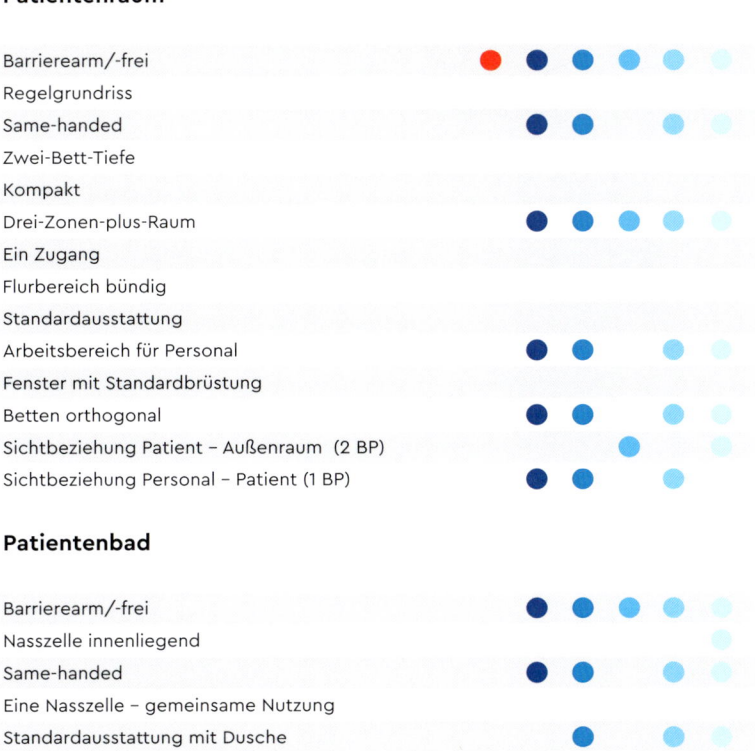

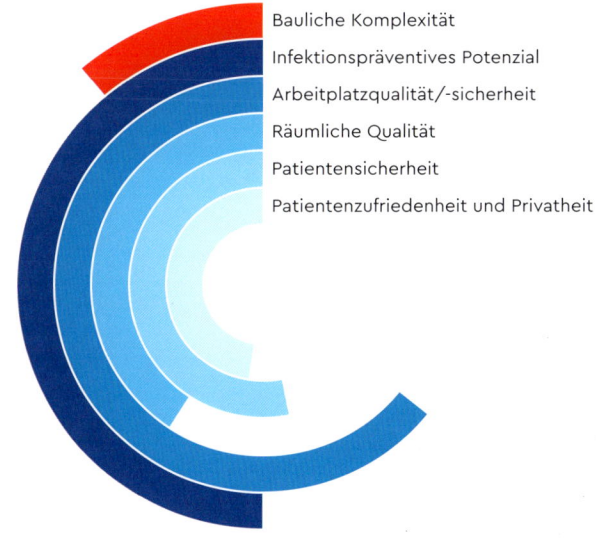

Barrierearmes Patientenzimmer
mit nested Position der Nasszellen

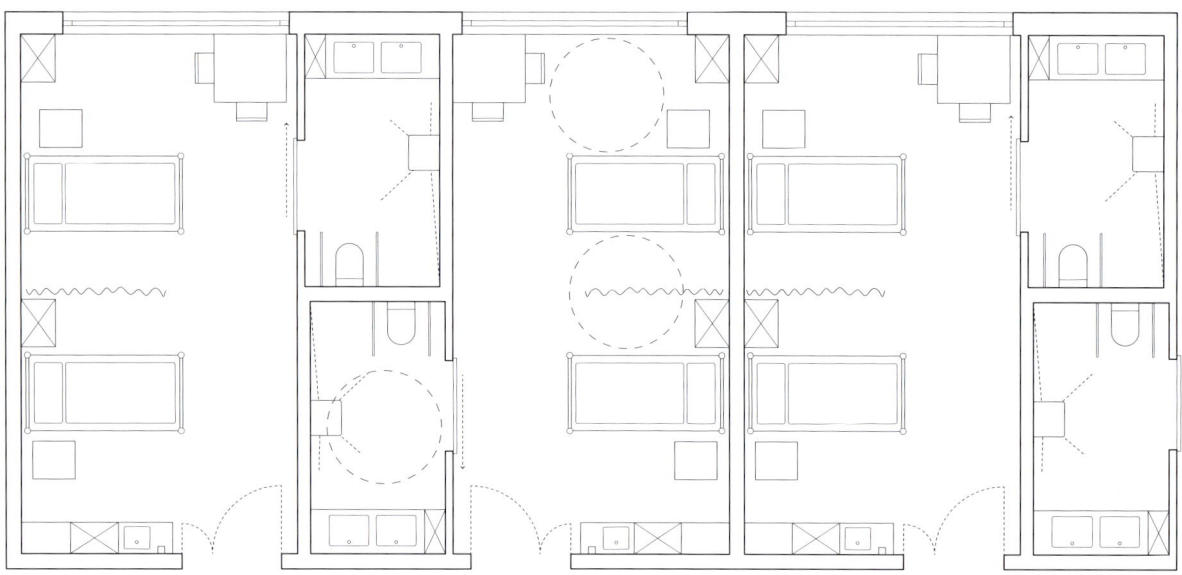

Die nested Anordnung der Nasszellen → Abb. 56, S. 35, Nested gibt einen rechteckigen Raumgrundriss frei, der flexibel bespielbar ist. Die Sichtbeziehung – sowohl zwischen Patient und Außenraum wie auch zwischen Personal und Patient – ist weder zum Eingangsbereich noch zum Fenster hin eingeschränkt. Die großzügigen, barrierefreien Nasszellen erlauben ein eigenes Waschbecken pro Patient.

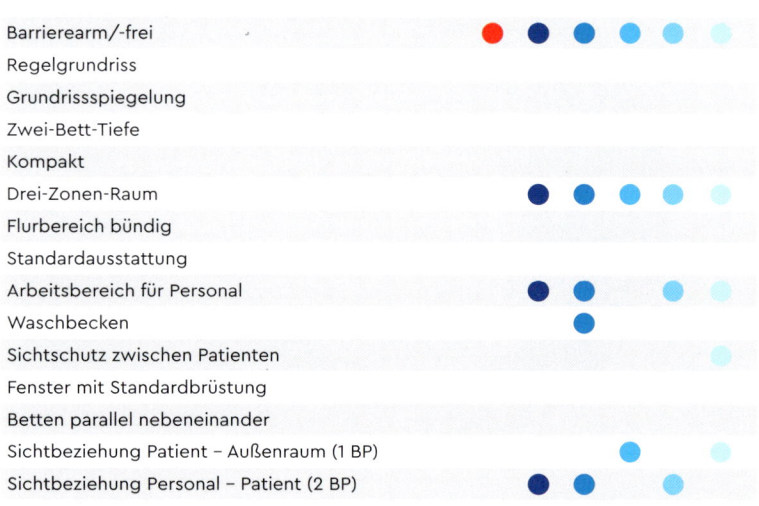

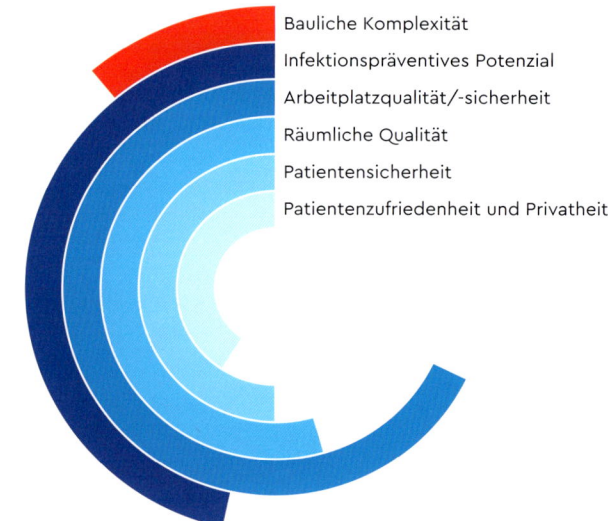

Typologie

Komplexer Raumgrundriss mit Fassadenerker

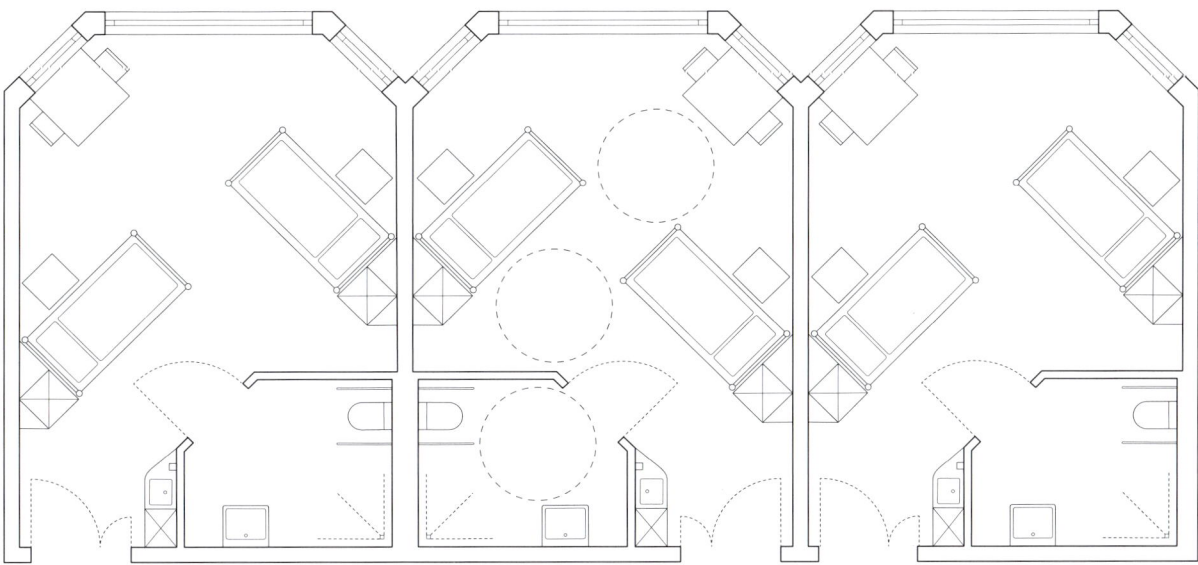

Ein Erker erzeugt größere Fensterflächen und schafft neue Sichtbeziehungen zum Außenraum. Hier sind die Betten zudem so gedreht, dass jeder Patient direkt nach außen blicken kann, ohne den Kopf drehen zu müssen. Die Restflächen hinter den Betten, die durch deren Drehung entstehen, können für die Unterbringung persönlicher Gegenstände genutzt werden. Die barrierefreien Bewegungsflächen vergrößern die Raumproportionen im Patientenraum und Bad.

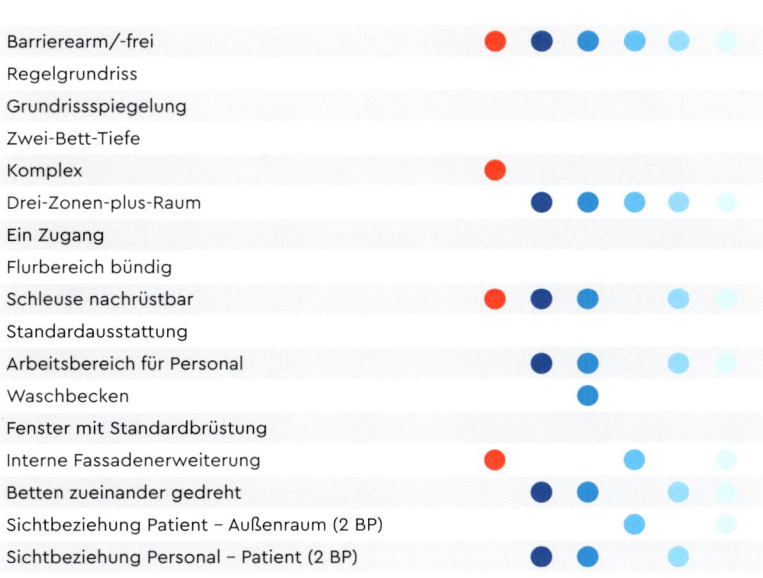
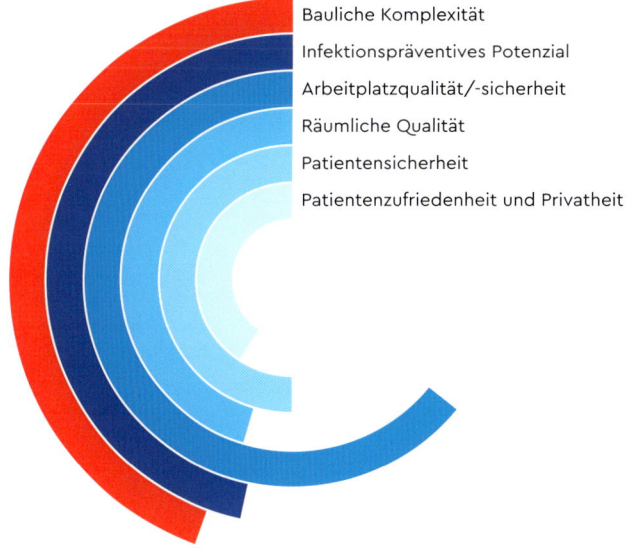

Typologische Bewertung

Innen- und außenliegende Nasszellen im Wechsel bei Variation des Zimmerlayouts

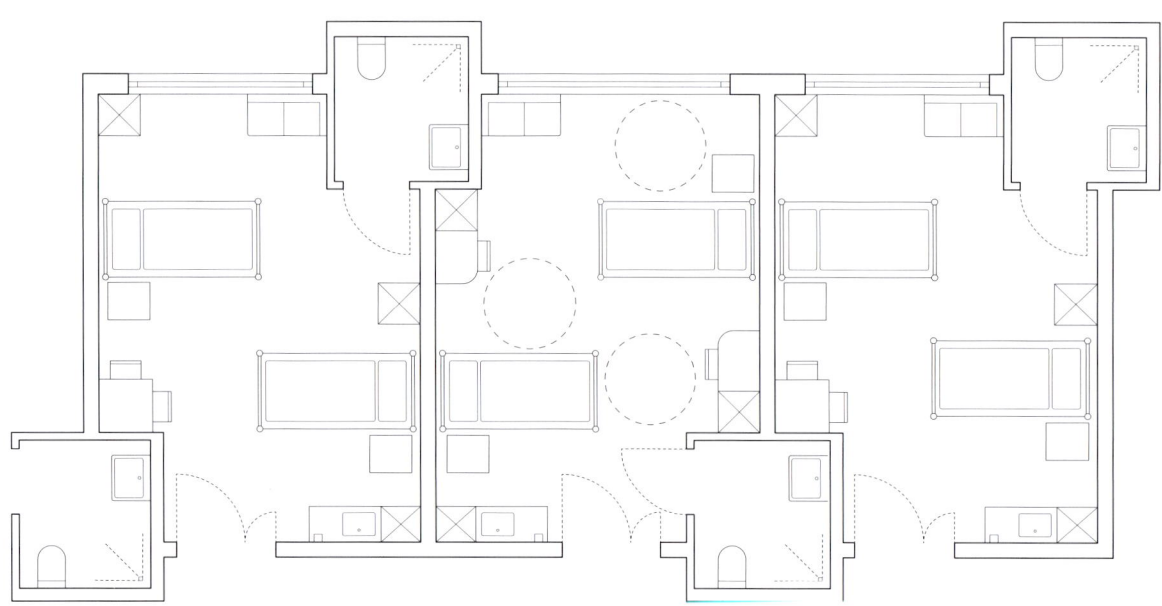

Es wird ein Zimmergrundriss mit einem anderen, leicht abgewandelten Grundriss kombiniert und dann wiederholt → Abb. 10, S. 30, Grundrissvariation. Die Nasszellen sind abwechselnd zum Flur und an der Außenwand angeordnet. Sowohl Zimmer- als auch Badgrundriss variieren. Das hier bewertete Zimmer ist barrierefrei und bietet für jeden Patienten einen eigenen Schreibtisch.

Patientenraum

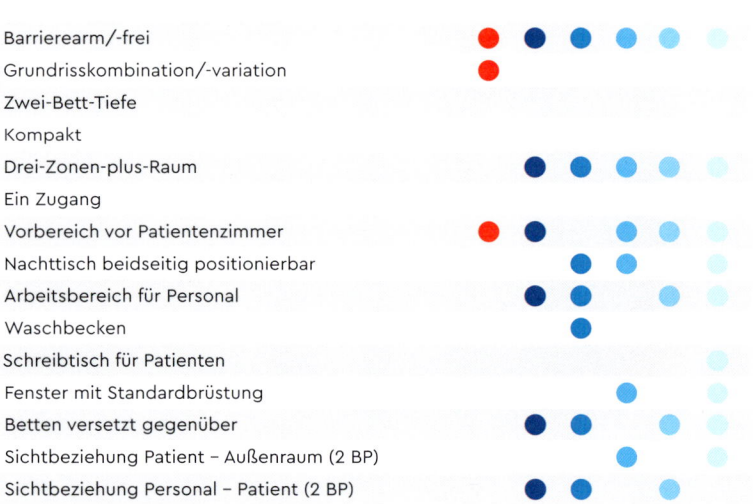
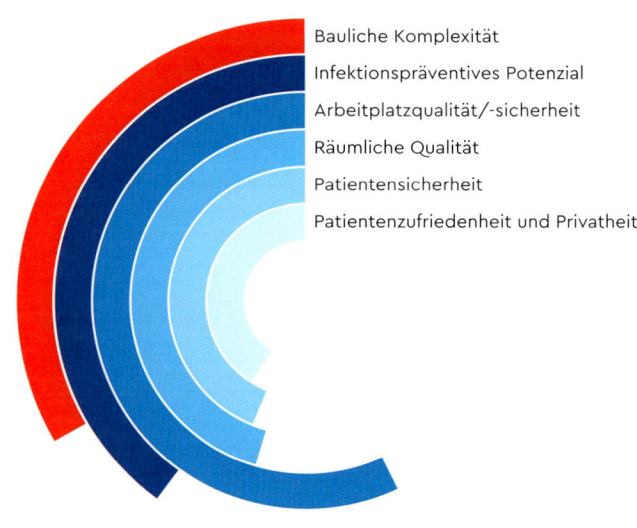

- Barrierearm/-frei
- Grundrisskombination/-variation
- Zwei-Bett-Tiefe
- Kompakt
- Drei-Zonen-plus-Raum
- Ein Zugang
- Vorbereich vor Patientenzimmer
- Nachttisch beidseitig positionierbar
- Arbeitsbereich für Personal
- Waschbecken
- Schreibtisch für Patienten
- Fenster mit Standardbrüstung
- Betten versetzt gegenüber
- Sichtbeziehung Patient – Außenraum (2 BP)
- Sichtbeziehung Personal – Patient (2 BP)

Bauliche Komplexität
Infektionspräventives Potenzial
Arbeitplatzqualität/-sicherheit
Räumliche Qualität
Patientensicherheit
Patientenzufriedenheit und Privatheit

Patientenbad

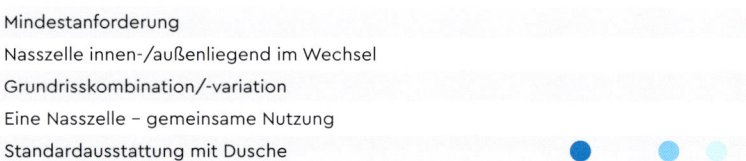

- Mindestanforderung
- Nasszelle innen-/außenliegend im Wechsel
- Grundrisskombination/-variation
- Eine Nasszelle – gemeinsame Nutzung
- Standardausstattung mit Dusche

Typologie

Zimmer in same-handed Anordnung, barrierearm und mit parallel nebeneinander positionierten Betten

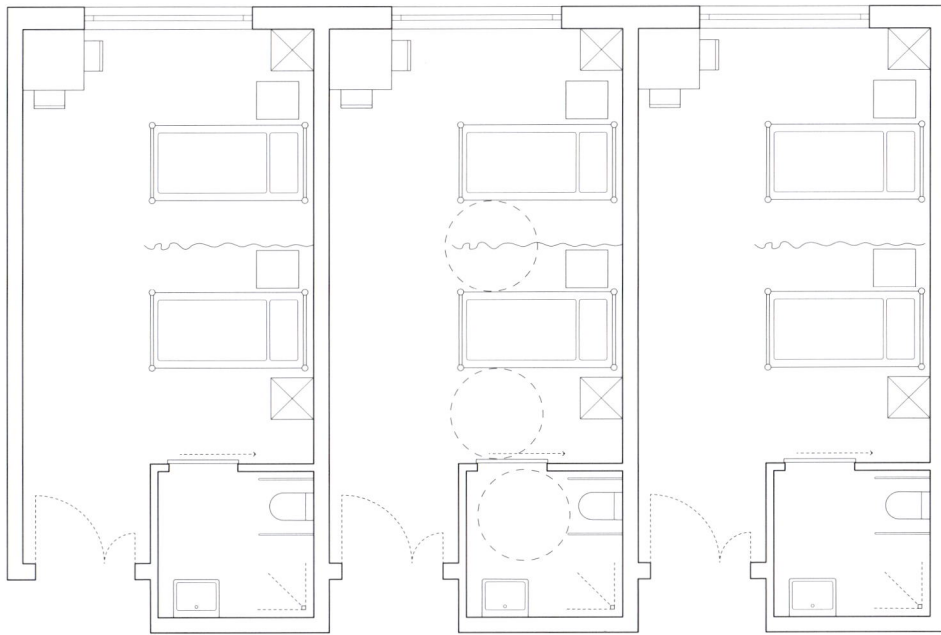

Durch die barrierefreien Bewegungsflächen in Patientenzimmer und Bad und die parallel nebeneinander liegenden Betten ergibt sich ein tiefer Zimmergrundriss. Der Patient, der sich näher am Eingang befindet, wird nicht nur von der innenliegenden Nasszelle verdeckt – sein Zimmernachbar ist zudem in seinem Sichtfeld, wenn er Richtung Fenster blickt.

Patientenraum

Barrierearm/-frei
Regelgrundriss
Same-handed
Zwei-Bett-Tiefe
Kompakt
Drei-Zonen-Raum
Ein Zugang
Vorbereich vor Patientenzimmer
Schleuse nachrüstbar
Standardausstattung
Sichtschutz zwischen Patienten
Fenster mit Standardbrüstung
Betten parallel nebeneinander
Sichtbeziehung Patient – Außenraum (1 BP)
Sichtbeziehung Personal – Patient (1 BP)

Patientenbad

Barrierearm/-frei
Nasszelle innenliegend
Same-handed
Eine Nasszelle – gemeinsame Nutzung
Standardausstattung mit Dusche
Schiebetür

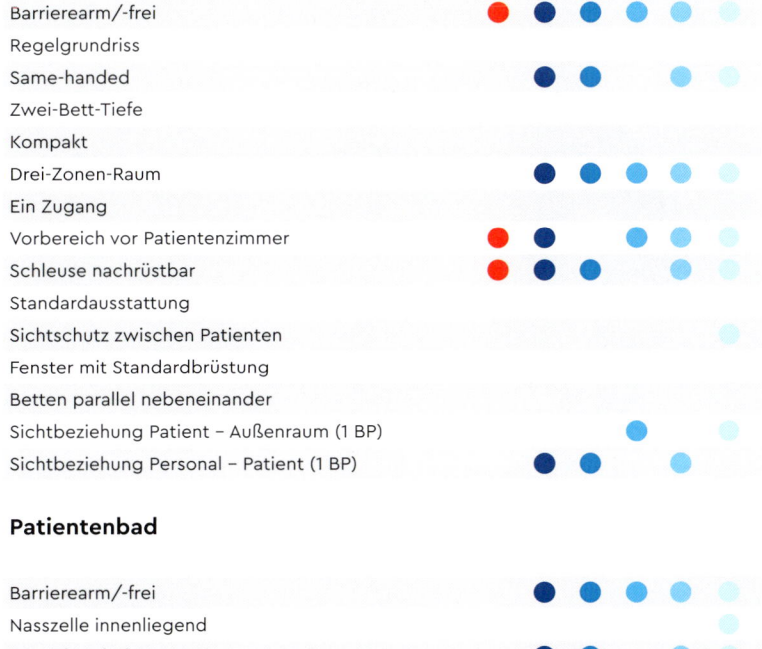

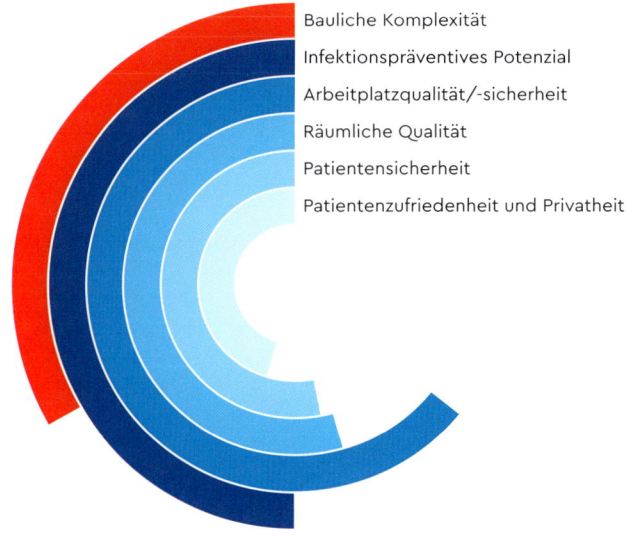

Bauliche Komplexität
Infektionspräventives Potenzial
Arbeitsplatzqualität/-sicherheit
Räumliche Qualität
Patientensicherheit
Patientenzufriedenheit und Privatheit

Typologische Bewertung

Grundriss Zimmer mit zwei Nasszellen, innen- und außenliegend

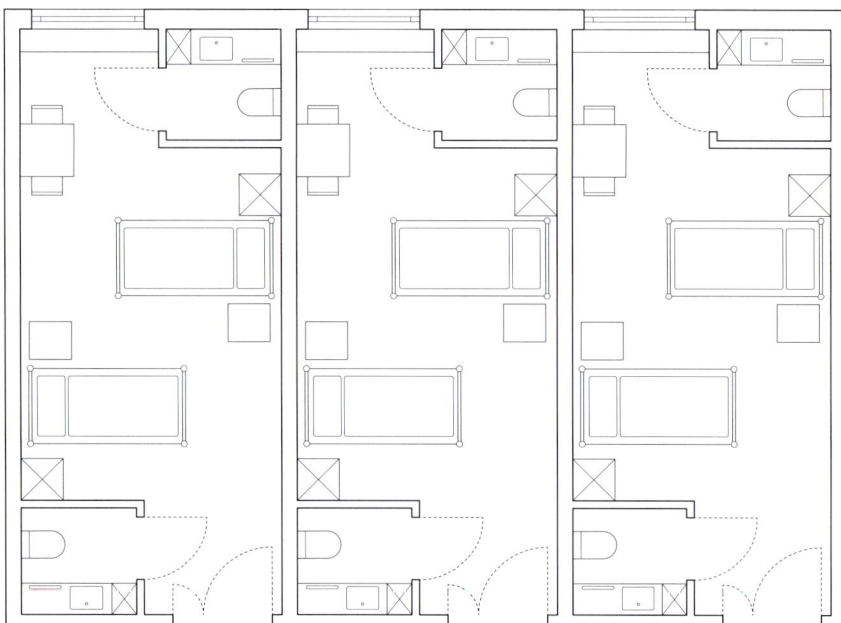

Wie beim quadratischen Grundriss mit innen- und außenliegender Nasszelle → Abb. S. 49 gibt es hier für jeden Patienten eine Nasszelle, wovon eine an der Wand zum Korridor und eine an der Außenwand angeordnet ist. Die Betten sind gegenüber und versetzt positioniert. Es entsteht ein tiefer Raumgrundriss und die Zimmerreihung erfolgt nach dem Same-handed-Prinzip.

Patientenraum

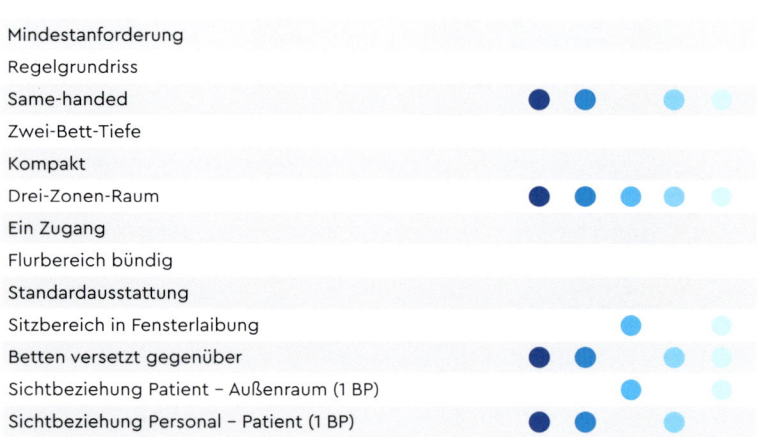

Patientenbad

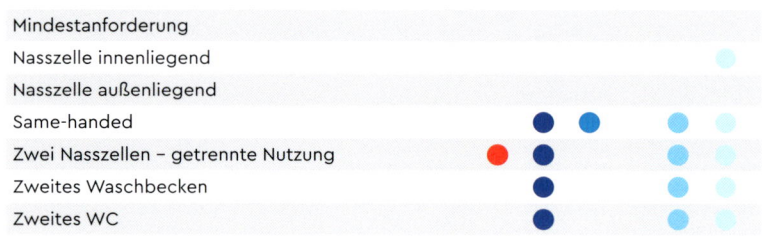

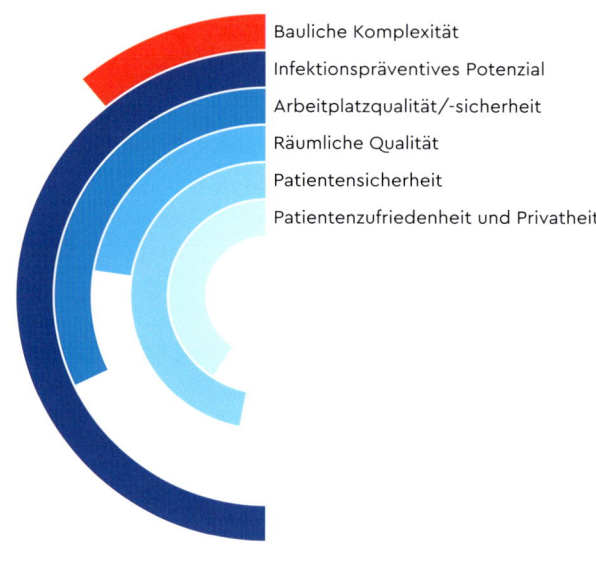

Typologie

Radialer Gebäudegrundriss mit Außenbereichen und nested Nasszellen

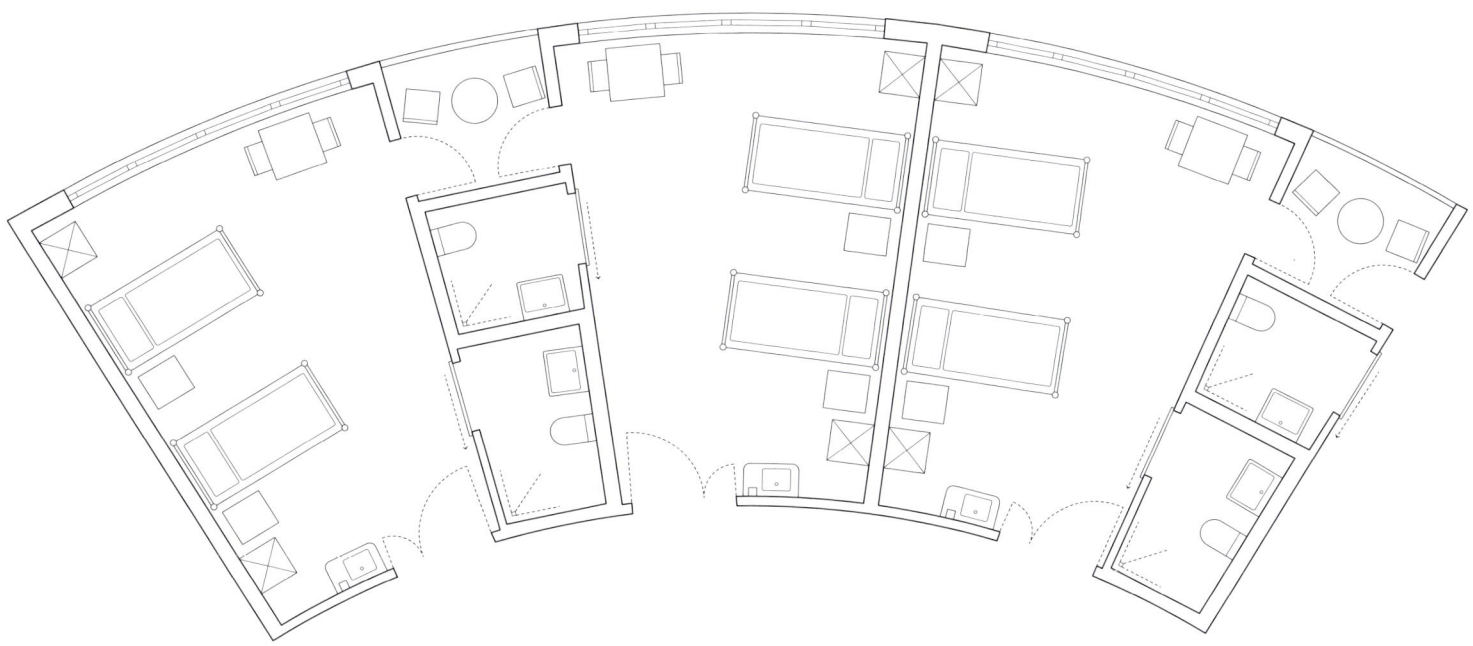

Die Raumorganisation eines Zweibettzimmers stellt in einem radialen Gebäudegrundriss eine besondere Herausforderung dar, da sich die Raumbreiten zum Gebäudekern hin verjüngen. Dies führt in diesem Beispiel dazu, dass zwei unterschiedliche Nasszellentypen jeweils miteinander kombiniert werden müssen. Neben den Vorteilen, die sich aus der nested Position der Nasszellen für die Sichtbeziehungen ergeben, profitieren die Zimmer aber auch von einem Außenbereich in Form eines Balkons, der sich jeweils zwischen zwei Zimmern befindet.

Patientenraum

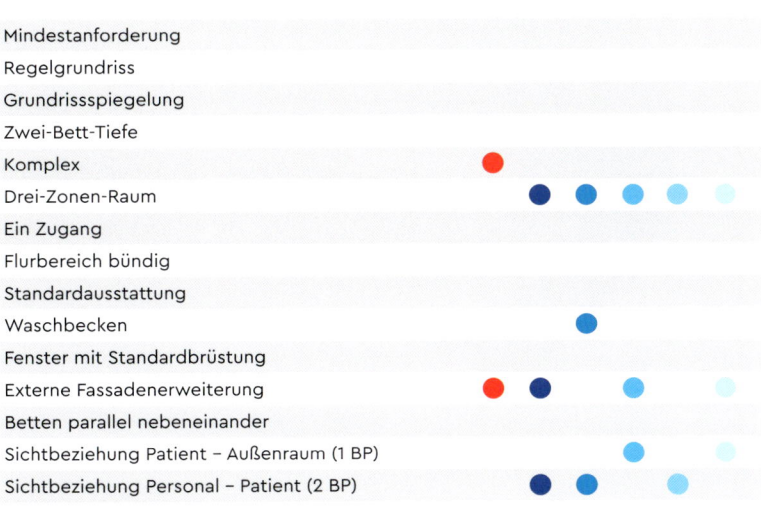

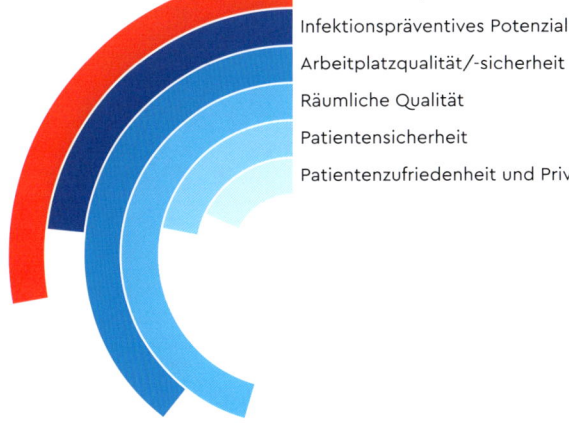

Patientenbad

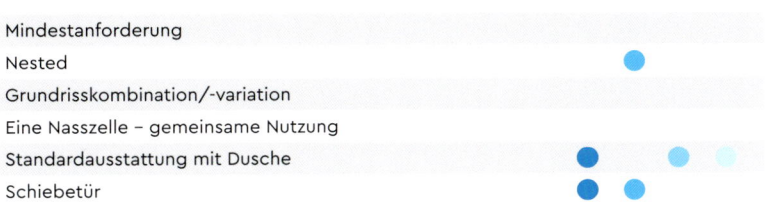

Typologische Bewertung

Grundriss Patientenzimmer in same-handed Anordnung mit versetzten Betten und Vorbereich

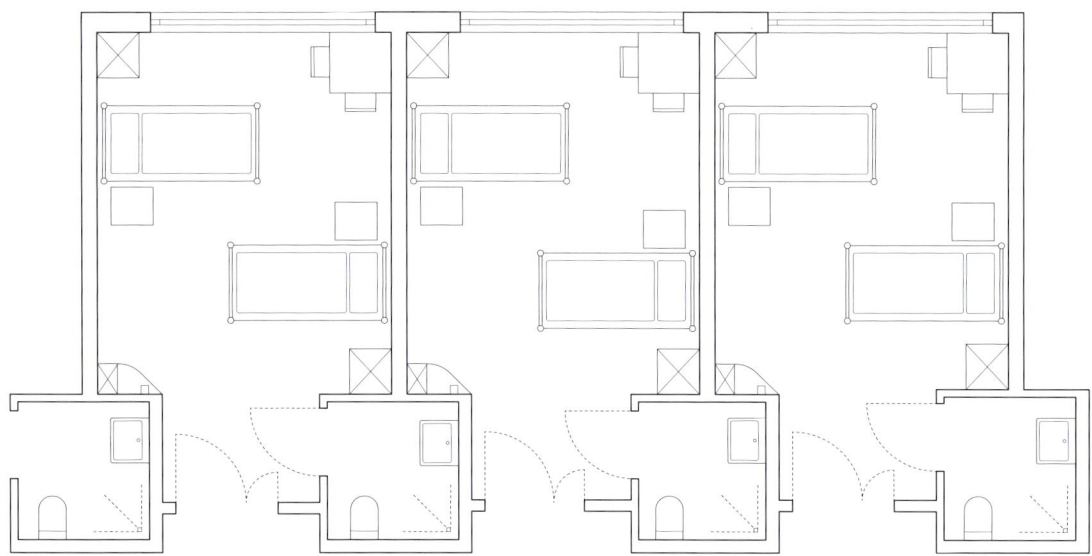

Die Zimmer sind nach dem Same-handed-Prinzip entlang des Krankenhausflurs aneinandergereiht und sind in Ausrichtung und Ausstattung identisch → Abb. 7, S. 29, Same-handed. Die innenliegenden Nasszellen sind räumlich leicht versetzt, sodass sich eine zentrale Eingangssituation ergibt und kein Patient durch sie verdeckt wird. Gleichzeitig lassen sie einen Vorbereich vor den Patientenzimmern entstehen.

Patientenraum

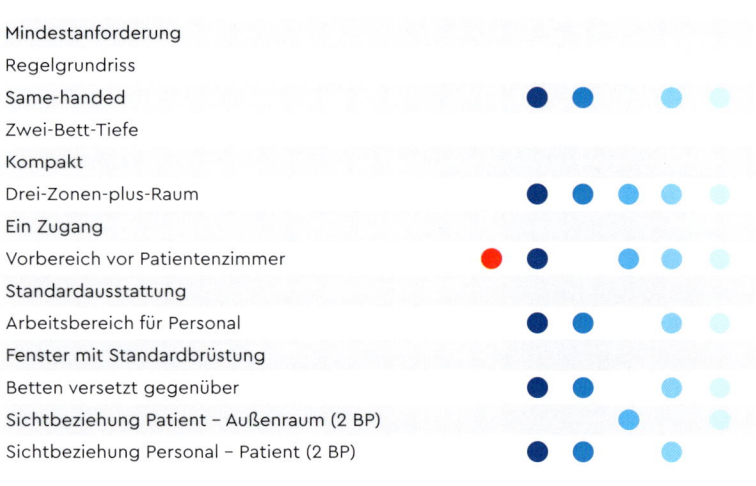

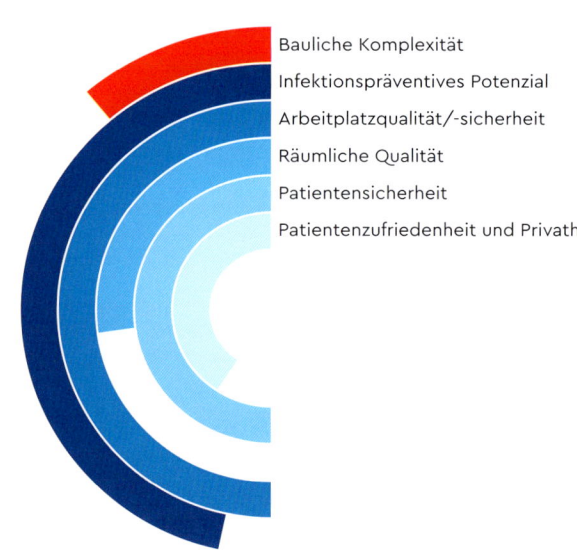

Patientenbad

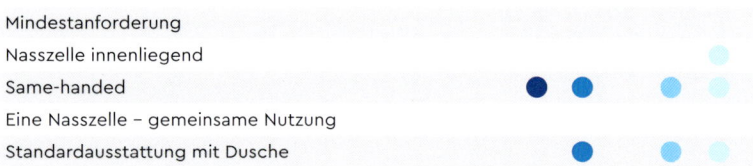

Grundrisskombination unterschiedlicher Zweibettzimmer bei same-handed Nasszellen

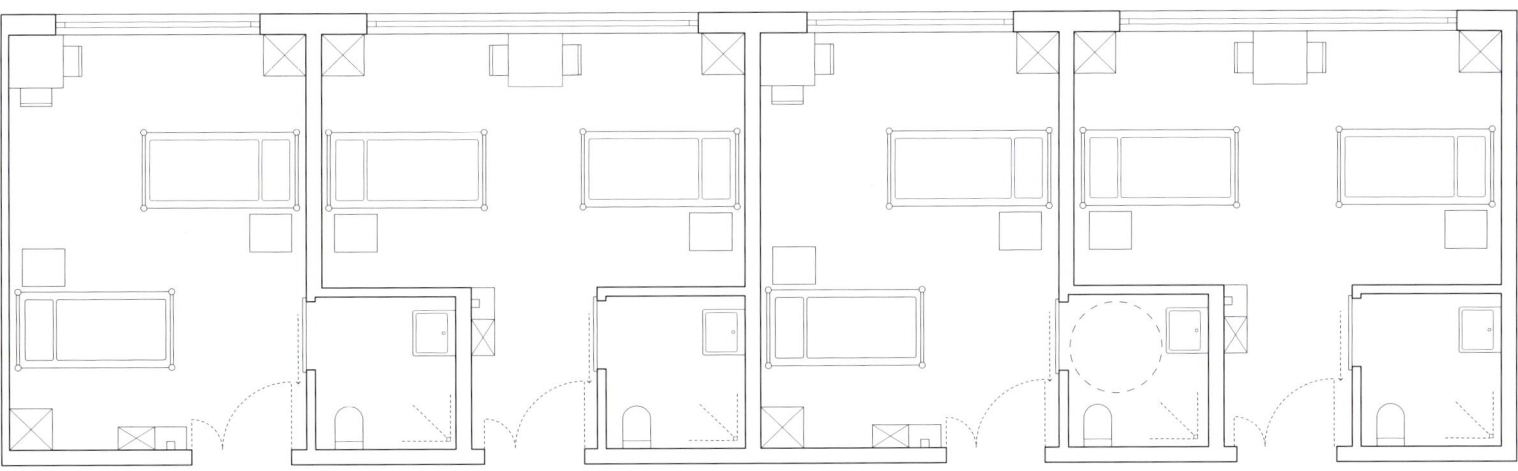

Zwei unterschiedliche Zweibettzimmertypen werden miteinander kombiniert. Die Ausrichtung der Ausstattung in den Patientenbädern in same-handed Anordnung bleibt dabei identisch. In der Tabelle wurde der Grundriss mit den versetzten Betten bewertet.

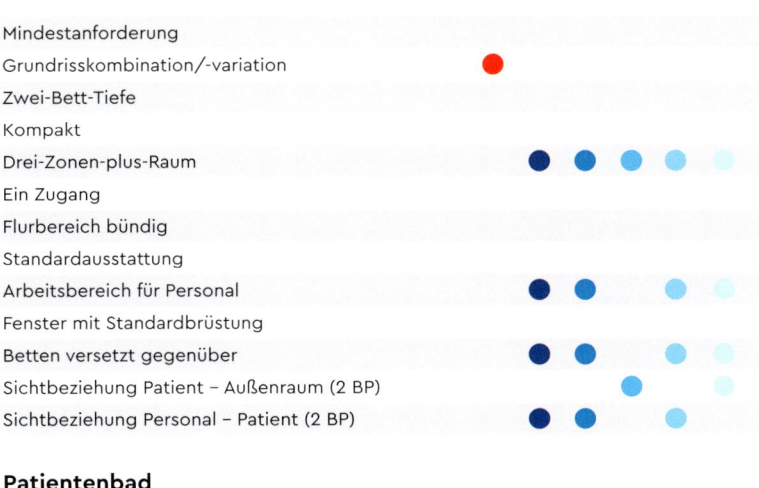

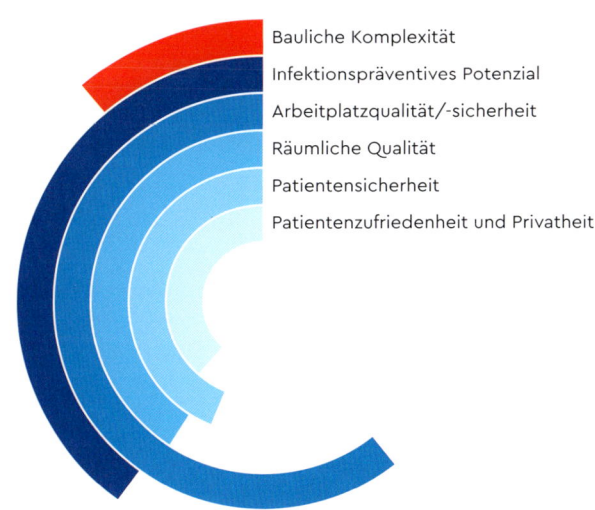

Typologische Bewertung

Ausgewählte Beispiele

Allgemeines Krankenhaus

Trillium Health Centre
Mississauga, Kanada   66

Spital Zollikerberg – Neubau Westflügel
Zollikerberg, Schweiz   70

Spital Zollikerberg – Sanierung Ostflügel
Zollikerberg, Schweiz   74

Hvidovre Hospital
Hvidovre, Dänemark   78

Kreiskrankenhaus Lauf
Lauf an der Pegnitz, Deutschland   82

AZ Zeno
Knokke-Heist, Belgien   86

Haraldsplass Hospital
Bergen, Norwegen   90

Bürgerspital Solothurn
Solothurn, Schweiz   94

New North Zealand Hospital
Hillerød, Dänemark   100

Südspidol
Esch sur Alzette, Luxemburg   104

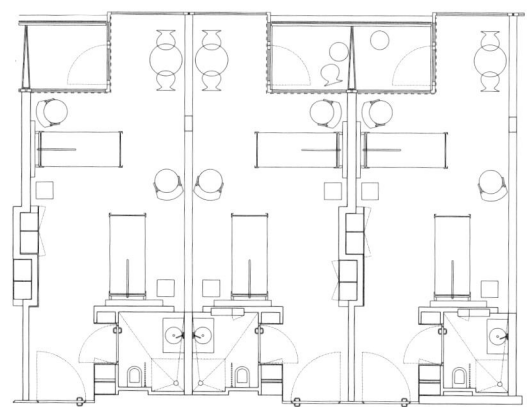

S. 70   Spital Zollikerberg – Neubau Westflügel

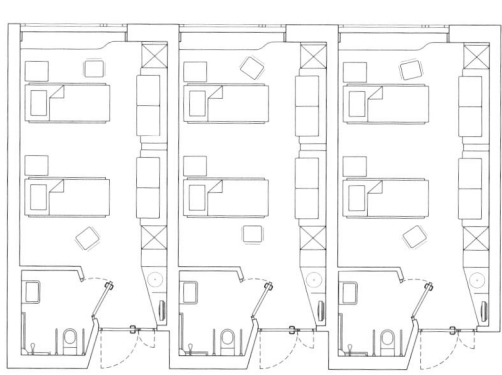

S. 154   Kinder- und Jugendklinik, Universitätsklinikum Freiburg

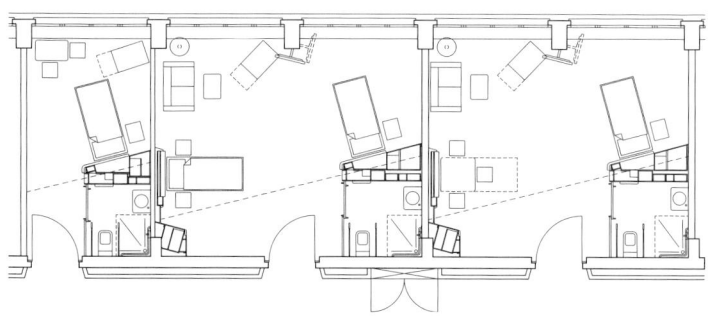

S. 74   Spital Zollikerberg – Sanierung Ostflügel

Fachklinik

Kreisklinik Jugenheim
Seeheim-Jugenheim, Deutschland   108

Sana Klinik München
München, Deutschland   112

BG Unfallklinik Frankfurt
Frankfurt am Main, Deutschland   118

Princess Máxima Center
Utrecht, Niederlande   122

St. Joseph-Stift Dresden
Dresden, Deutschland   128

Geriatrische Klinik St. Gallen
St. Gallen, Schweiz   132

Spital Uster
Uster, Schweiz   136

Universitätsklinik

Operatives Zentrum
Universitätsklinikum Erlangen
Erlangen, Deutschland   138

Crona-Klinik
Universitätsklinikum Tübingen
Tübingen, Deutschland   142

Erasmus MC
Rotterdam, Niederlande   146

Onkologisches Zentrum
Universitätsklinikum Leuven
Leuven, Belgien   150

Kinder- und Jugendklinik
Universitätsklinikum Freiburg
Freiburg, Deutschland   154

Universitäts-Kinderspital Zürich
Zürich, Schweiz   158

Universitätsklinikum Münster
Münster, Deutschland   161

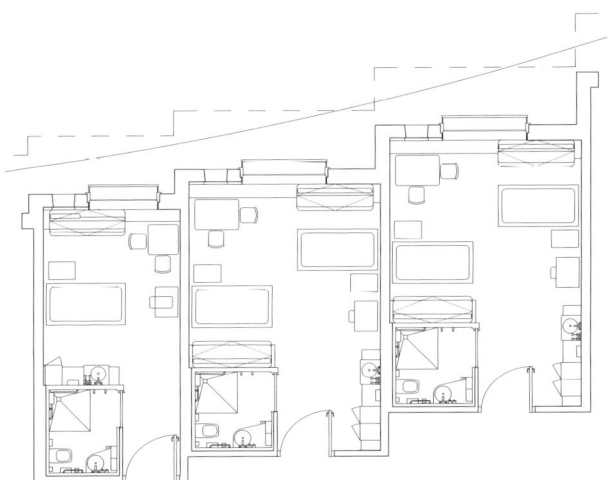

S. 158   Universitäts-Kinderspital Zürich

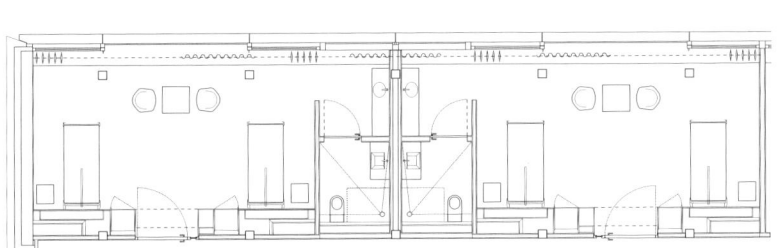

S. 132   Geriatrische Klinik St. Gallen

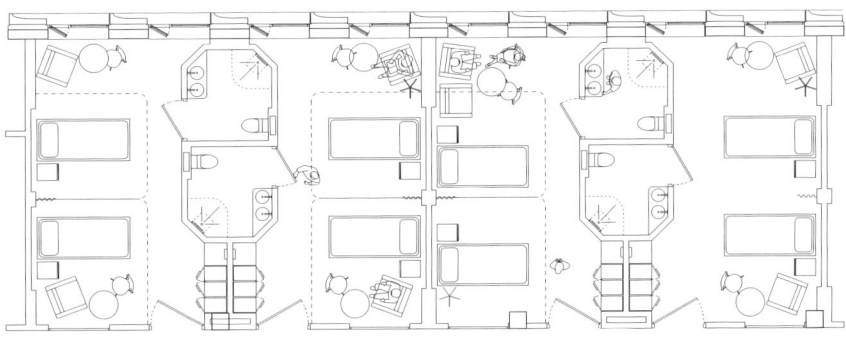

S. 150   Onkologisches Zentrum, Universitätsklinikum Leuven

Trillium Health Centre

Umbau und Erweiterung

Der interessante Ansatz, der die funktionalen Anforderungen einerseits und die Patientenwünsche andererseits erfüllen sollte, führte zu einer Neuinterpretation der häufig anzutreffenden Raumaufteilung mit einem privilegierten und einem weniger attraktiven Bereich. Das Zimmer mit zwei gleichwertigen Raumhälften und eigenem Eingang für jeden Patienten schafft bestmögliche Privatheit in einem Zweibettzimmer, gleichzeitig wird die soziale Isolation einer Einzelbelegung vermieden.

Architekten
Perkins Eastman Black

Auftraggeber
Trillium Health Partners

Ort
Mississauga, Ontario, Kanada

Fertigstellung
2008

Anzahl Betten pro Geschoss
36

Nettofläche Zweibettzimmer
36,73 m² + 5,42 m² Nasszelle

Durch den Neubau des Trillium Health Centre auf dem Gelände des Krankenhauses Mississauga, einer wachsenden Stadt in der Region Toronto, sollte im Rahmen einer Erweiterung Platz für 135 Betten sowie ein Lernzentrum geschaffen werden. Der Entwurf sollte neue Erkenntnisse aus der Praxis der Intensivpflege berücksichtigen, darunter das Durchführen von Pflegeprozessen direkt am Patienten. Die neue Bettenstation, die als Prototyp innerhalb des 17.000 m² großen Gebäudes entworfen wurde, umfasst 36 Betten, die in drei Cluster zu je 12 Betten unterteilt sind. Jeder Cluster ist einem dezentralen Pflegestützpunkt zugeordnet.

Der entstandene Zweibettzimmer-Typ wirkt großzügig, bietet ausreichend Privatsphäre und zusätzlich einen ungehinderten Blick vom gedrehten Bett auf eine neu gepflanzte Baumgruppe im Freien. Der Platz, der um das Patientenbett geschaffen wurde, dient nicht nur den Familien zum ungestörten Verweilen am Patienten, sondern unterstützt auch die Mitarbeiter bei ihren Arbeitsabläufen. Das Gliedern der Stationen in drei Abschnitte hält die Wege für das Krankenhauspersonal zudem kurz.

Um die gewinkelten Positionen der Betten, die sich voneinander wegdrehen, zu erreichen, hat man das Patientenbad mittig im Eingang platziert und um eine dreieckige Fläche erweitert. Dies macht einen weiteren Zugang zum Zimmer erforderlich, sodass jeder Patient von einem eigenen Eingang profitieren kann. Die zusätzlichen Kosten hierfür werden durch Effizienz wieder wettgemacht. Durch die Erleichterung bei Bettentransporten wurde die Verletzungsgefahr für das Personal gesenkt und die direkte Einsicht auf jeden Patienten bereits vom Flur aus ermöglicht. Ein Vorhang trennt, falls gewünscht, die visuelle Verbindung zum Mitpatienten und teilt das Zimmer in zwei eigene private Raumhälften. Das Patientenbad wird zwar von beiden Patienten geteilt, jedoch hat jeder Patient auch hier einen eigenen Eingang zum Bad.

Wegen unterschiedlicher Leistungen der Versicherung von Patienten war es notwendig, neben Zweibettzimmern auch Einbettzimmer vorzusehen.

Eine erhöhte Flexibilität bei Notfällen bietet hingegen das Vierbettzimmer, das zwei Zweibett-Einheiten verbindet, ohne die Privatsphäre jedes einzelnen Patienten einzuschränken, und sich durch eine Schiebetür aus Glas wieder teilen lässt.

1

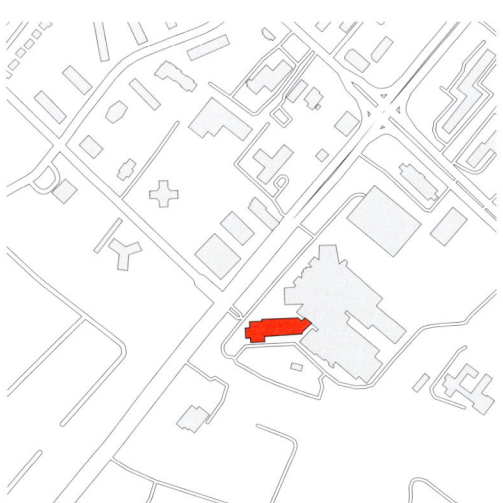

1 Lageplan 1:20.000
2 Südansicht und Haupteingang mit Lernzentrum im Erdgeschoss
3 Teeküche und Aufenthaltsbereich
4 Geschossplan 1:500

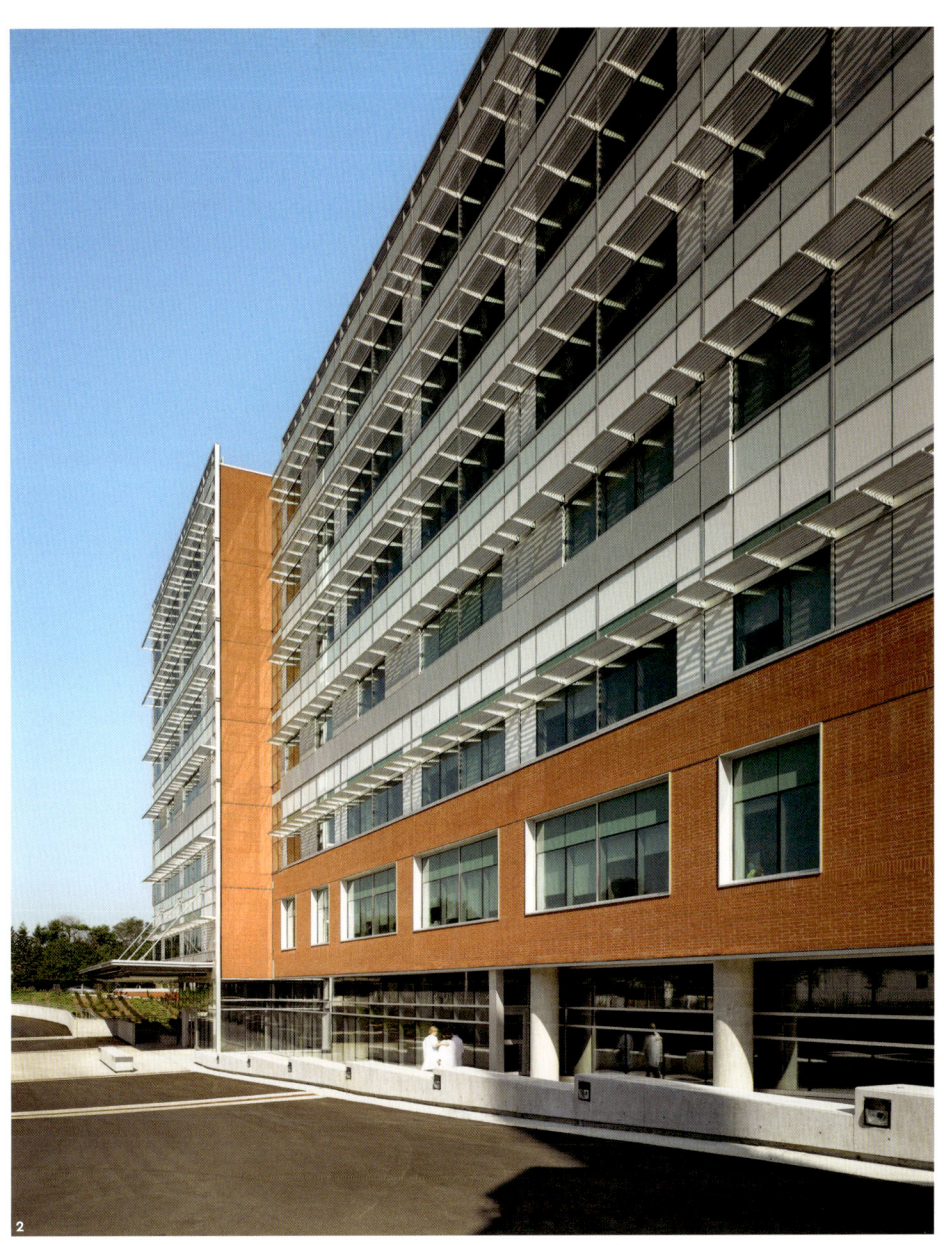

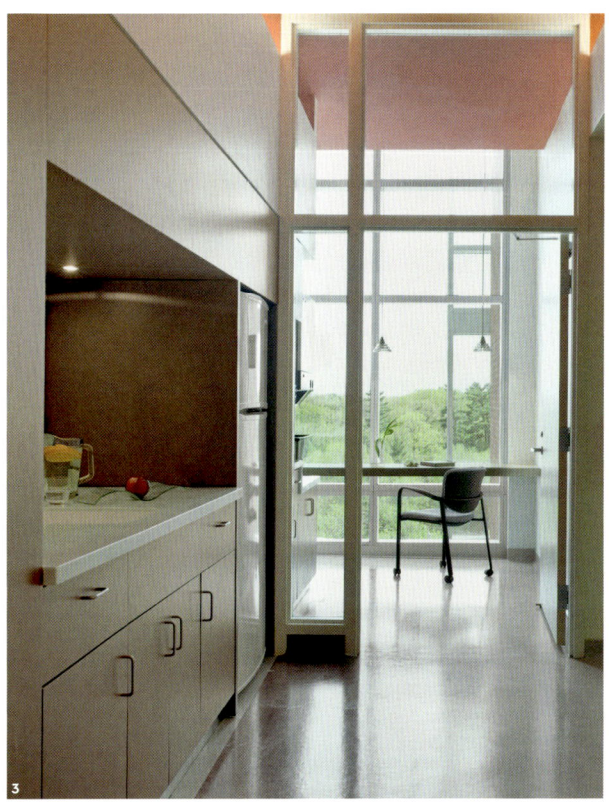

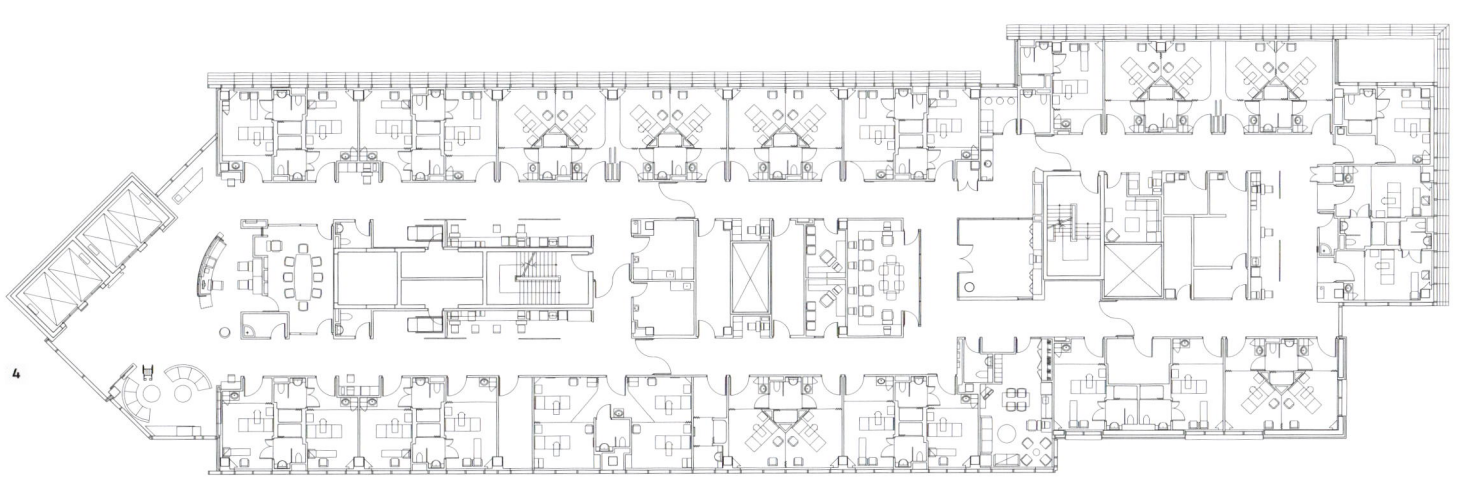

67   Beispiele

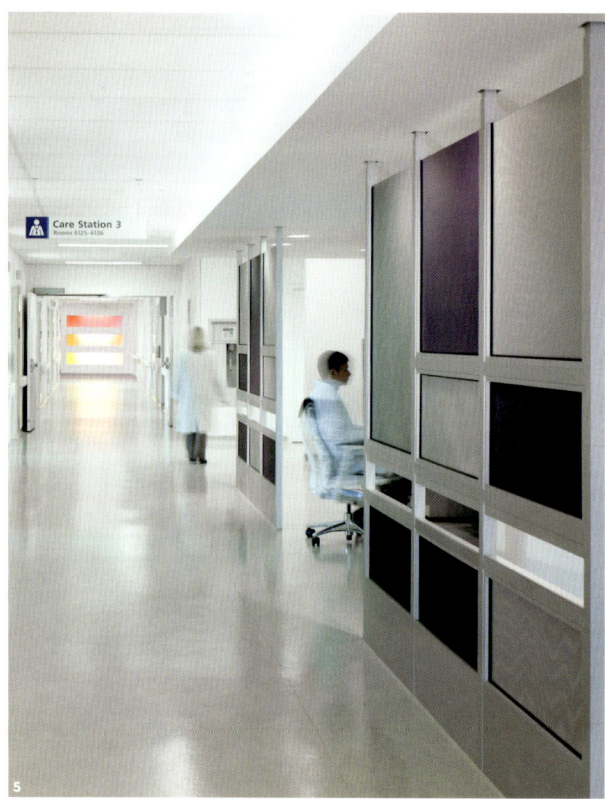
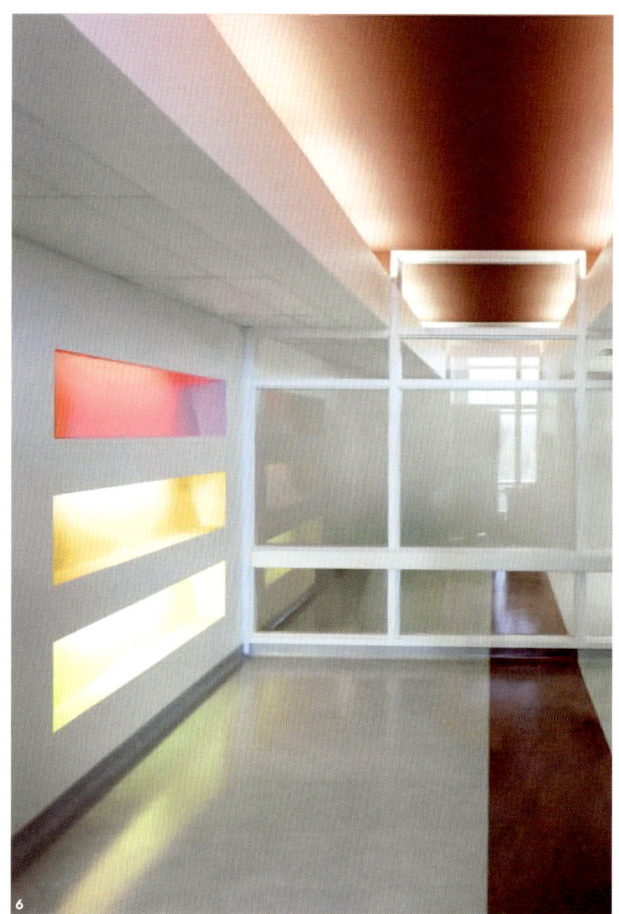
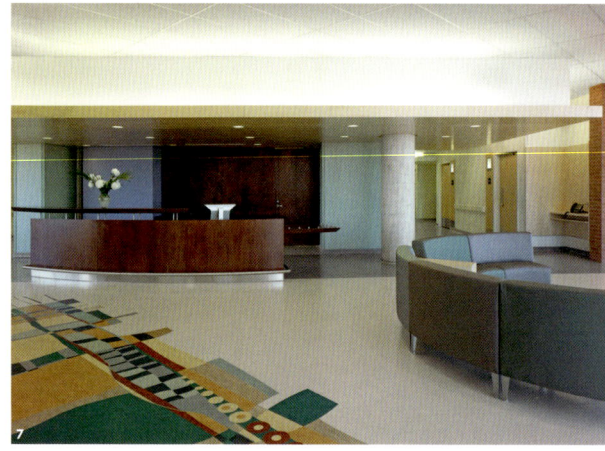
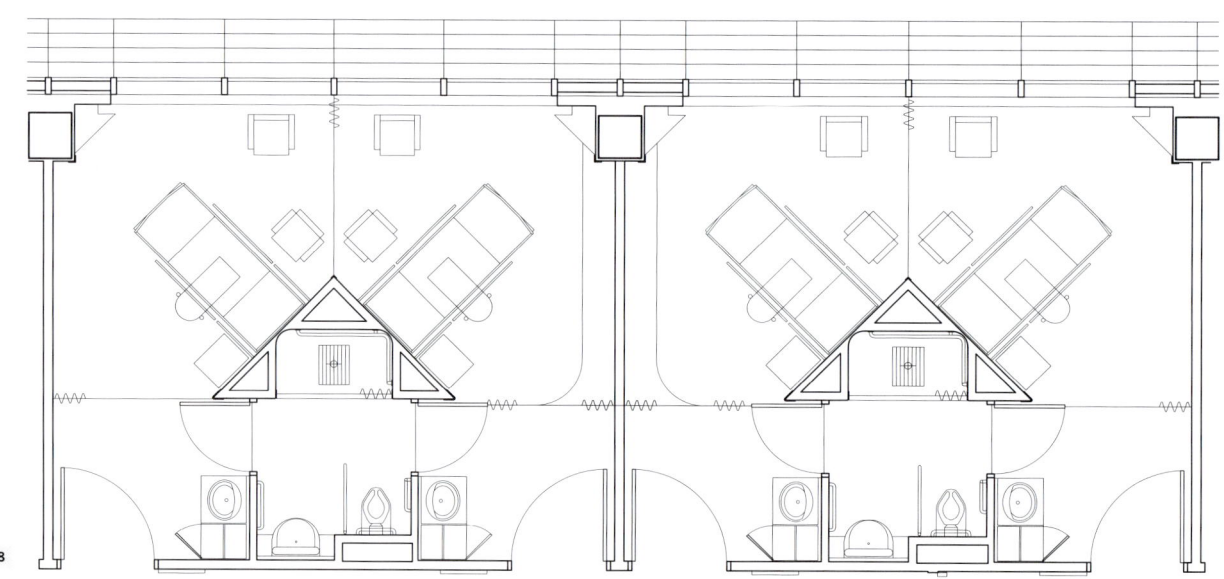

68 Typologie

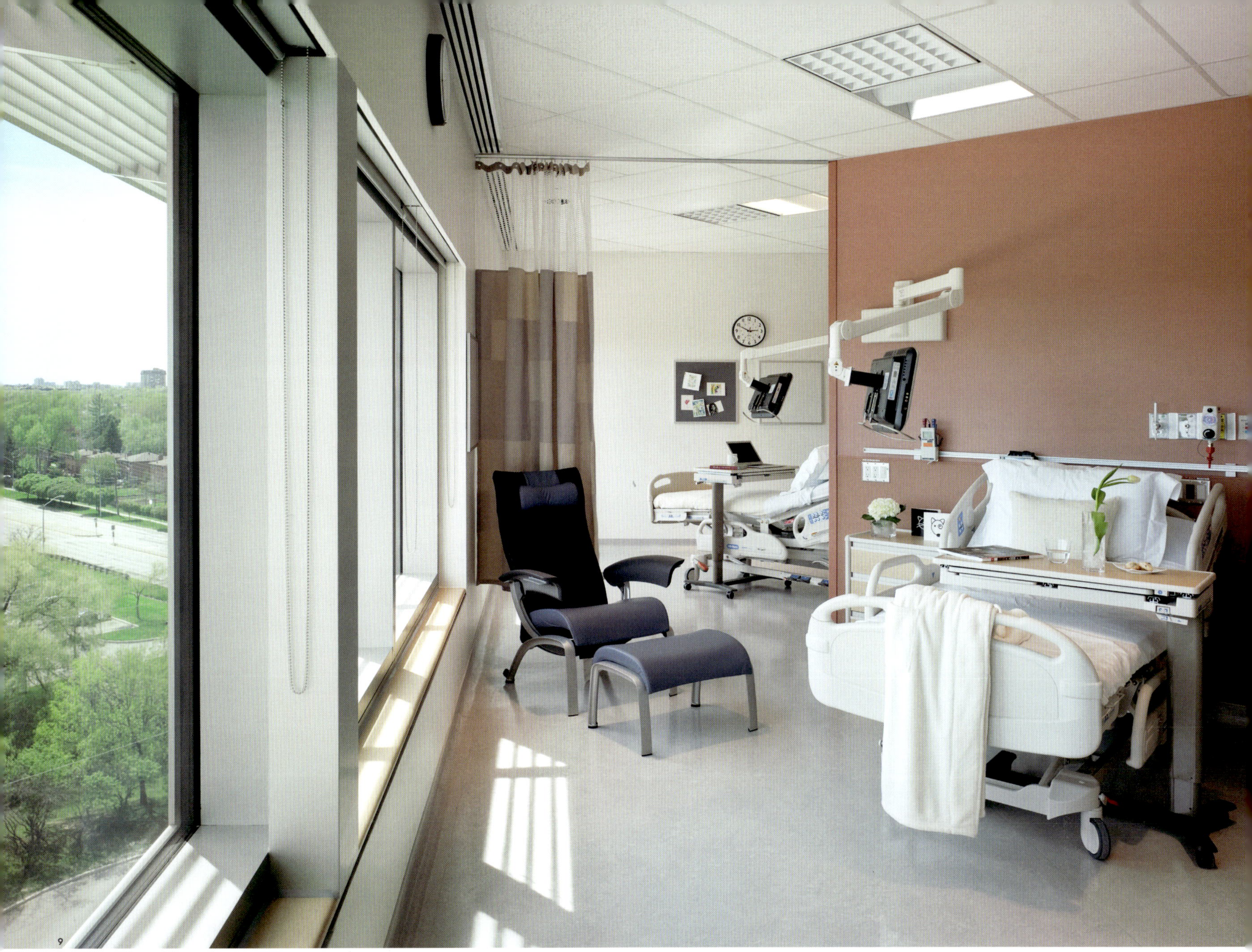

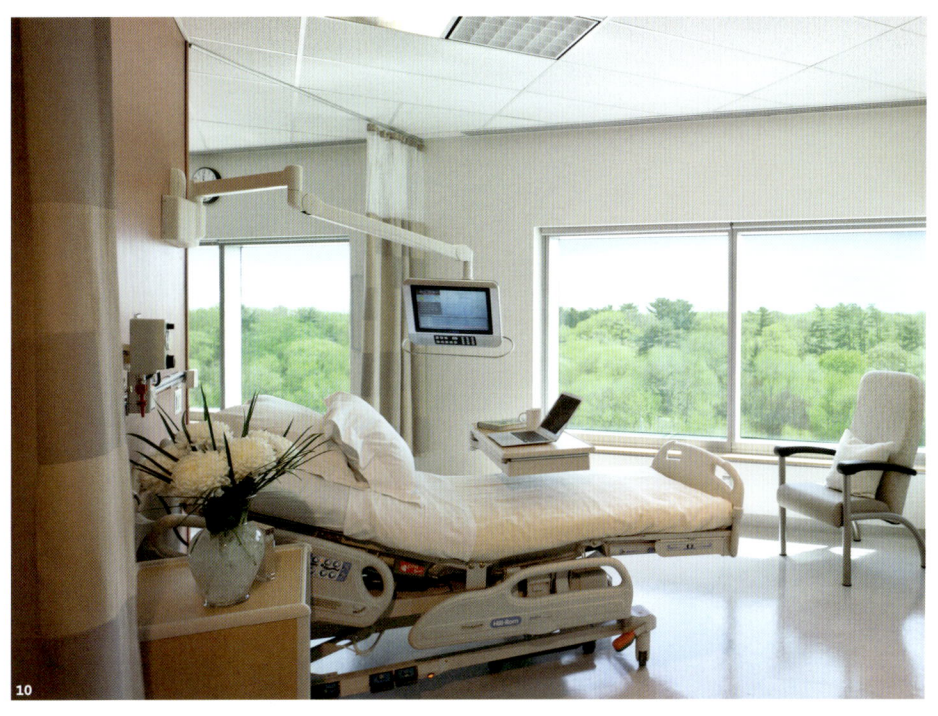

5 Stationsflur mit Pflegestützpunkt
6 Lichtinstallation am Ende des Stationsflurs
7 Familien- und Aufenthaltsbereich auf den Pflegegeschossen
8 Zimmerplan 1:100
9 Zweibettzimmer
10 Bettplatz mit Bedside Terminal und Blick ins Grüne

Spital Zollikerberg

Neubau Westflügel

Die Ausstattung der Patientenzimmer erweckt den Eindruck einer Behaglichkeit, die man mehr mit einem Hotel- denn mit einem Patientenzimmer in Verbindung bringt. Dazu tragen auch die eingeschobenen, verglasten Balkone bei, die zudem einen optimal hellen Bereich für das gemeinschaftliche Sitzen ausbilden. Die Bündigkeit der Flächen auch auf den Fluren, die Materialwahl und die transparente Plastizität der Fassade machen den gesamten Neubau des Westflügels aus ästhetischer Sicht zu einem der anmutigsten Klinikbauten der letzten Jahre.

Architekten
Silvia Gmür Reto Gmür Architekten

Auftraggeber
Stiftung Diakoniewerk Neumünster – Schweizerische Pflegerinnenschule, Zollikerberg

Ort
Zollikerberg, Schweiz

Fertigstellung
2011

Anzahl Betten pro Geschoss
45

Nettofläche Zweibettzimmer
31,9 m² + 3,5 m² Nasszelle

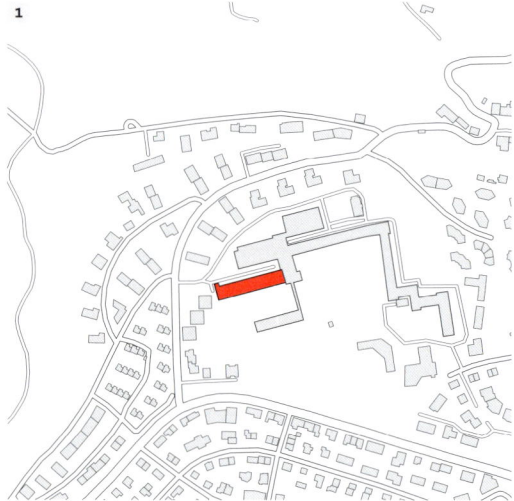

Das Spital Neumünster wurde zwischen 1931 und 1933 von den Zürcher Architekten Otto und Werner Pfister auf dem Zollikerberg in Zollikon bei Zürich erbaut. Die Gesamtanlage umfasst Krankenhaus, Schwesternhaus, Personal- und Schulungsräume sowie eine Kapelle. Alle Gebäudeflügel bestehen aus einem zweibündigen Bautypus mit einer klaren funktionalen Teilung. Patientenzimmer und Haupträume sind zur Parkanlage orientiert, die Nebenräume befinden sich an der Nordseite. Während andere Gebäudeteile später saniert wurden (S. 74–77), ist der originale Westflügel des Spitals den heutigen Ansprüchen an einen Spitalbau nicht mehr gerecht geworden und wurde daher durch einen Neubau an gleicher Stelle ersetzt.

Der viergeschossige Ersatzbau mit Lage zum Park nimmt drei Bettenstationen und ein Therapiegeschoss mit Therapiebad auf. Die ursprüngliche Orientierung der Patientenzimmer nach Süden und der Pflegehilfszone nach Norden hin wurde beibehalten. Alle Zimmer sind großzügig gestaltet und verfügen über einen Balkon und Ausblick zum Garten. Die Länge der Stationskorridore wird durch offene Aufenthaltsbereiche unterteilt, und die Bewegungszonen werden auf diese Weise mit natürlichem Tageslicht versorgt.

Der Grundriss der Zweibettzimmer sieht eine Differenzierung der Bereiche Eingang, individueller Patientenraum, Aufenthaltszone und Außenraum vor. Es wurde eine rechtwinklige Bettenstellung gewählt und beiden Patienten der direkte Blickbezug zum Außenraum ermöglicht. Die beiden Bettenplätze sind gleichwertig, aber nicht gleich. Zwischen den Patienten ist ein erheblicher Abstand, und der bewegliche Vorhang sorgt für Blickschutz voreinander.

Die gemeinsame Sitzecke ist als Erker ausgebildet, der sich mit seiner zweiseitigen Verglasung zum Park hin ausrichtet. Durch den Abstand des Tisches zu den beiden Betten und auch durch den größeren Abstand zwischen den Betten wird die Privatsphäre gewahrt und Platz für Besucher geboten. Die eingeschobene Veranda bildet zusätzlich einen geschützten Aufenthaltsraum im Freien, und ein lichtdurchlässiger Glasstreifen, der von Boden bis zur Decke reicht, versorgt schließlich auch das innenliegende Patientenbad mit natürlichem Licht.

Der Blick in den Park, in die Natur, sowie die gute Versorgung der Zimmer mit Tageslicht tragen ebenso wie die Ausstattung zur Atmosphäre im Zimmer bei. Der dunkle Farbton des Parkettbodens, Vorhänge unterschiedlicher Lichtdurchlässigkeit, gepolsterte Stühle und eine indirekte Beleuchtung schaffen Behaglichkeit, die durch das sorgfältig abgestimmte Farbschema und die Auswahl hochwertiger Bettwäsche zusätzlich ergänzt wird.

Bei der Materialwahl im Neubau und in den Umbauteilen wurde auf Kohärenz und auf den harmonischen Bezug zu den Originalmaterialien des Bestands geachtet. Die Wahl wertiger Materialien lassen Zimmer wie auch Stationsflure edel und warm wirken und spiegeln den eleganten Charakter der gesamten Spitalanlage im Park wider.

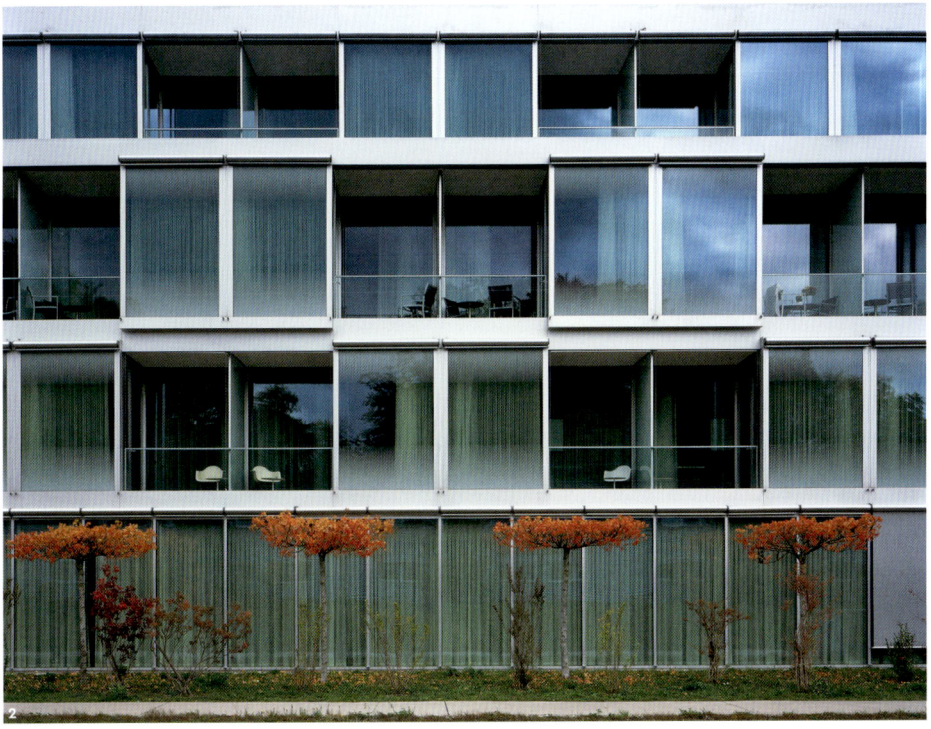
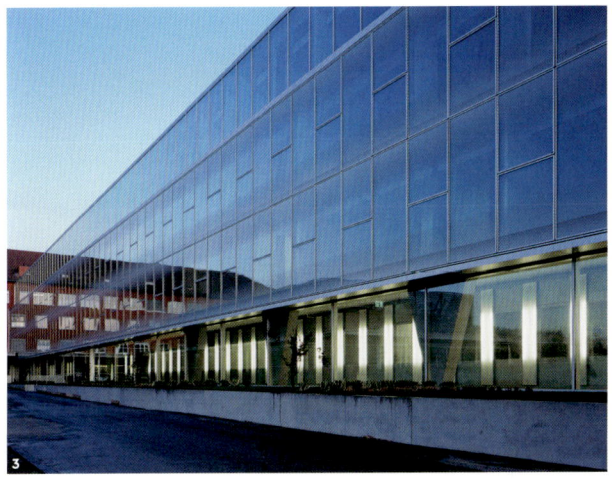
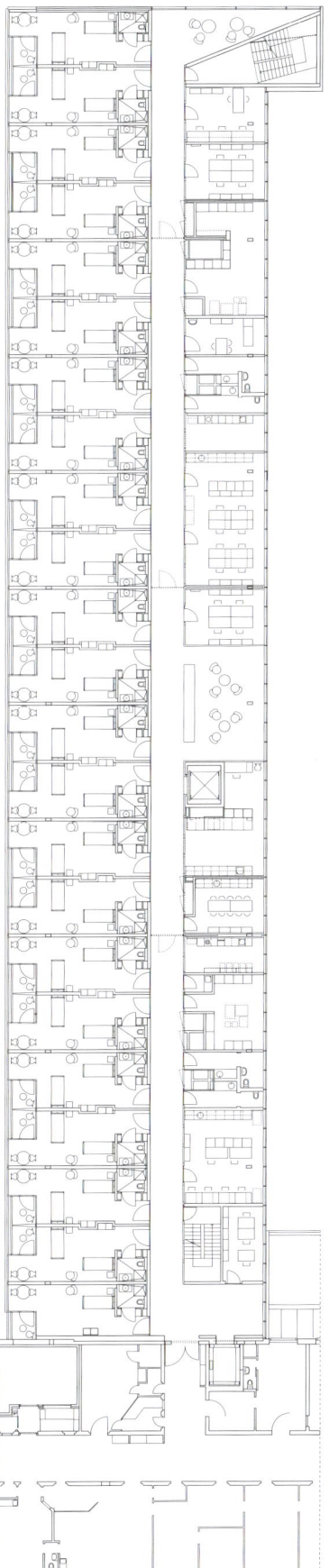

1 Lageplan 1:20.000
2 Blick von außen auf die Patientenzimmer
3 Ansicht von Norden
4 Geschossplan 1:500

Beispiele

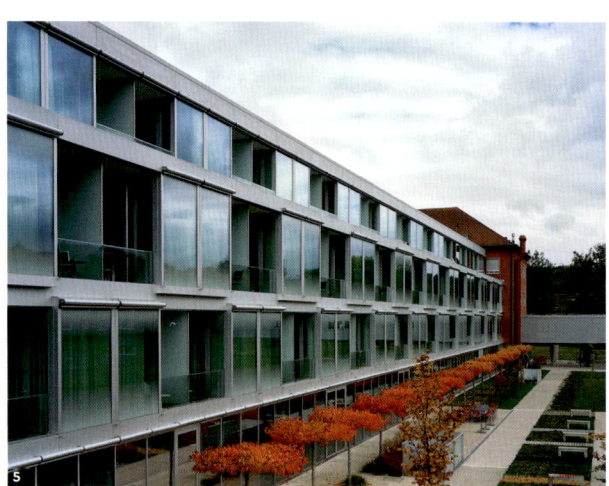
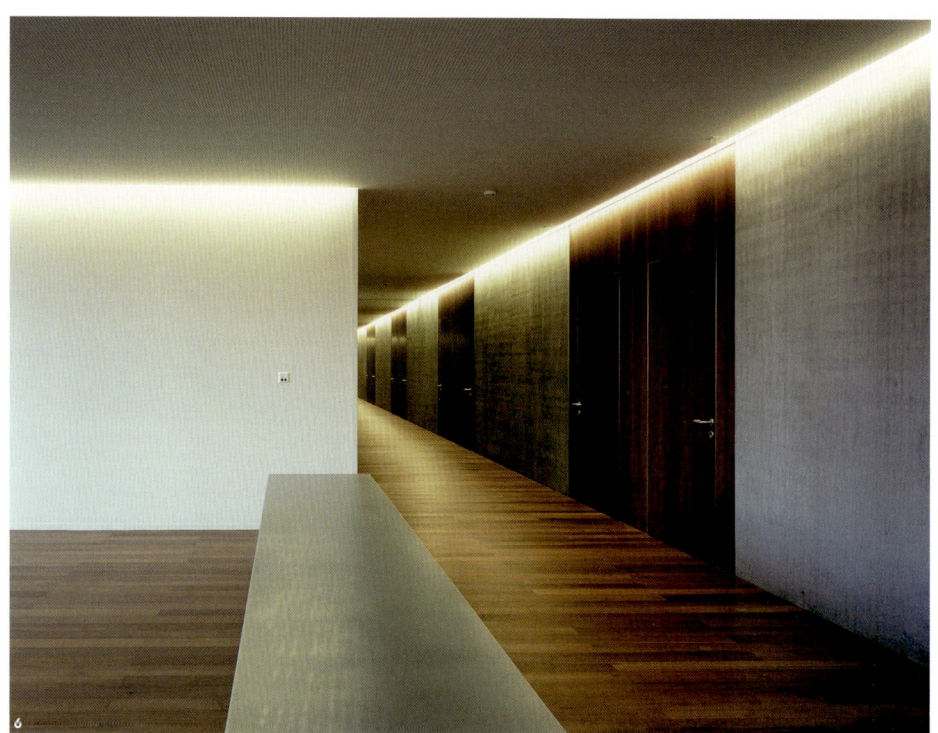
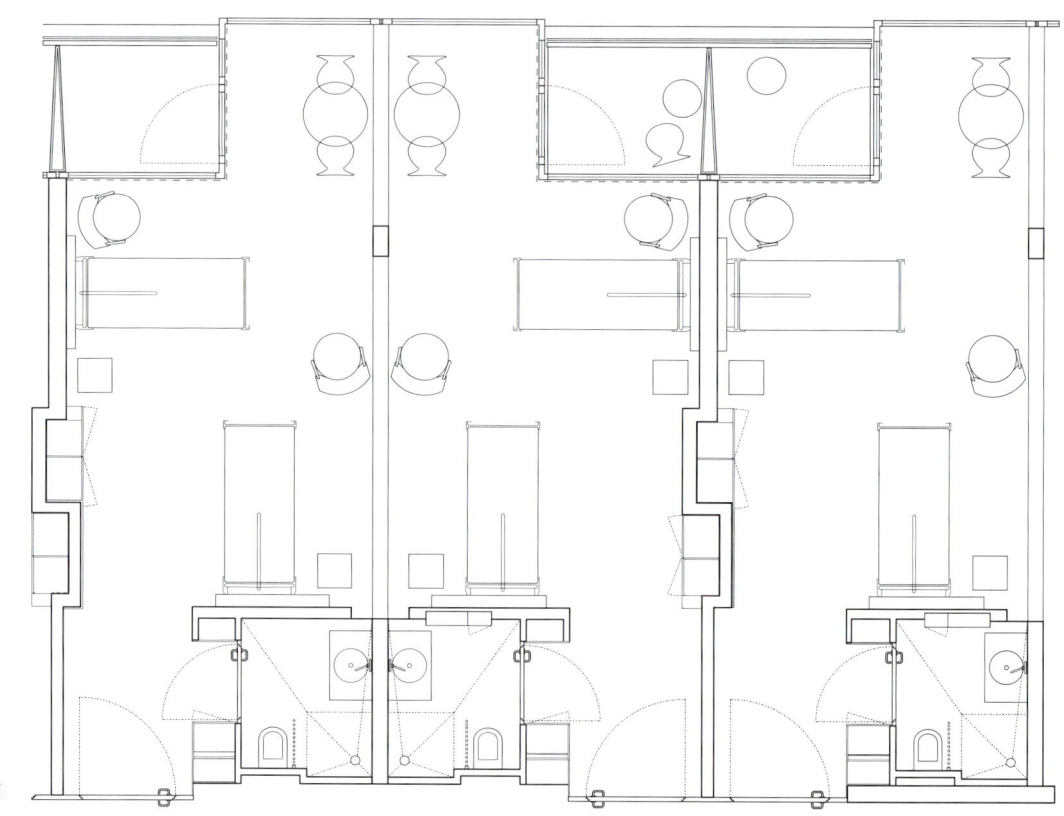

72 Typologie

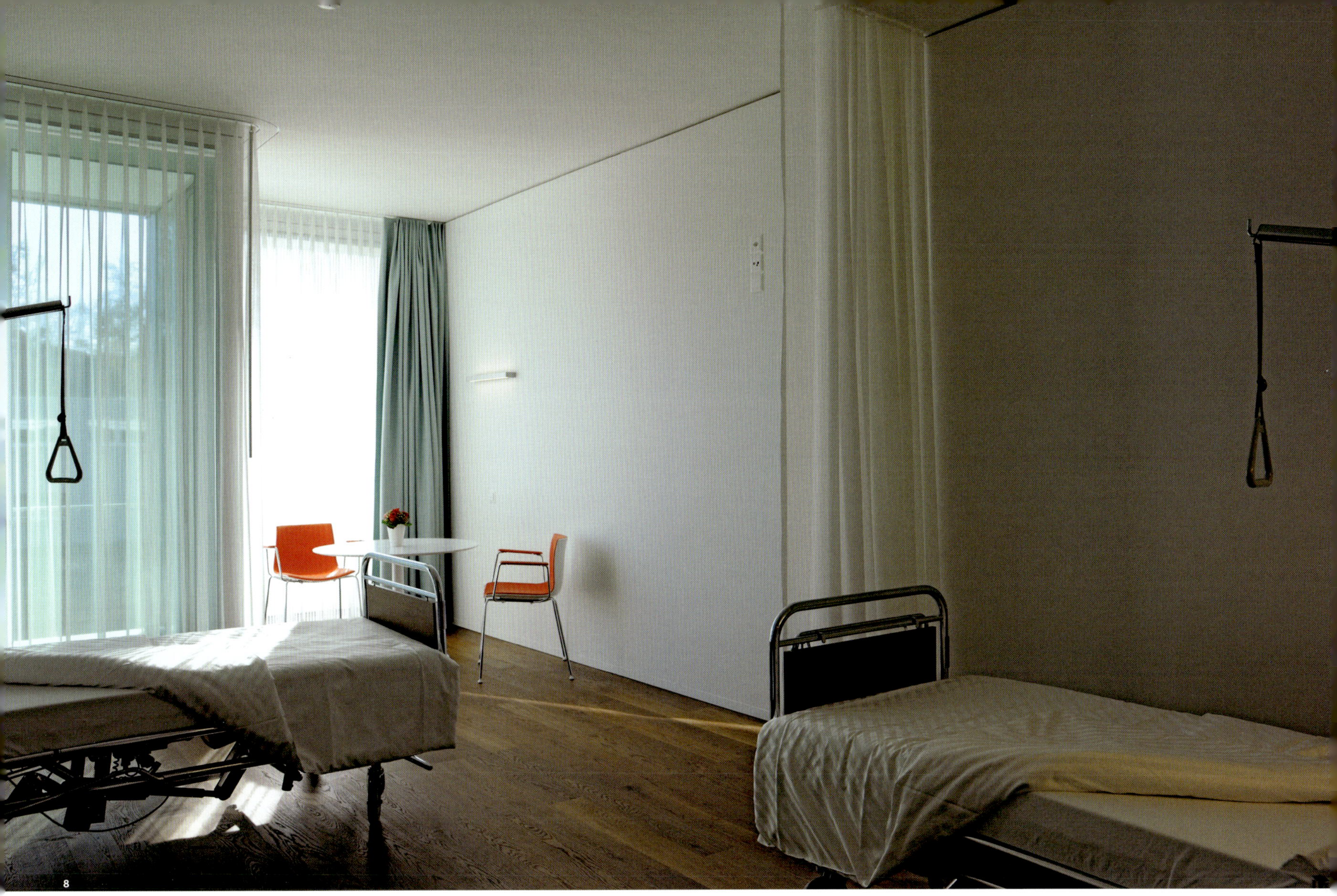

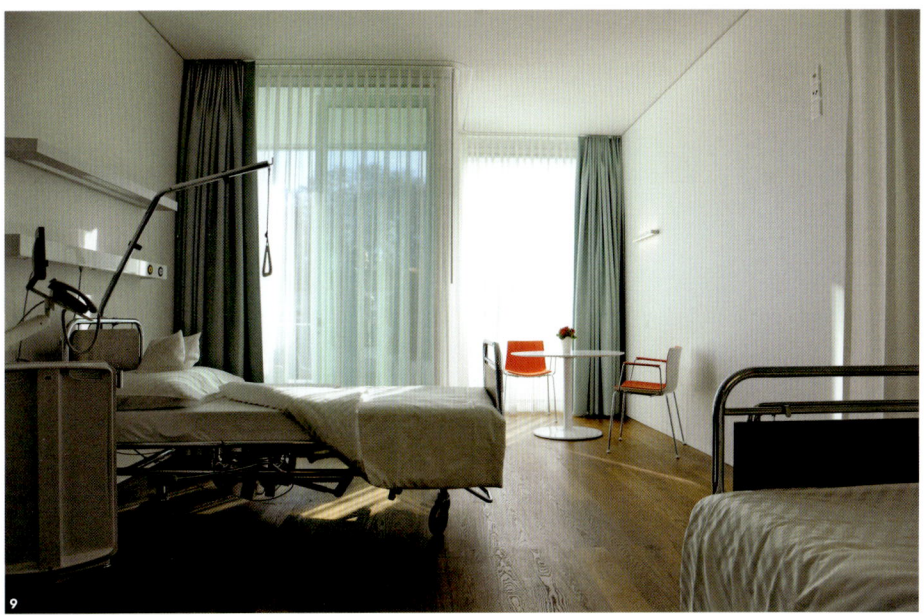

5 Ansicht von Süden
6 Zimmereingänge vom Stationsflur
7 Zimmerplan 1:100
8 Patientenzimmer mit Vorhang zum Blickschutz
9 Patientenzimmer mit Sitzbereich

Spital Zollikerberg

Spital Zollikerberg

Sanierung Ostflügel

Die Patientenzimmer nach Sanierung des Ostflügels am Spital Zollikerberg beweisen, dass Bestand und notwendige Erneuerungen durchaus koexistieren können. Die neuen Einbauten beherbergen alle notwendigen Funktionen und Ablageflächen im Patientenzimmer, und ihre satten Farben bilden einen erfrischenden Farbkontrast zum hellen Bestand. Gleichsam nehmen sie sich durch das integrative Design gegenüber der Formensprache des Bestands zurück und lassen Raum um den Bettplatz und für ungehinderte Bewegungsfläche.

Architekten
Metron Architektur AG, Brugg

Auftraggeber
Stiftung Diakoniewerk Neumünster – Schweizerische Pflegerinnenschule, Zollikerberg

Ort
Zollikerberg, Schweiz

Fertigstellung
2015

Anzahl Betten pro Geschoss
36

Nettofläche Einbettzimmer
14,1 m² + 3,1 m² Nasszelle

Nettofläche Zweibettzimmer
33 m² + 4 m² Nasszelle

Mit der Sanierung des Ostflügels nutzte das 1933 errichtete Spital Zollikerberg in Zollikon bei Zürich die Chance, seinen Patienten Einbettzimmer für alle Versicherungsklassen anzubieten. Die hohe Qualität des Bestandsbaus erlaubte es, mit moderaten, gezielten Eingriffen einen effizienten Betrieb nach heutigen Maßstäben zu gewährleisten. Die Fassade des Baus blieb unverändert.

Das handwerklich gefertigte, raumhohe Schrankmöbel, das den Patientenraum von der Nasszelle trennt, dominiert die Gestaltung in den neuen Patientenzimmern. Der beauftragte Schreiner fand indessen Möglichkeiten, auf Abweichungen im Bestand zu reagieren: Durch serielle Fertigung der einzelnen Module, raffinierte Details und Optimierung auf den Millimeter genau konnten die Möbel für die rund 90 Zimmer kostengünstig erstellt werden. Dies erforderte eine intensive Zusammenarbeit zwischen Architekt und Schreiner sowie Schreiner und Fachplaner.

Je nach Abteilung in Rot, Orange oder zartem Grün gehalten, nehmen die Schreinermöbel die technischen Leitungen und die Haustechnik auf und dienen sowohl dem Zimmer als auch der Nasszelle als Schrank und Ablage. Ihre Schleiflackoberfläche und homogene Gestaltung ermöglichen zudem eine gute Abwischbarkeit bei der Reinigung. Der Desinfektionsmittelspender ist hier ebenfalls in einer Nische und gut sichtbar in Patientennähe angebracht.

Trotz geringer Größe der Einzelzimmer bieten die hellen Räume eine hohe Aufenthaltsqualität. Die leichte Schrägstellung des Bettes ermöglicht die Orientierung zum Fenster und den direkten Ausblick in den weitläufigen, ruhigen Park. Neben den Einzelzimmern sind auch jeweils geräumige Zweibettzimmer auf den Geschossen untergebracht, die teilweise als Mutter-Kind-Zimmer dienen.

Durch das integrative und funktionale Raummöbel wird trotz knapper Raumproportionen ein angenehmer Radius für die Bewegung im Rollstuhl und Bewegungsfreiheit für die Pflegenden geschaffen. Auch bei sichtbarer Bestandsstruktur entsteht so ein aufgeräumter Gesamteindruck, der auf dem Stationsflur fortgeführt wird.

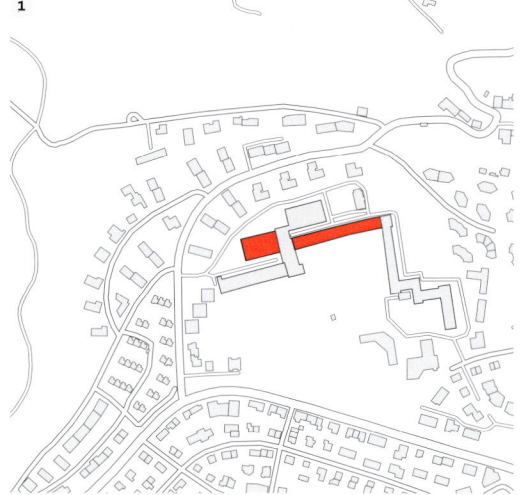

1 Lageplan 1:20.000
2 Blick auf den Ostflügel
3 Geschossplan 1:750

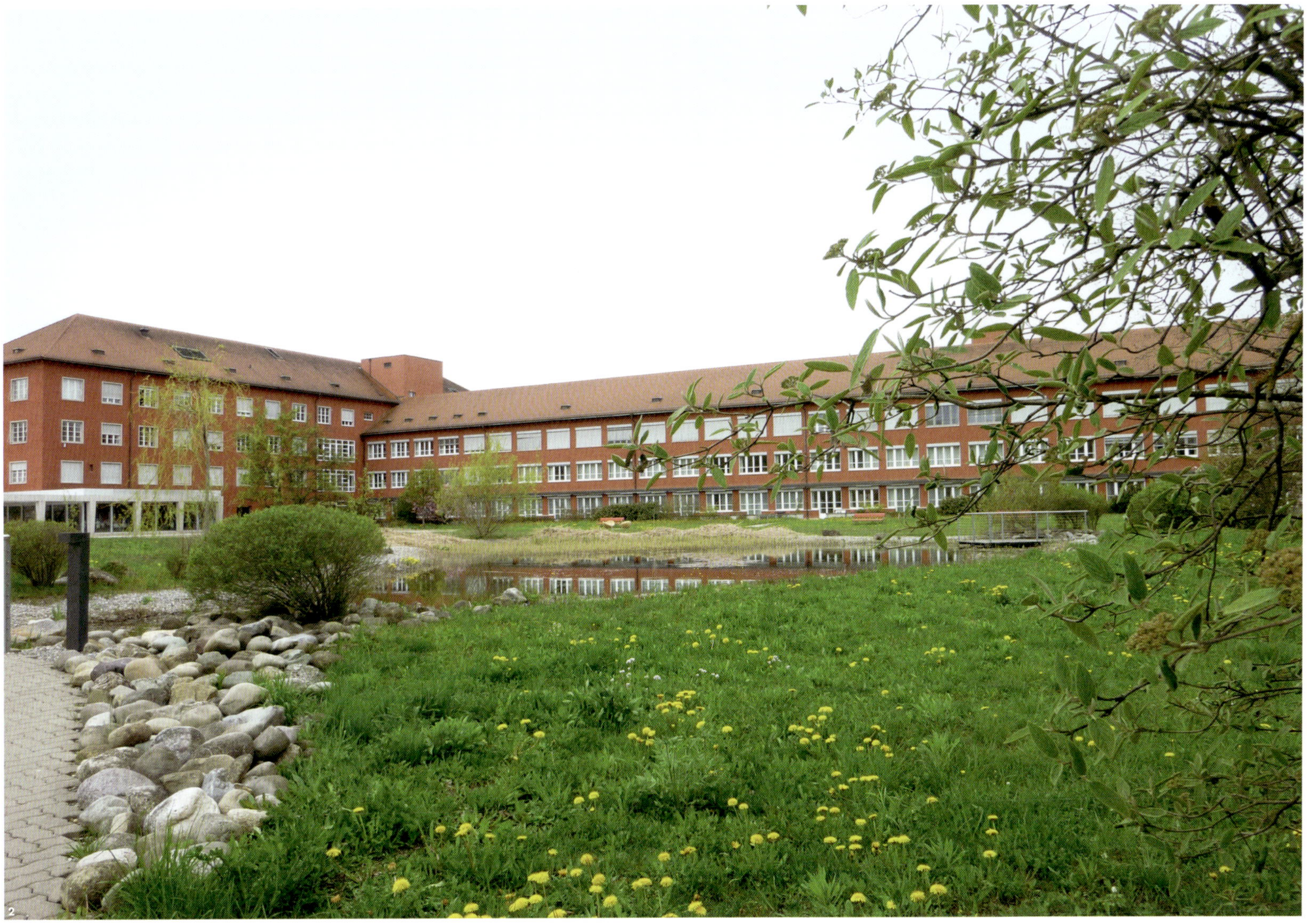

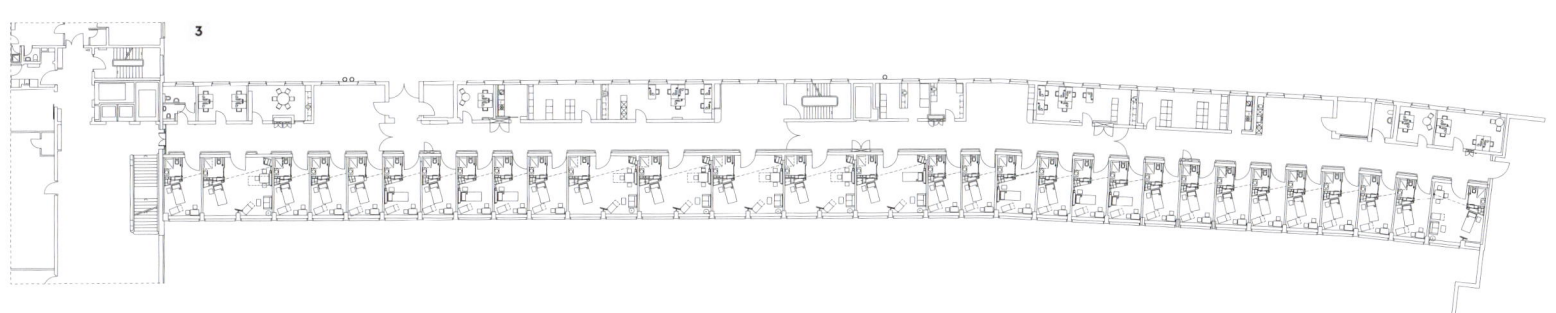

75 Beispiele

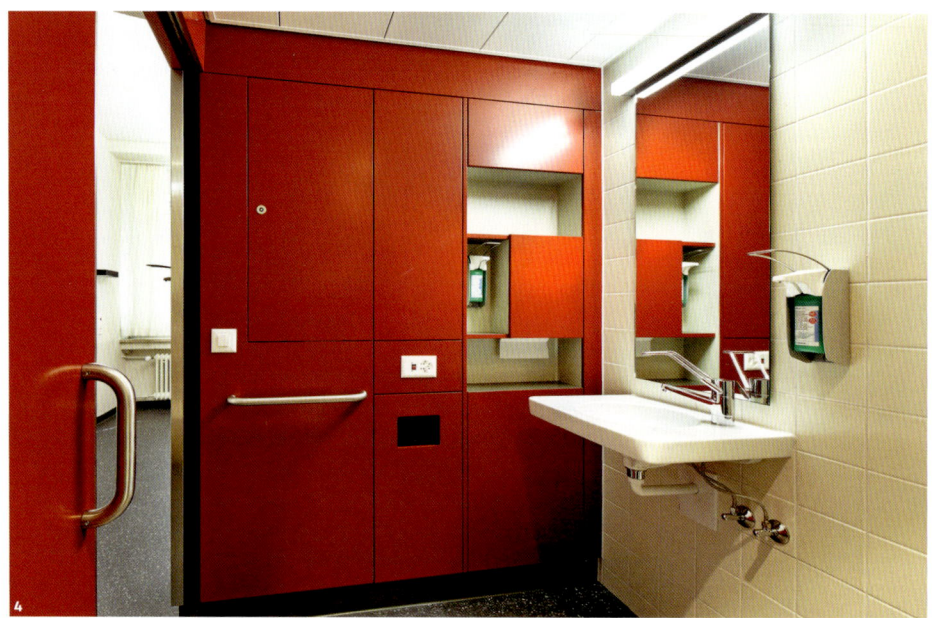
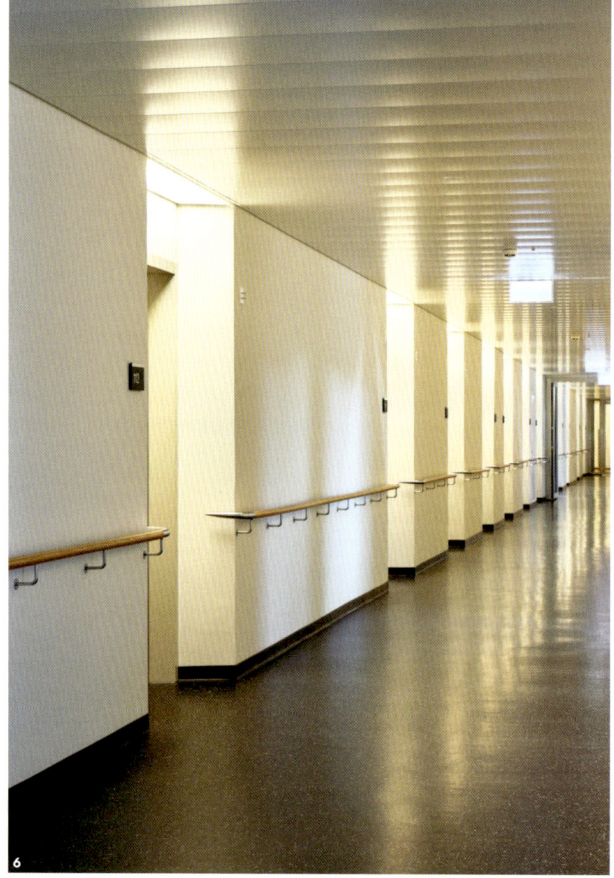
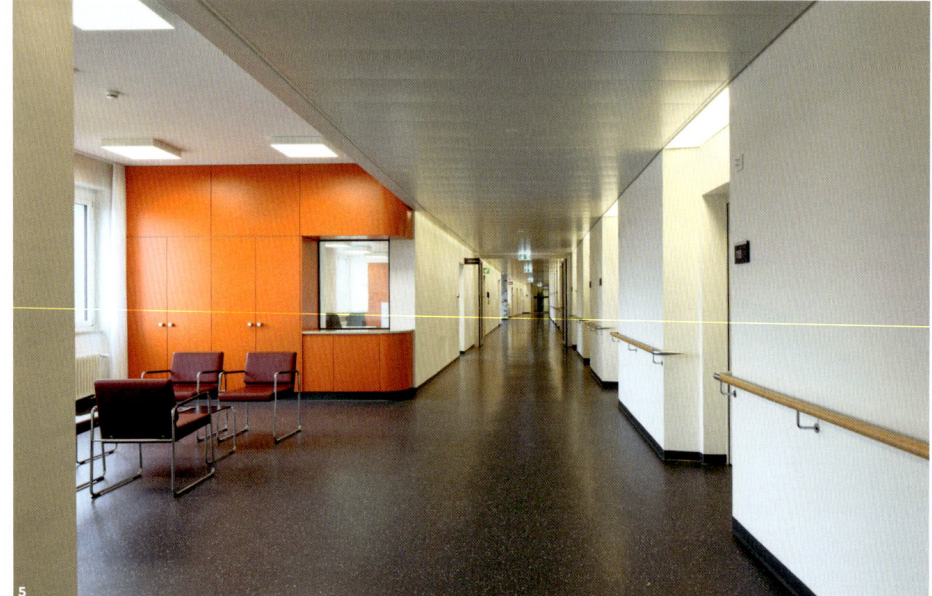
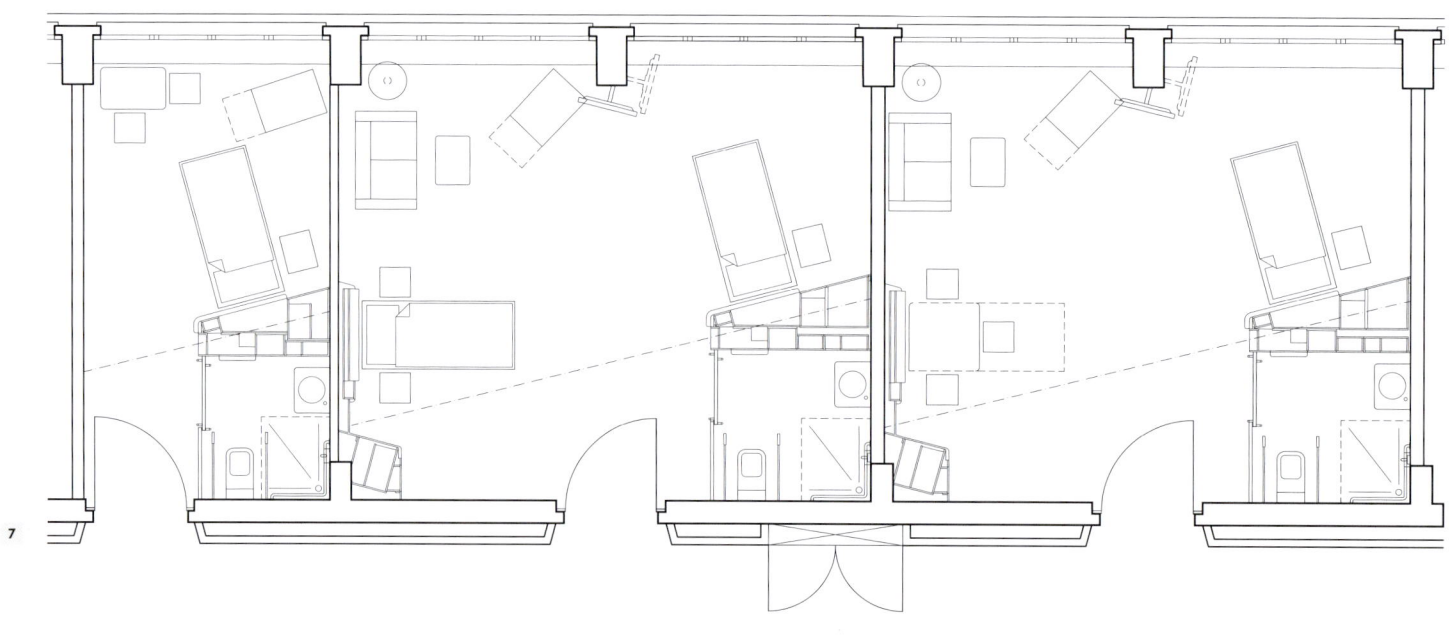

76 Typologie

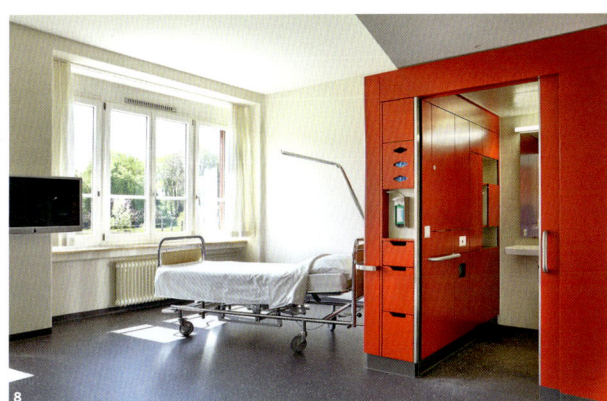

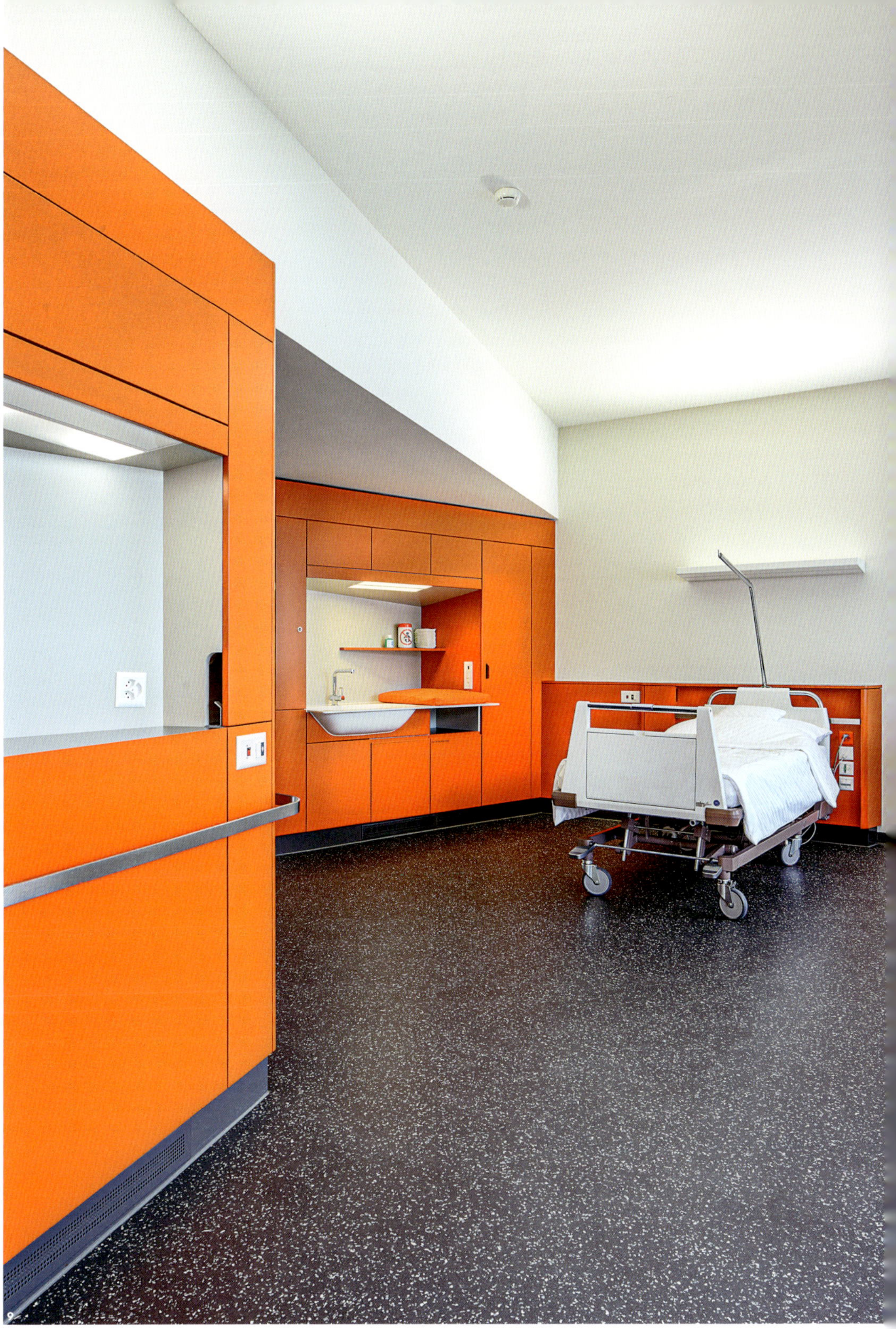

4 Patientenbad
5 Stationsflur mit Stützpunkt
6 Eingänge Patientenzimmer
7 Zimmerplan 1:100
8 Patientenzimmer mit Schrankmöbel zur Abtrennung von der Nasszelle
9 Patientenzimmer auf der Mutter-Kind-Station

Spital Zollikerberg

Hvidovre Hospital

Umbau der Bettenstationen

Im Zuge einer Modernisierung sollten Vierbettzimmer am Hvidovre Hospital zu Zweibettzimmern werden. Die Planer sind aber noch einen Schritt weiter gegangen und entwickelten einen flexiblen und funktionalen Zimmertyp, der sowohl bei Einzel- als auch bei Doppelbelegung funktioniert. In Anbetracht der Bedarfsprognosen für stationäre Belegungen zeichnet sich ein Trend hin zu Einzelzimmern ab, aber auch auf Szenarien mit hohen Belegungsraten sollte ein Krankenhaus vorbereitet sein. In diesem Fall ist man für beide Situationen bestens gewappnet.

Architekten
C. F. Møller Architects

Auftraggeber
Regionhovedstaden v. Amager og Hvidovre Hospitaler

Ort
Hvidovre, Dänemark

Fertigstellung
2016

Anzahl Betten pro Geschoss
55

Nettofläche Zweibettzimmer
24 m² + 4,3 m² Nasszelle

Das Hvidovre Hospital bei Kopenhagen ist eines der größten Krankenhäuser Dänemarks, mit über 40.000 Patienten jährlich. 1976 eröffnet, stand es für eine Abkehr vom Bettenhochhaus – seine vier Hauptgebäude sind lediglich dreigeschossig.

Im Rahmen eines Umbaus von Pflegestationen wurden C. F. Møller Architects beauftragt, Patientenzimmer innerhalb einer Bestandsstruktur zu erneuern. Die Patientenzimmer sollten auf verschiedene Art und Weise nutzerfreundlicher werden.

Eine wesentliche Aufgabe bestand auch darin, die vorhandenen Vierbettzimmer in Einzel- bzw. Zweibettzimmer umzubauen. Der neue flexible Zimmertypus ist als Einzelzimmer konzipiert, in dem auch Angehörige über Nacht bleiben können. Eine Schlaf- und Sitzbank befindet sich hierfür in unmittelbarer Nähe des Patienten und kann bei Bedarf ein- und ausgeklappt werden. Zusätzlich bietet jedes Zimmer Versorgungsanschlüsse für die Aufnahme eines zweiten Patienten. Auf diese Weise kann das Hvidovre Hospital auf einen möglichen erhöhten Bedarf im Falle von steigenden Patientenzahlen reagieren.

Gestaltgebend für alle Zimmer ist die im Bestand verankerte Anordnung der Nasszellen entlang der Fassade. Diese hat den Vorteil, dass eine gute Sichtbarkeit auf die Bettplätze vom Eingangsbereich gegeben ist. Zusätzliche Sichtfenster neben dem Zimmereingang sorgen dafür, dass der Gesundheitszustand des Patienten auch vom Flur aus überwacht werden kann. Ist stattdessen mehr Privatsphäre gewünscht, wird das Glas mit einem Knopfdruck opak, also blickundurchlässig. Zwischen zwei Patienten kann ein ausziehbarer Paravent für den erforderlichen Blickschutz sorgen.

Am Eingang zum Zimmer befindet sich zudem eine Versorgungsstation mit Waschbecken und Handschuhspender, wo auch Hilfsmittel für die Patientenversorgung untergebracht werden können. Das Deckenliftsystem ermöglicht den Patiententransport unter Entlastung des Pflegepersonals.

Die Nasszellen konnten im Zuge des Umbaus ebenfalls optimiert und barrierefrei ausgestattet werden. Zusätzliche Haltegriffe entlang des oval geformten Waschtischs sorgen für einen besseren Halt und unterstützen gemeinsam mit höhenverstellbaren WCs die eigenständige Fortbewegung von älteren oder mobilitätseingeschränkten Patienten.

Die Verwendung von Holzoberflächen und Holzdekor für Wände und Boden wirkt wohnlich, wozu auch die dunkel gepolsterte Sitzbank im Fensterbereich beiträgt.

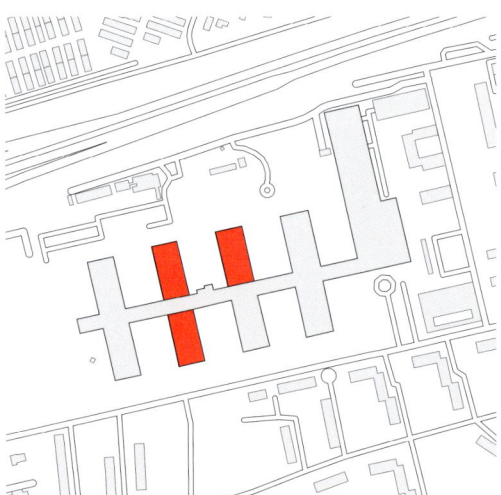

1 Lageplan 1:20.000
2 Blick von außen auf die Patiententerrasse
3 Stationsstützpunkt mit Blick auf den Korridor entlang der Bettenzimmer
4 Geschossplan 1:500

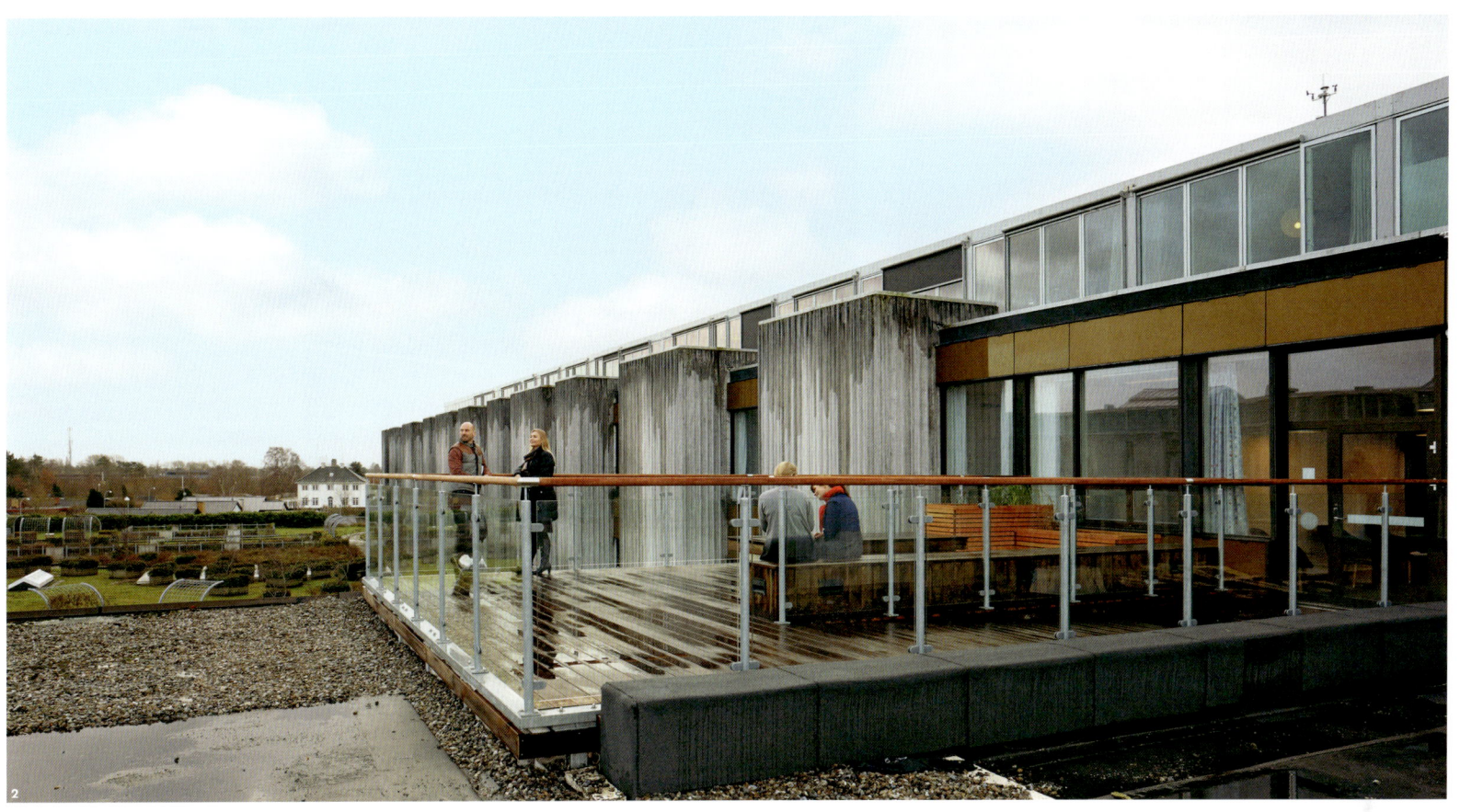
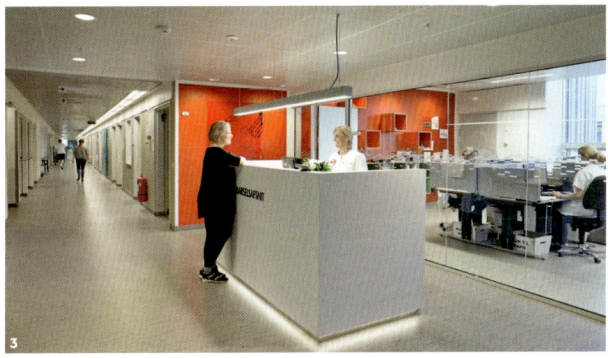
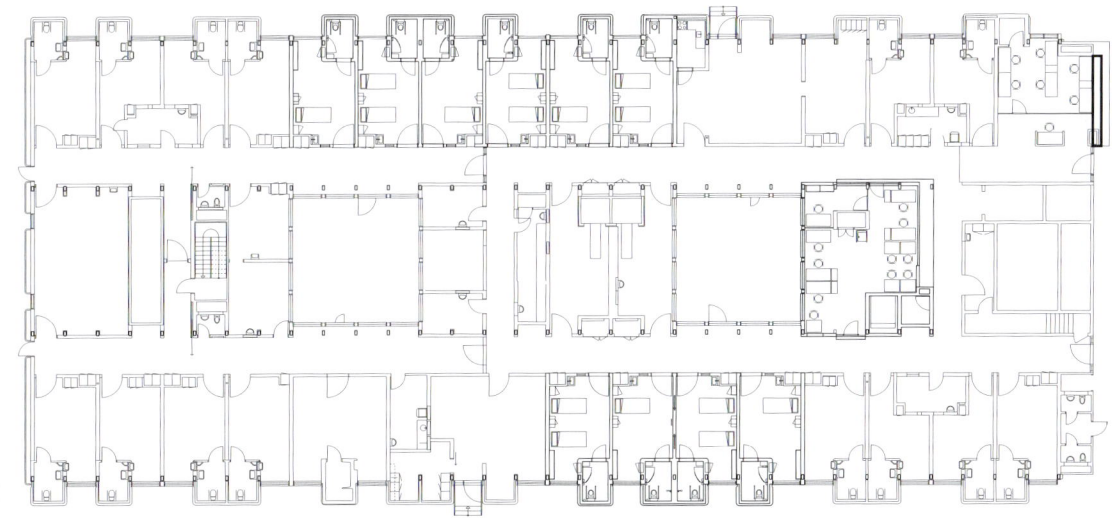

79   Beispiele

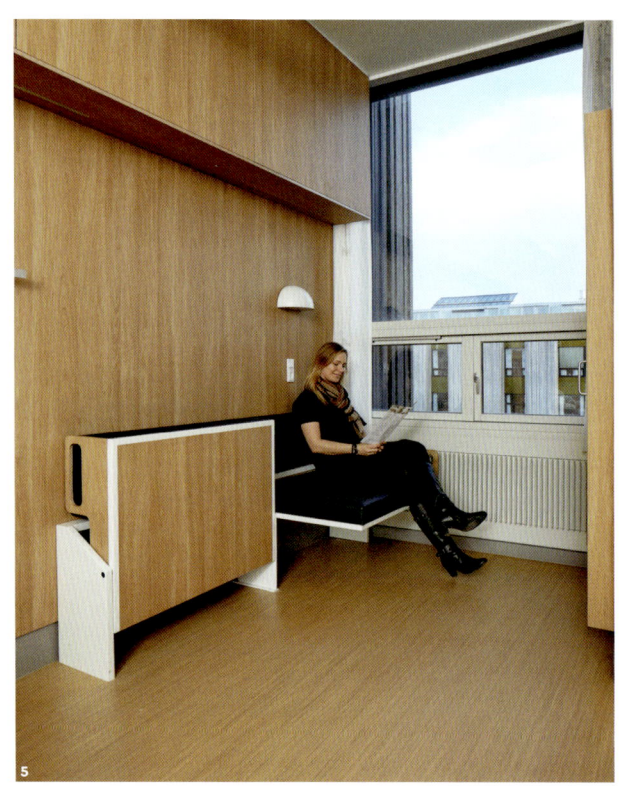
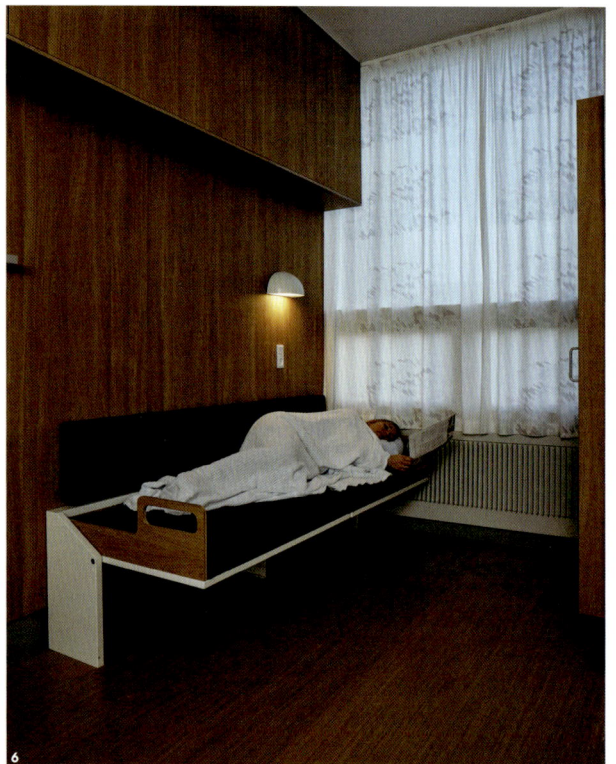
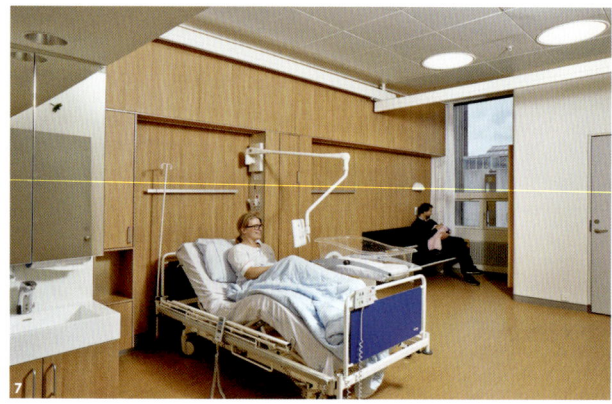
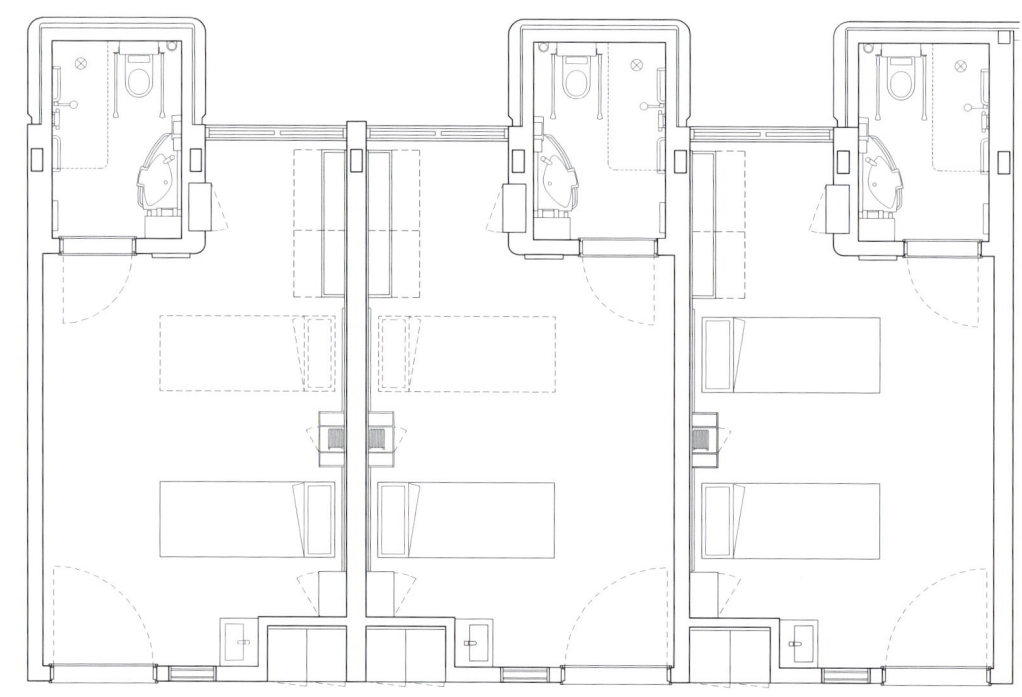

80 Typologie

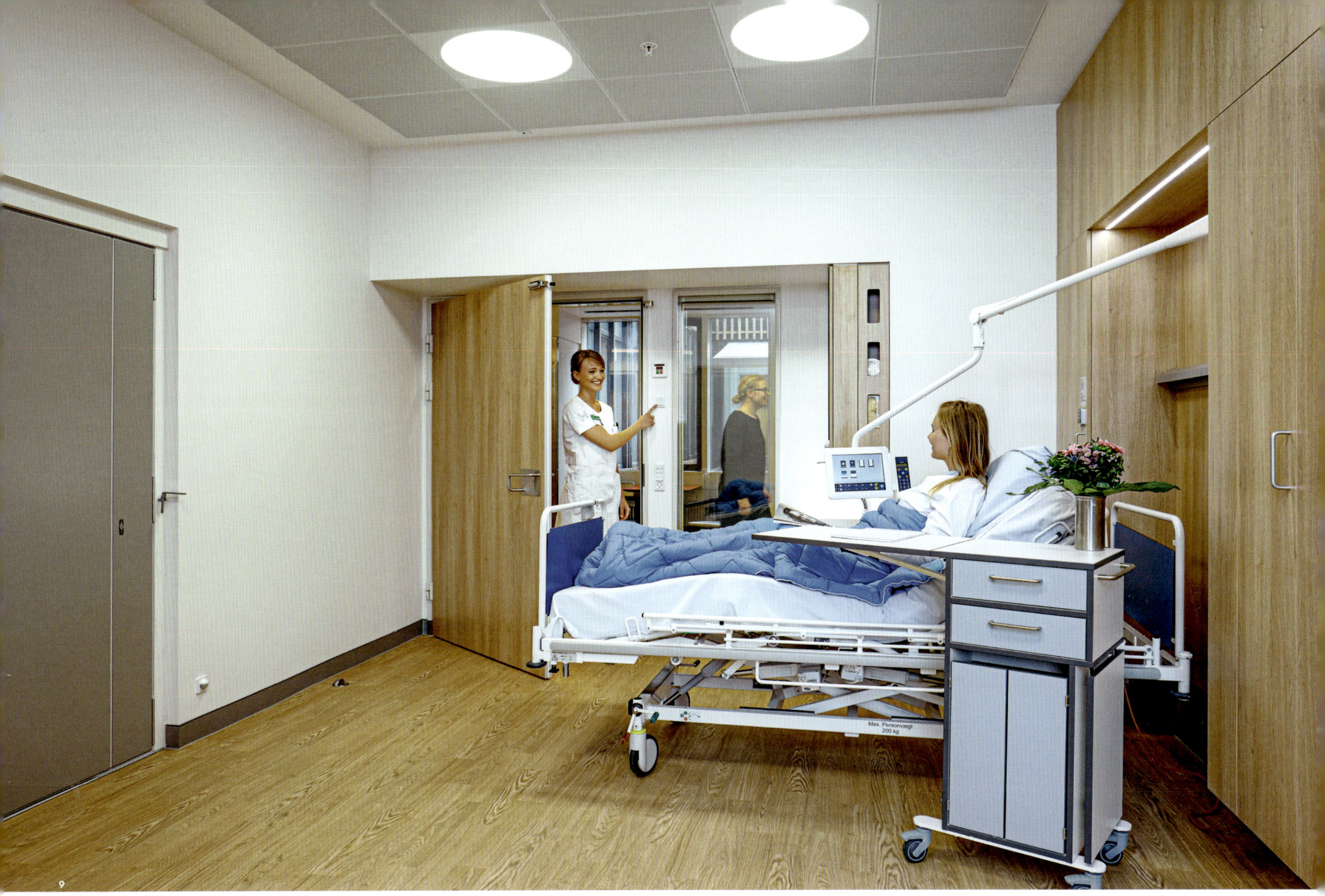

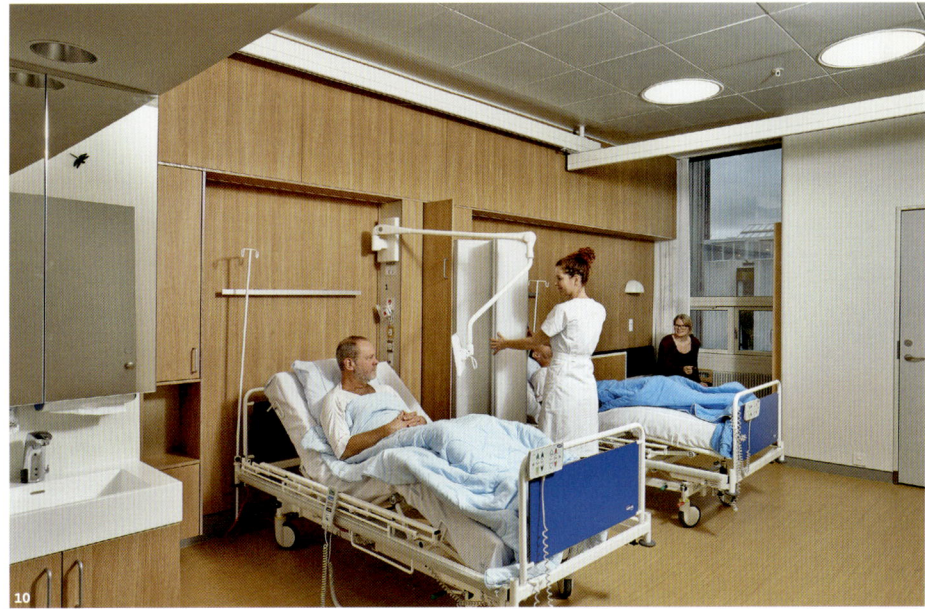

5 Gepolsterter Sitzbereich am Fenster
6 Klappmöbel als Liegefläche für Gäste
7 Einzelbelegung für Mutter und Kind
8 Zimmerplan 1:100
9 Blick auf den Eingangsbereich mit Sichtfenster zum Flur
10 Patientenzimmer bei Doppelbelegung

Kreiskrankenhaus Lauf

Neubau mit Bettenhaus und Intensivstation

Anstatt einer Erweiterung mit budgetfreundlichen Standardzimmern mit einem Patientenbad pro Zimmer entschieden sich die Planer beim Krankenhaus Lauf für eine Neuauflage der bewährten Originalstruktur der Patientenzimmer mit zwei Nasszellen. Was sich in der Vergangenheit bewährt hat und nun einen Komfortgewinn für die Patienten im Zweibettzimmer bedeutet, könnte auch in Hinblick auf das Thema Hygiene zukunftsweisend sein.

Architekten
ATP HAID architekten ingenieure (integrale Planung; Urheber: Prof. Hans Peter Haid)

Auftraggeber
Krankenhäuser Nürnberger Land GmbH

Ort
Lauf an der Pegnitz, Deutschland

Fertigstellung
2017

Anzahl Betten pro Geschoss
92

Nettofläche Zweibettzimmer
20,5 m² + 1,87 m² Nasszelle

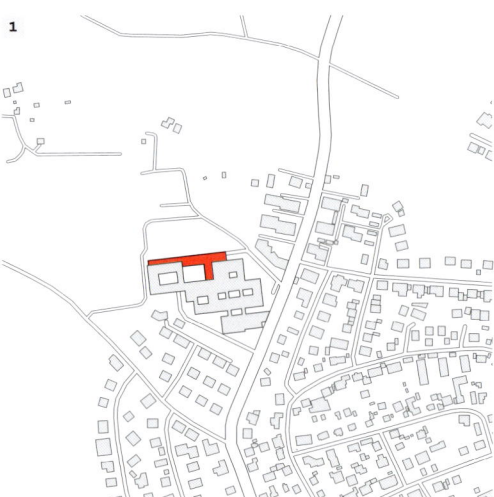

Das Kreiskrankenhaus Lauf entstand in den 1960er und 1970er Jahren und wurde seither mehrfach erweitert und umgebaut. Die Entwicklung der Prognosedaten nach betriebswirtschaftlichen Überlegungen erforderte eine längerfristig orientierte Planung.

Das ursprüngliche Gestaltungskonzept des Kreiskrankenhauses wies eine tragfähige Typologie auf. Die funktionale Ur-Struktur ist gekennzeichnet durch eine von Westen nach Osten verlaufende Magistrale und einen nach Süden gerichteten Bettenhausriegel. Durch die Struktur eines „Breitfußes" bot das Kreiskrankenhaus eine Vielzahl an Qualitäten, auf die die Erweiterung zurückgreifen konnte.

Der bearbeitete Bauabschnitt umfasste neben Ergänzungen und Optimierungen auch die bauliche Erweiterung durch zwei Normalpflegestationen mit je 32 Betten und eine um drei Betten ausgebaute Intensivpflege. Der neue dreigeschossige Bettenhausbau wurde an der Rückseite im nördlichen Teil des Krankenhauses in kompakter Bauweise realisiert, und der westliche Patiobau wurde erweitert. Der Neubau verfügt im 1. und 2. Obergeschoss über zwei Bettenstationen, darüber befindet sich die Verwaltung. Den engen Austausch mit dem Bestand gewährleistet ein Verbindungsbau. Die Pflegestationen in den Obergeschossen werden durch eine Ringerschließung mit dem alten Bettenhaus gekoppelt. Dadurch können mehrere Pflegestationen auf einer Ebene flexibel organisiert werden.

Für einen einheitlichen Zimmerstandard übernahm das Planungsteam die Grundrisse des bestehenden Patiobaus und adaptierte diese durch zeitgemäße Standards. Dort hatte das Krankenhaus Lauf bislang gute Erfahrungen mit zwei Nasszellen pro Zimmer gemacht. Aus diesem Grund wurde dies auch im neuen Bettenhaus fortgeführt, sodass sich im Zweibettzimmer rechts und links des Eingangs die Patiententoiletten jeweils pro Patient befinden. Auf den Stationsfluren gibt es allgemein zugängliche Stationsduschen für alle Patienten. Es wurde sozusagen in Bezug auf den Standard auf eine Dusche pro Zimmer verzichtet zugunsten einer eigenen Nasszelle (Toilette mit Waschtisch) für jeden Patienten. Selbige Zimmerstruktur findet auch für die Einzelzimmer ihren Einsatz, in denen die zweite Zelle einen Duschraum aufnimmt. Hinsichtlich der Sicherheit und hygienischer Standards wurden alle Nasszellen mit trittsicheren Fliesen und zusätzlichen Haltegriffen ausgestattet.

Die Patientenzimmer orientieren sich zum Landschaftsraum und profitieren von den großzügigen Fensterflächen, die den Bestand zum Vorbild nehmen. Umlaufend in Holz verkleidet wird der Ausblick gerahmt und ein zusätzlicher Sitzplatz auf der Fensterbank angeboten. Auch für die Rückwand mit integriertem Patientenschrank hinter den Betten kommt Holz als wohnliches Element zum Einsatz. Diese Laibungsverkleidung ist eine Spanplatte mit HPL-Beschichtung und daher leicht abwischbar.

Das Gestaltungskonzept verzichtet auf „kalte", metallische Materialien, stattdessen wurden im Zusammenspiel mit den Holzoberflächen erdige Farbakzente in Gelb und Orange durch Vorhänge, Bezugsstoffe und farbige Wandflächen und Badfliesen gesetzt. Starke Kontraste mit Dunkelgrau auf weißen Flächen dienen als räumliche Markierungen und erleichtern die Orientierung auf den Zimmern und den Stationsfluren.

1 Lageplan 1:20.000
2 Innenhof mit Blick auf den Übergang vom Neubau zum Bestand
3 Blick auf die Fassade der Bettenstationen
4 Geschossplan 1:750

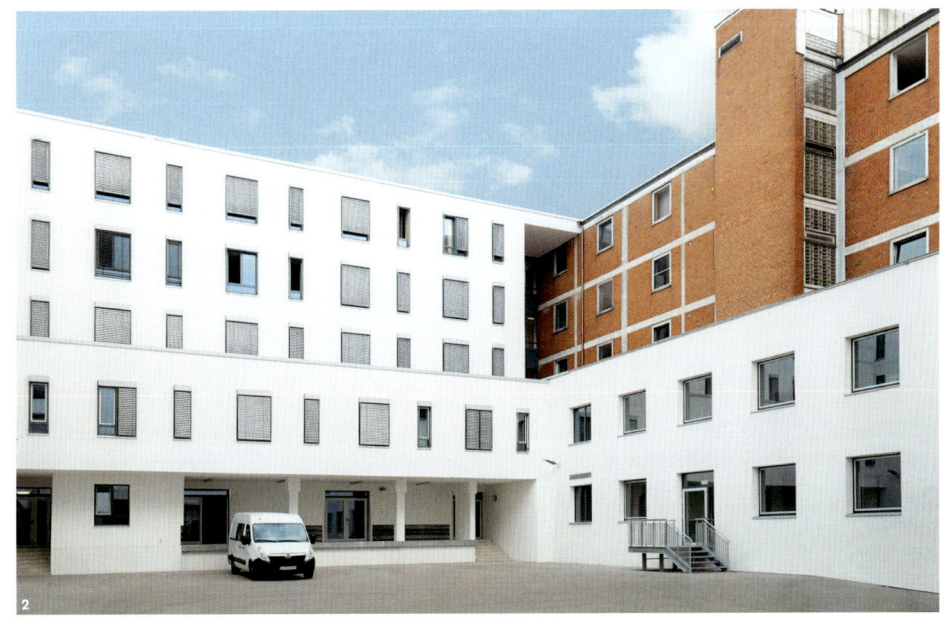
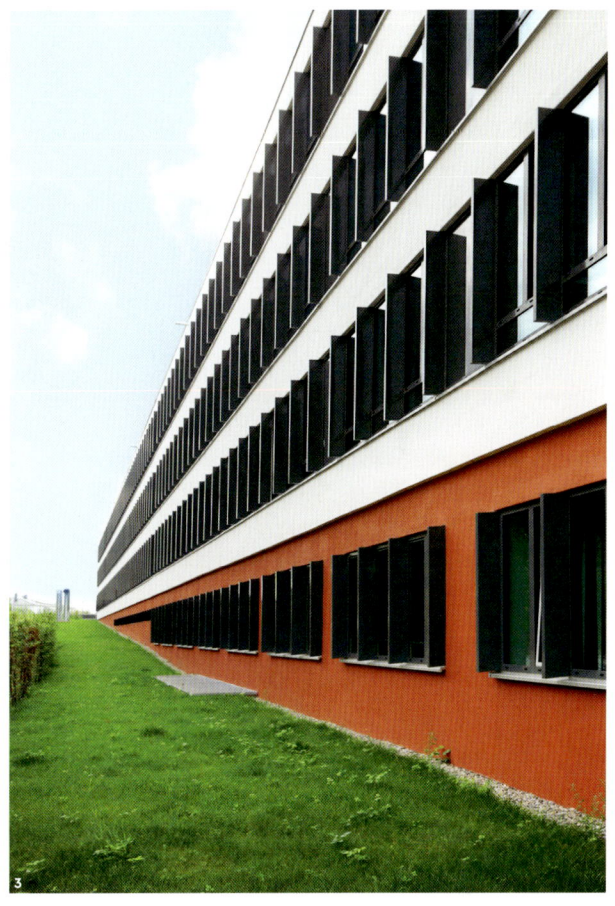
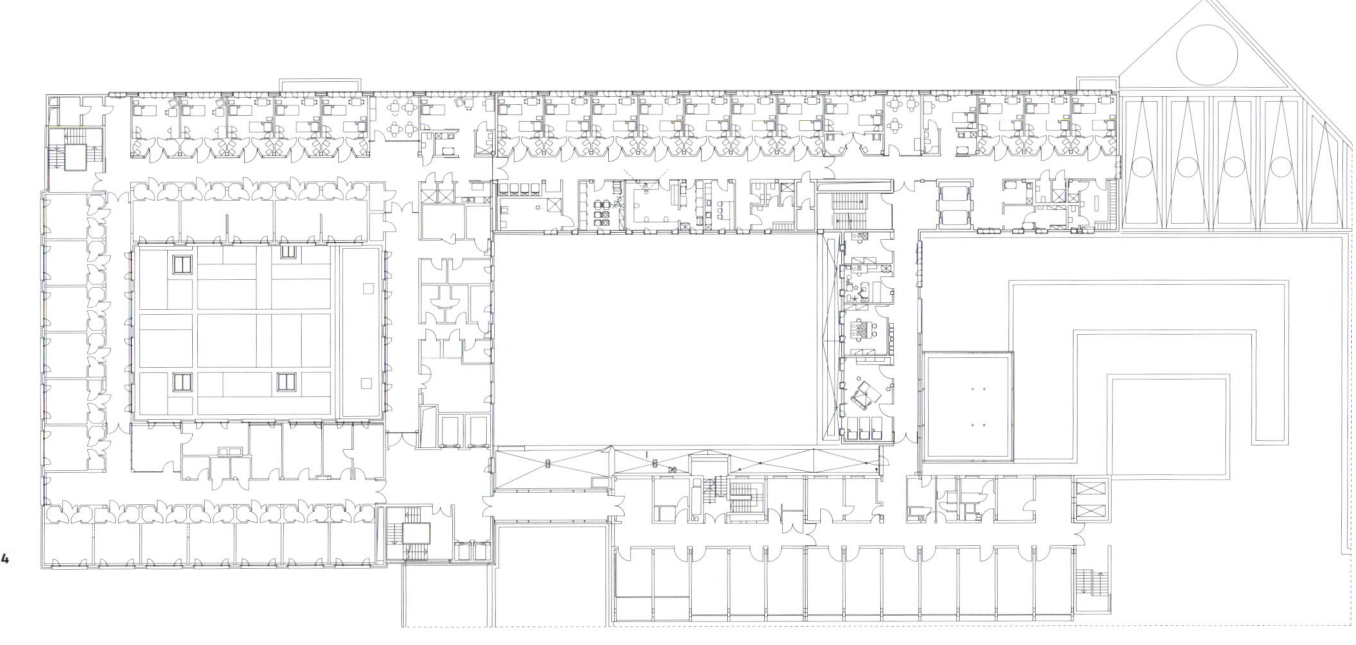

83 Beispiele

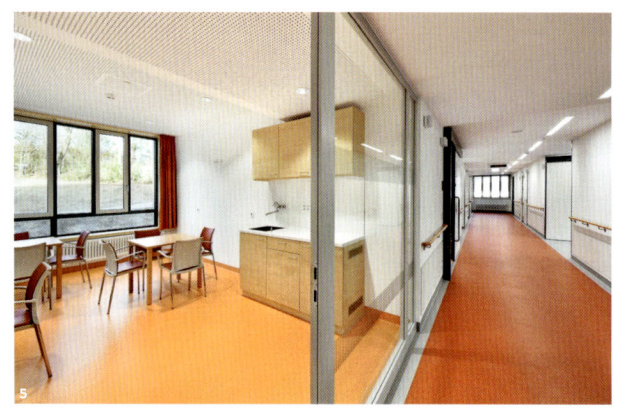
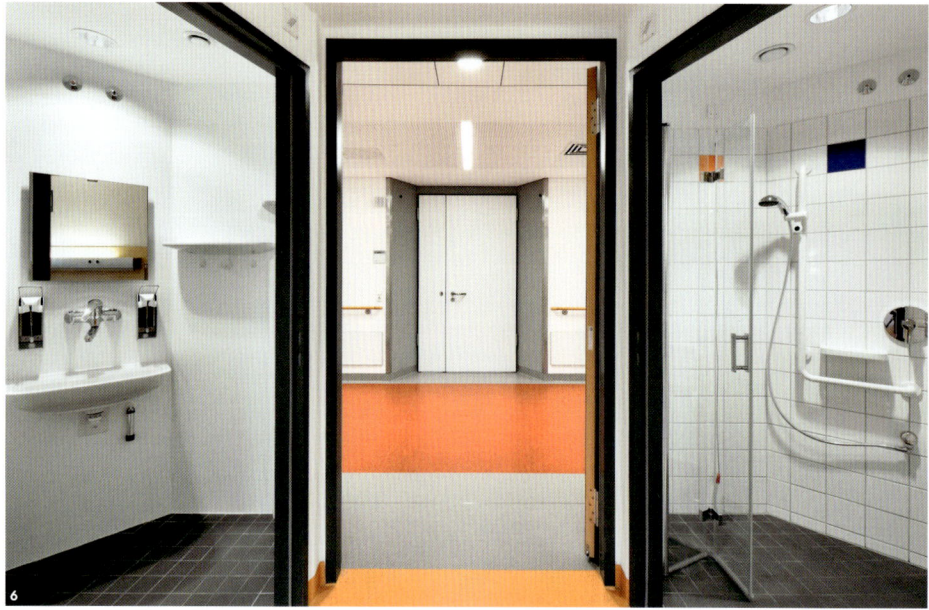
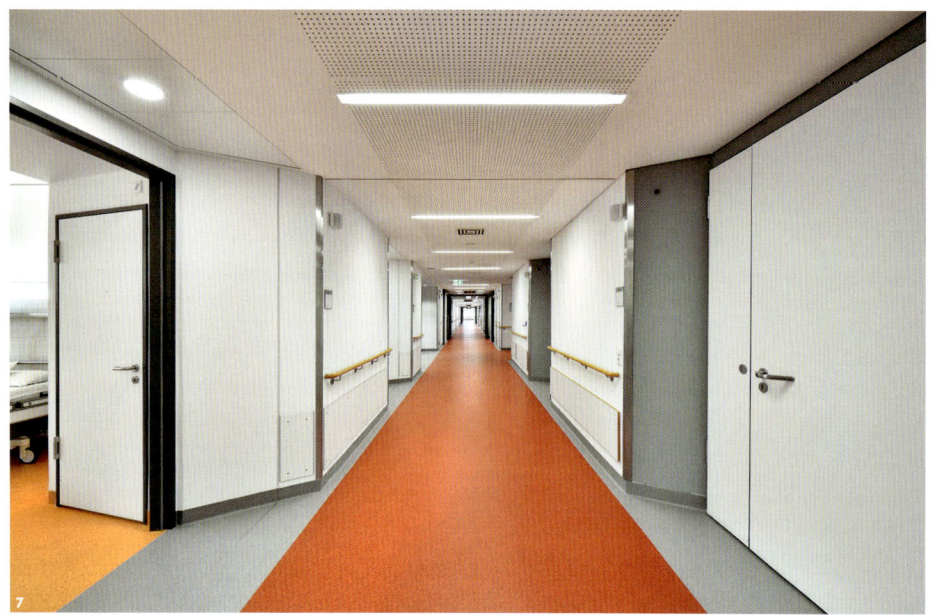
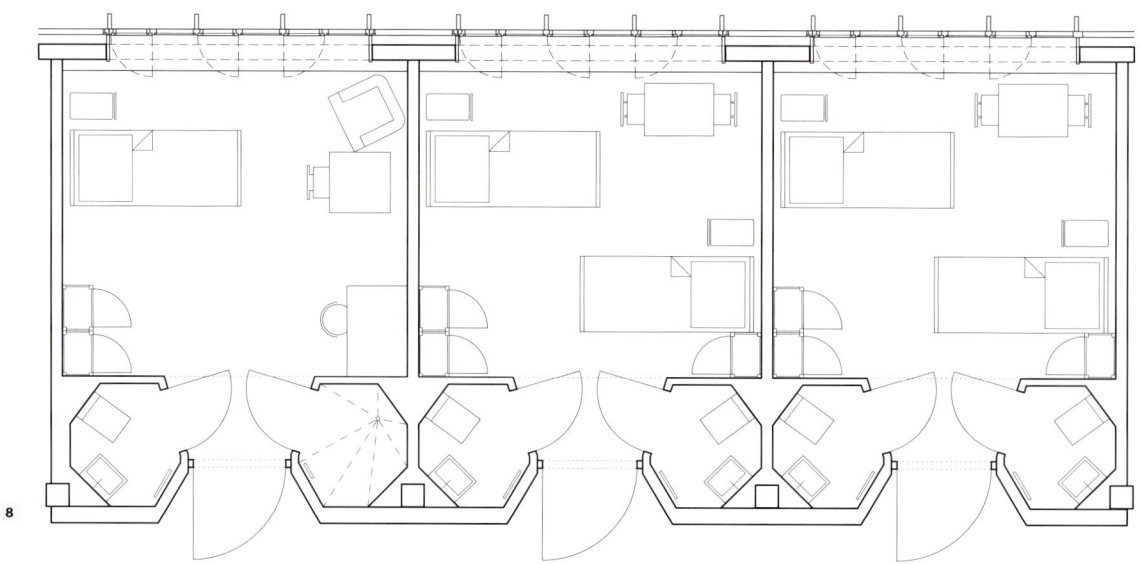

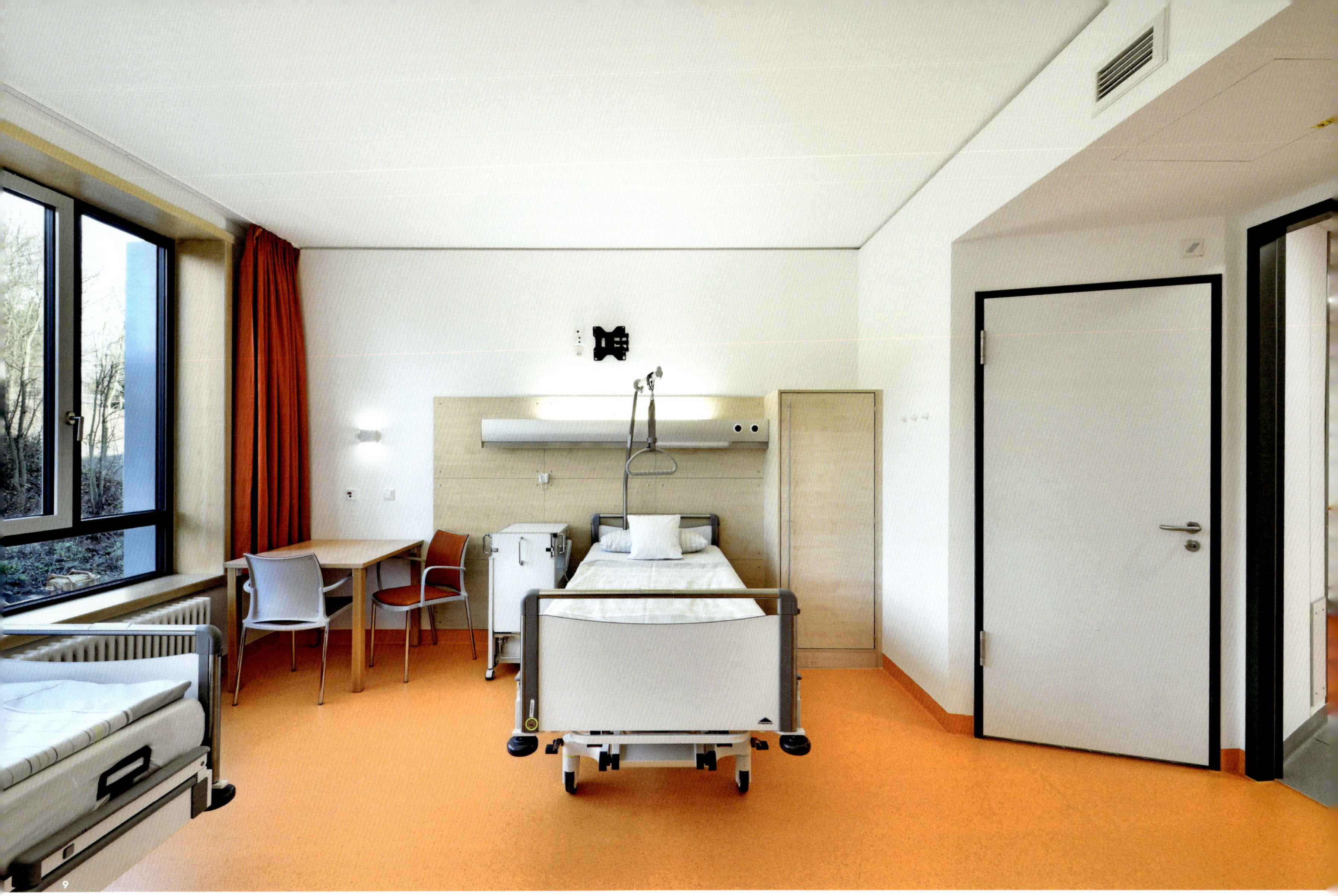

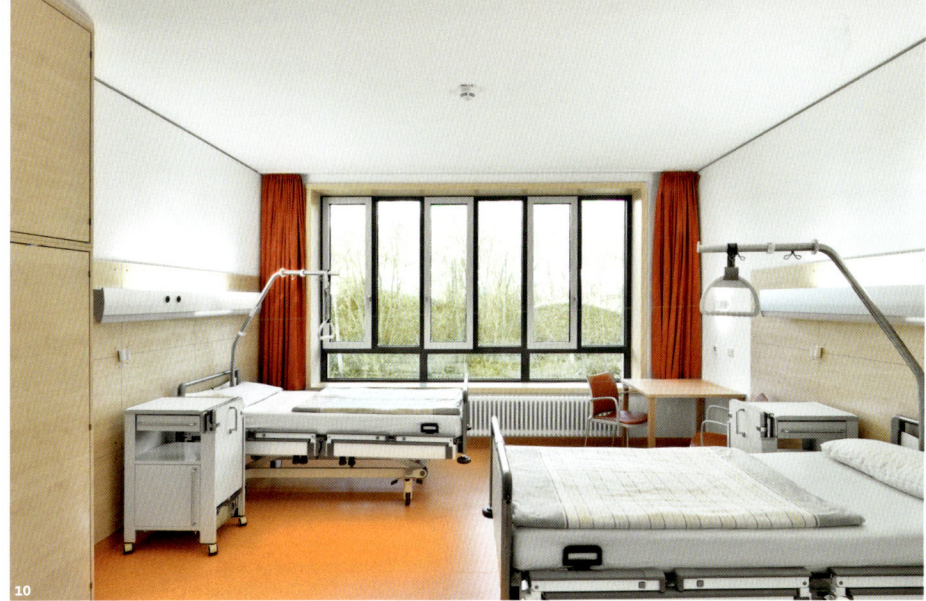

5 Aufenthalts- und Gemeinschaftsräume der Bettenstation
6 Patientenbad (links) und Duschraum (rechts) im Einzelzimmer
7 Zimmerzugänge (links) auf dem Stationsflur
8 Zimmerplan 1:100
9 Zweibettzimmer mit Zugang zur Nasszelle
10 Zweibettzimmer

Kreiskrankenhaus Lauf

AZ Zeno

Neubau

Trotz der beachtlichen Größe des Krankenhauses AZ Knokke-Heist zieht sich das gestalterische Gesamtkonzept des Gebäudes spürbar bis in die Patientenzimmer hinein und bedenkt bei der Ausstattung auch jedes noch so kleine planerische Detail. Das Resultat ist ein ausgewogenes Verhältnis aus moderner Anmutung und dem Eindruck klinischer Sauberkeit.

Architekten
AAPROG
Boeckx
B2Ai

Innenarchitekten
B2Ai

Auftraggeber
AZ ZENO

Ort
Knokke-Heist, Belgien

Fertigstellung
2018

Anzahl Betten pro Geschoss
80

Nettofläche Einbettzimmer
20,62 m² + 3,5 m² Nasszelle

Nettofläche Zweibettzimmer
28,62 m² + 3,5 m² Nasszelle

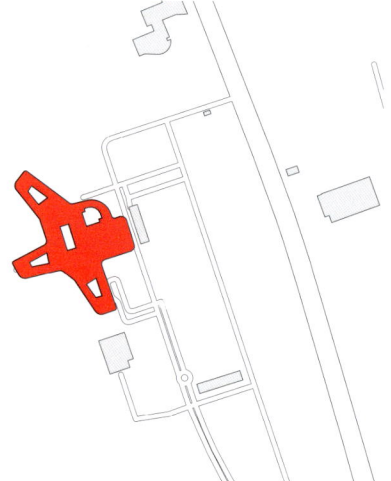

Der Neubau für das AZ Zeno (AZ ist die Abkürzung für „algemeen ziekenhuis") mit seiner organischen Gebäudeform ist das Ergebnis einer Zusammenarbeit der drei belgischen Architekturbüros AAPROG, Boeckx und B2Ai, die 2007 gemeinsam den Wettbewerb für den Neubau gewonnen haben. Der 2018 eröffnete Krankenhausneubau umfasst ein Rehabilitationszentrum, Pflegestationen mit insgesamt 270 Betten, Ambulanz, Vortragssäle, Veranstaltungsflächen und einen Hubschrauberlandeplatz.

Der Gebäudeentwurf sollte die besonderen Anforderungen an ein zukunftsgerichtetes und nachhaltiges Krankenhaus erfüllen und dabei den ländlichen Charakter seiner Umgebung wahren. Durch die Aufständerung des Baukörpers wirkt dieser luftig und gleichsam der Landschaft entrückt. Das Äußere des geschwungenen, dreigeschossigen und vierflügeligen Volumens wirkt futuristisch. Drei der Flügel nehmen Patientenzimmer auf und bieten Ausblicke auf die Dünen. In dem Flügel mit Blick auf die Straße und den Parkplatz wurden die medizinischen Einrichtungen untergebracht. Im zweiten Stock gibt es einen Dachgarten von 600 m², der von der Cafeteria aus zugänglich ist.

Die Übergänge zwischen Außen- und Innenraum, zwischen Pflegeeinheiten und öffentlichen Aufenthaltsbereichen im Inneren des Gebäudes sind fließend. Warme Farben, Tageslicht und Kunst in den Innenräumen schaffen eine angenehme Umgebung für die Patienten.

Die Gestaltung der Patientenzimmer ist schlicht und zurückhaltend. Bewegliche Schiebetüren in den Einzelzimmern ergänzen das Patientenbad mit konventioneller Drehtür um einen weiteren Zugang direkt vom Zimmer aus. Sie sind zugleich Raumtrenner für den Eingangsbereich, falls mehr Distanz zum Flurbetrieb gewünscht ist. Die zweiteilige Eingangstür, bestehend aus zwei übereinander angeordneten Flügeln, ist speziell für die Geriatrie entwickelt worden. Wenn der obere Flügel geöffnet ist, können die Patienten auch bei Verbleiben auf dem Zimmer noch Blickkontakt zu den Menschen auf dem Stationsflur aufnehmen. Ein ausklappbares Gästebett bietet Angehörigen einen Schlafplatz zur Übernachtung an und ist platzsparend in die Ausstattung integriert.

Anstelle des eigenen Schreibtischs im Einzelzimmer dienen im Zweibettzimmer zwei abgerundete Regalflächen als Unterlagen für Bilder und Grußkarten; außerdem steht dort ein gemeinsam genutzter Tisch zur Verfügung. Im Bad sind sämtliche Komponenten und auch die frei drehbaren Duschtrennwände aus Polycarbonat an der Wand befestigt, sodass Kontakt zum Boden vermieden wird. Das soll zum einen die Besiedlung durch Keime verhindern und sorgt zum anderen für eine bessere Reinigbarkeit des Bodens. Kräftige Farbtöne wie grün und violett sorgen im Kontrast mit den weißen Wänden für einen farblichen Akzent. Zwei Waschbecken bieten jedem Patienten des Zweibettzimmers einen eigenen Waschplatz.

Die Fensterrahmen aus massiver Eiche harmonieren mit dem Holzdekor des Bodens auf den Zimmern. Einige der Oberflächen, beispielsweise die der Schiebetüren, wurden mit Fotomotiven bedruckt. Die Gestaltung schafft eine ruhige und wohnliche Atmosphäre für die Patienten, die klinische Funktionalität bleibt visuell im Hintergrund.

1 Lageplan 1:20.000
2 Blick von außen auf die Terrasse der Cafeteria
3 Blick auf die aufgeständerte Gebäudekubatur
4 Geschossplan 1:1000

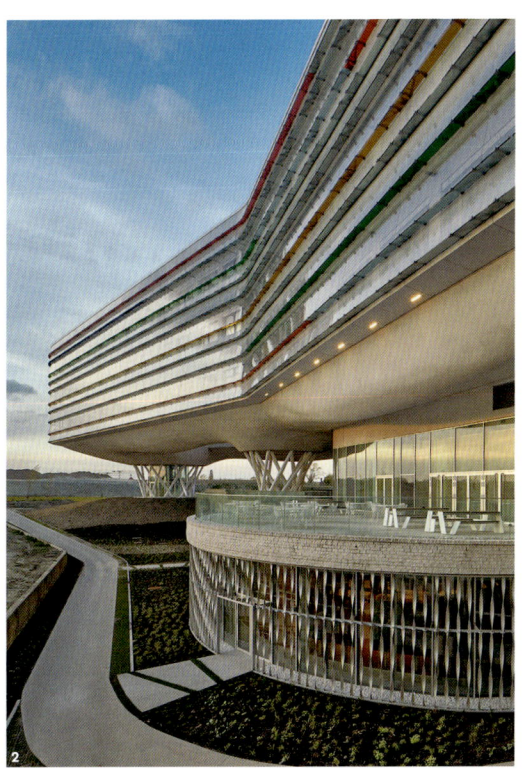
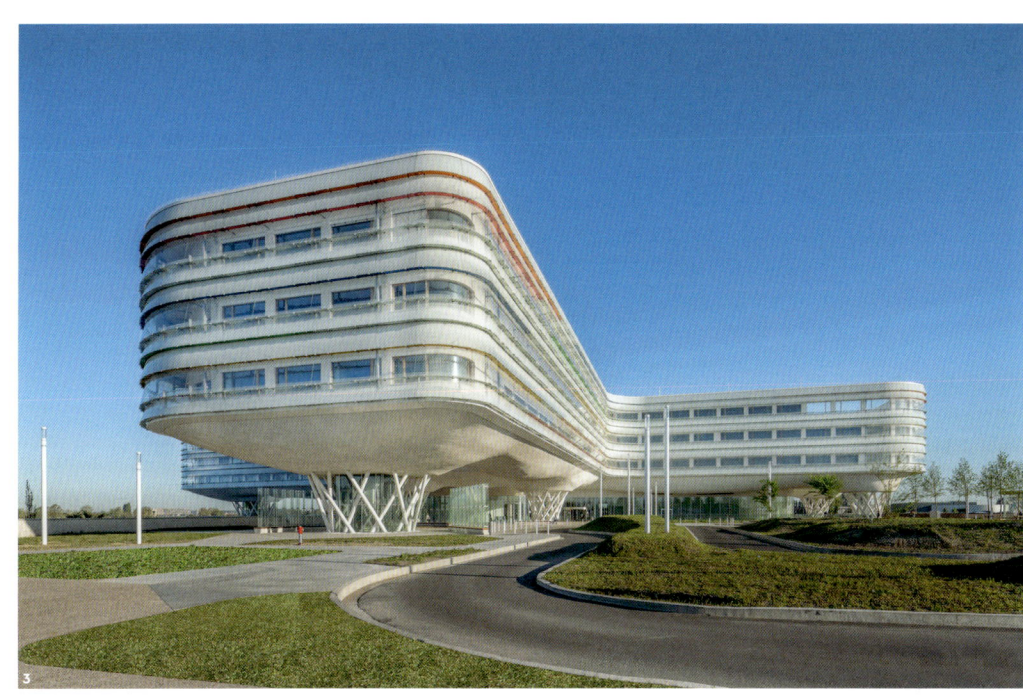

87　Beispiele

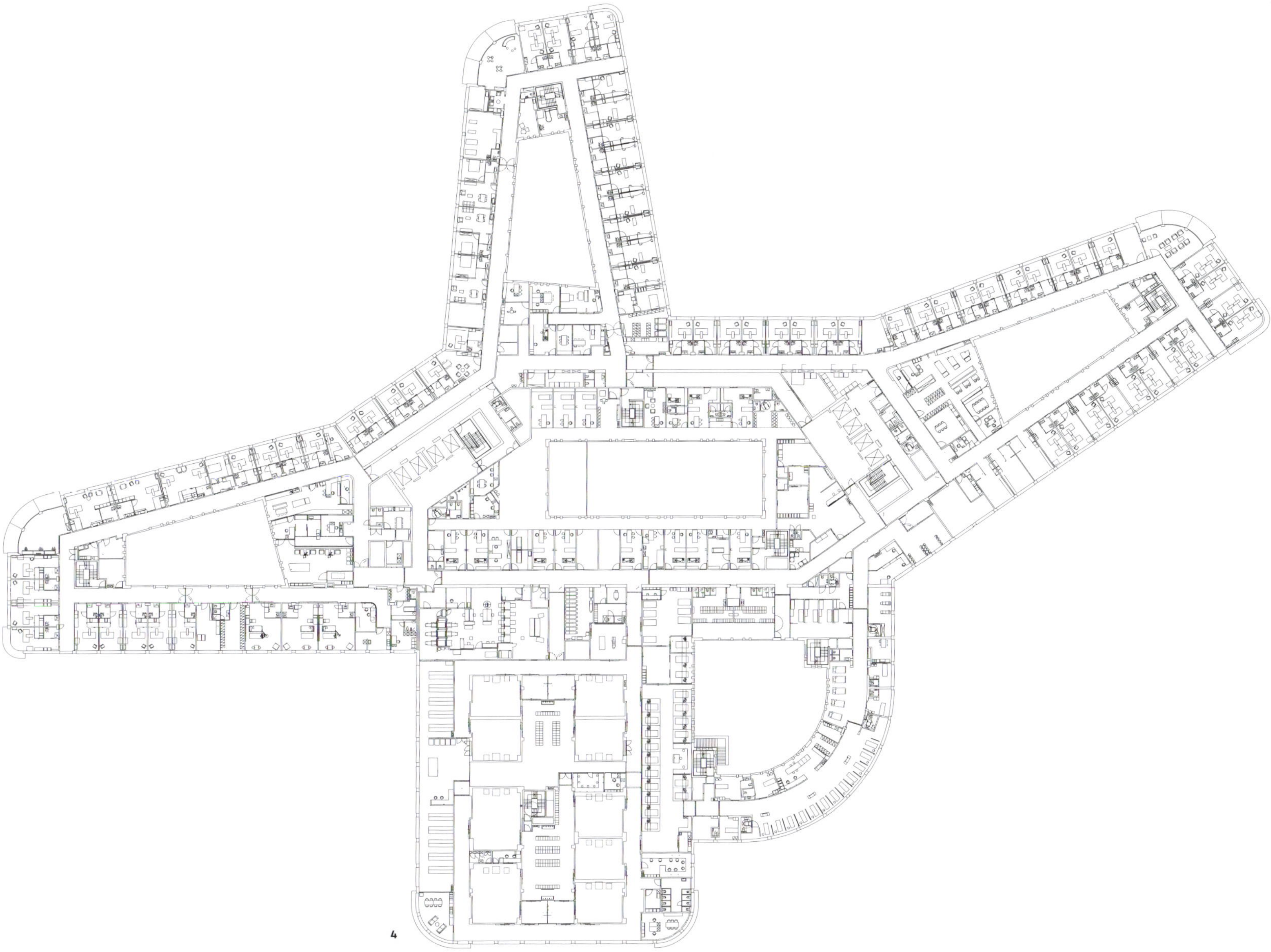

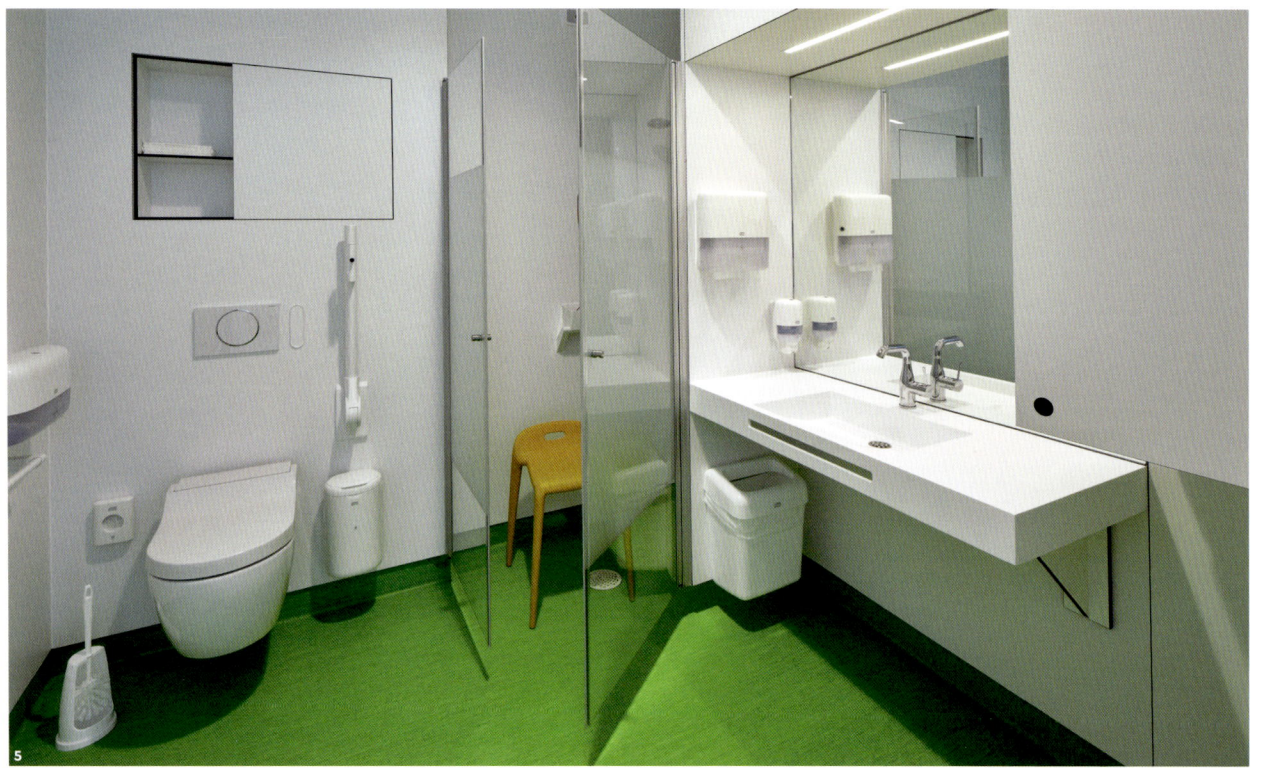

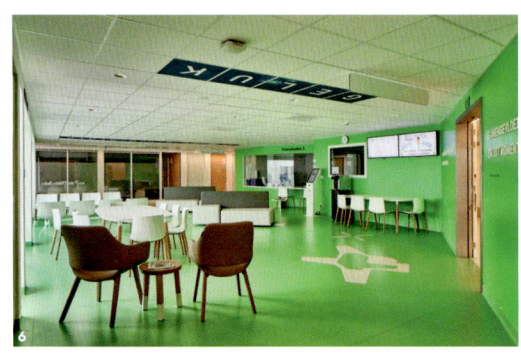

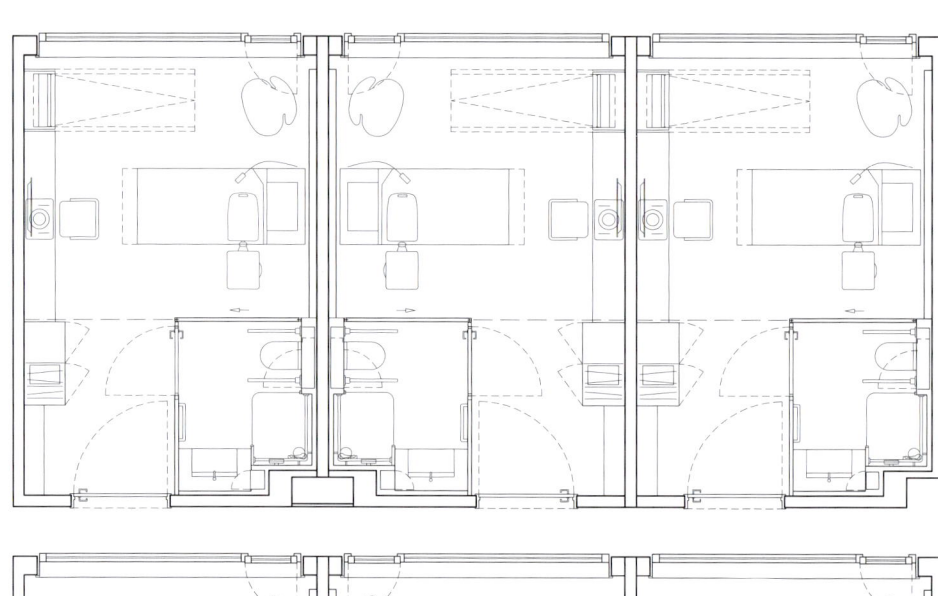

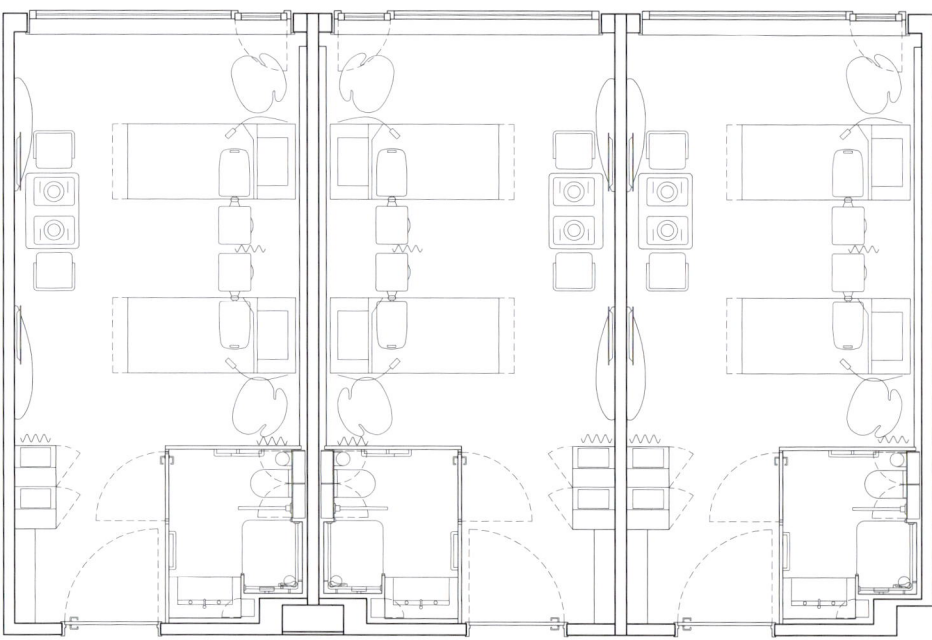

88 Typologie

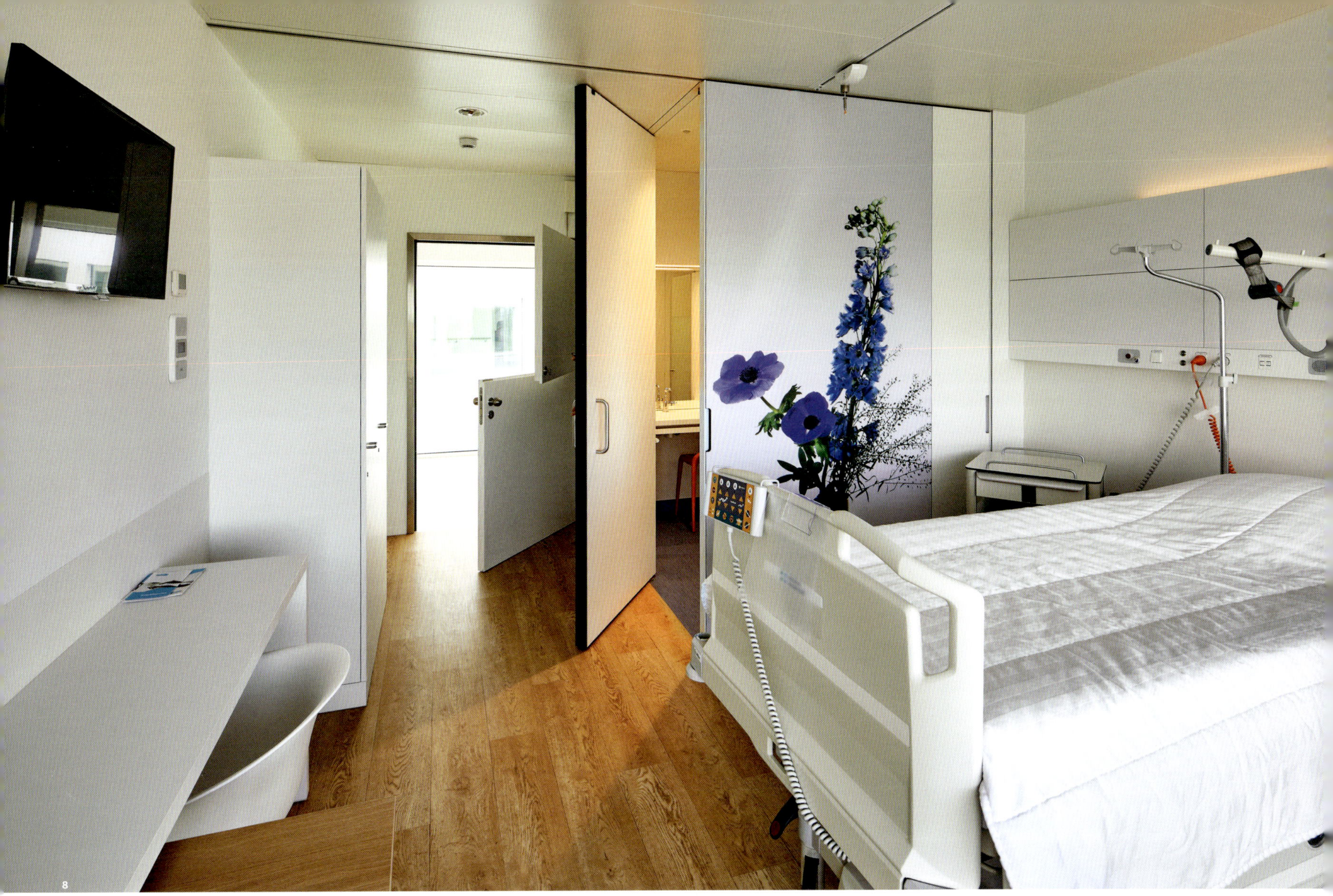

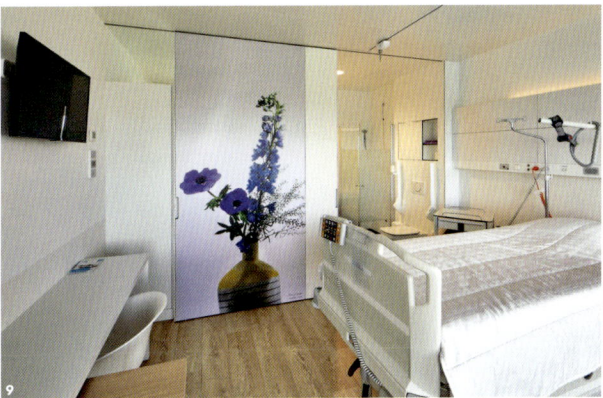

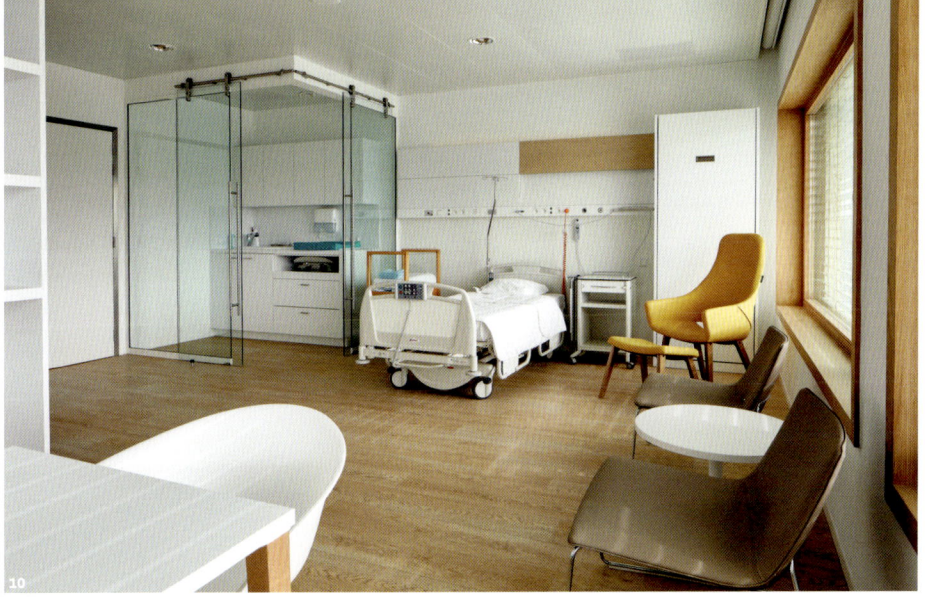

5 Nasszelle
6 Stationsstützpunkt mit Aufenthaltsbereich
7 Pläne Ein- und Zweibettzimmer 1:100
8 Einzelzimmer mit Blick auf zweiteilige Eingangstür
9 Schiebetür der Nasszelle als Raumtrenner
10 Zimmer der Mutter-Kind-Station mit Arbeitsplatz für die Pflege

Haraldsplass Hospital

Neubau und Erweiterung

Neben der beruhigenden Wirkung von Holz werden den Patienten im Haraldsplass Hospital auch interessante Ausblicke geboten. Die herausgeschobenen Boxen auf den Fluren laden ein, das Treiben des Klinikalltags zu beobachten, und bewahren so vor Langeweile bei längerem Aufenthalt. Auf den Patientenzimmern kann man dank der raumhohen Fenster die gesamte Aussicht hinab ins städtische Tal oder ins Grüne einfangen und seiner Genesung entgegensehen.

Architekten
C. F. Møller Architects

Auftraggeber
Haraldsplass Diakonale Stiftelse

Ort
Bergen, Norwegen

Fertigstellung
2018

Anzahl Betten pro Geschoss
35

Nettofläche Zweibettzimmer
16 m² + 5 m² Nasszelle

Der Neubau am Fuß des Berges Ulriken erweitert das Haraldsplass-Krankenhaus aus dem Jahr 1940. Er schafft für die Unfall- und Notfallversorgung 170 zusätzliche Betten. Unweit des Standorts verläuft der Fluss Møllendalselven, an dessen Verlauf sich die abgeknickte Fassade orientiert. Das fünfgeschossige Gebäude erhielt auf der Vorderseite eine Holzfassade; die vergleichsweise geringe Glasoberfläche sorgt für eine gute Energiebilanz. Zur Hafenstadt Bergen hin ausgerichtet, bietet sich von der überwiegenden Anzahl der Patientenzimmer aus ein attraktiver Blick hinab ins Tal. Hervorgehoben wird dies durch die bodentiefen und raumhohen, festverglasten Fensterelemente, die auch dem liegenden Patienten diesen Ausblick ermöglichen. Bei den restlichen Zimmern entlang der Rückseite des Erweiterungsbaus geben diese raumhohen Fensterelemente den Ausblick auf die bewaldete Berglandschaft frei.

Im Gegensatz zu vielen Krankenhäusern gibt es im Haraldsplass Hospital keine langen Flure. Stattdessen werden verschiedene Funktionen um zwei gemeinsame Atrien im Kern des fünfeckigen Gebäudes herum gruppiert. So werden effiziente Logistik, Flexibilität und Nähe zwischen Pflegekräften und Patienten sichergestellt. Die Bettenstationen sind in einer Art Ringerschließung um die überdachten Atrien angelegt, die den Rahmen für die gemeinsamen Bereiche bilden, Tageslicht in das Gebäude bringen und so auch gleichzeitig den Überblick und die Orientierung innerhalb der Stationen erleichtern. Kleine Aufenthaltsbereiche schieben sich vom Flur aus als „Boxen" ins Atrium hinein und eröffnen den Blick auf andere Ebenen. Hierhin können sich Patienten mit ihren Besuchern zurückziehen oder das Treiben auf allen anderen Ebenen im Krankenhaus verfolgen. Neben Einzelzimmern, die den Großteil ausmachen, werden auch Zwei- und Dreibettzimmer angeboten. Die Nasszellen, die sich hier meist zwischen den Zimmern befinden, sorgen für offene, übersichtliche Patientenräume. Sowohl Zimmer als auch die Patientenbäder sind barrierefrei.

Die auffälligen Holzrahmen der Fassade weisen bereits darauf hin, dass auch im Inneren der Werkstoff Holz die Materialwahl dominiert. Die Atrien sind gänzlich mit Holz verkleidet, ebenso die Fenster in den Patientenzimmern, und auch für den Belag des Bodens wurde ein Holzdekor gewählt. Farbige Akzente im Kontrast zu den warmen Holztönen bilden die Patientenschränke, die für eine Erleichterung der Reinigung wandseitig befestigt sind. Die Auswahl wartungsarmer Materialien war für das gesamte Projekt von großer Bedeutung und soll zur Langlebigkeit des Neubaus beitragen.

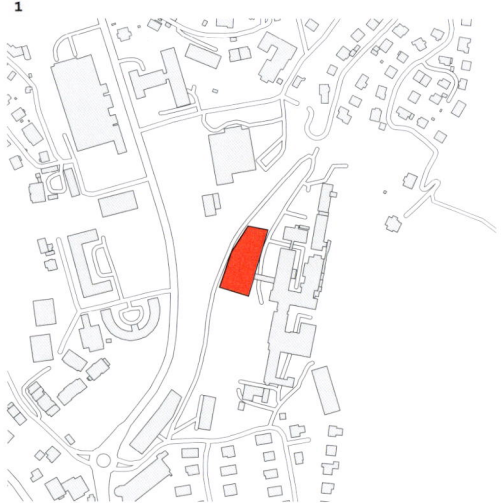

1 Lageplan 1:20.000
2 Blick von außen auf die Patientenzimmer
3 Das Haraldsplass Hospital vor dem Hintergrund des Ulrikenbergs
4 Atrium zwei
5 Geschossplan 1:500

Typologie

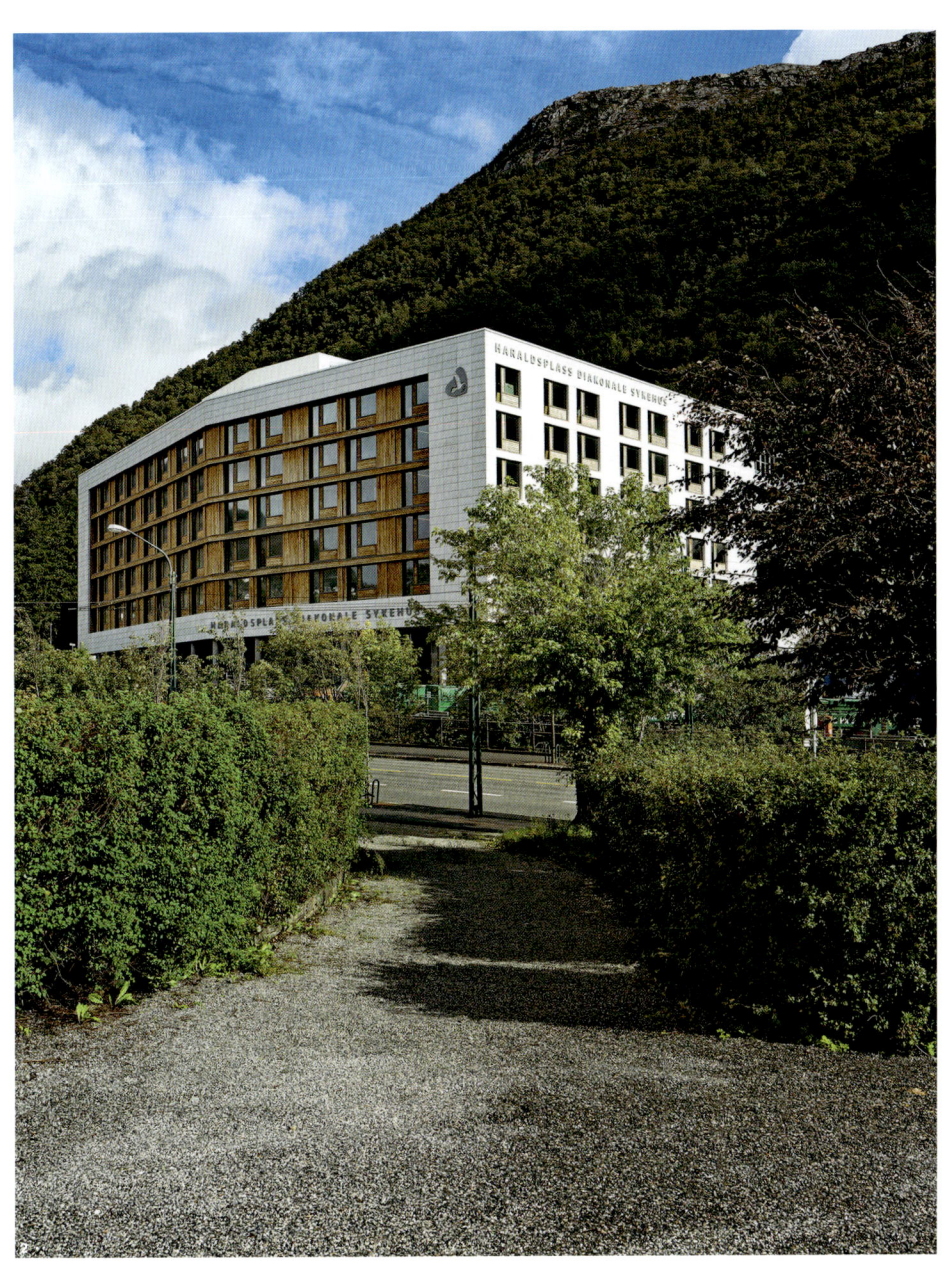
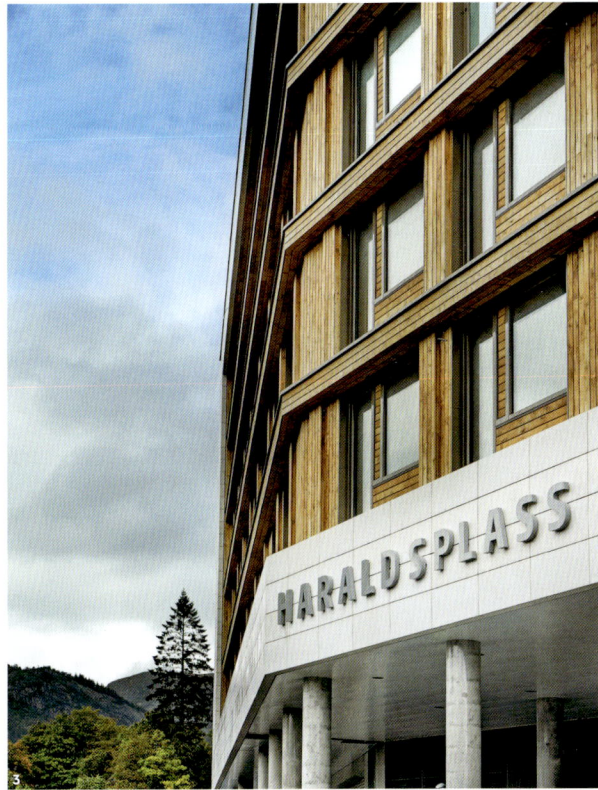
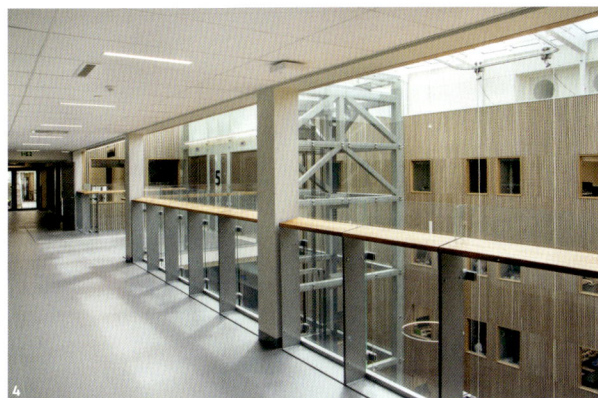
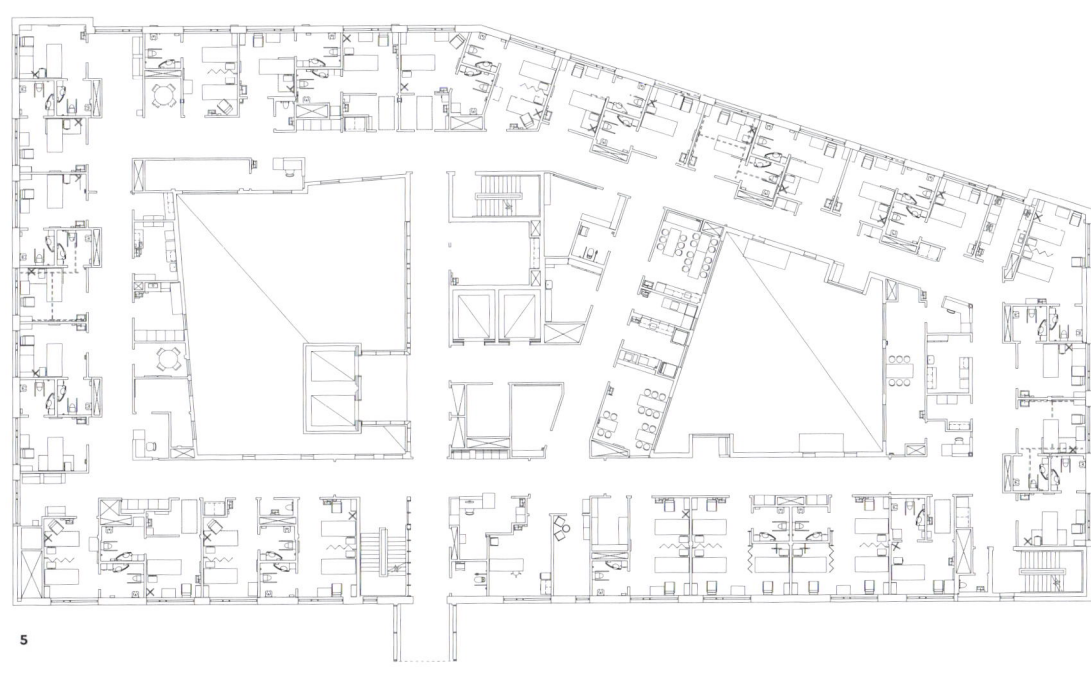

91   Beispiele

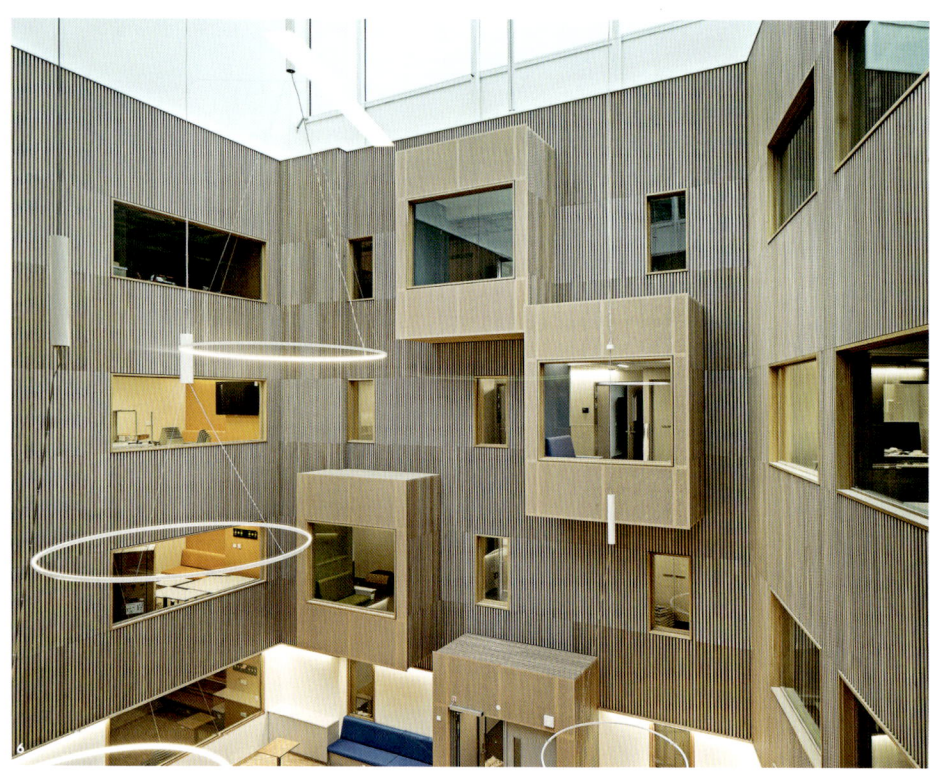
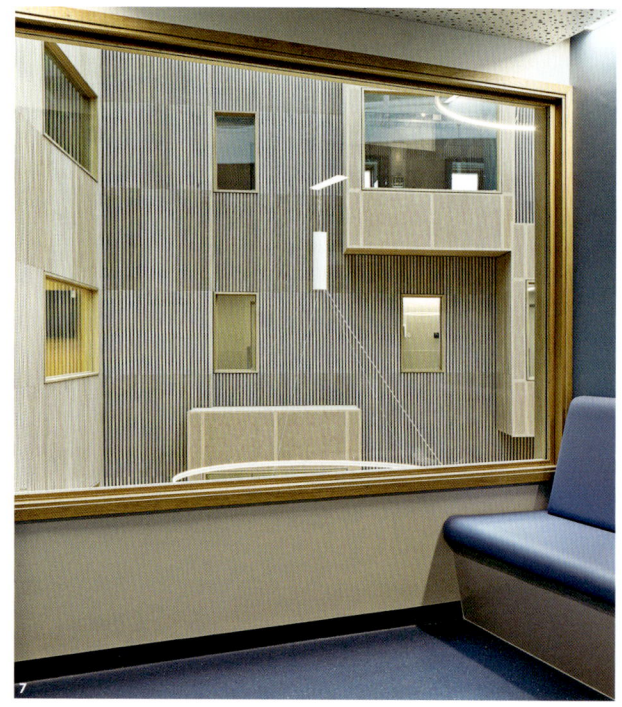
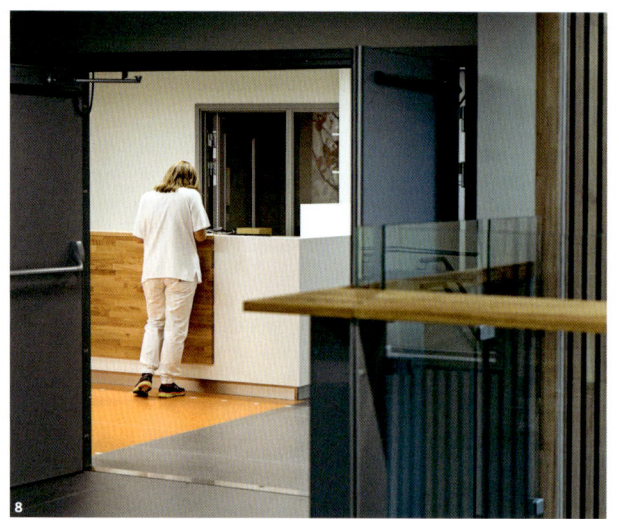
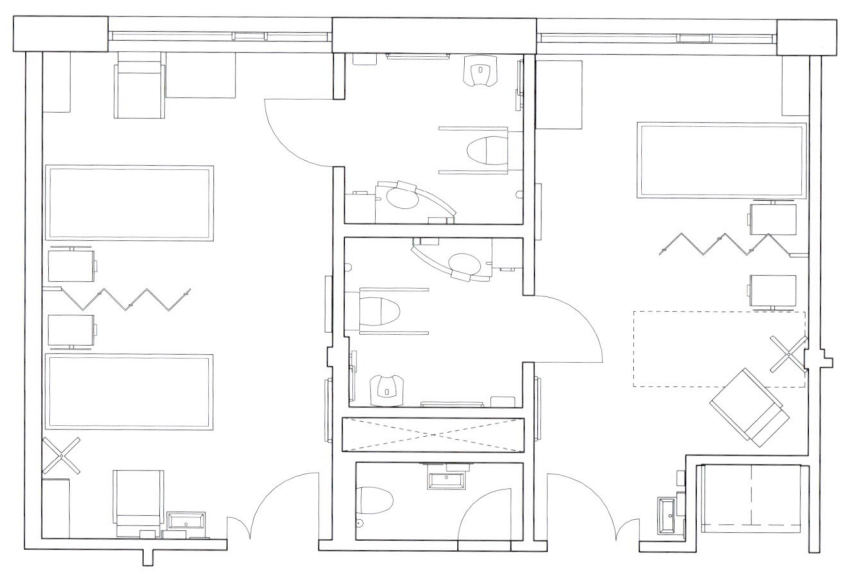
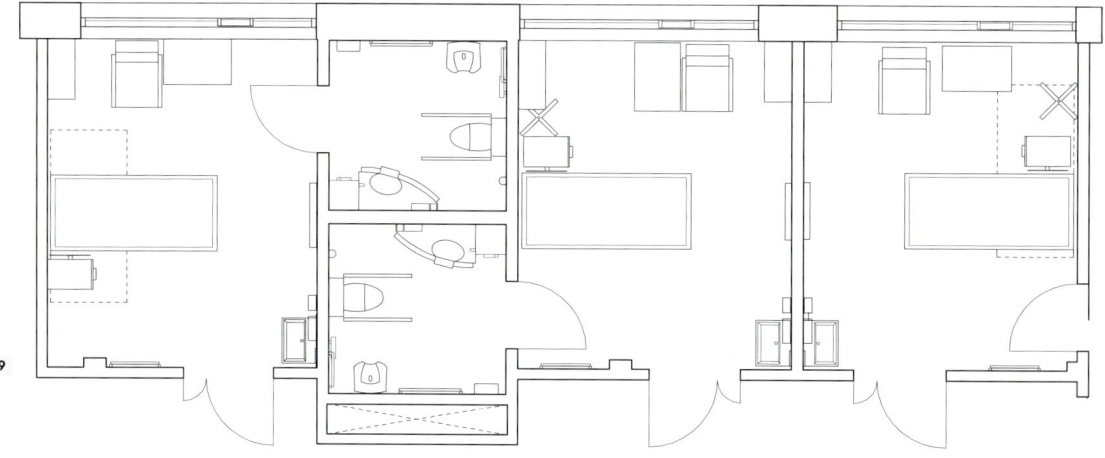

Typologie

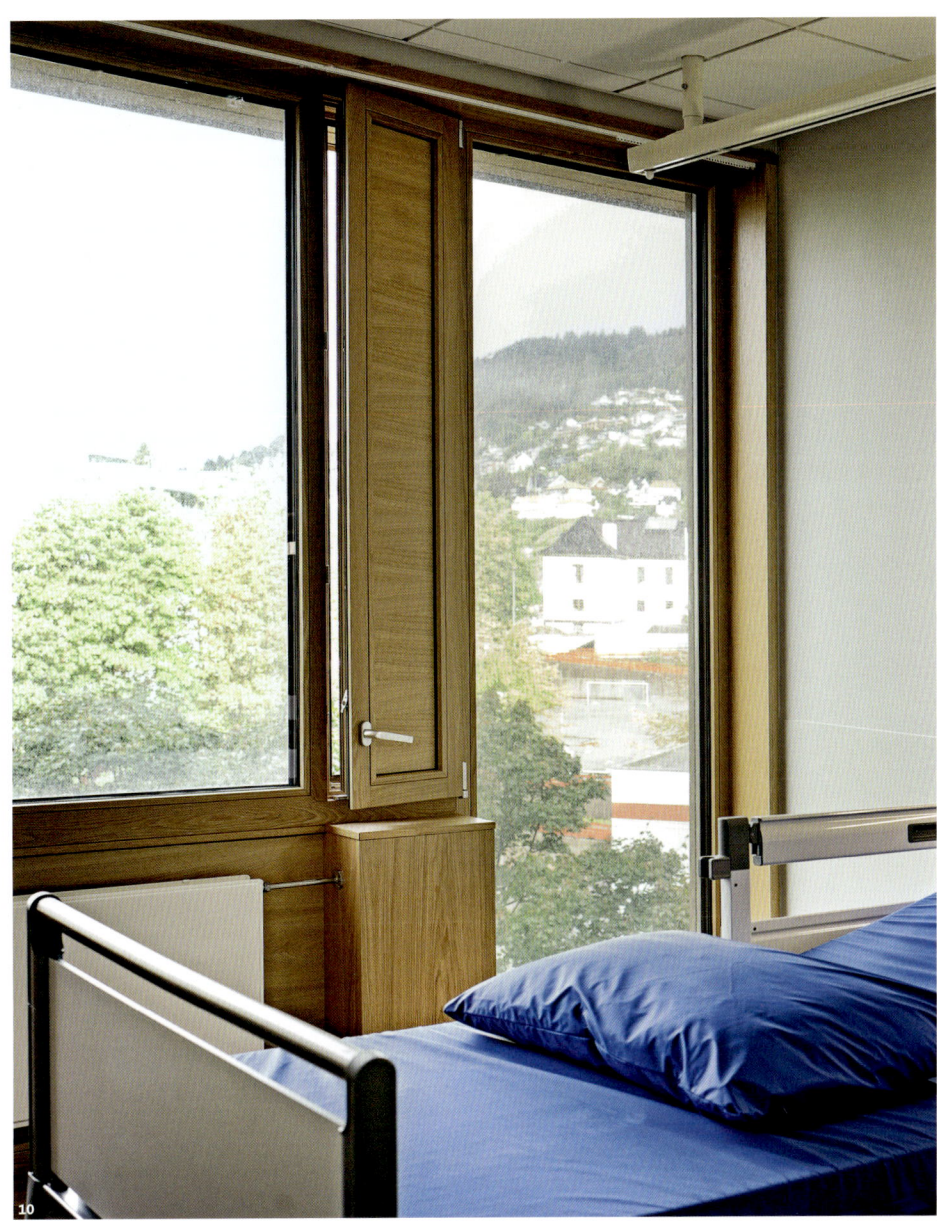
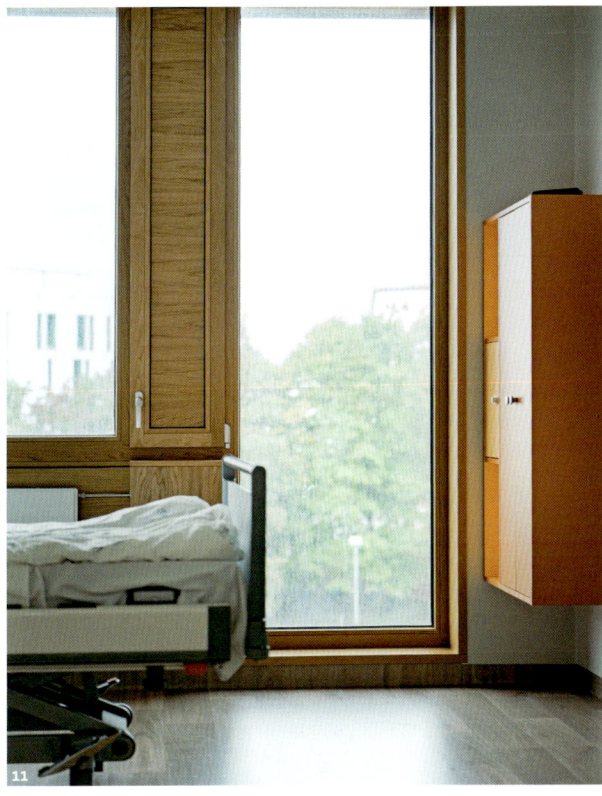
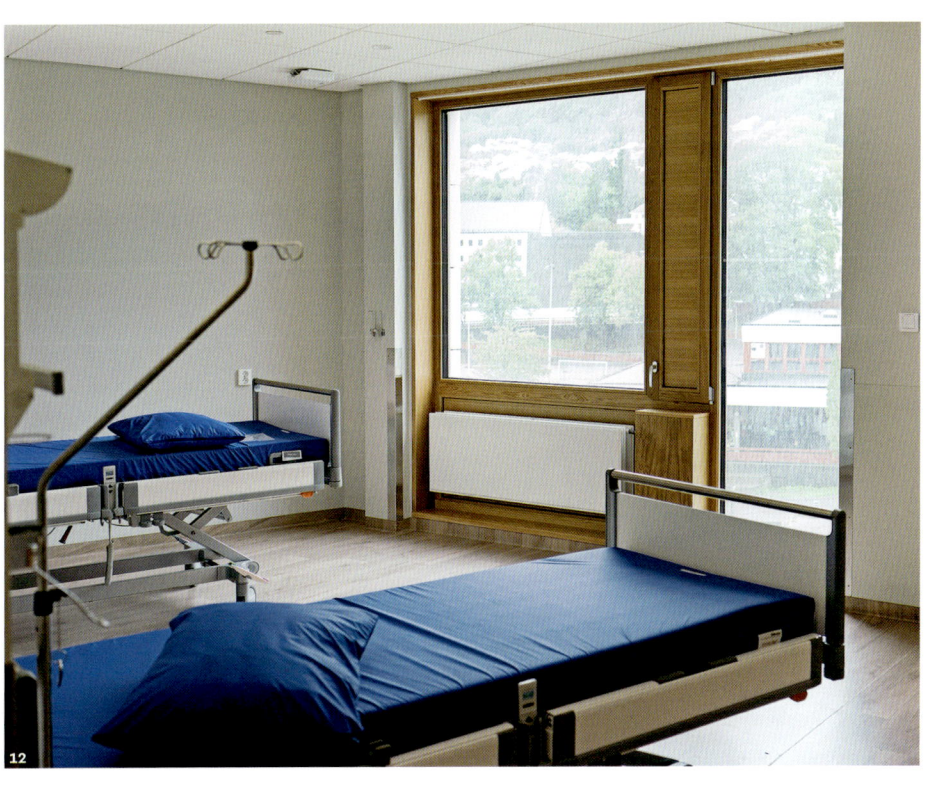

6 Atrium eins mit vorgeschobenen Aufenthaltsboxen
7 Aufenthaltsbereich mit Blick ins Atrium
8 Blick auf den Stationsflur
9 Pläne Zwei- und Einbettzimmer 1:100
10 Standardzimmer mit Blick auf bodentiefes Fensterelement
11 Patientenschrank
12 Zweibettzimmer

Bürgerspital Solothurn

Neubau

Das Bürgerspital Solothurn ist ein Beispiel für eine patientenzentrierte Grundrissentwicklung. Durch die rechtwinklige Bettenstellung wird nicht nur die gewünschte Gleichwertigkeit der Bettenplätze betont, sondern das Abwinkeln der Grundrissfigur formt individuelle Raumbereiche, in die sich sodann die Ausstattung formal einpasst. Auch die Auswahl wertiger Materialien wie Holzparkett und das harmonische Farbkonzept bezeugen, dass hier kein Krankenhaus, sondern ein Gesundheitsbau entstanden ist.

Architekten
Silvia Gmür Reto Gmür Architekten

Auftraggeber
Kanton Solothurn, Hochbauamt

Ort
Solothurn, Schweiz

Fertigstellung
2020

Anzahl Betten pro Geschoss
76

Nettofläche Zweibettzimmer
31,4 m² + 3,7 m² Nasszelle

1

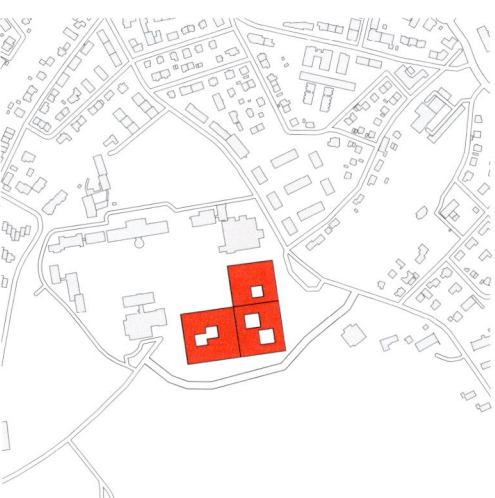

Das Neubauprojekt des Bürgerspitals Solothurn ist das Ergebnis eines internationalen Wettbewerbs für ein neues Krankenhaus mit 327 Betten sowie Abteilungen u. a. für Operationen, Geburten, Intensivpflege und Notfall auf dem bestehenden Gelände des heutigen Spitals, welches während der Bauzeit komplett weiterbetrieben wurde. Der Entwurf sah einen L-förmig angeordneten Neubau vor, der um den Bestand gebaut wird. Das Gebäude besteht aus einem zweigeschossigen Sockel aus Sichtbeton (für öffentliche Zonen und Untersuchungs- und Behandlungsbereiche), auf dem die Bettenstationen lagern. Dazwischen liegt ein verglastes, zurückgesetztes Geschoss, welches die Bettenstationen vom Sockel abgrenzt. Markant und skulptural wirken die weißen Betonelemente, die als Brisesoleils am fast würfelförmigen Bettenhaus überall umlaufend angebracht sind. Licht erhält das Bettenhaus ebenso wie das Sockelgebäude auch über Innenhöfe, die bis zum Untergeschoss reichen.

Die Hauptnutzfläche des Neubaus spannt sich zwischen den zwei funktional voneinander getrennten Erschließungsbereichen für die Patienten auf der einen Seite und das Personal, die Betten und das Material auf der anderen Seite auf. Übersichtliche Wege parallel zur Außenwand – und somit am natürlichen Licht ausgerichtet – ermöglichen eine einfache Orientierung im Gebäude. Der Patient bewegt sich mit der Aussicht auf den Park in einem hellen Gang vor den einzelnen Abteilungen – ohne dass sich seine Wege mit denen des Personals oder der Ver- und Entsorgung kreuzen.

Im Patientenzimmer wurden zwei individuelle Bereiche für die beiden Patienten geschaffen: Die rechtwinklige Bettenstellung wird durch eine Drehung des korridorseitigen Zimmerbereichs ergänzt, wodurch ein Versatz entsteht. Durch diesen Versatz wird ein definierter Raum für das vordere Bett, aber auch eine Nische für den Kopfbereich dieses Bettes erzeugt. Zusätzlich wird Platz für den Patientenschrank geschaffen, der so weder die Sicht versperrt noch ungünstig im Raum steht. Ebenso kann durch die abgewinkelte Bettenposition die Distanz zwischen den Betten erhöht und somit die Individualität eines jeden Patienten unterstützt werden. Das hintere Bett hat im Vergleich zu einem Zweibettzimmer mit nebeneinander platzierten Betten eine wesentlich bessere, vom anderen Bettenplatz unabhängige Aussicht. Auf diese Weise hat jeder Patient eine eigene Blickbeziehung zum Fenster, kann sich aber auch durch das Ziehen des Vorhangs vor den Blicken des anderen abschirmen.

Das Patientenbad wurde in enger Zusammenarbeit mit dem Pflegepersonal entwickelt, insbesondere im Hinblick auf die Anordnung der Komponenten und die Wahl der Materialien und Farben. Die Basis des Bades ist eine rechtwinklig konzipierte, vorfabrizierte Betonzelle; die fugenlosen Polyurethan-Beschichtungen an den Wänden und auf dem Boden, aber auch die bündig in die Wand eingelassenen Ablagen und Handschuhfächer neben dem breiten Waschbecken aus Acrylstein erfüllen die Anforderungen der Hygiene und sind leicht zu reinigen. Das Farbkonzept kombiniert Grau mit Gelb oder mit Rosa und wirkt stimmungsaufhellend und optimistisch.

Weiterhin wurde ein feststehendes Sonnenschutzsystem entwickelt, das neben dem erforderlichen Blendschutz und dem Schutz vor der Überhitzung des Raumes auch die freie Sicht nach außen, die natürliche Belichtung des Raumes, den teilweisen Schutz vor Einblicken, aber auch solare Gewinne im Winter gewährleistet. Ein zusätzlicher Vorhang vor den Fenstern wurde durch den Künstler Gido Wiederkehr gestaltet. Die zurückhaltende Ausstattung und Materialwahl im Zimmer wird durch das Holzparkett und ein Möbelstück oberhalb der Betten geprägt. Hier sind die notwendigen medizinischen Anschlüsse und eine indirekte Beleuchtung integriert – der Raum bietet einen wohnlichen Rahmen, ohne Einschränkungen der medizinischen Notwendigkeiten.

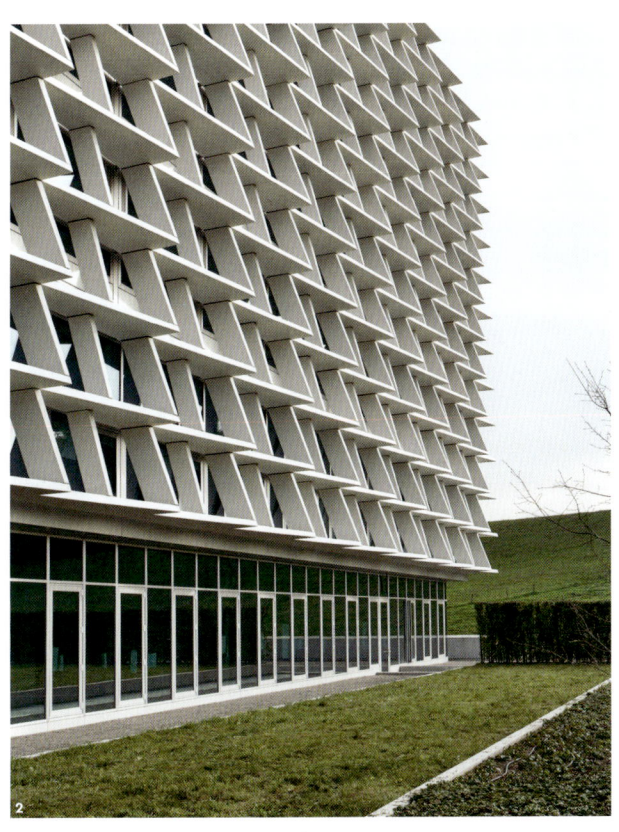

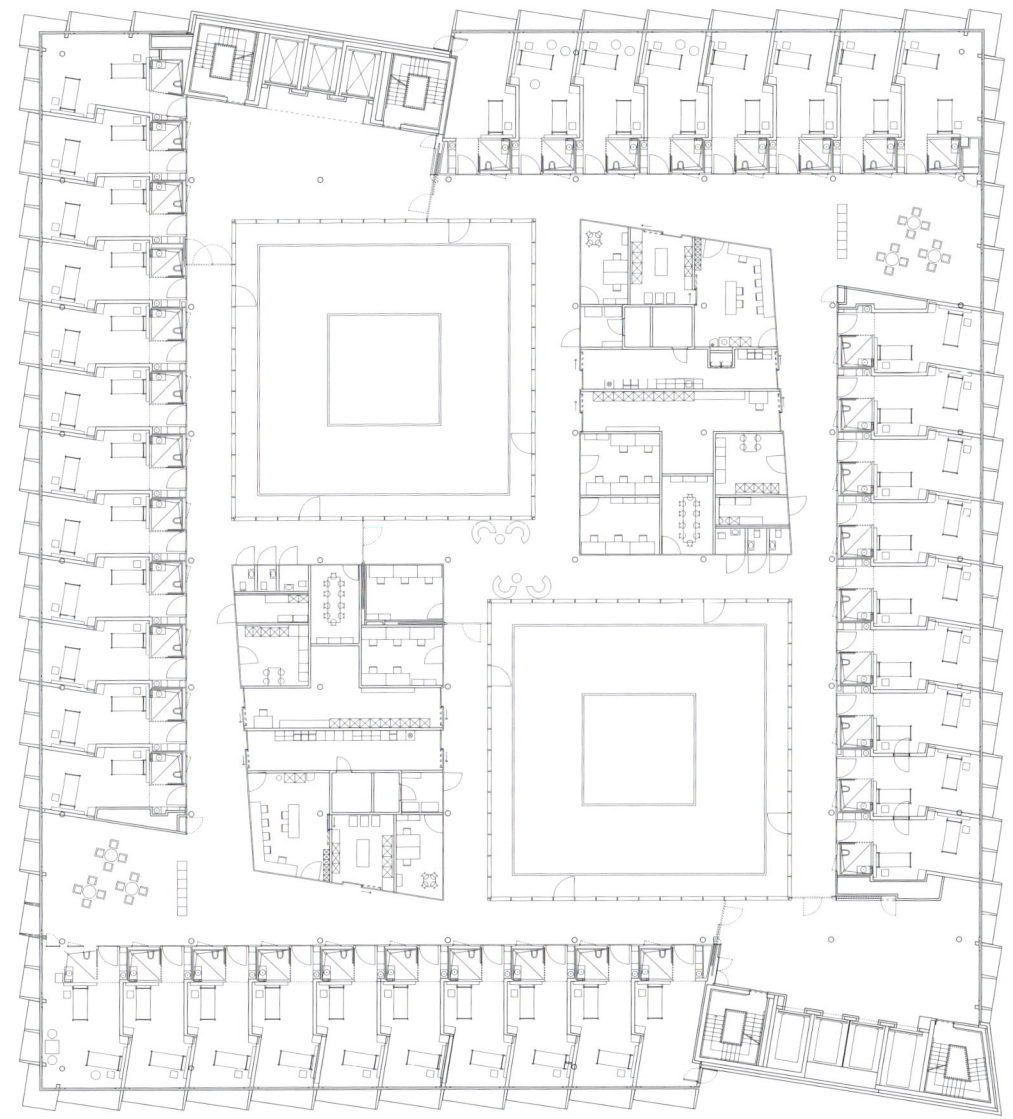

1 Lageplan 1:20.000
2 Blick von außen auf die Fassade mit Brisesoleils
3 Geschossplan 1:500

95   Beispiele

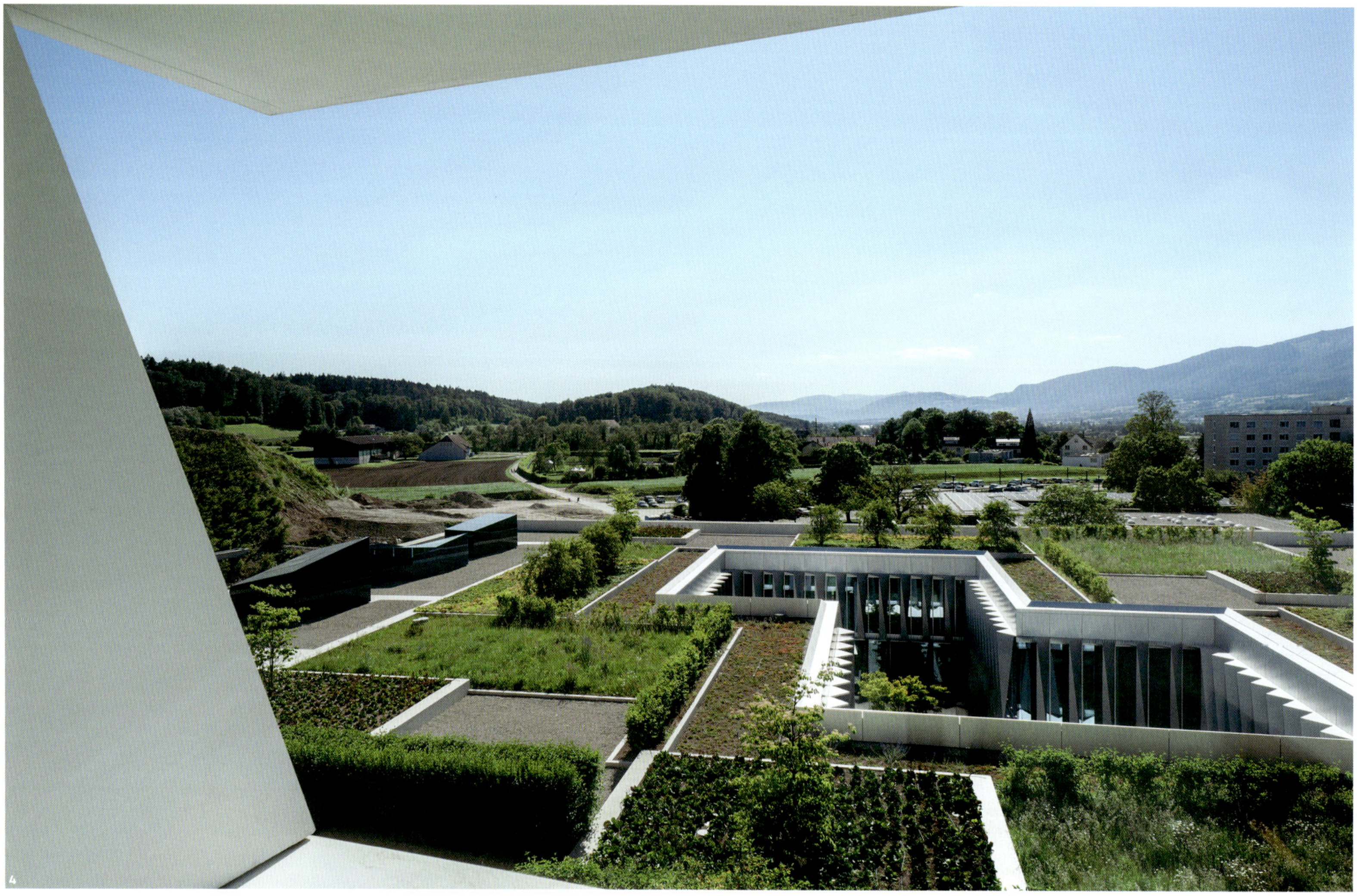

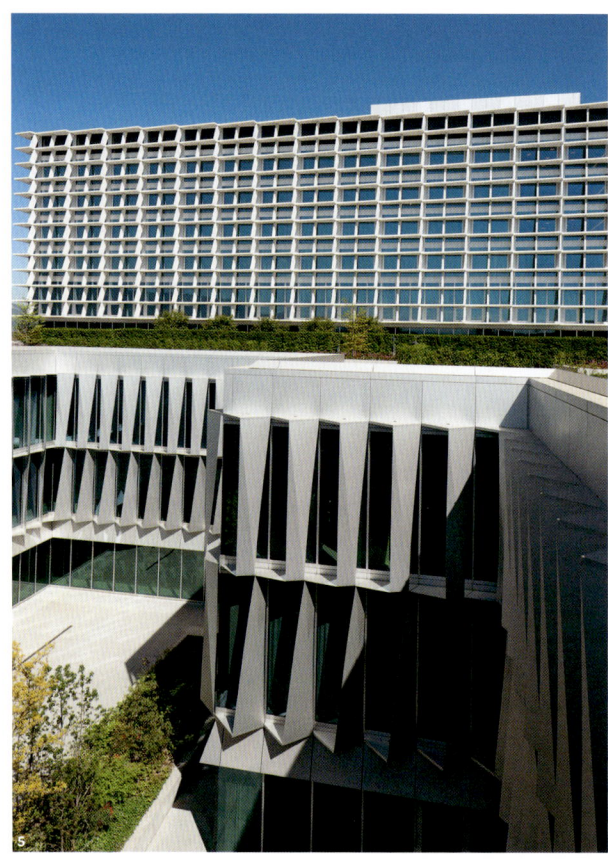

96   Typologie

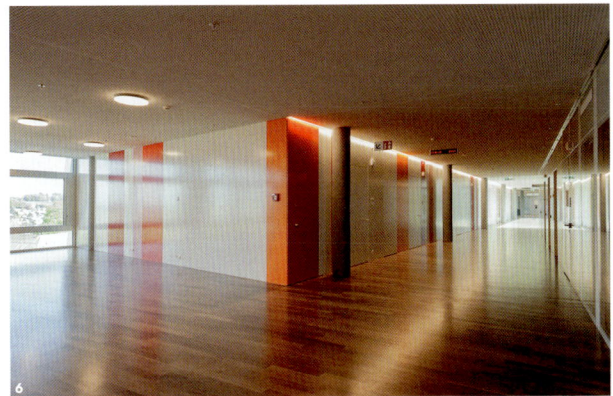
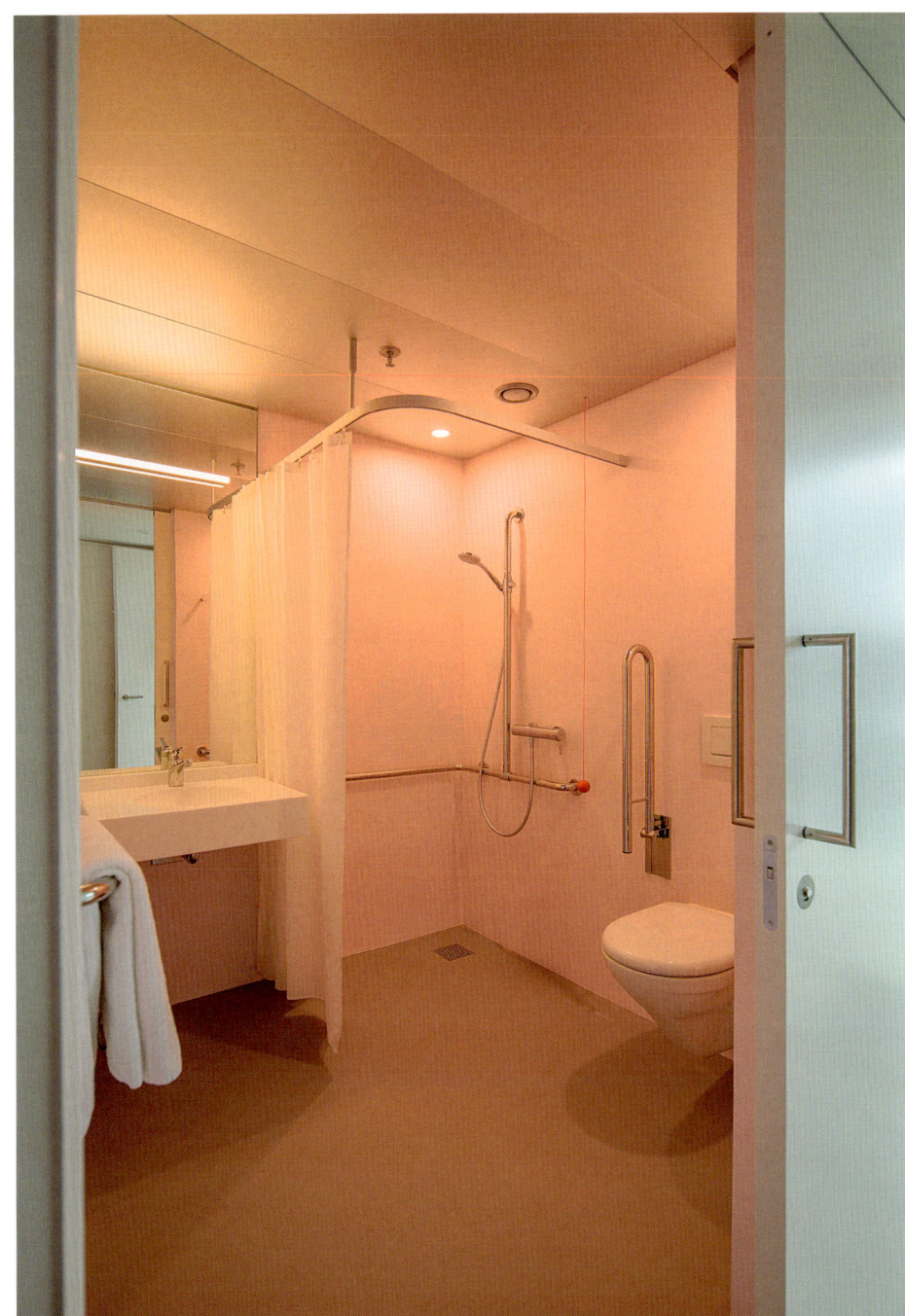

4 Blick auf die Innenhöfe und die begrünten Dächer
5 Innenhof des Sockelgebäudes mit Brisesoleils
6 Korridor im Pflegegeschoss (7. OG)
7 Patientenbad

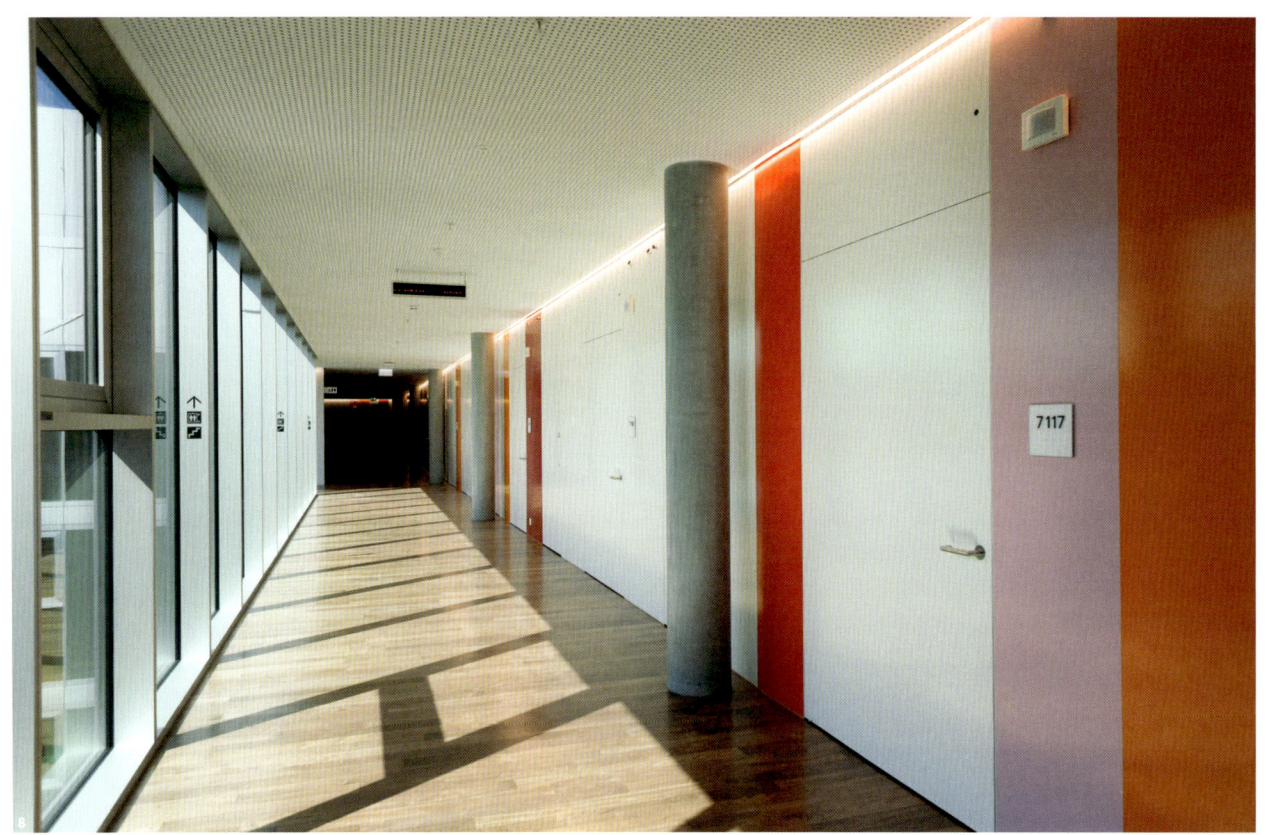

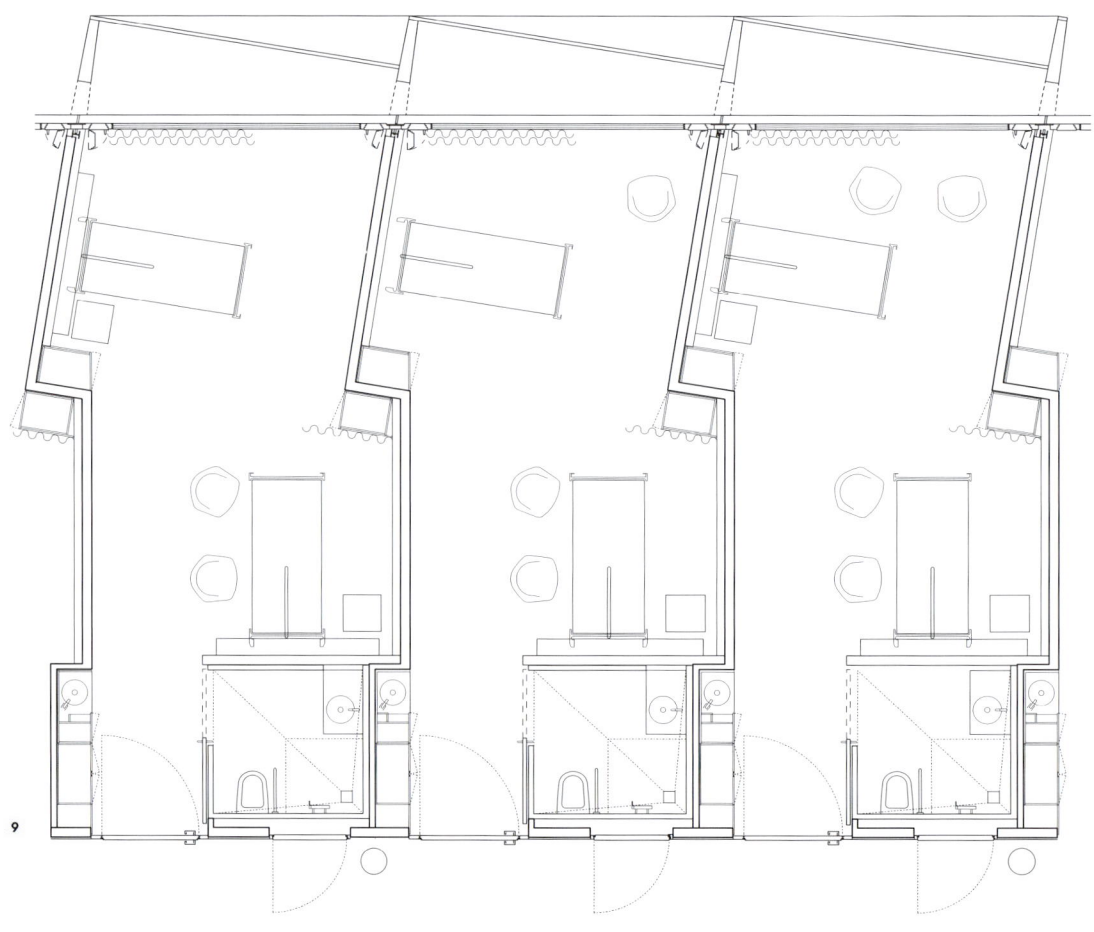

98　Typologie

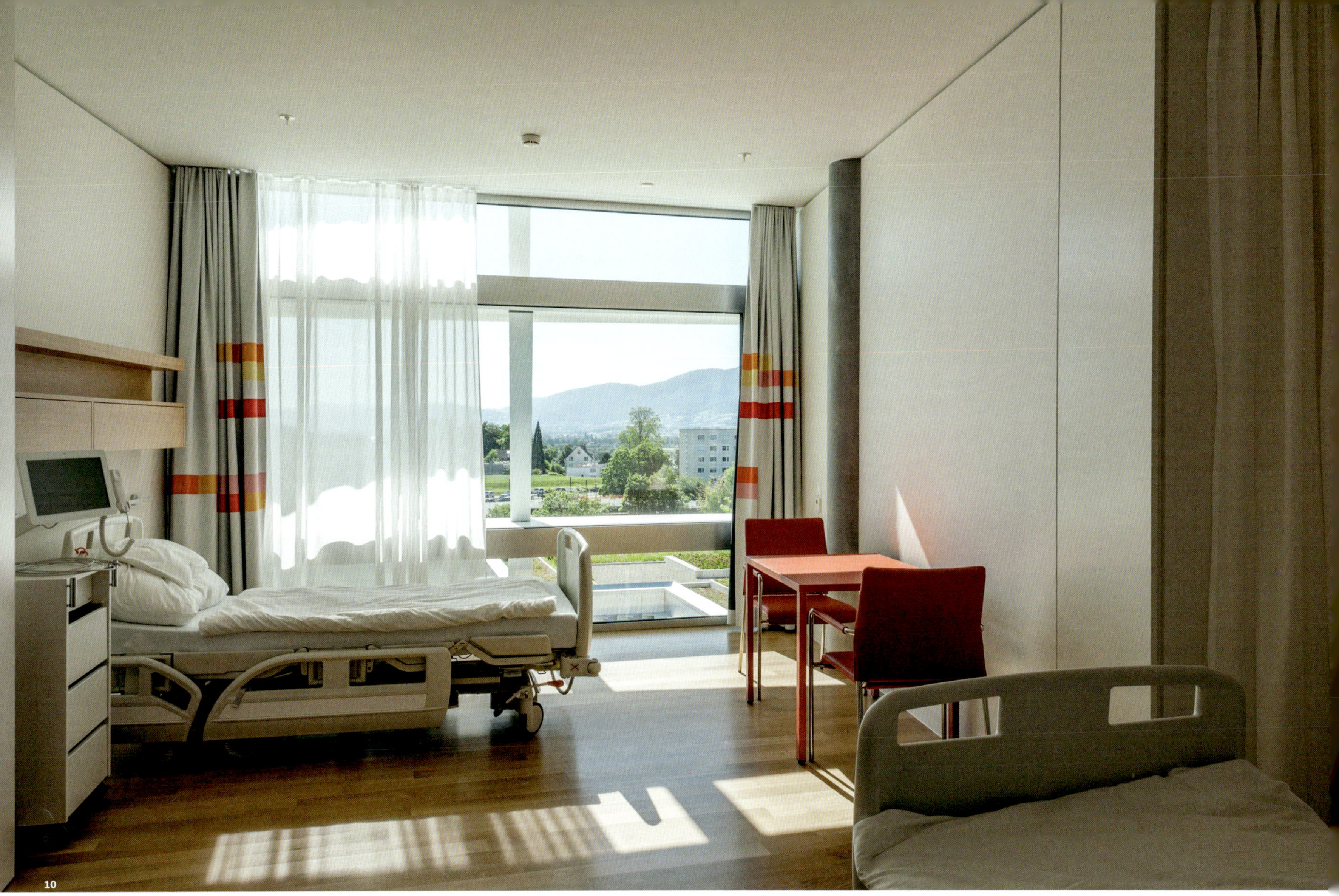

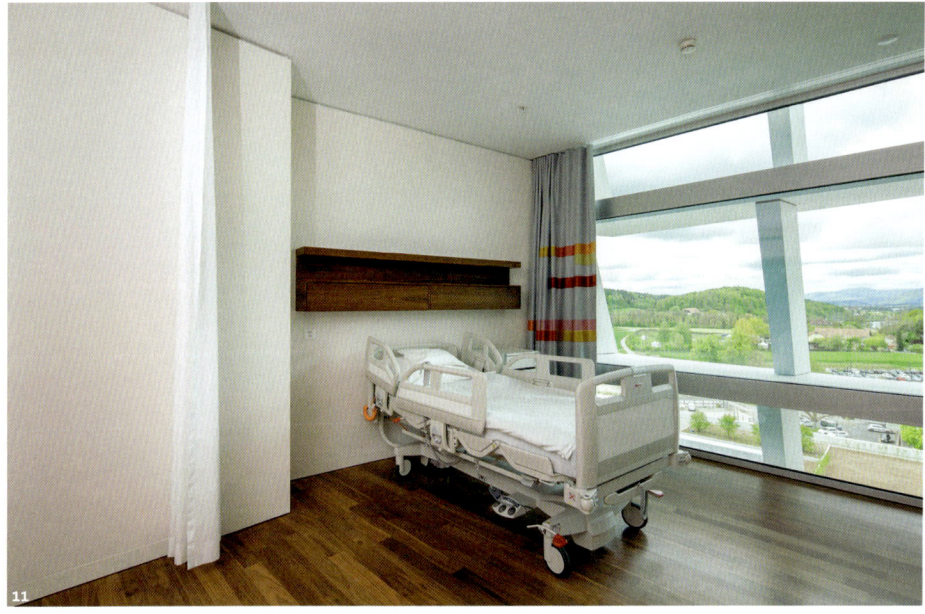

8 Korridor im Pflegegeschoss mit Eingängen zu den Patientenzimmern
9 Zimmerplan 1:100
10 Patientenzimmer mit künstlerisch gestalteten Vorhängen
11 Blick auf das Patientenbett

99   Bürgerspital Solothurn

New North Zealand Hospital

Neubau

Die Großflächigkeit des New North Zealand Hospital ist im Grunde das Ergebnis der Reihung standardisierter Betteneinheiten. Durch die organische Gebäudeform wird der menschliche Maßstab dennoch betont, da jedes Einzelzimmer ein individueller Teil eines organischen Bandes wird. Das räumliche Element eines Alkovens ist dabei ein interessanter Vorschlag, dem möglichen Wunsch des Patienten nach Rückzug und Stille zu begegnen und dafür ein Angebot in das Patientenzimmer zu integrieren.

Architekten
Herzog & de Meuron

Auftraggeber
New North Zealand Hospital

Ort
Hillerød, Dänemark

Fertigstellung
2024

Anzahl Betten pro Geschoss
228

Nettofläche Einbettzimmer
23 m² + 6,3 m² Nasszelle

Im Nordosten der dänischen Insel Seeland, am äußeren Rand der Stadt Hillerød, erstreckt sich das New North Zealand Hospital großzügig über die weite dänische Landschaft. Das entstehende Akutkrankenhaus ist nicht nur gänzlich entlang seiner vierblättrigen Gebäudeform von Natur umgeben, sondern schließt diese auch in seinen Innenhof mit ein.

Die neue Einrichtung wird einen Einzugsbereich von etwa 310.000 Einwohnern haben, deren Versorgung zuvor von insgesamt drei kleineren Krankenhäusern geleistet werden musste. Auf insgesamt ca. 120.000 m² wird es 570 Betten geben und eine zentrale und verbesserte Notfall- und Intensivmedizinversorgung.

Die Untersuchungs- und Behandlungsbereiche sind in insgesamt 20 Abteilungen in den beiden unteren Geschossen untergebracht. Innenhöfe sind in einem sich wiederholenden Muster innerhalb des Sockels angeordnet, sodass das Tageslicht die untere Ebene des Krankenhauses erreichen kann. Vier Rundhöfe belichten dabei eine zentrale Halle, die den Mittelpunkt der Sockelgeschosse bildet. Gleichzeitig entsteht damit auf dem Dach des Gebäudesockels eine Parklandschaft unter freiem Himmel.

Die beiden oberen Geschosse erheben sich als Band, das dem Umriss des Sockels folgt, aber im Gegensatz dazu gestalterisch für Privatheit und Feinmaßstäblichkeit stehen soll. Die Zimmer der Neonatologie und Pädiatrie sind mit einem Alkoven, einer Raumnische, ausgestattet, in den sich der Patient zurückziehen kann, um einen Moment der Privatheit und Stille zu genießen und in dem die Eltern übernachten können. Die Badezimmer, die sich immer zwischen zwei Patientenzimmern befinden, sind polygonal und verleihen dem Band seine geschwungene Form. Die Zimmer bieten großzügige Ausblicke in die Baumwipfel oder über den weiten Garten in der Mitte. Von hier aus wirkt das Spital wie ein zweigeschossiger Komplex.

Auf Fluren und Zimmern der Bettengeschosse sorgt der Einsatz von Holz als dominierendes Gestaltungselement für eine freundliche Atmosphäre. In jenen Bereichen des Krankenhauses, die für Patienten zugänglich sind, werden die Decken aus einem industriell gefertigten System aus Holzlatten gebaut, die auf Mineralwollplatten befestigt sind. Dieses einfache, additive Merkmal ist eine kostengünstige Lösung, um die Qualität der Innenräume zu erhöhen.

1

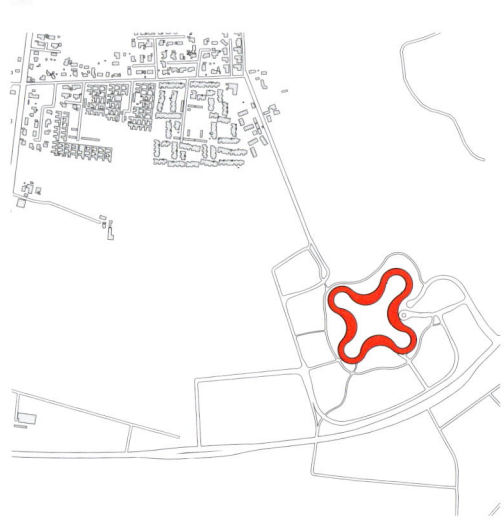

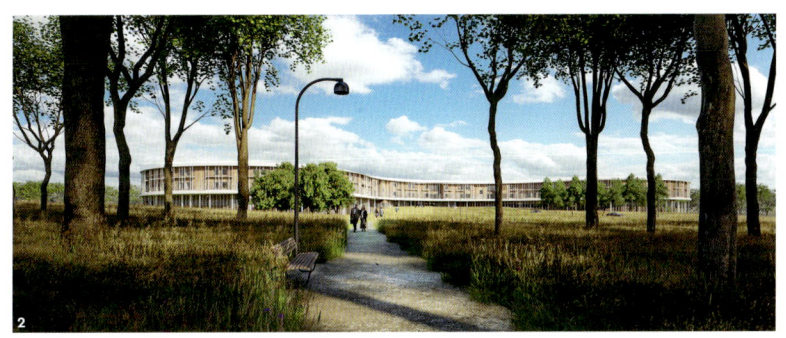
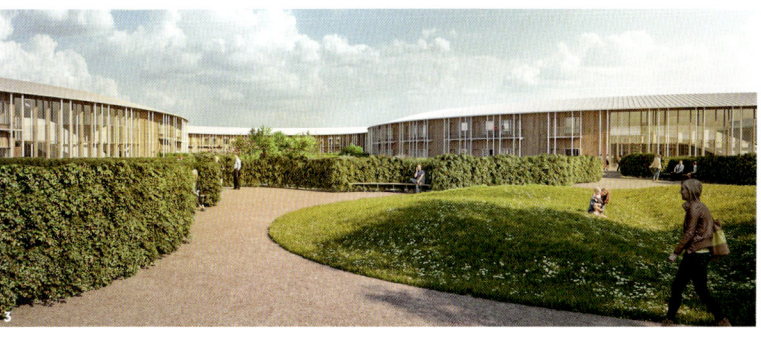

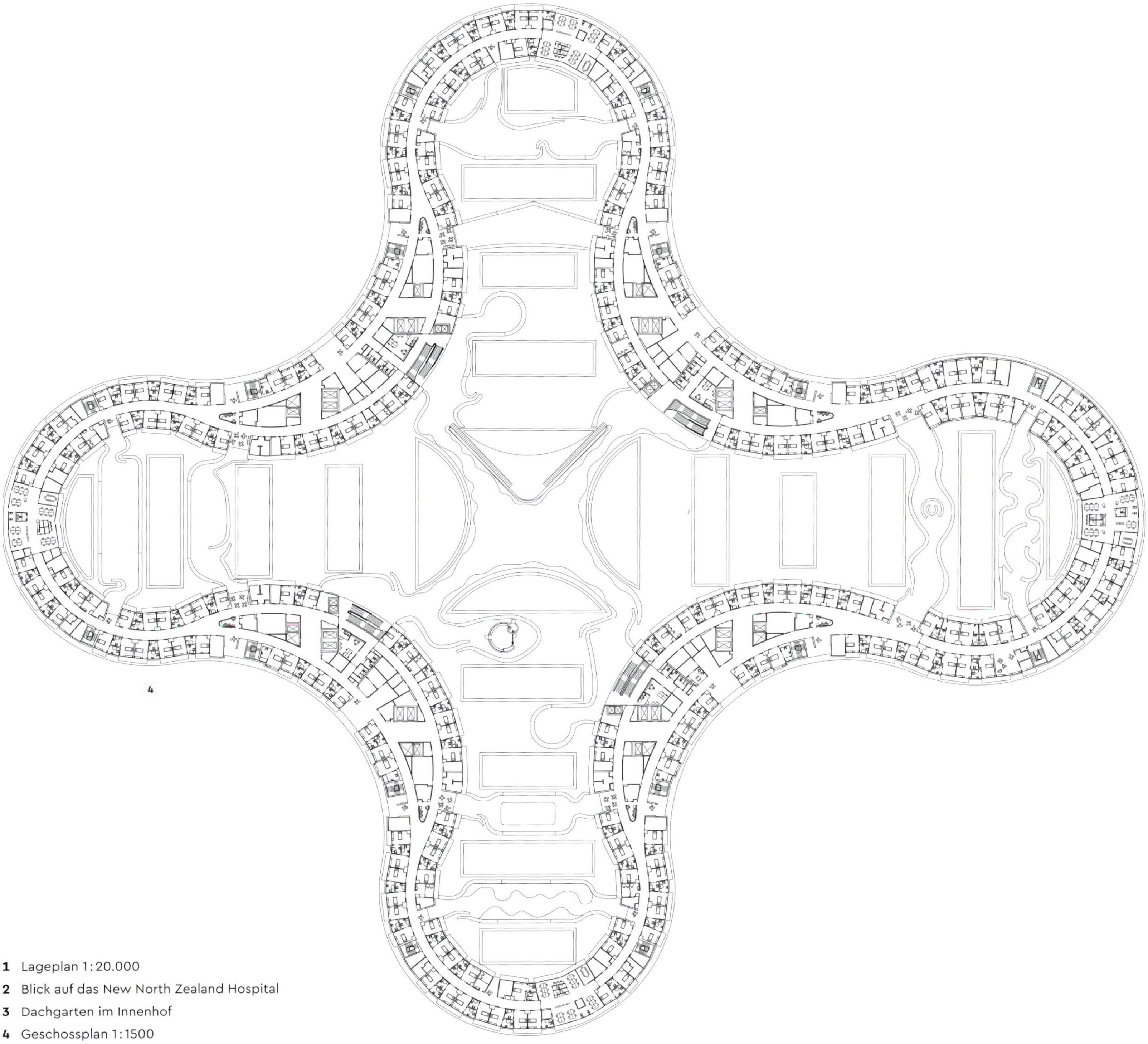

1 Lageplan 1:20.000
2 Blick auf das New North Zealand Hospital
3 Dachgarten im Innenhof
4 Geschossplan 1:1500

101 Beispiele

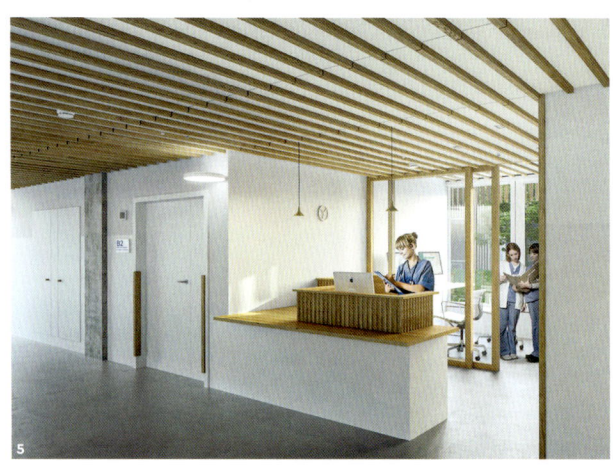
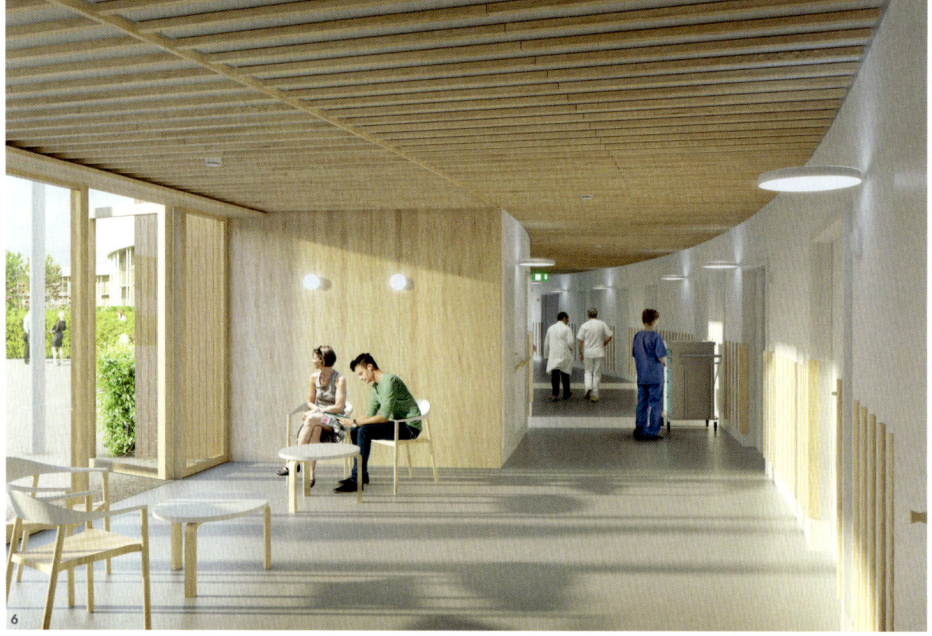
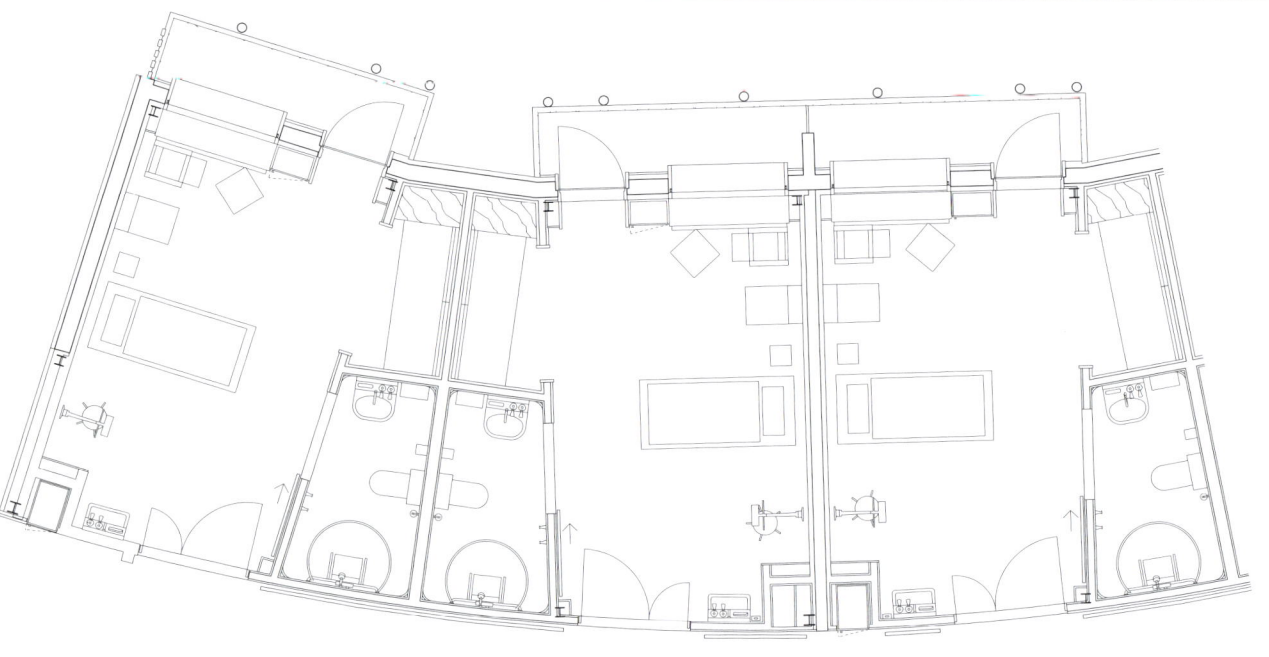
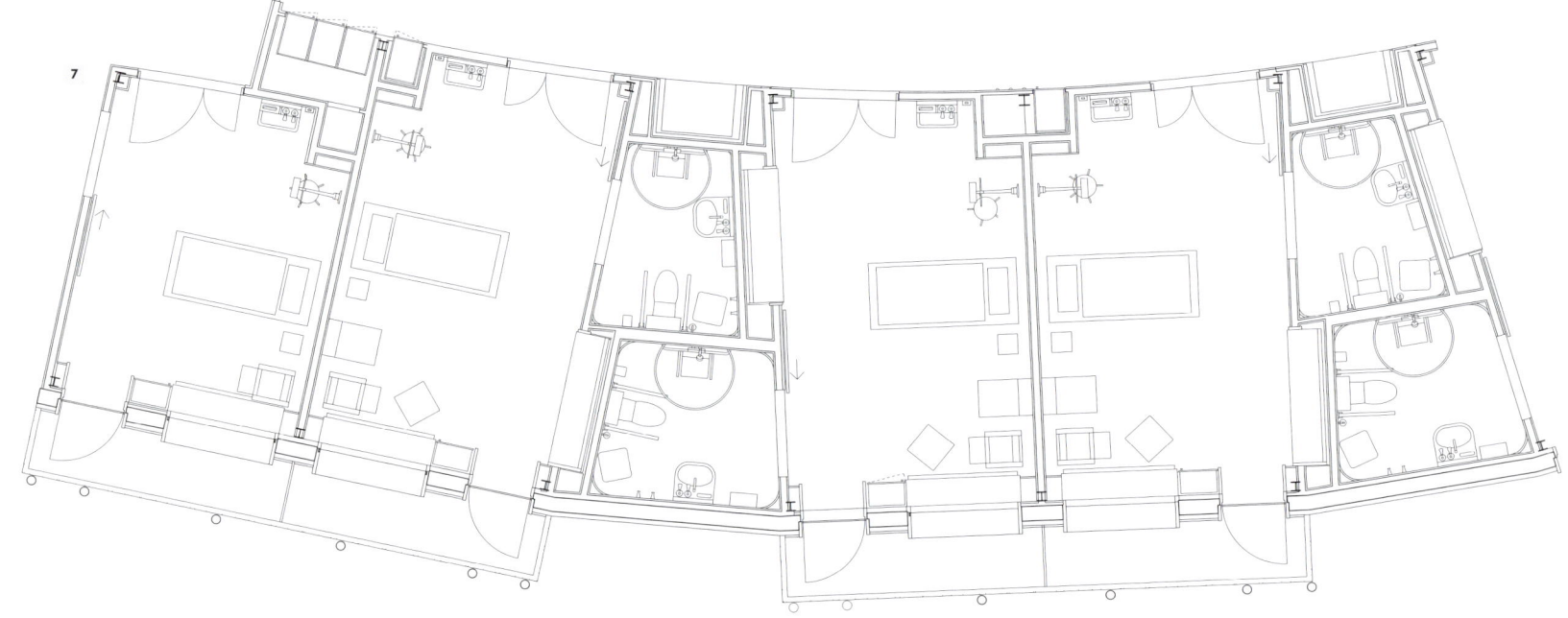

102 Typologie

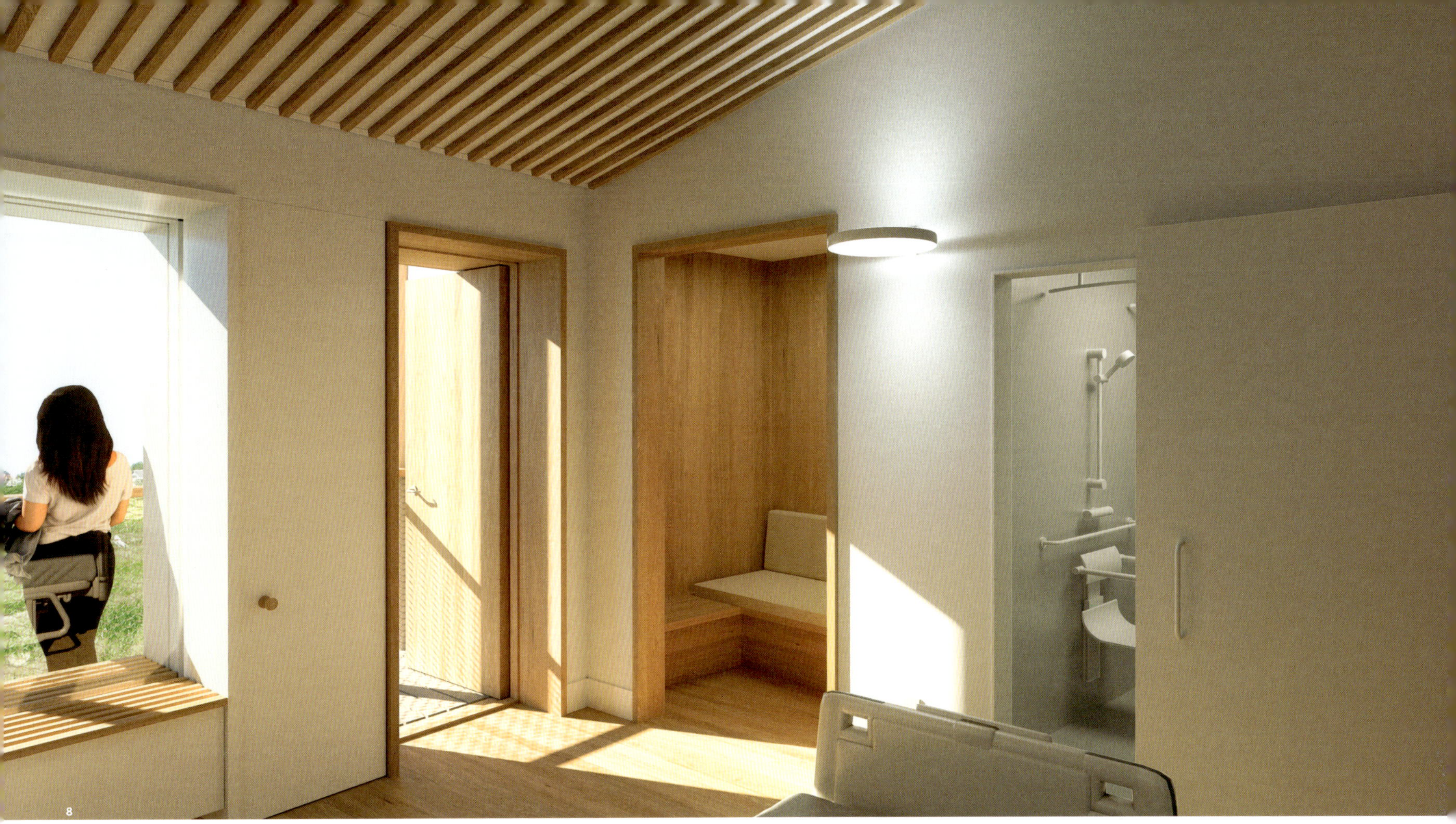

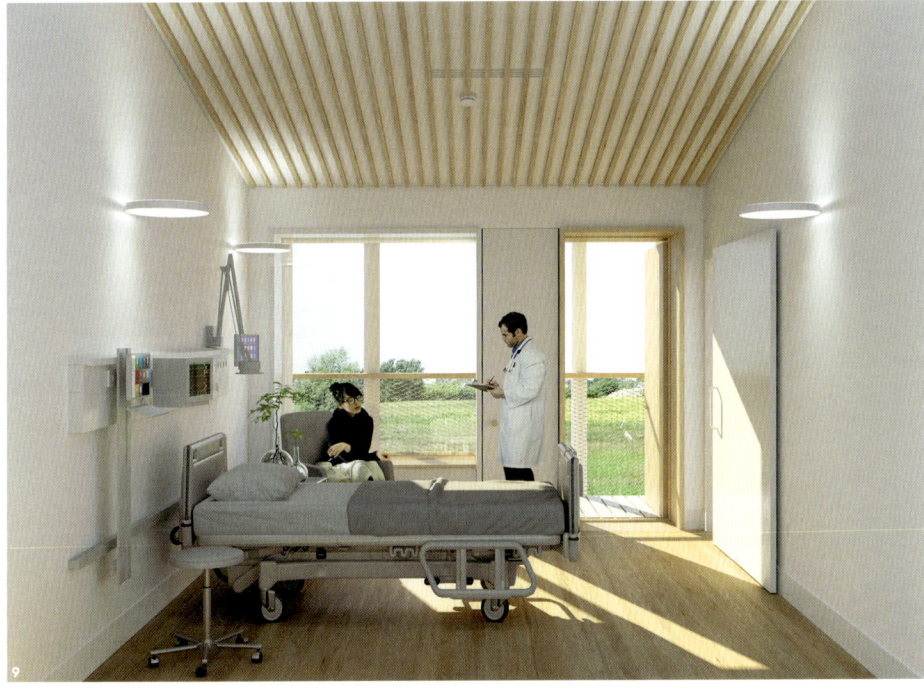
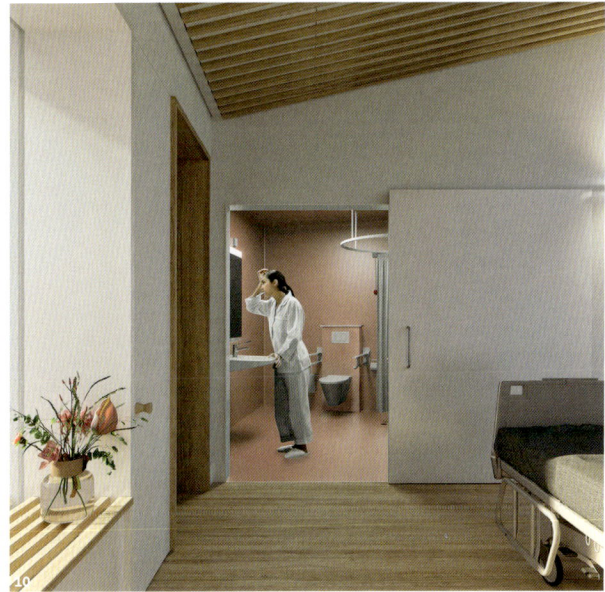

5   Pflegestützpunkt
6   Blick auf den Flur der Bettenstationen
7   Zimmerpläne 1:100
8   Patientenzimmer mit Alkoven
9   Patientenzimmer mit Balkon
10 Blick auf den Sitzbereich am Fenster und die Nasszelle

New North Zealand Hospital

Südspidol

Neubau eines Campuskrankenhauses

Beim Südspidol werden same-handed Einbettzimmer innerhalb einer Großstruktur aneinandergereiht und dennoch dabei so verzahnt, dass jede Zimmereinheit einzeln ablesbar bleibt. Damit drückt sich bereits durch die Grundrissfigur aus, dass hier das Wohl jedes einzelnen Patienten im Mittelpunkt der Gestaltung der Patientenzimmer steht.

Architekten
ARGE Health Team Vienna
Albert Wimmer ZT GmbH
Architects Collective GmbH

Auftraggeber
Centre Hospitalier Emile Mayrisch

Ort
Esch-sur-Alzette, Luxemburg

Fertigstellung
2026

Anzahl Betten pro Geschoss
90

Nettofläche Einbettzimmer
20,5 m² + 4,3 m² Nasszelle

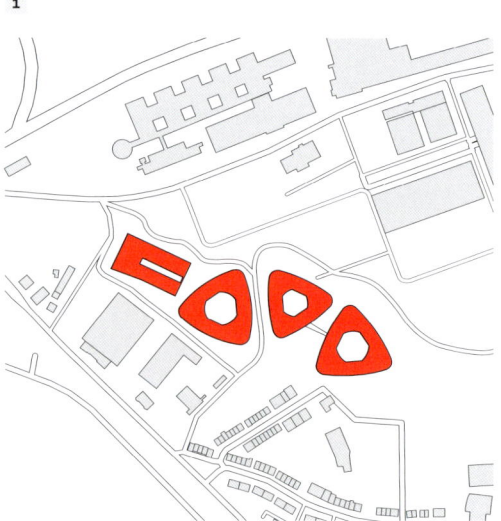

1

Das Konzept zum Neubau des Krankenhauses Südspidol in Esch-sur-Alzette in Luxemburg sieht die Entstehung eines neuen Gesundheitscampus vor. Die Anforderung einer Zentrumsbildung mit höchster Effizienz der medizinischen Abläufe und Minimierung der Wege wird in einer differenziert gegliederten baulichen Struktur umgesetzt. Das Ziel des Entwurfs ist ein am Patienten ausgerichtetes und dabei hocheffizientes, prozessorientiertes Krankenhaus.

Gestaltgebend für das zukünftige Versorgungszentrum mit einer Größe von 59.380 m² sind die dreieckigen Baukörper der einzelnen Zentren mit ihren abgerundeten Kanten. In allen drei Baukörpern sind Bettenzimmer vorgesehen. Die weichen, organisch geschwungenen Formen stehen im Gegensatz zu den klinischen Alltagsprozessen. Die Volumina sind miteinander verbunden, funktionieren aber als eigenständige Einheiten und können daher auch getrennt voneinander genutzt werden. Patienten, Mitarbeiter und Besucher sollen hier nicht mit einer Megastruktur konfrontiert werden, sondern Einzelstrukturen im menschlichen Maßstab wahrnehmen. Anstatt endloser Stationsflure macht die rundliche Gebäudeform übersichtliche Verkehrszonen möglich. Die zentralen Stützpunkte an den Knotenpunkten des Gebäudes gliedern die Stationen in überschaubare Bereiche. Für Wartende vor dem Stützpunkt gibt es ebenso offene und angenehme Begegnungsbereiche wie auch für das Krankenhauspersonal.

Die rund 550 Patientenzimmer (davon etwa 80 % Einbettzimmer) sind entlang der Fassaden angeordnet. Durch ihre besondere Grundrissfigur mit zurückgesetzter Nasszelle verzahnen sie sich miteinander und erleichtern die Reihung innerhalb der Gebäudestruktur und um den beinahe kreisförmigen Innenhof. Die räumliche Geometrie des Zimmers wurde nach den Grundsätzen des Evidence-based Design entwickelt und stellt die Sicherheit und das Wohlbefinden des Patienten in den Fokus.

Die Raumkonfiguration ermöglicht für das Pflegepersonal den Blick auf die Patienten bereits von der Zimmertür aus. Gleichzeitig bietet die Anordnung des Eckfensters den vollen Ausblick ins Freie, ohne den Kopf drehen zu müssen. Der Eingang des Badezimmers befindet sich direkt zur rechten Seite des Patientenbetts und der kurze Weg dorthin soll die Sturzgefahr, insbesondere bei multimorbiden und älteren Patienten, reduzieren. Die großen Schiebetüren sollen indes das Bedürfnis nach größtmöglicher Autonomie und Barrierefreiheit unterstützen. Die Vergrößerung der Pflegezone durch das Vermeiden von fixen Einbauten dient zur Verbesserung der Ergonomie und Erleichterung der Pflegevorgänge bei der Versorgung des Patienten.

Die Konzeption der Patientenzimmer in same-handed Anordnung, also mit identischen Grundrissen, steigert die Effizienz der Pflegeprozesse und vermindert die Anzahl der Fehlgriffe durch standardisierte Abläufe. Die Ausstattung des Zimmers sieht auch einen großflächigen multimedialen Bildschirm an der Wand vis-à-vis des Bettes vor, der einerseits den Zugang zu TV und Internet sichert und andererseits die Möglichkeit bietet, mit dem betreuenden Arzt anhand von Bildmaterial Befunde und Behandlungspläne zu besprechen und dabei zu veranschaulichen. Die drei Baukörper werden in einen Landschaftspark eingebettet, der durch begrünte Innenhöfe und Gründächer ergänzt wird.

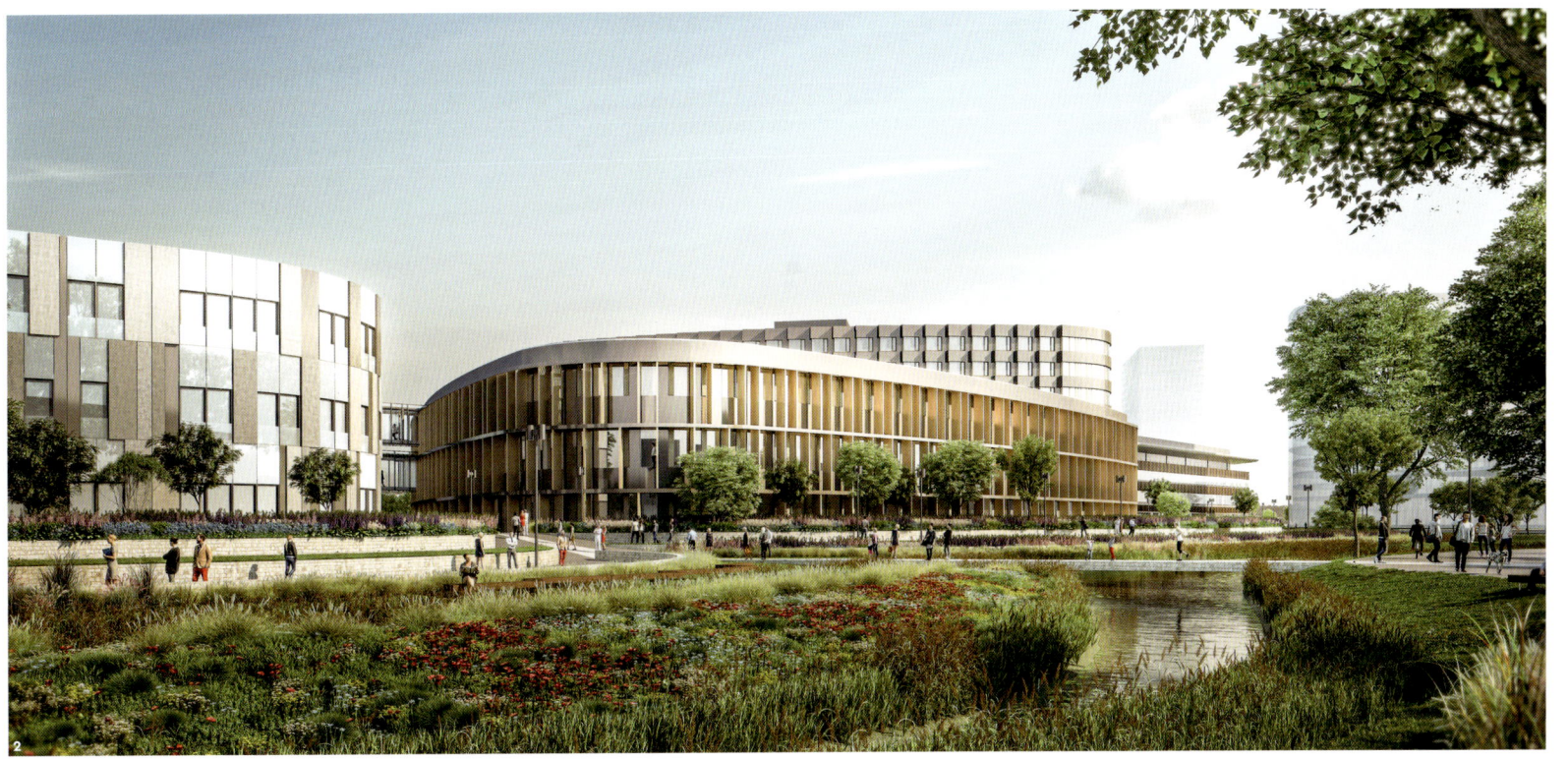

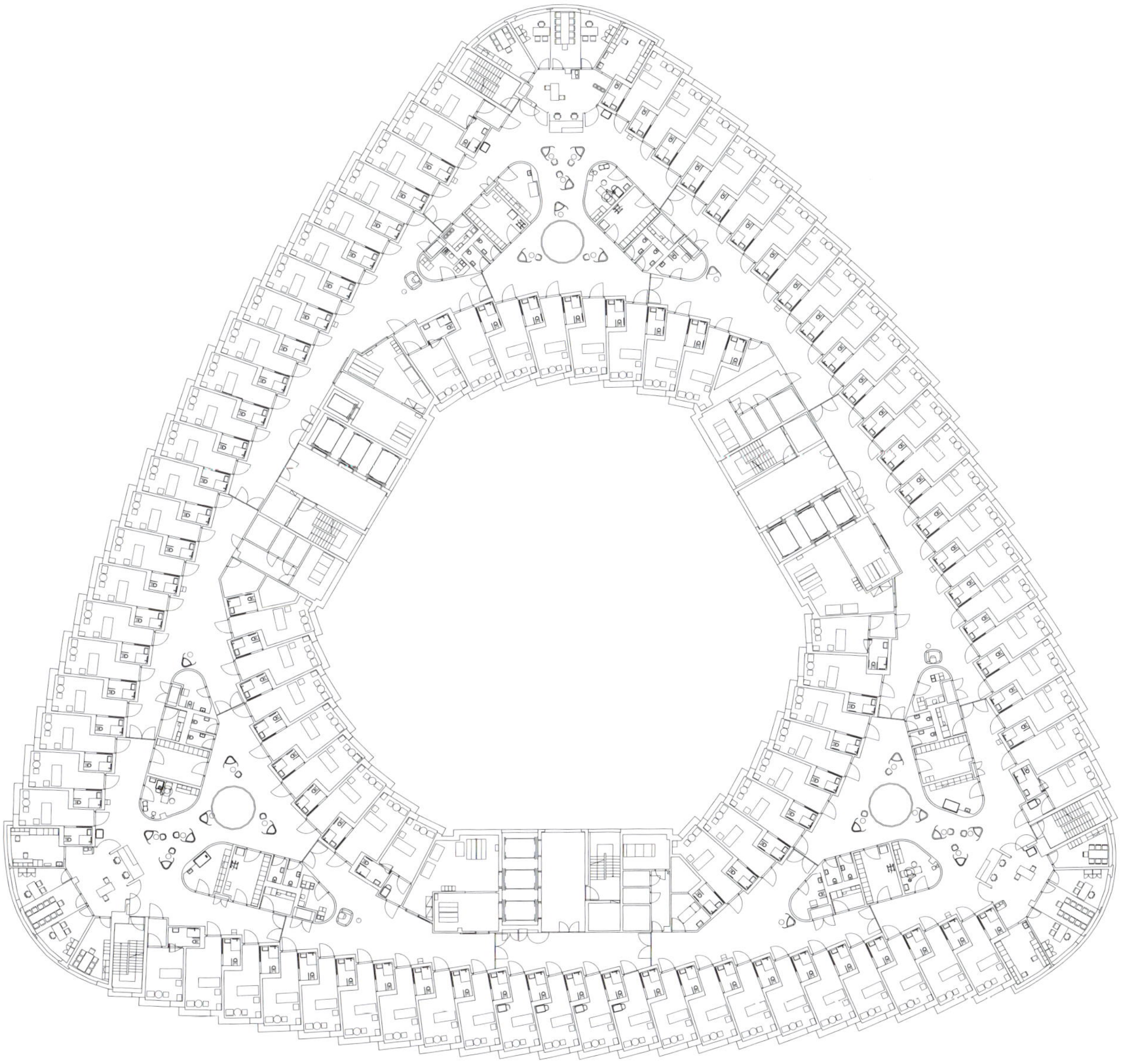

1. Lageplan 1:20.000
2. Blick auf das Gebäudeensemble mit gestaltetem Landschaftsraum
3. Geschossplan 1:750

Beispiele

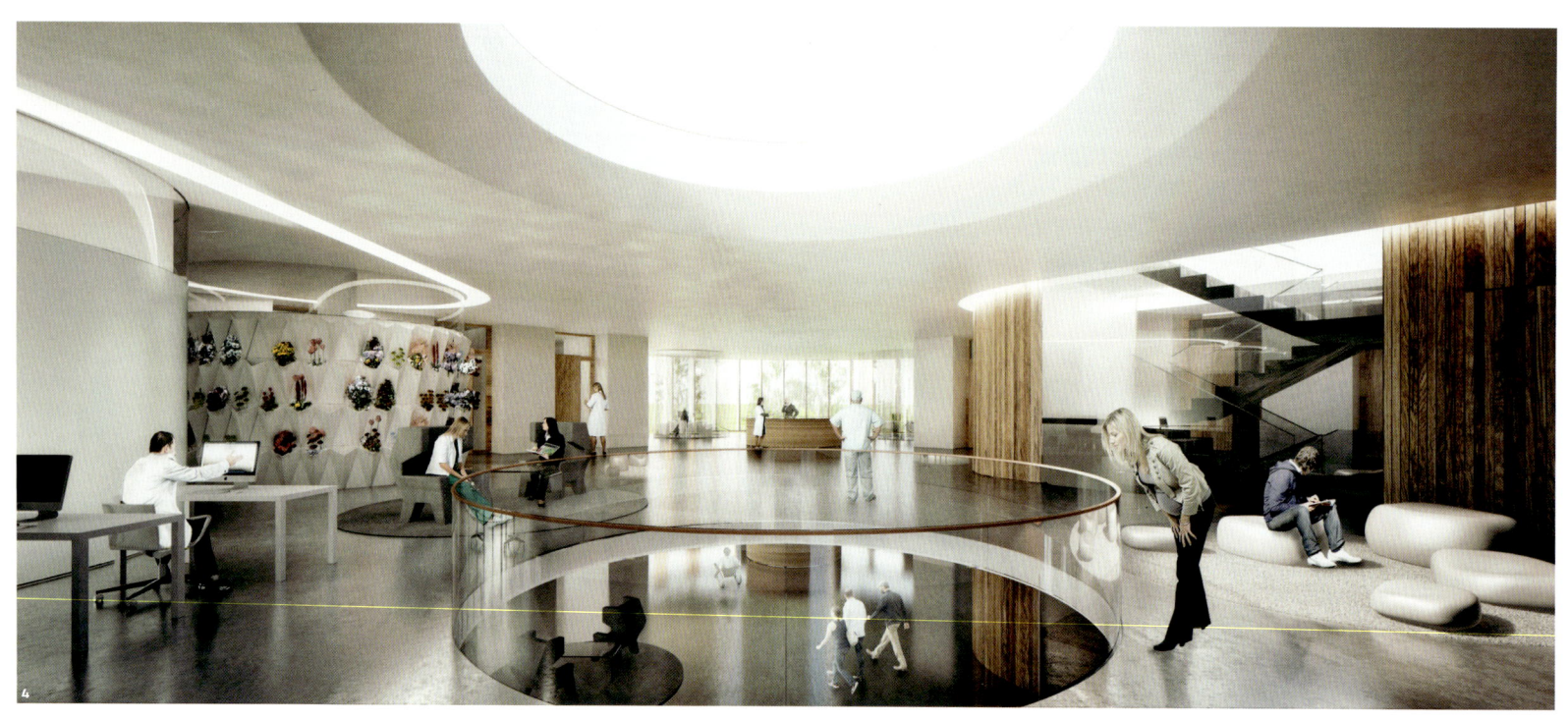

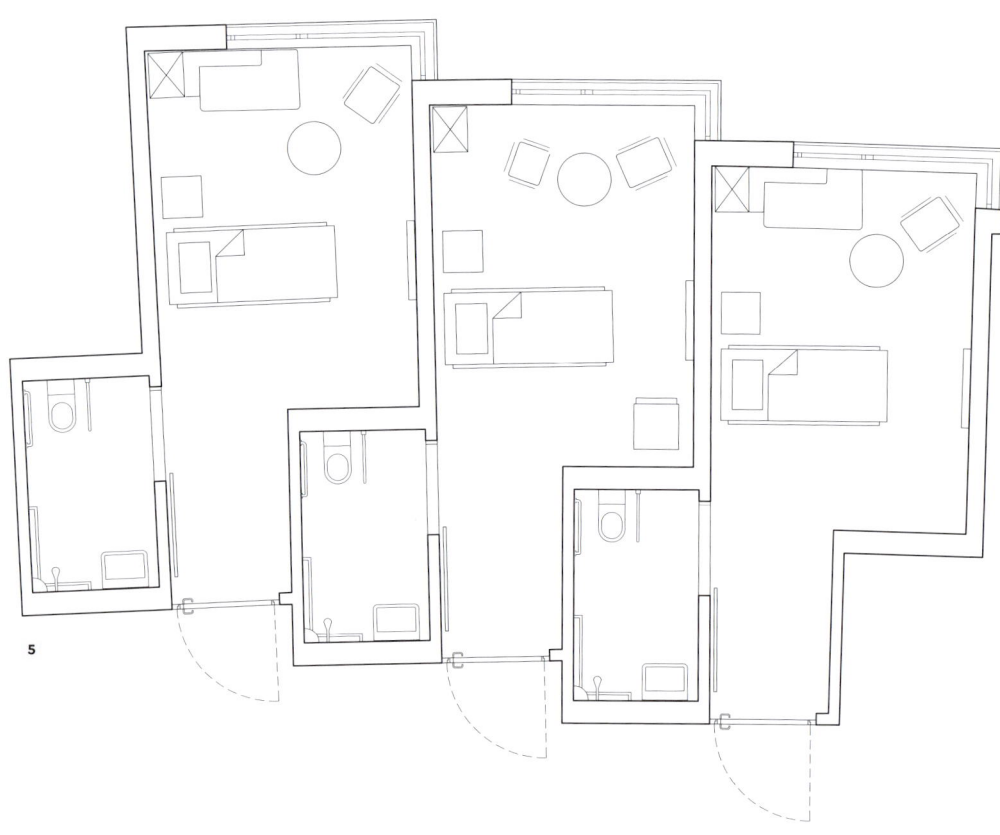

106　Typologie

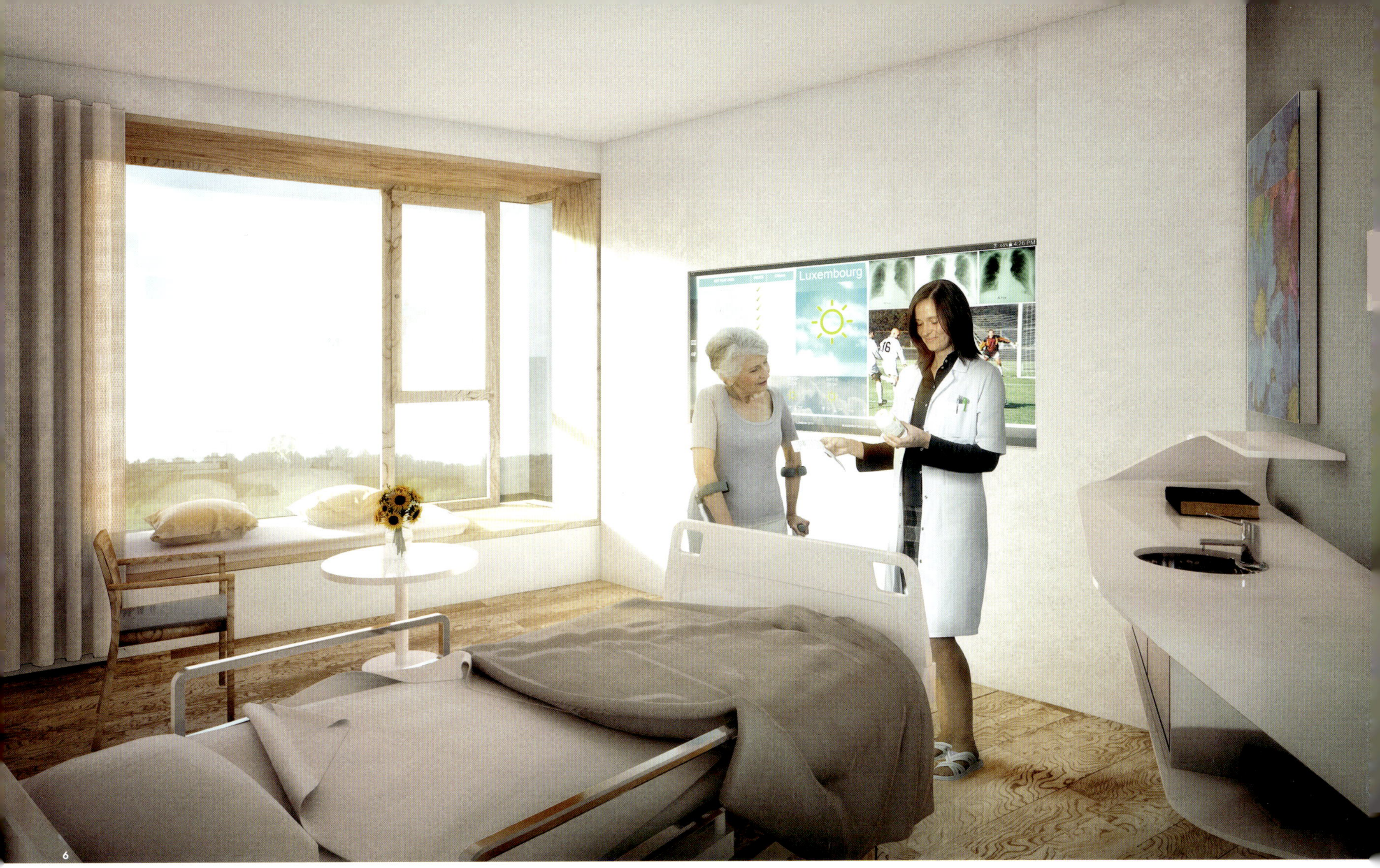

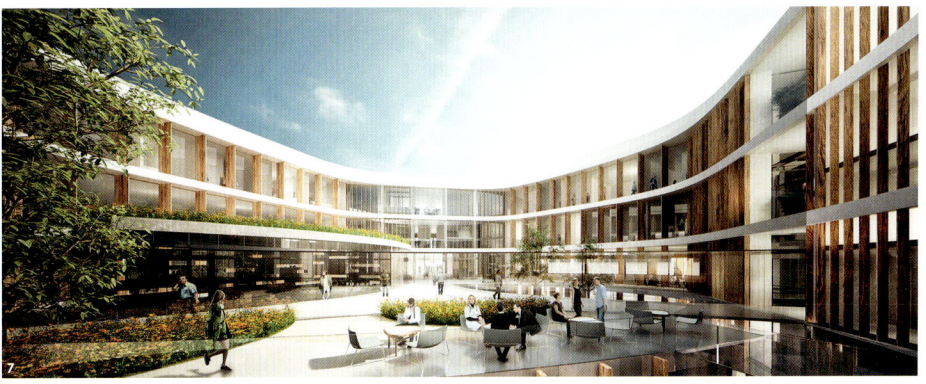

4 Patientenstützpunkt
5 Zimmerplan 1:100
6 Patientenzimmer
7 Innenhof mit Aufenthaltsbereichen

Kreisklinik Jugenheim

Sanierung der Pflegestationen

Die Bettenstation mit polygonalen, schrägstehendem Zimmergrundriss an der Kreisklinik Seeheim-Jugenheim bei Darmstadt ist nach wie vor eine der interessantesten und daher bekanntesten Stationsstrukturen in Deutschland. Die nachhaltige Qualität einer solchen Planung zeigt sich vor allem dann, wenn die Entwicklung neuer Gestaltungskonzepte und Ausbauten problemlos möglich ist. Sie wird durch den Erhalt der originalen Strukturen bei Sanierungen bestätigt.

Architekten
LSK-Architekten (Umbau)
Junghans+Formhals

Auftraggeber
Eigenbetrieb Kreiskliniken
des Landkreises Darmstadt-Dieburg

Ort
Seeheim-Jugenheim, Deutschland

Fertigstellung
2014

Anzahl Betten pro Geschoss
38

Nettofläche Zweibettzimmer
23,7 m² und 3,7 m² Nasszelle

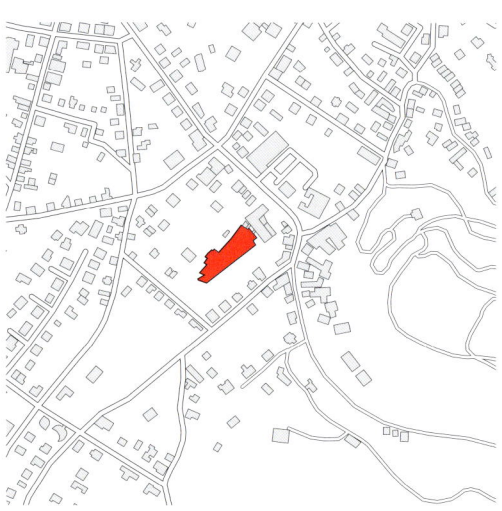

1

Die Bettenstationen der Kreisklinik Jugenheim wurden in den 1990er Jahren von den Architekten Junghans+Formhals realisiert. Im Rahmen einer langfristig angelegten, übergreifenden Umplanung sollte die Klinik modernisiert und zu einem regionalen Zentrum für Orthopädie weiterentwickelt werden. Bei den Umbauarbeiten bei laufendem Betrieb sollten weder Änderungen an der tragenden Struktur noch an der Fassade vorgenommen werden.

Die Sanierung der Pflegestationen mit insgesamt 80 Betten und den diagnostischen und therapeutischen Einrichtungen der Kreisklinik erfolgte geschossweise bei laufendem Betrieb. Dabei sollten die Eingriffe an der vorgegebenen Raumstruktur des Bestands so gering wie möglich gehalten werden. Das ursprüngliche Konzept der um 45 Grad gedrehten Patientenzimmer, das eine gegenüberliegende Anordnung der Betten erlaubt, wurde beibehalten.

Die Innenumbaumaßnahmen stellten durch die verwinkelte und beengte geometrische Form des dreigeschossigen Gebäudes sowie durch die gestiegenen Anforderungen an die technische Ausstattung der Stationen eine besondere Herausforderung dar. Sämtliche Innenoberflächen wurden erneuert und harmonisch aufeinander abgestimmt. Böden mit Planken in warmer Holzoptik kontrastieren mit den glatten Wandflächen und den gelochten Gipskartondecken der Flure mit integrierter Beleuchtung.

Die vorhandenen Patientenzimmer erhielten neu gestaltete Einbauten, um sie wohnlicher zu machen. Hierzu wurden einzelne Bestandteile der Wandflächen mit einer Verkleidung in heller Holzoptik versehen, in die die medizinischen Einrichtungen, die Beleuchtung, Garderoben, Spiegel integriert wurden. Um für die Besucher zusätzliche Sitzflächen anzubieten, wurden die Heizkörper mit Sitzbänken aus einem mit der Wandverkleidung harmonierenden Material überbaut. Darüber hinaus verfügen die Zweibettzimmer jetzt über eingebaute Patientenschränke, einen Esstisch mit Stühlen sowie einen Schreibplatz mit integriertem Kühlschrank sowie Nachttischen mit TV-Monitor. Am Fenster gibt es einen Sessel, von dem aus der Blick in die nahen Hügel der Bergstraße reicht. Auf den Einzelzimmern weicht der zweite Bettplatz einem großen Schreibtisch und einem Sessel mit Beistelltisch.

Die von LSK-Architekten entwickelte Gestaltidee für die Stationsflure der orthopädischen Komfortstation war es, durch eine Abrundung der Kernzone den unruhigen und verwinkelten Flurwänden eine ruhige Form entgegenzusetzen. Dazu gehört insbesondere die geschwungene Theke des Pflegestützpunkts im Zentrum der Station. Der runde Lichthof gegenüber dem Pflegestützpunkt wurde mit einem hohen Bambus bepflanzt und dient als „grünes Atrium".

Sitzbänke entlang der Flure, deren Wände einheitlich mit Bildern von Joan Sofron gestaltet wurden, und ein zentraler Patientenaufenthaltsraum geben Patienten und Besuchern Raum zum Verweilen.

1 Lageplan 1:20.000
2 Blick von außen auf die Bettenzimmer
3 Geschossplan 1:500

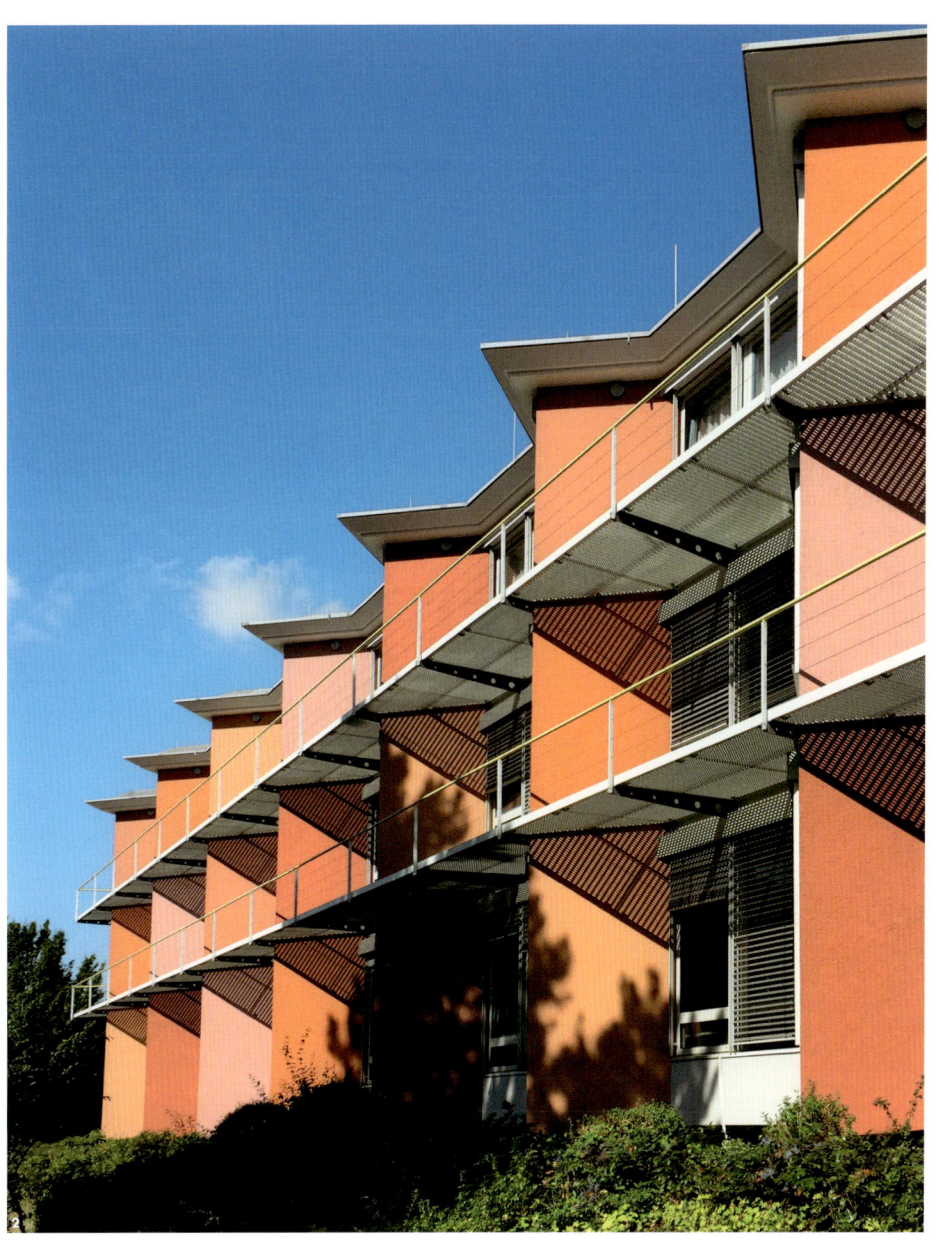

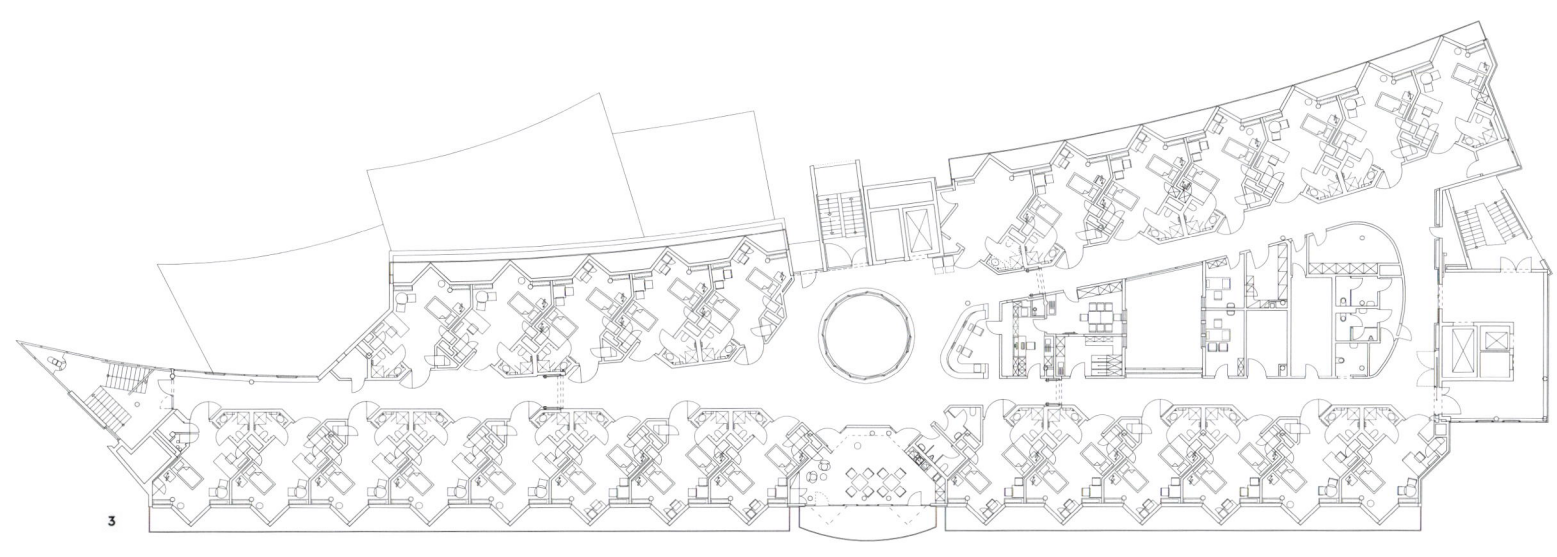

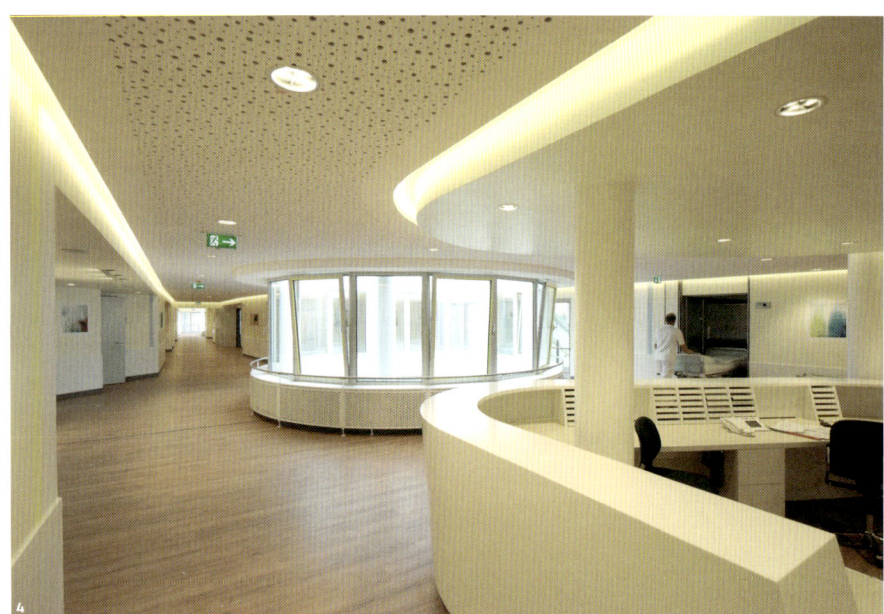

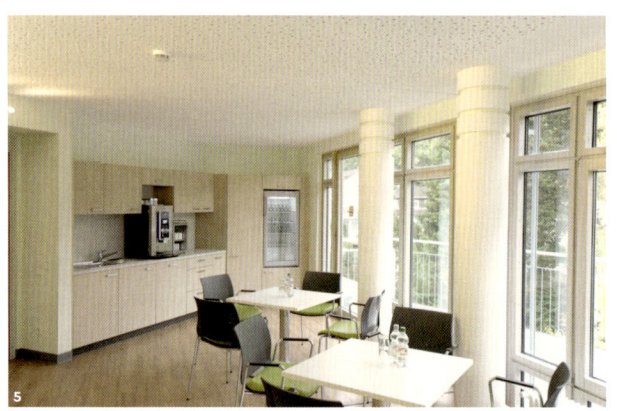

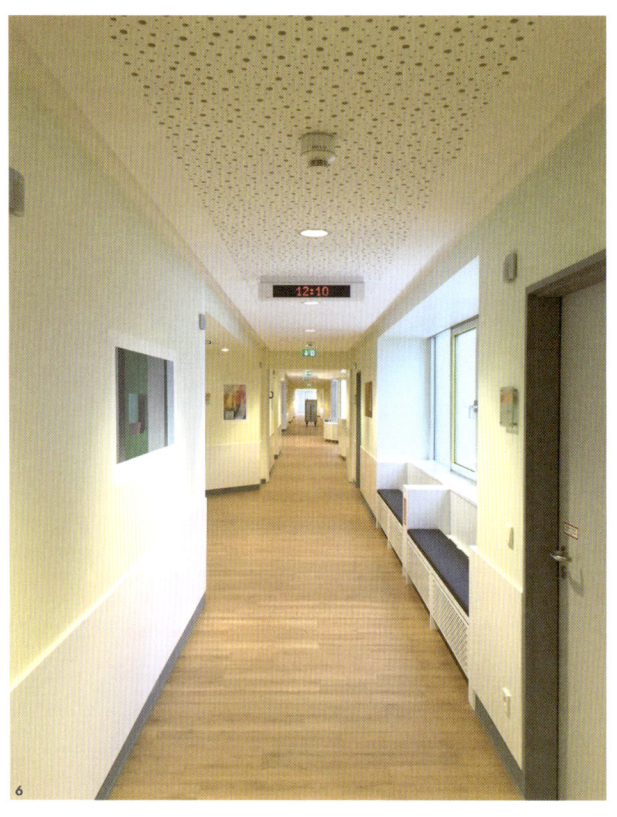

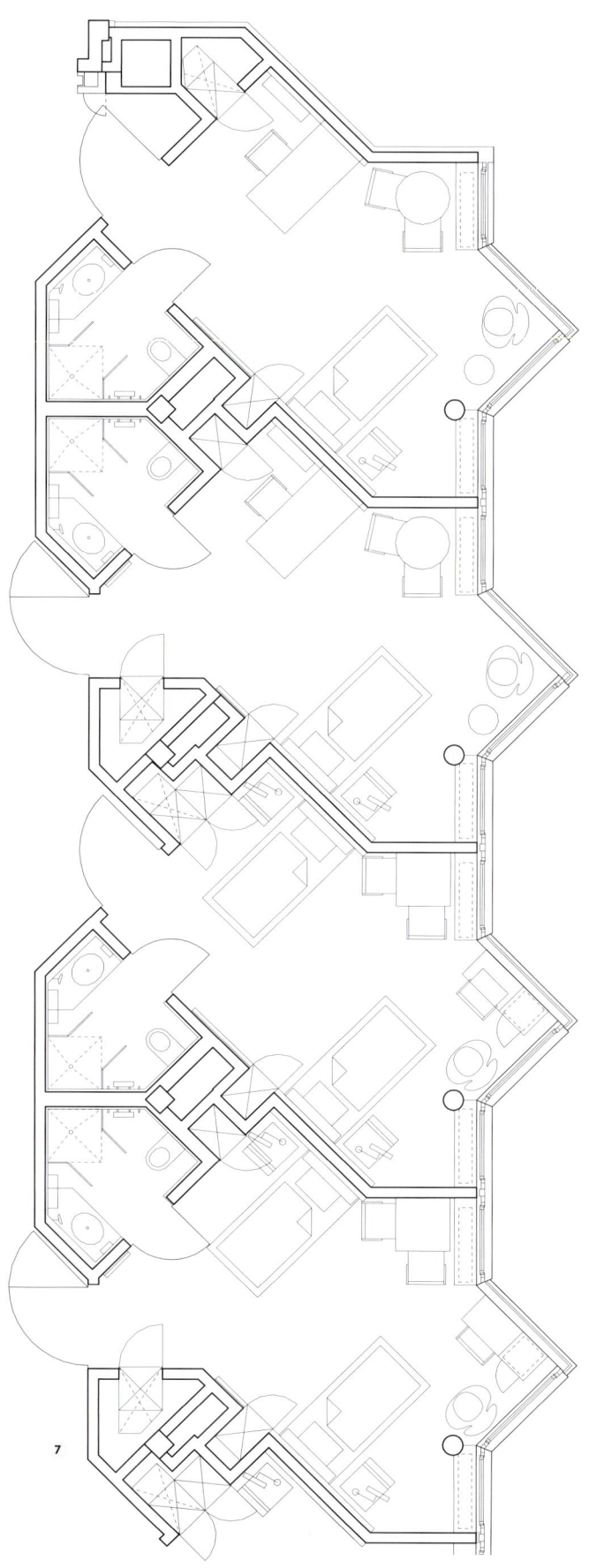

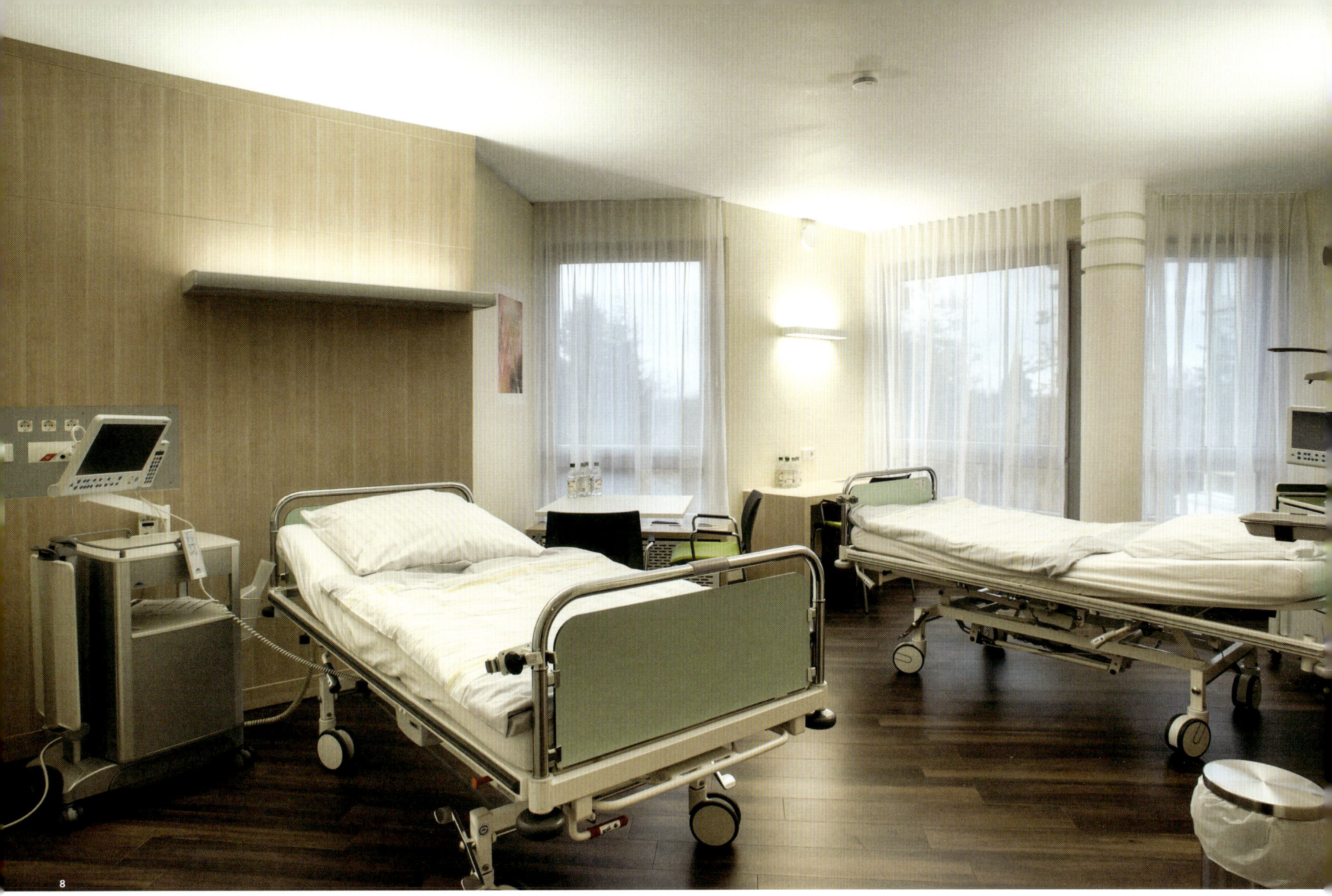

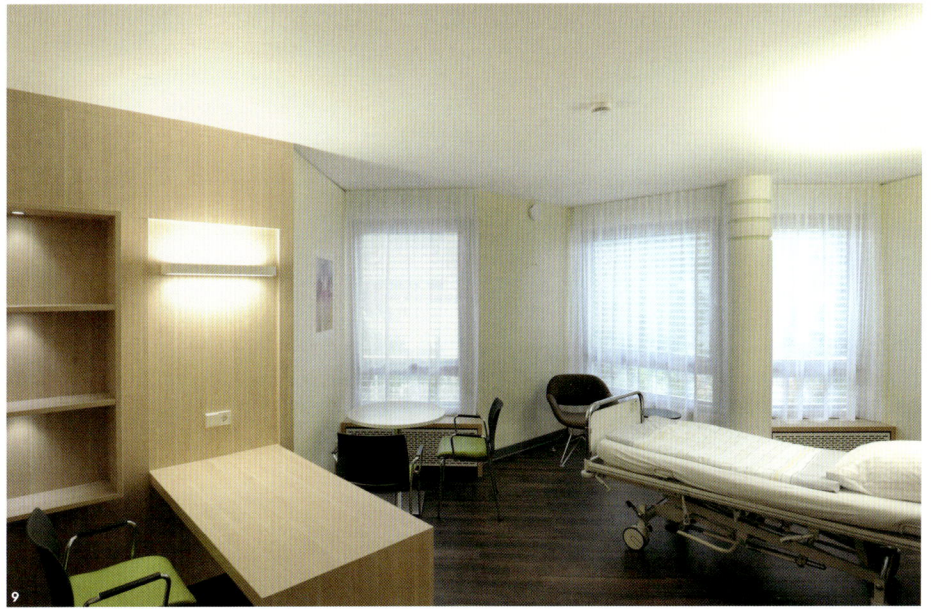

4 Blick in den Stationsflur vom Pflegestützpunkt
5 Aufenthaltsbereich für Patienten und Besucher
6 Stationsflur
7 Zimmerplan 1:100
8 Zweibettzimmer
9 Einbettzimmer mit Schreibtisch

Kreisklinik Jugenheim

Sana Klinik München

Neubau Krankenhaus der Schwerpunktversorgung

Das fest installierte Trennelement zwischen zwei Bettplätzen ist eine Seltenheit und auch hier in der Sana Klinik nur auf der Wahlleistungsstation zu finden. Das geräumige Zimmer zeigt auf, welcher hohe Grad an Privatheit und Komfort sich im Zweibettzimmer realisieren lässt, wenn ein Mehr an Budget und Fläche zur Verfügung steht.

Architekten
wörner traxler richter

Auftraggeber
Sana Kliniken Solln Sendling GmbH

Ort
München-Sendling, Deutschland

Fertigstellung
2017

Anzahl Betten pro Geschoss
67

Nettofläche Zweibettzimmer (Standard)
22,1 m² + 3,2 m² Nasszelle

Nettofläche Zweibettzimmer (Wahlleistung)
37,3 m² + 4,3 m² Nasszelle

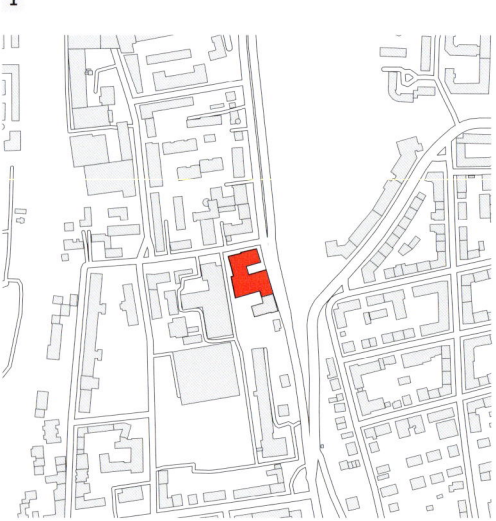

1

Die ursprünglich an zwei Standorten betriebenen orthopädischen Kliniken der Sana Kliniken Solln Sendling GmbH wurden im Mai 2017 zum Sana Gesundheitscampus am Standort München-Sendling zusammengeführt. Das Krankenhaus ist ein Haus der Schwerpunktversorgung und beinhaltet Funktionsdiagnostik, OP-Abteilung, Intensiv- und Pflegestationen. Der kompakte, fünfgeschossige Neubau entstand als Blockrandbebauung unter Beachtung des unter Denkmalschutz stehenden Nachbargebäudes. Die Obergeschosse bilden einen offenen Innenhof aus und beinhalten jeweils zwei Allgemeinpflegestationen mit insgesamt 173 Betten. Auf 6600 m² Bruttogeschossfläche werden jährlich über 8000 Patienten behandelt.

Großzügig konzipierte Stationsflure mit verschiedenen Sitzbereichen schaffen Anregung zur Bewegung für die Patienten mit körperlichen Einschränkungen, beispielsweise nach einer Knie- oder Hüftoperation. Um das Aufstehen zu erleichtern, wurden Stühle und Sessel mit höherer Sitzfläche ausgestattet. Die normale Sitzhöhe von 45 cm wird hier um einige Zentimeter auf 48 bis 50 cm angehoben. Die zum Innenhof orientierten Standard-Zweibettzimmer besitzen einen erkerartigen Abschluss und ermöglichen damit einen besseren Lichteinfall in den Raum. Gleichzeitig schafft dieser Erker auch eine besondere Nische für den Schreib- und Esstisch. Die tiefe Brüstungshöhe vergrößert die Fensterfläche und gestattet auch Patienten in liegender Position die Aussicht.

Bei der Ausstattung wurde sowohl bei den Standard- als auch bei den Wahlleistungszimmern großer Wert darauf gelegt, sich atmosphärisch einem Hotelzimmer anzunähern. Die lichten, hellen Räume in beige-weißer Farbkombination werden durch Schwarz-Weiß-Fotografien bekannter Münchner Plätze und Sehenswürdigkeiten akzentuiert – in den Standardzimmern als elegant gerahmte Bilder und in den Wahlleistungszimmern als großformatige Fototapeten. Neben beigen Wandtönen gibt es im Bereich Wahlleistung weiße Einbaumöbel und schwarze Sessel, und die Medienführung am Kopfende der Betten ist ebenso wie der Bodenbelag in Holzoptik ausgeführt. Seine räumliche Großzügigkeit mit einer eigenen, kleinen Lounge erhält das Zweibettzimmer im Wahlleistungsbereich durch die Zusammenlegung zweier Einbettzimmer-Achsen. Die bauliche Trennwand bildet für jeden Patienten zugleich auch einen eigenen Bereich aus, und jeder Patient profitiert von einem eigenen Fenster. Die tiefe Fensterbank kann jeweils als Sitzbank genutzt werden und markiert zugleich die patienteneigenen Besucherzonen.

Um den Hygieneanforderungen gerecht zu werden, wurde u. a. darauf geachtet, weitestgehend fugenlose Oberflächen einzubauen, sowohl beim Wandschutz als auch bei den Böden. Die PVC-Beläge sind fugenlos bis in den Sockel hinein verzogen. Auch beim Wandschutz wurden insbesondere kleine Haarfugen vermieden, da diese sehr empfänglich für eine Keimbelastung sind. Die notwendigen Fugen wurden dann bewusst etwas größer ausgebildet, um das fachgerechte Verfugen zu erleichtern. Für die eventuell notwendig werdende Isolierung einzelner Patienten mit Keimbelastung gibt es auf jeder Ebene ein bis zwei Quarantäne-Zimmer mit einer Schleuse.

1 Lageplan 1:20.000
2 Blick auf die Klinik
3 Geschossplan 1:500

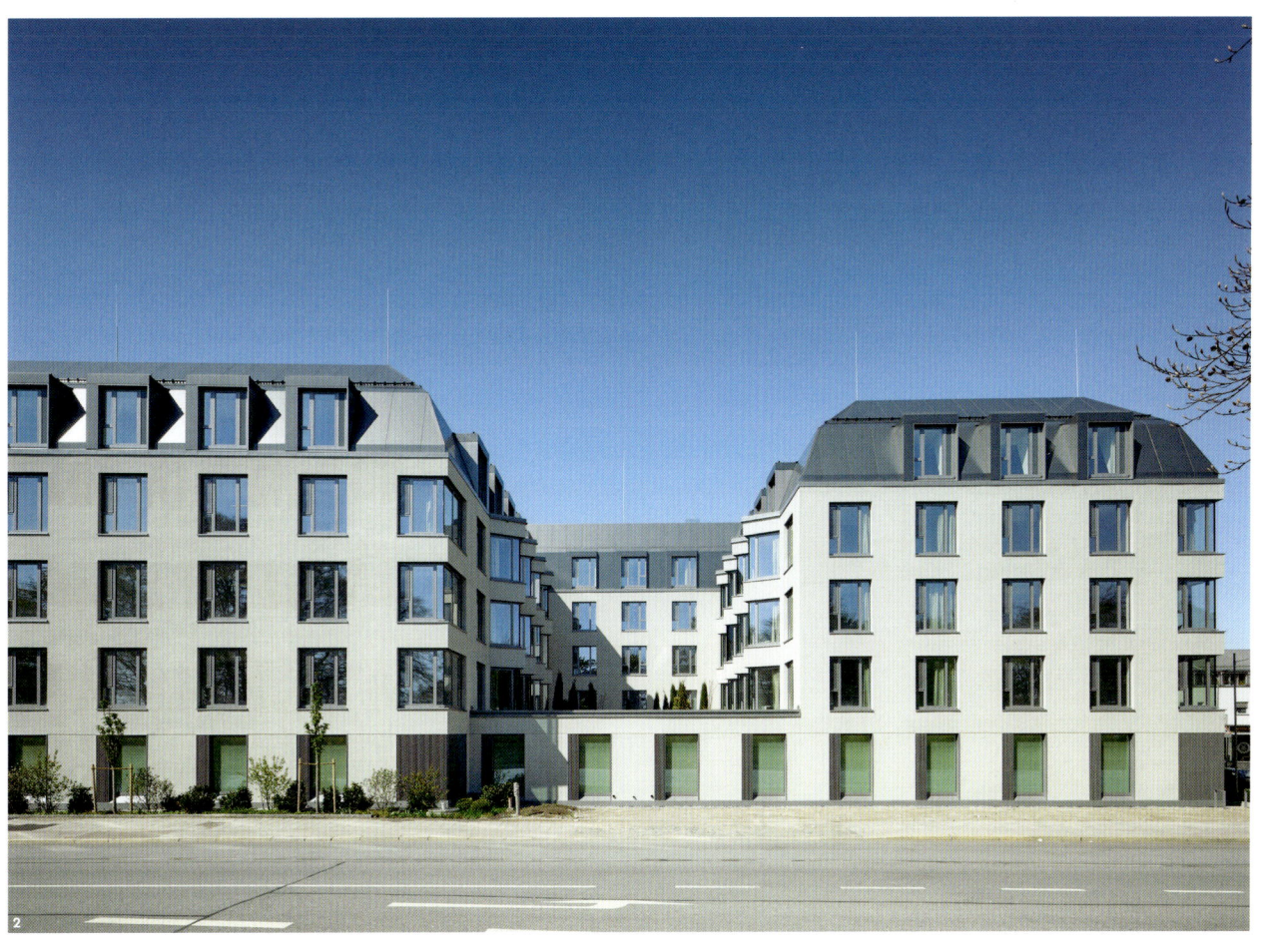

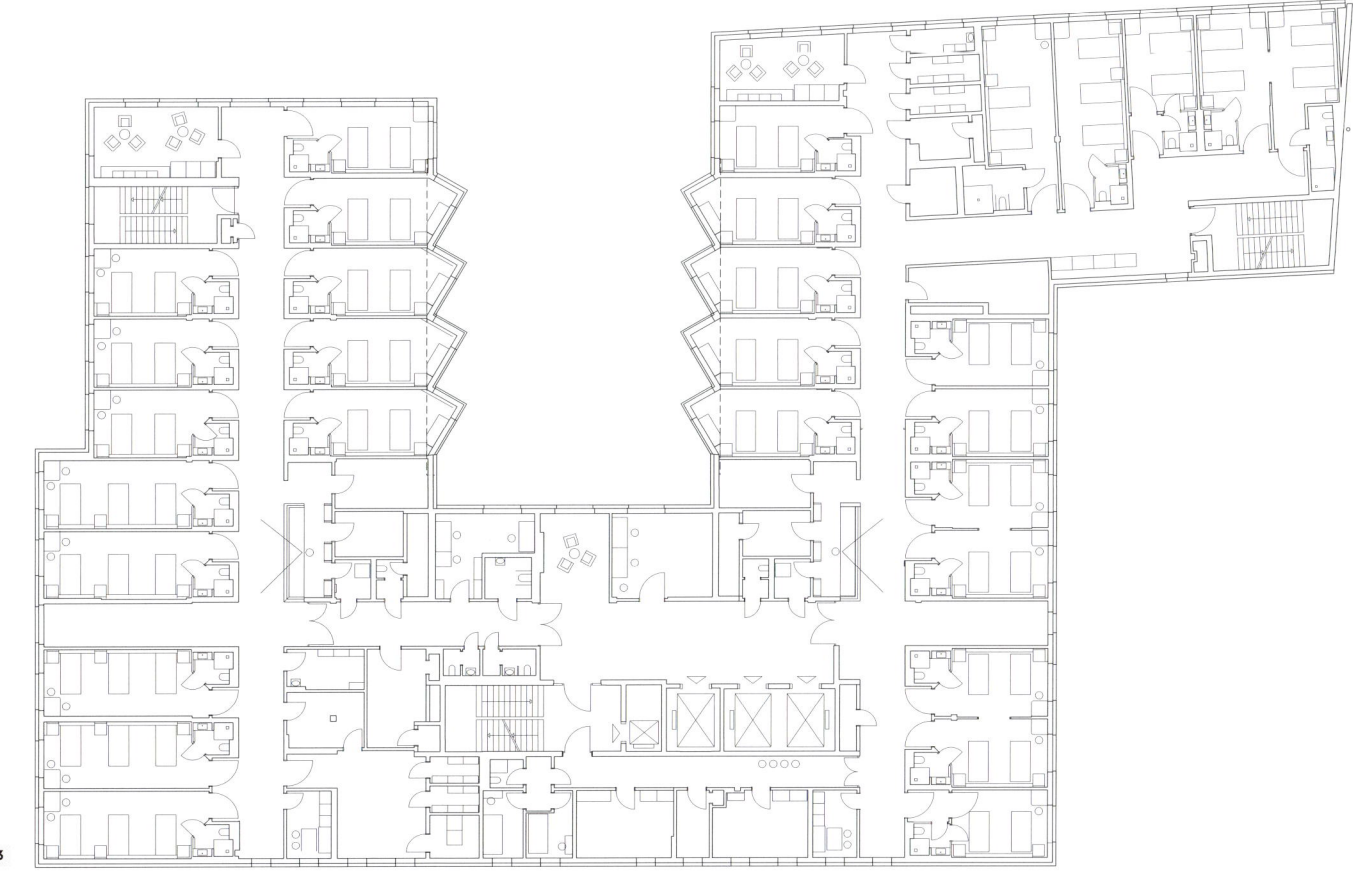

113 Beispiele

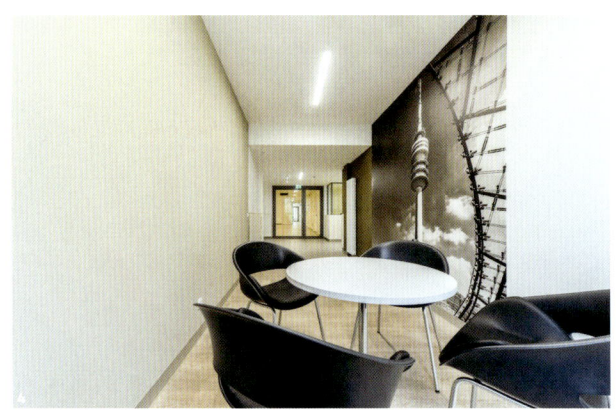
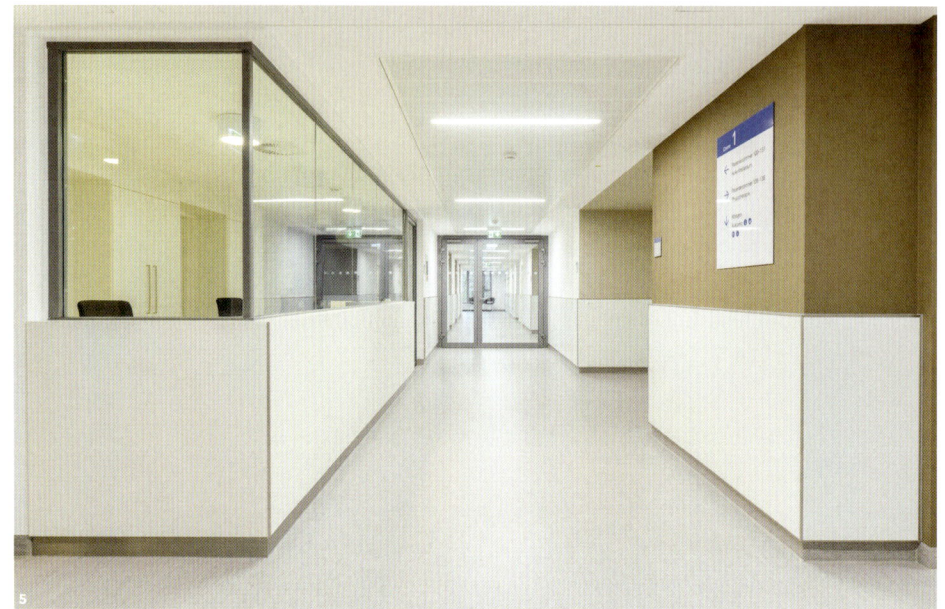
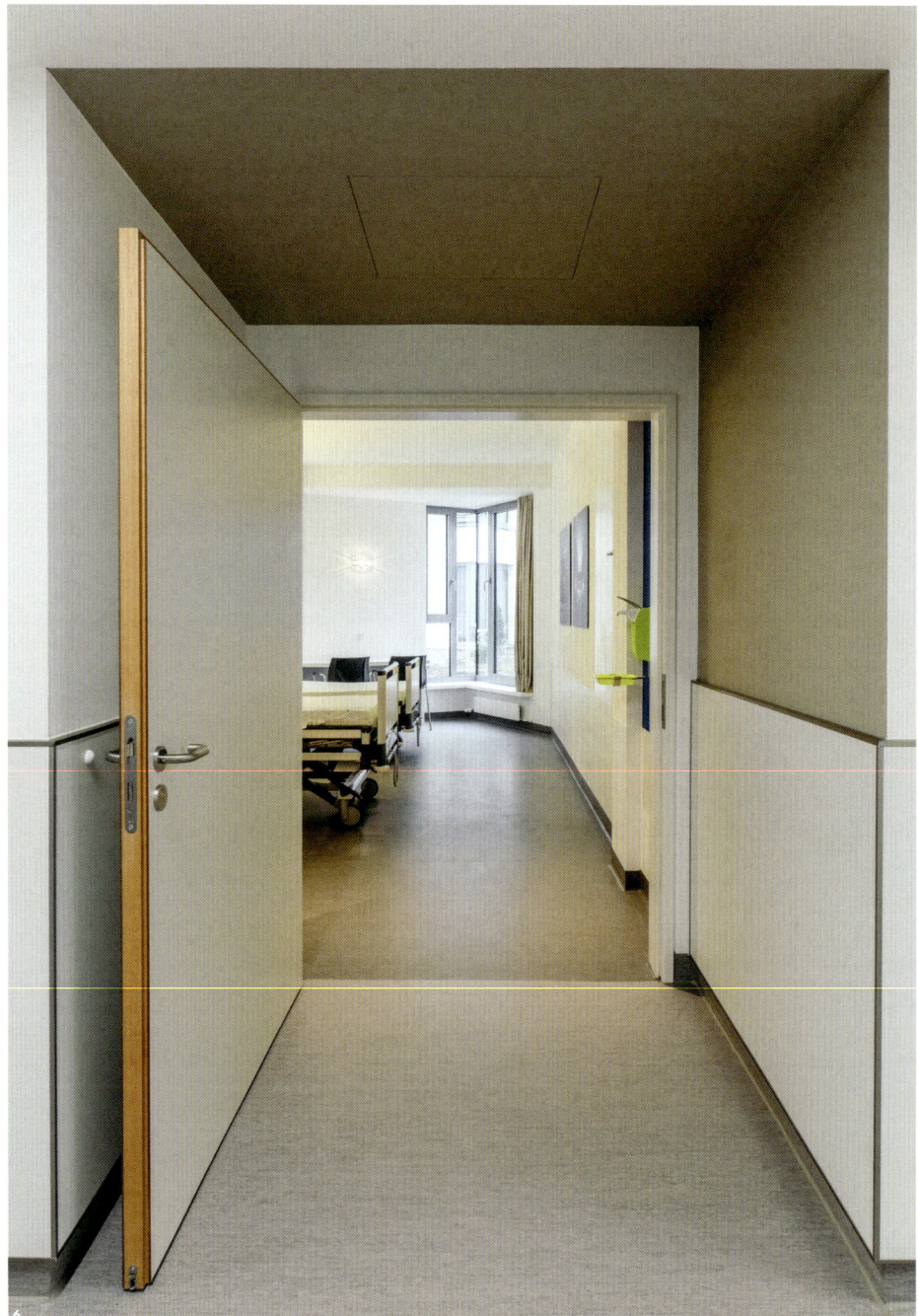

4 Aufenthaltsbereich Stationsflur
5 Stationsflur mit Stützpunkt
6 Eingang Zweibettzimmer (Standard)
7 Zweibettzimmer mit tiefem Fenster (Standard)
8 Zimmerplan 1:100 (Standard)

Typologie

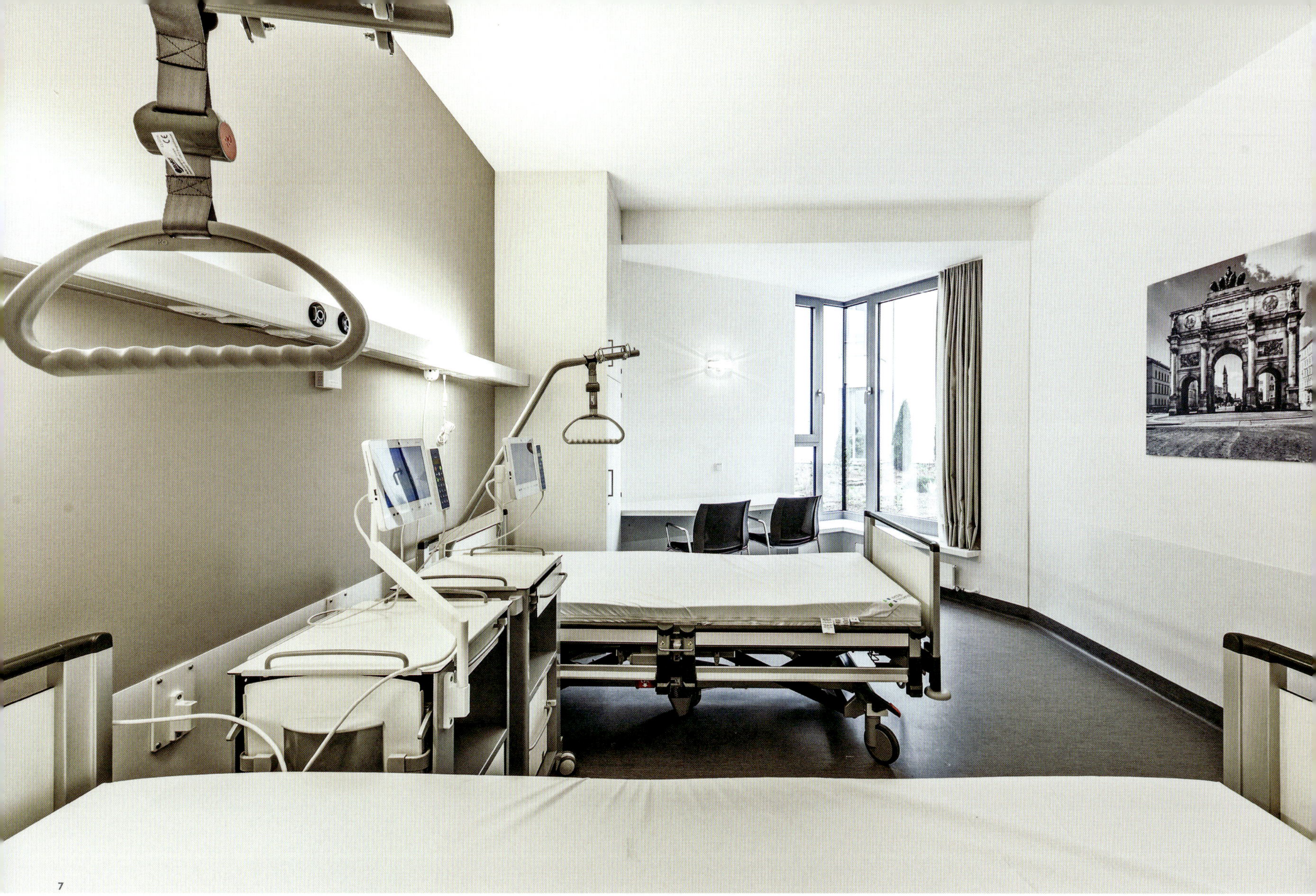

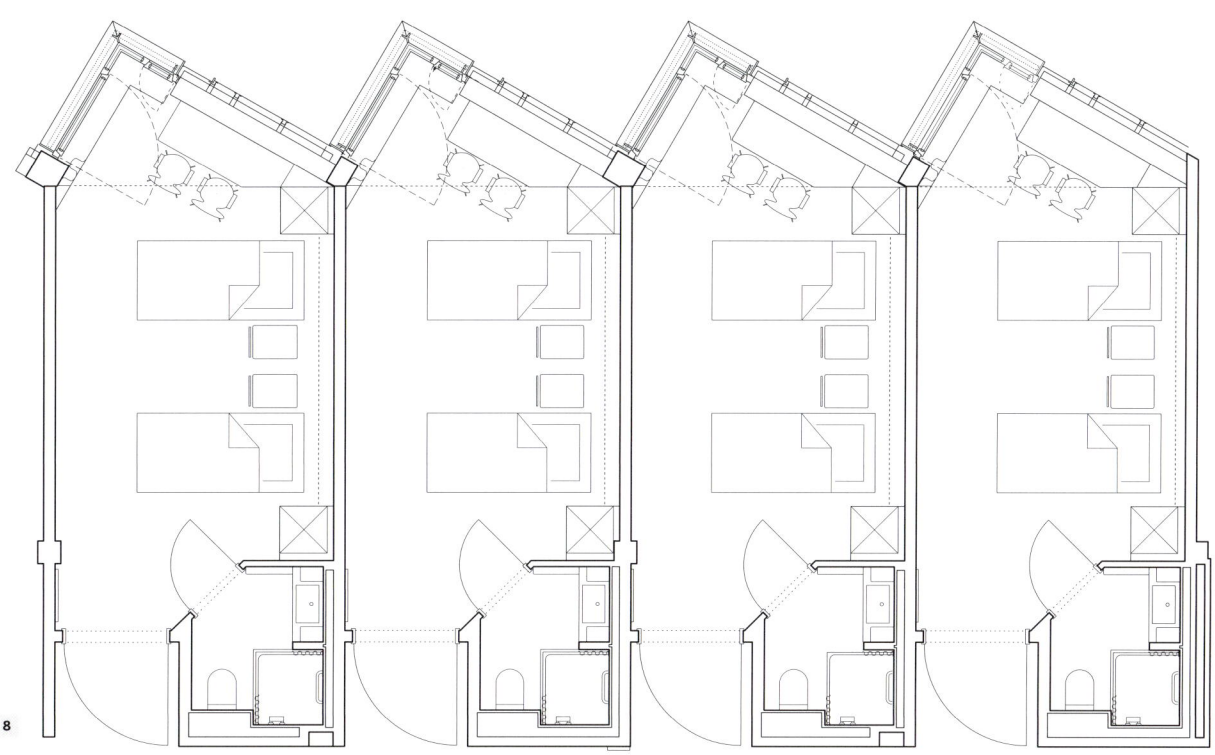

7

8

Sana Klinik München

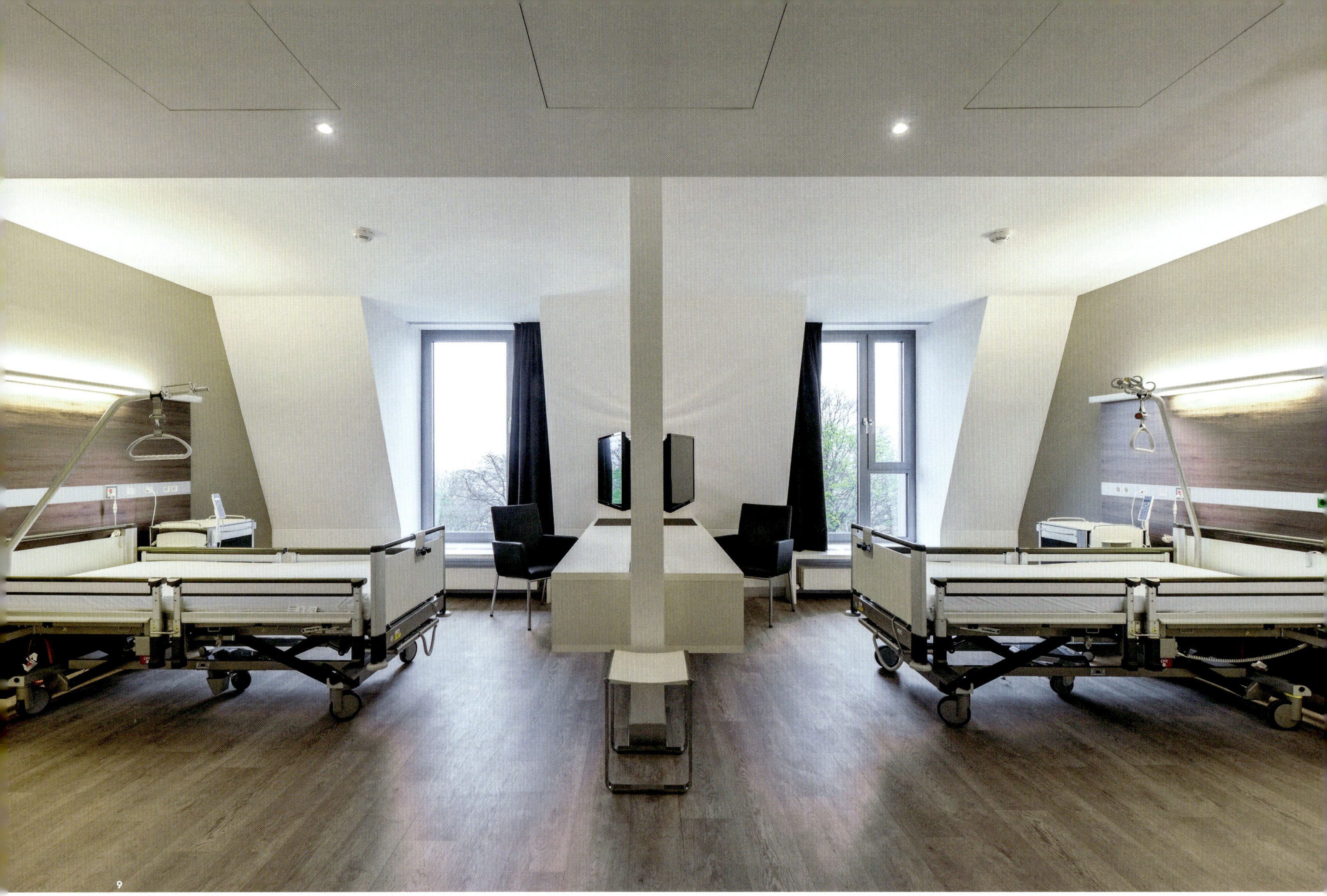

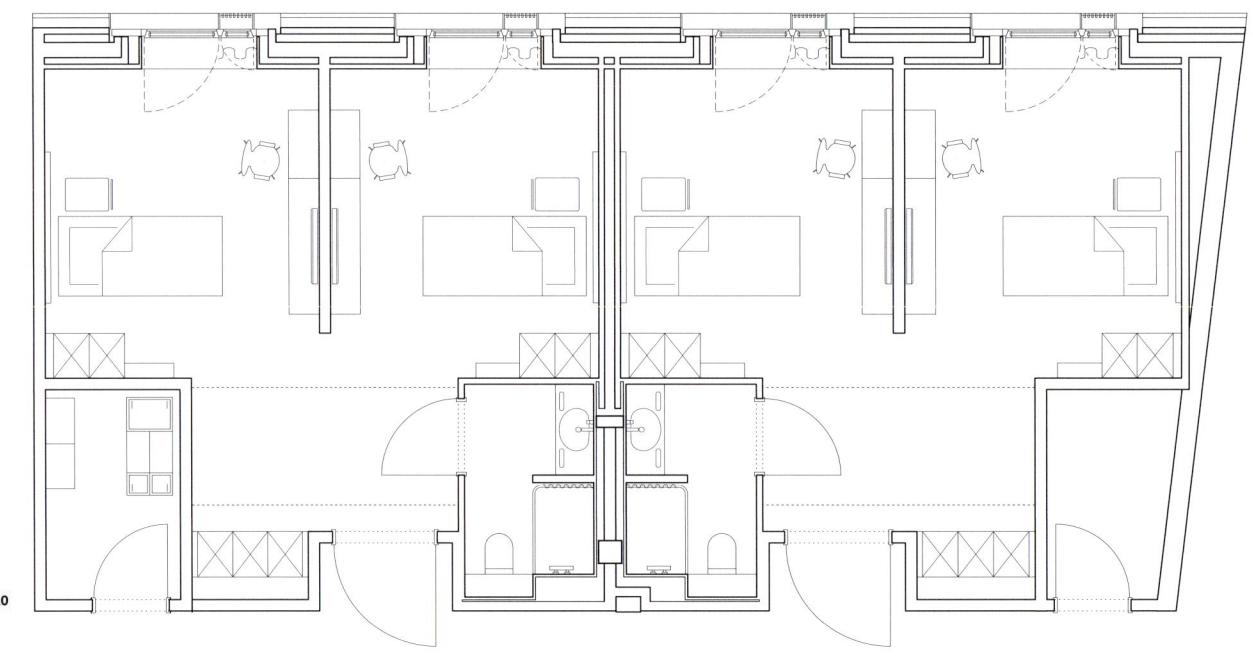

116　Typologie

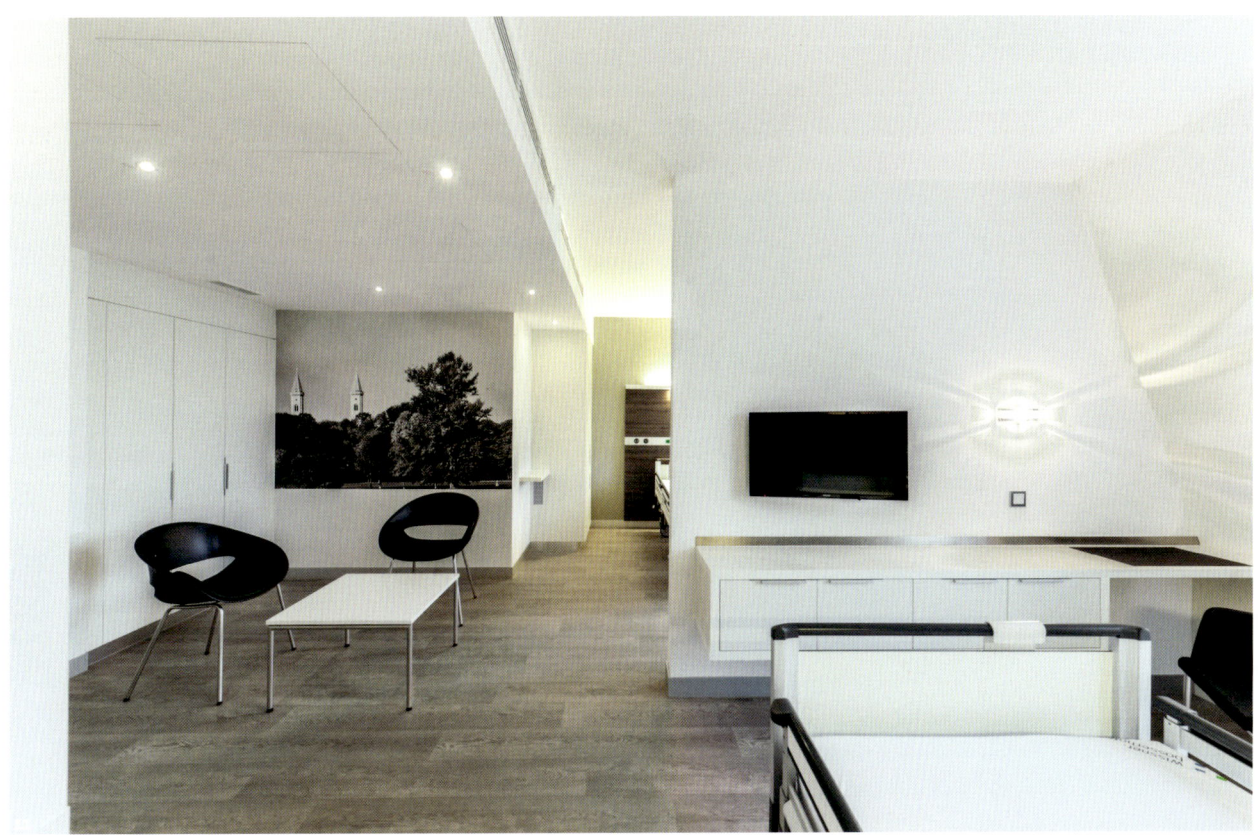

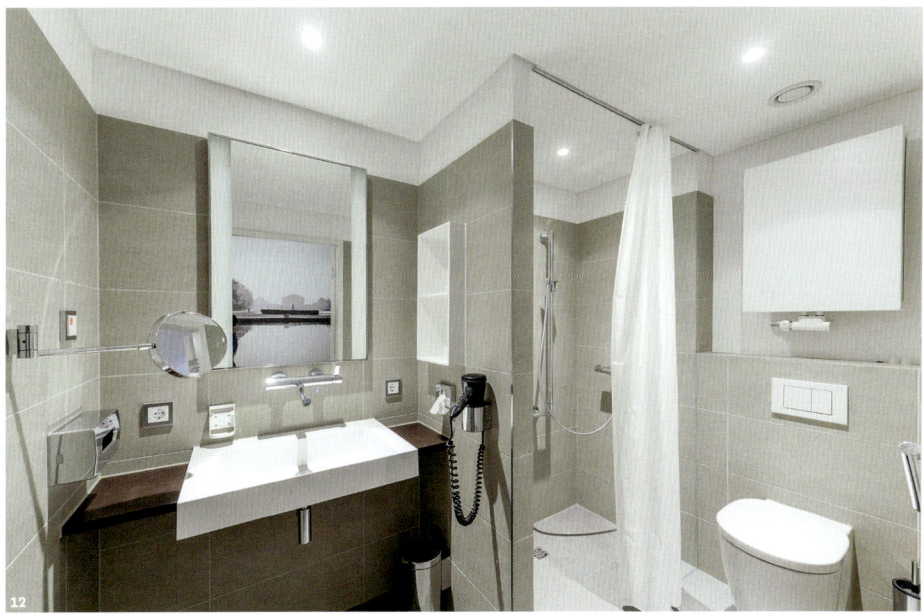

9 Zweibettzimmer mit festem Trennelement (Wahlleistung)
10 Zimmerplan 1:100 (Wahlleistung)
11 Zweibettzimmer (Wahlleistung)
12 Patientenbad (Wahlleistung)

BG Unfallklinik Frankfurt

Neubau Bettenhaus

Heutzutage muss ein Patientenzimmer weit mehr können, als nur zum Verbleiben bei stationärem Aufenthalt zu dienen. Die vielen unterschiedlichen Krankheitsbilder stellen jeweils eigene Anforderungen an ein Patientenzimmer und seine Ausstattung. Dieses Beispiel einer Rückenmarksstation zeigt, wie man benötigte technische Unterstützung in die Gestaltung des Zimmers integriert und sich den Herausforderungen bei einer Querschnittslähmung der Patienten planerisch erfolgreich stellt.

Architekten
Dewan Friedenberger Architekten GmbH

Auftraggeber
Berufsgenossenschaftliche Unfallklinik Frankfurt a. M. gGmbH

Ort
Frankfurt am Main, Deutschland

Fertigstellung
2017

Anzahl Betten pro Geschoss
17

Nettofläche Zweibettzimmer
30,6 m² + 6,7 m² Nasszelle

Die BG Unfallklinik Frankfurt am Main fungiert nicht nur als überregionales, unfallchirurgisches Traumazentrum, sondern auch als akademisches Lehrkrankenhaus der Goethe-Universität in Frankfurt am Main. Der Erweiterungsneubau des intensivmedizinischen Zentrums mit Bettenhauserweiterung im Süden, bestehend aus drei Bauteilen, wird mittels einer Magistrale von der neuen Eingangshalle erschlossen und steht in Verbindung mit dem sanierten und neu strukturierten Funktionsgebäude mit OP-Bereichen.

Der kubische Baukörper ist der erste von drei Bauteilen, dessen helle Putzfassaden durch lineare Fensterbänder mit orangenen und gelben Lüftungsboxen geprägt werden. Er beherbergt eine Intensivpflegestation mit Intermediate-Care-Bereichen, Allgemein- und Spezialpflegestationen, u. a. für Rückenmarkverletzte, mit insgesamt 72 Betten.

Als Traumazentrum versorgt und betreut die BG Unfallklinik durch Unfälle oder Erkrankungen erworbene Querschnittslähmungen. Die Fachabteilung für Rückenmarksverletzte mit einer Kapazität für 17 Patienten befindet sich im 2. Obergeschoss. Sie hat neun barrierefreie Patientenzimmer, von denen fünf Doppel- und ein Isolationszimmer auch rollstuhlgerecht sind. Auf diesen Zimmern lag auch ein besonderes Augenmerk der Architekten. Mit vergrößerten Achsbreiten von 5,20 m und einer Grundfläche von nahezu 31 m² bieten diese genügend Platz, um die Betten versetzt und gegenüber anzuordnen und einen Stellplatz für den Rollstuhl neben dem Bett zu ermöglichen.

Ausstattung, Gestaltung und Atmosphäre der Zimmer sind auf die hohe Verweildauer und den Grad der Verletzung der Patienten ausgerichtet: Alle Einrichtungsgegenstände wurden sowohl unter Hygienegesichtspunkten wie auch behindertengerecht geplant. An jedem Bettplatz befindet sich ein Medienpanel zur Steuerung der Beleuchtung, des Sonnenschutzes, der Medien und für den Schwesternruf durch den Patienten. Das Panel verfügt über Steuerungsergänzungen für Patienten, die unter Tetraplegie leiden, einer Form der Lähmung aller vier Gliedmaßen. Ein Deckenlifter, gesteuert durch das Pflegepersonal, hilft den Verletzten mittels Hebetüchern vom Bett in den Rollstuhl oder in den Toilettenstuhl. Im Vorbereich weist ein in die Möblierung integrierter Desinfektionsspender auf die beim Betreten und Verlassen des Raumes notwendige Händedesinfektion hin.

Jedes der Zimmer hat eine eigene, behindertengerechte Nasszelle, die teilweise speziell für adipöse Patienten ausgelegt ist. Die Nasszellen sind ausreichend groß, um mit dem Duschwagen befahren zu werden, und verfügen über ein überfahrbares WC für den Toilettenstuhl mit – aus hygienischen Gründen – einem wandintegrierten Steckbeckenspüler.

Die gegenüberliegenden Betten haben nicht nur hygienische Vorteile, sie ermöglichen zudem eine bessere Kommunikation zwischen den Patienten. Ein Schreibtisch, vergrößerte Ablageflächen, ein Kühlschrank sowie der Designbodenbelag in Holzoptik tragen zur Aufenthaltsqualität des Zimmers bei. Das Zusammenspiel von Lichtführung, Lüftungselementen, der ruhigen Farbwahl und der durchdachten Einrichtung in einer angemessenen Zimmergröße ergibt eine positive Atmosphäre.

1
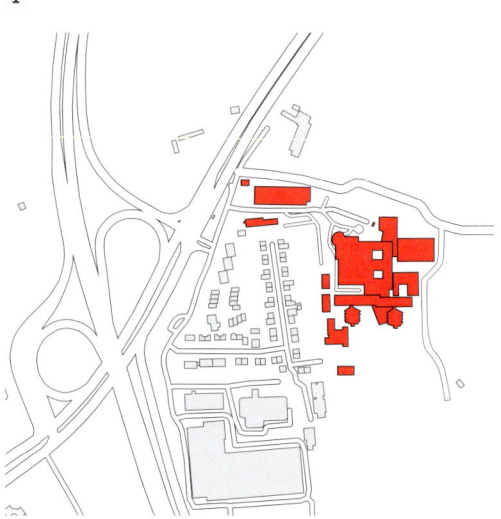

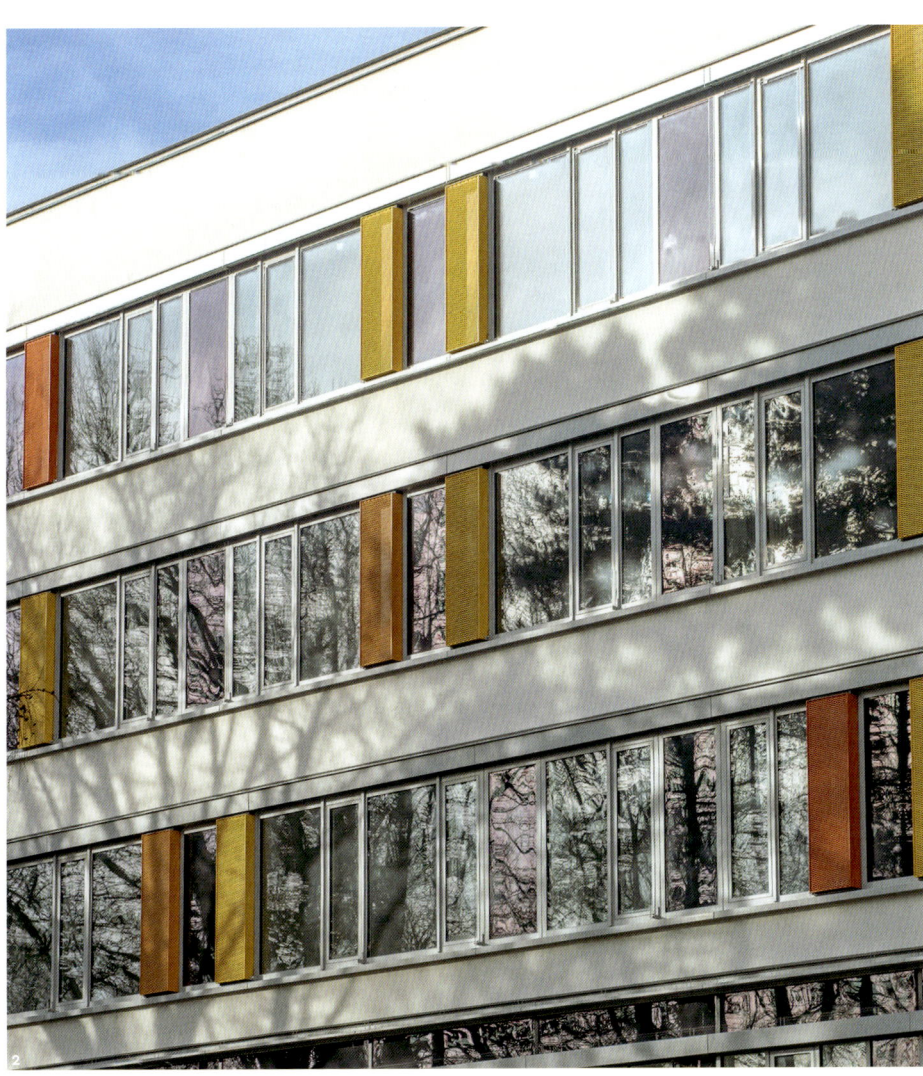
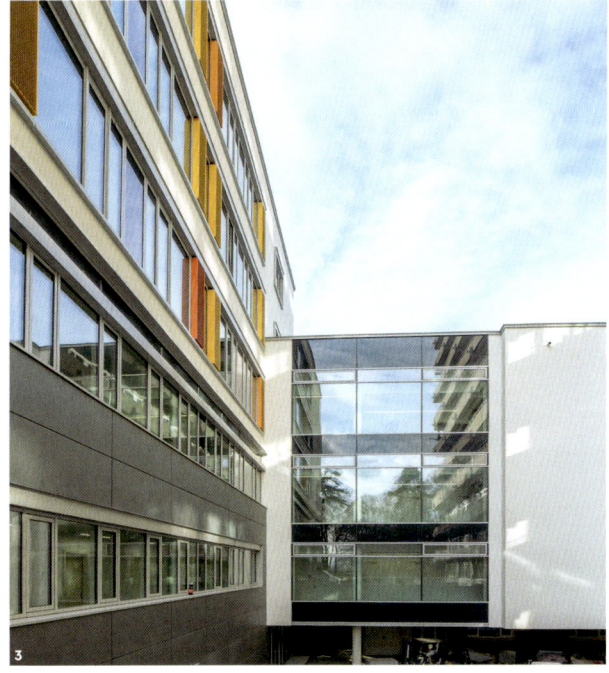
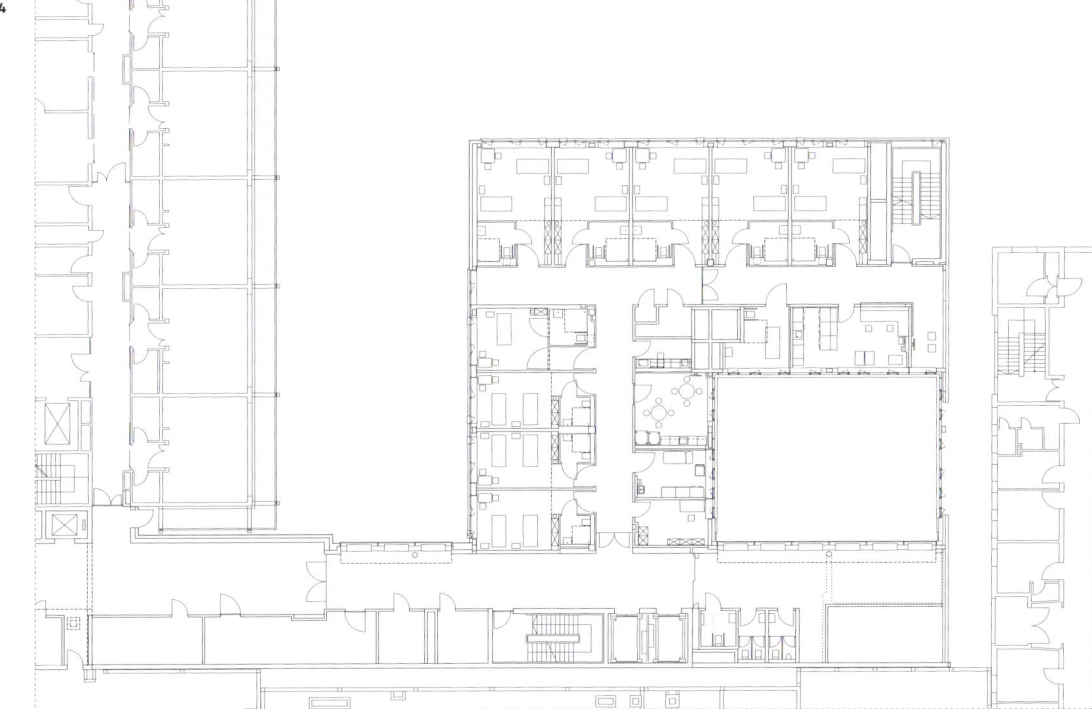

1 Lageplan 1:20.000
2 Fassade mit farbigen Lüftungselementen
3 Blick auf die Magistrale als Verbindung zwischen den Gebäuden
4 Geschossplan 1:500

119　Beispiele

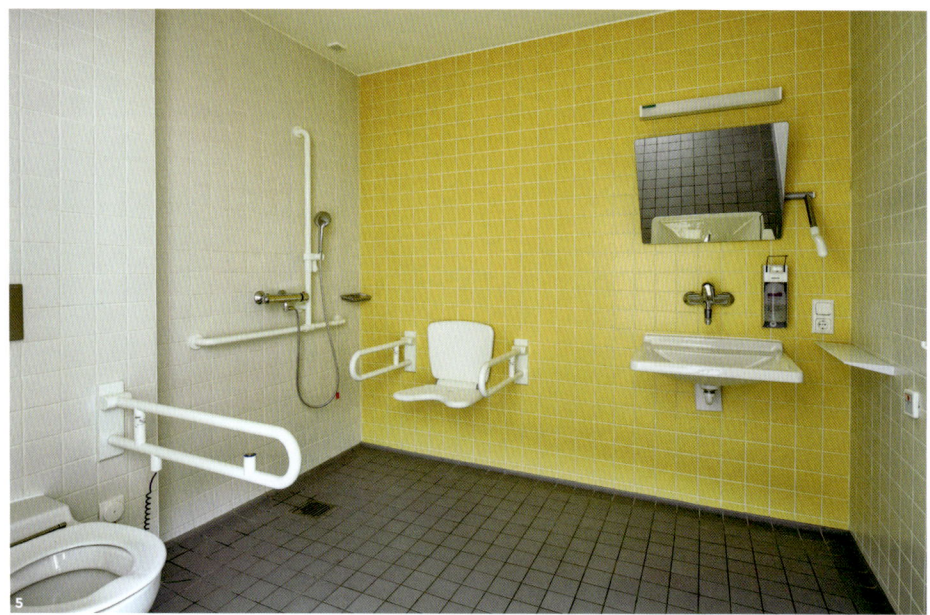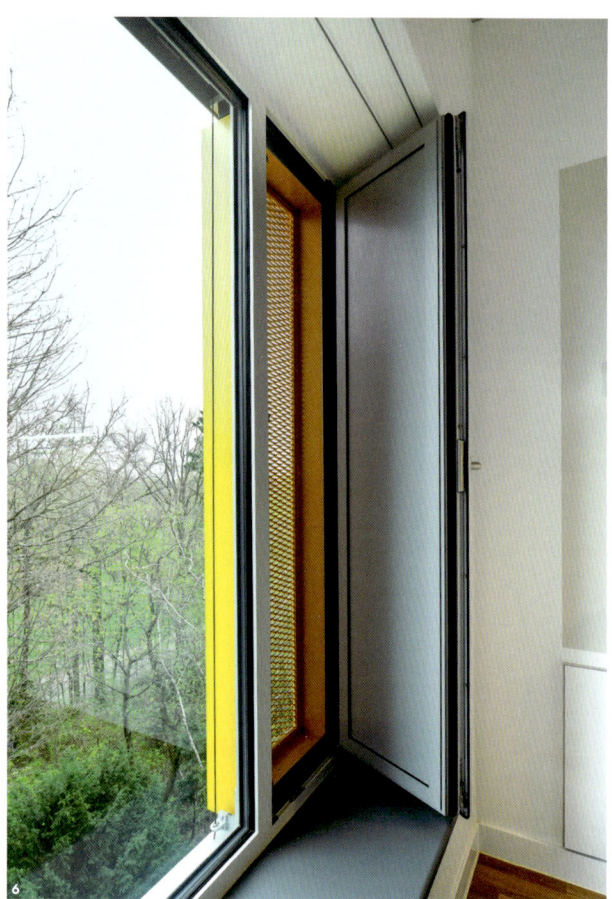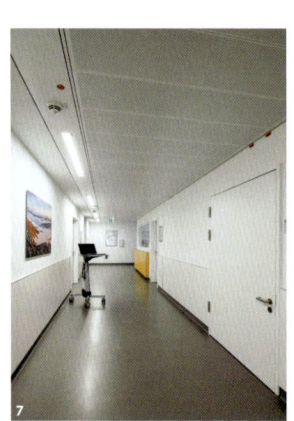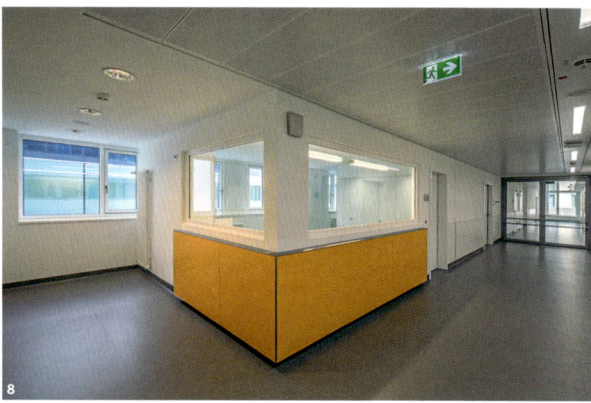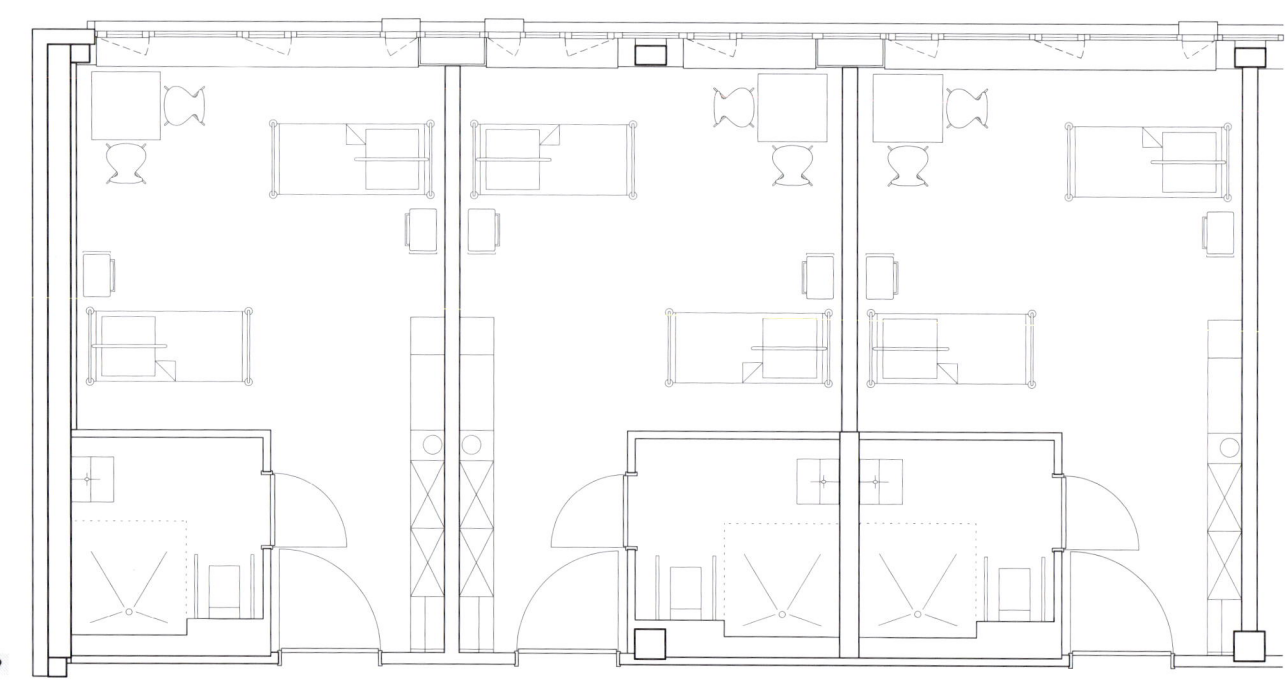

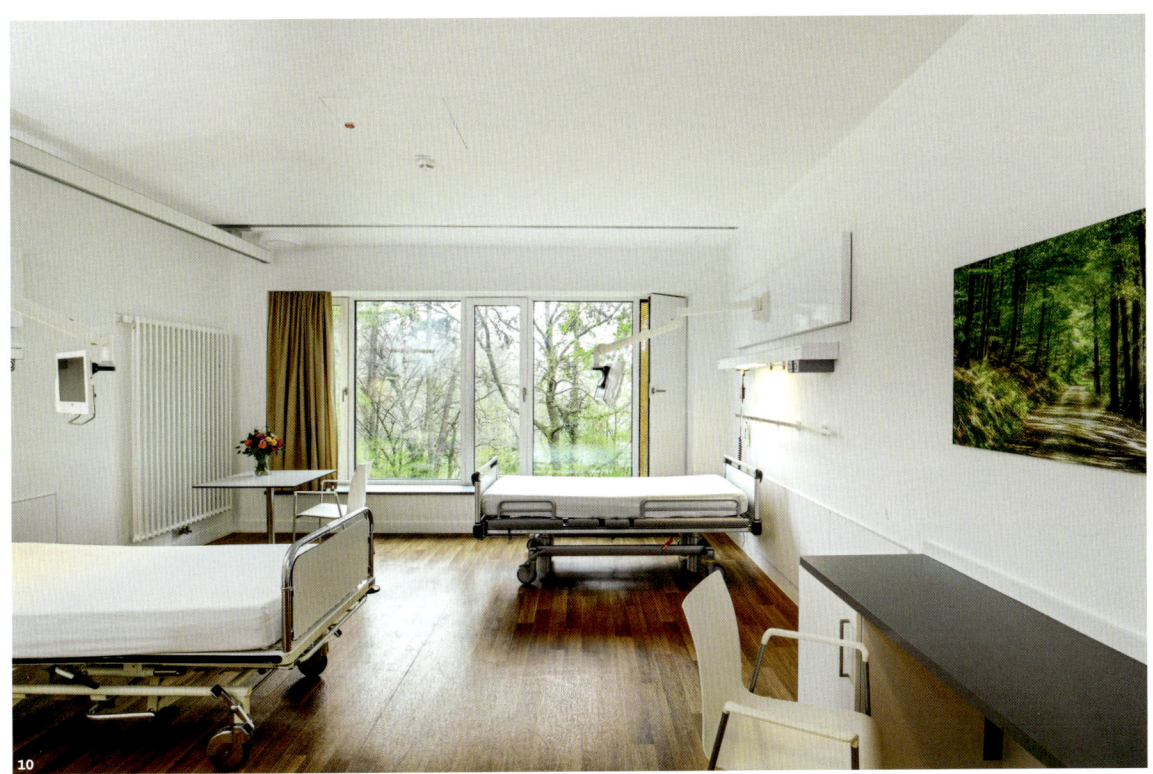

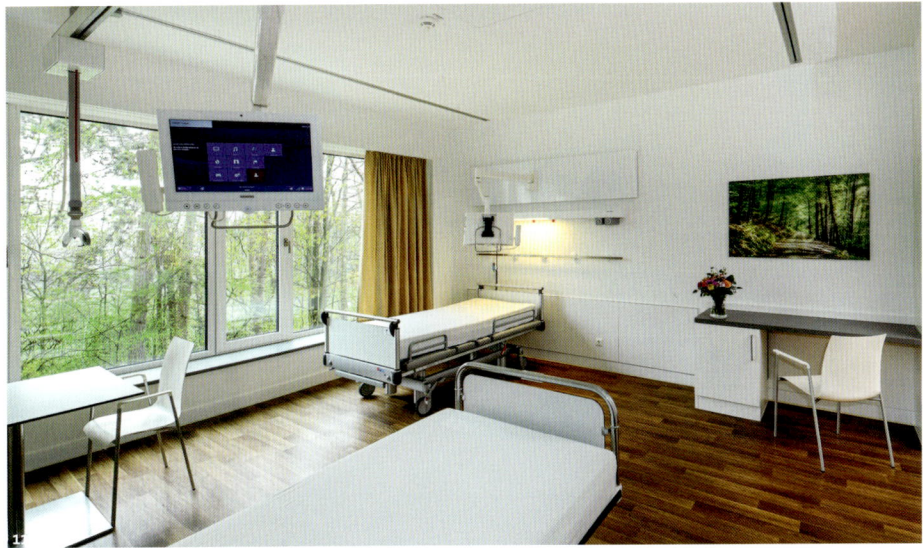

5 Bad Rückenmarksstation
6 Lüftungselement
7 Flur auf der Rückenmarksstation
8 Stützpunkt Pflege
9 Zimmerplan 1:100
10 Zweibettzimmer Rückenmarksstation
11 Zweibettzimmer Rückenmarksstation mit Medienpanel

Princess Máxima Center

Neubau Klinik für Kinderonkologie

Das gelungene Gestaltungskonzept am Princess Máxima Center mit seinen vielen Gemeinschaftsbereichen und der Spielecke auf den Patientenzimmern zielt nicht nur darauf ab, den jungen Patienten einen möglichst angenehmen und sorgenfreien Aufenthalt zu ermöglichen. Sogar ein eigener Raumteil für die Eltern mit getrenntem Bad wurde bei der Zimmerplanung entwickelt – ein interessanter planerischer Ansatz, wenn man bedenkt, dass die Option des Rooming-in in Zukunft noch mehr an Bedeutung gewinnen soll.

Architekten
LIAG architects

Innenarchitekten
Mmek

Auftraggeber
Board Princess Máxima Center, Utrecht NL

Ort
Utrecht, Niederlande

Fertigstellung
2018

Anzahl Betten pro Geschoss
40

Nettofläche Einbettzimmer
16,08 m² + 4,41 m² Nasszelle

Nettofläche Gästebereich
11,21 m² + 2,39 m² Nasszelle

Das Princess Máxima Center kombiniert Forschung und Pflege in einem Haus mit dem Schwerpunkt der Krebsbehandlung in der Pädiatrie und ist mit 45.000 m² die größte Kinderonkologie Europas. Das Raumkonzept, entstanden in Zusammenarbeit mit Kopvol, hatte zur Aufgabe, einen Ort zu schaffen, an dem sich die jungen Patienten geborgen fühlen, Zeit mit ihren Eltern und Angehörigen verbringen können und der ihre Genesung in den Vordergrund stellt. Alle Zimmer sind ausschließlich als Einbettzimmer konzipiert, an das jeweils ein Gästezimmer angeschlossen wird. Eine Schiebetür verbindet die zwei Raumhälften und stellt einen Sichtbezug zwischen beiden Schlafplätzen her. Durch die zwei unabhängigen Nasszellen und Zugänge vom Flur aus bleiben sie jedoch auch eigenständig und flexibel nutzbar.

Umlaufende Balkone, die größtenteils um die Innenhöfe angeordnet sind, ermöglichen jedem Zimmer einen eigenen Zugang zum Außenbereich, der durch den Angehörigenraum führt, damit die Kinder nicht unbeaufsichtigt auf den Balkon gelangen können. Je nach Altersstufe gibt es auch eigens gestaltete Gemeinschaftsbereiche, die die unterschiedlichen Interessen und Bedürfnisse der Kinder betonen und die soziale Interaktion untereinander fördern. Darüber hinaus wurden räumliche Möglichkeiten für gemeinsames Kochen und Beisammensein am Esstisch geschaffen sowie für das gemeinsame Spielen mit den besuchenden Großeltern. Diese Angebote tragen zur wohnlich-heimischen Atmosphäre des Princess Máxima Centers bei.

In jedem Patientenzimmer befinden sich ein Arbeitsplatz für die Pflege mit Waschbecken und ausreichend Lagerflächen für Hilfsmittel. Die Nasszellen für die Patienten sind barrierefrei und mit Schiebetüren ausgestattet. Neben der elterlichen Überwachung sorgen eine Glastür und ein zusätzliches Sichtfenster für optimale Sichtbarkeit auf den Bettplatz vom Flur aus. Denn unmittelbar vor dem Zugang zum Zimmer ist jeweils ein weiterer Arbeitsplatz für die Patientendokumentation vorgesehen, der das Einpflegen von Informationen an einem zentralen Speicherort erspart. Behandlungsfehler durch Verwechslungen können auf diese Weise vermieden werden. Die digitale Patientenakte ist hier direkt am Patienten, ohne unnötige Geräte in das Zimmer zu bringen.

Der Gästebereich ist verständlicherweise einfacher ausgestattet, ein integrierter Kühlschrank sorgt aber auch hier bei längeren Aufenthalten für mehr Komfort. Die niedrigen Brüstungshöhen erlauben die Ausbildung von Sitzbänken, unter denen sogar Spielzeug verstaut werden kann. Und sie geben den Blick in die Innenhöfe und Außenbereiche frei, deren liebevoll gestaltete Spielplätze die Kinder zum Toben an der frischen Luft animieren sollen.

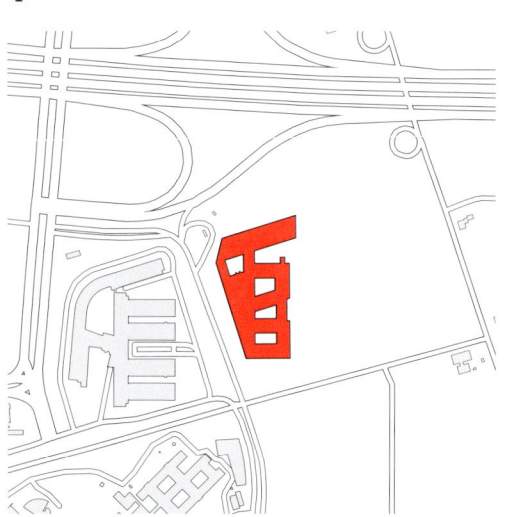

1 Lageplan 1:20.000
2 Blick von außen
3 Geschossplan 1:1000

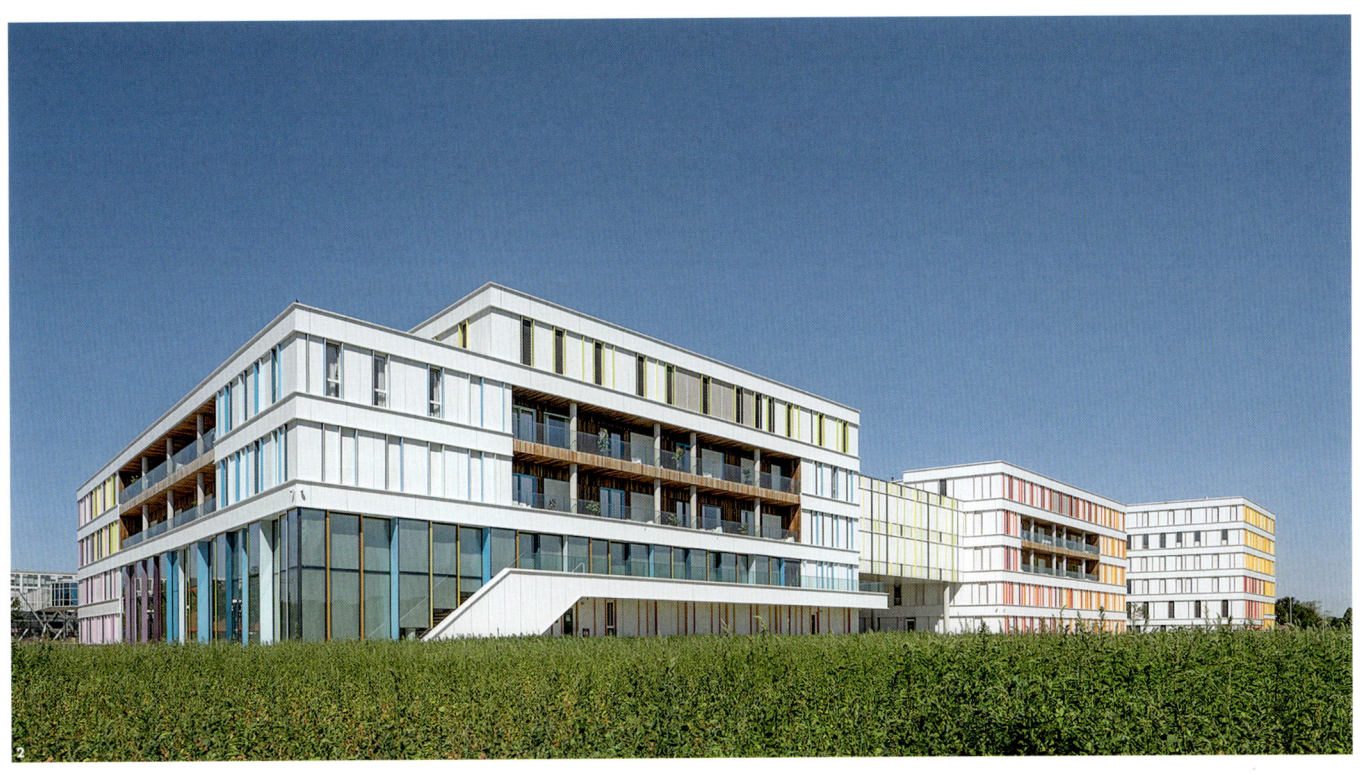

123 Beispiele

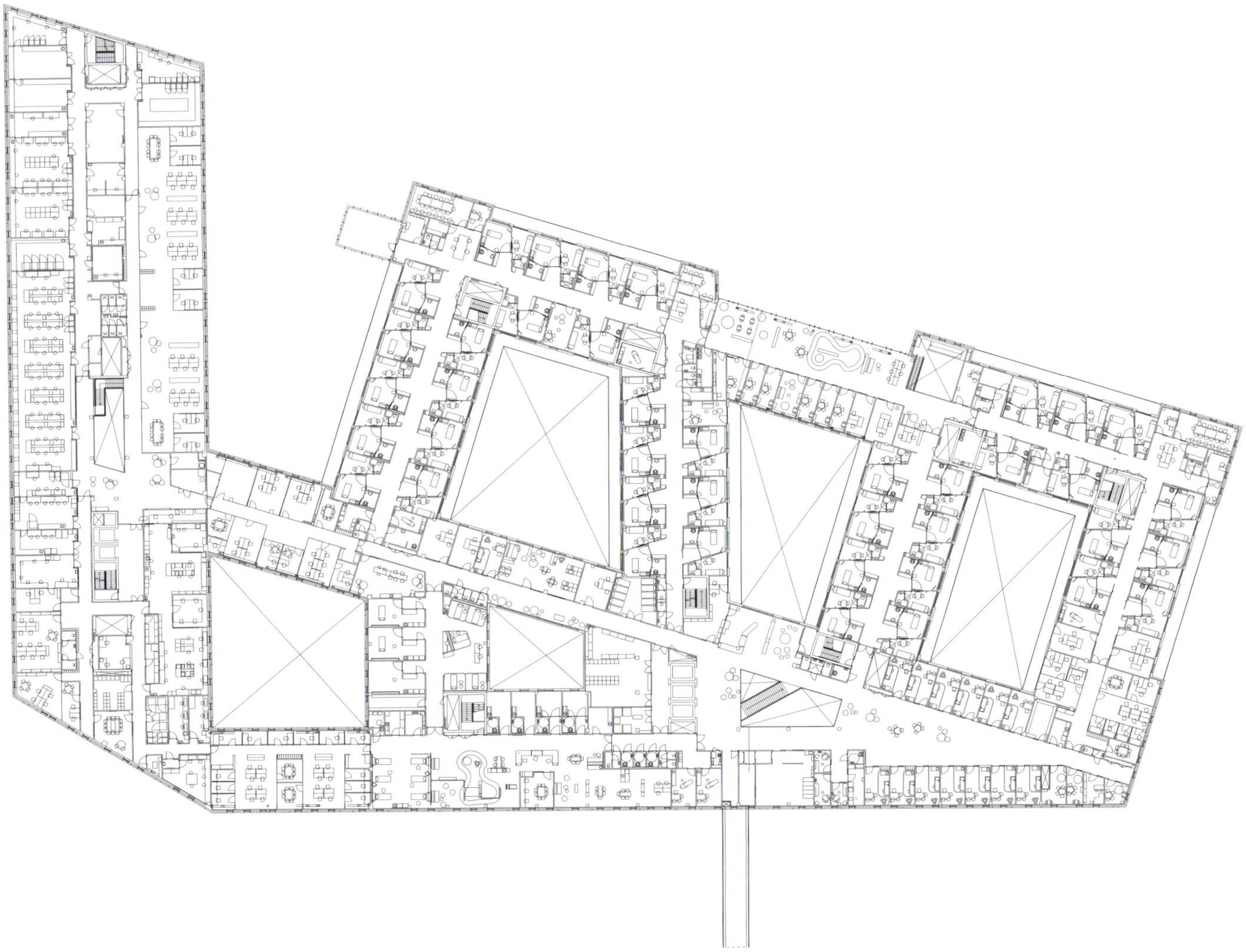

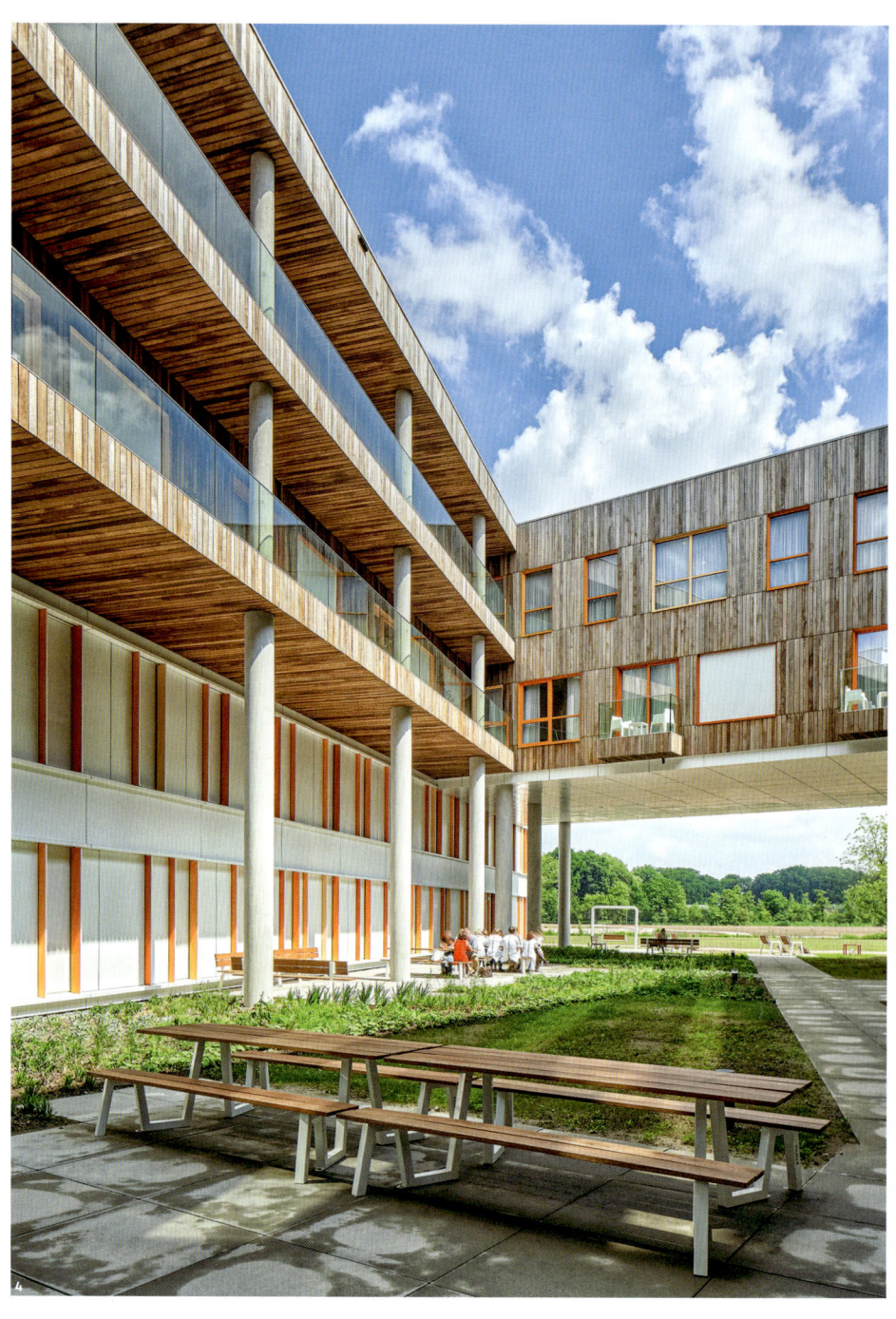

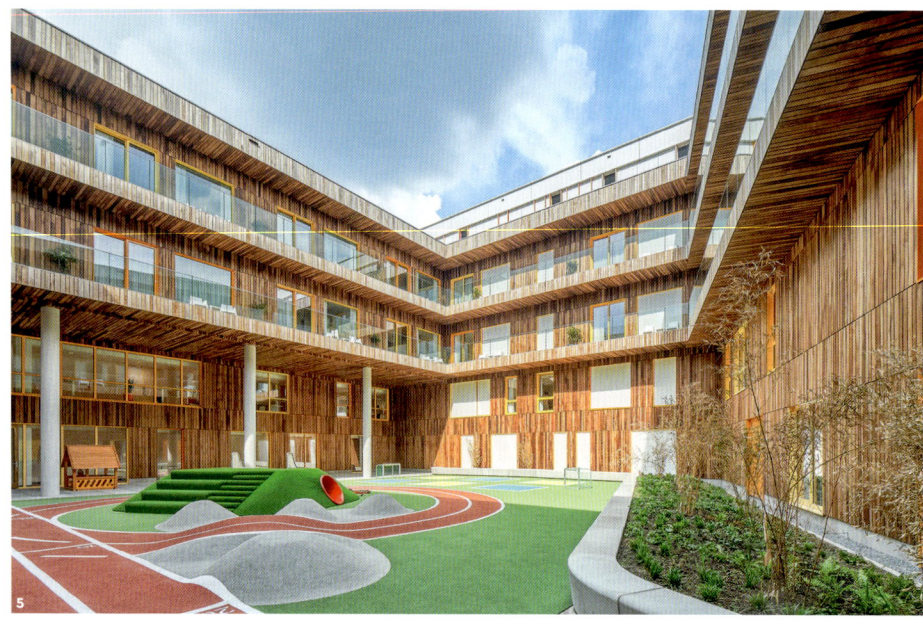

124　Typologie

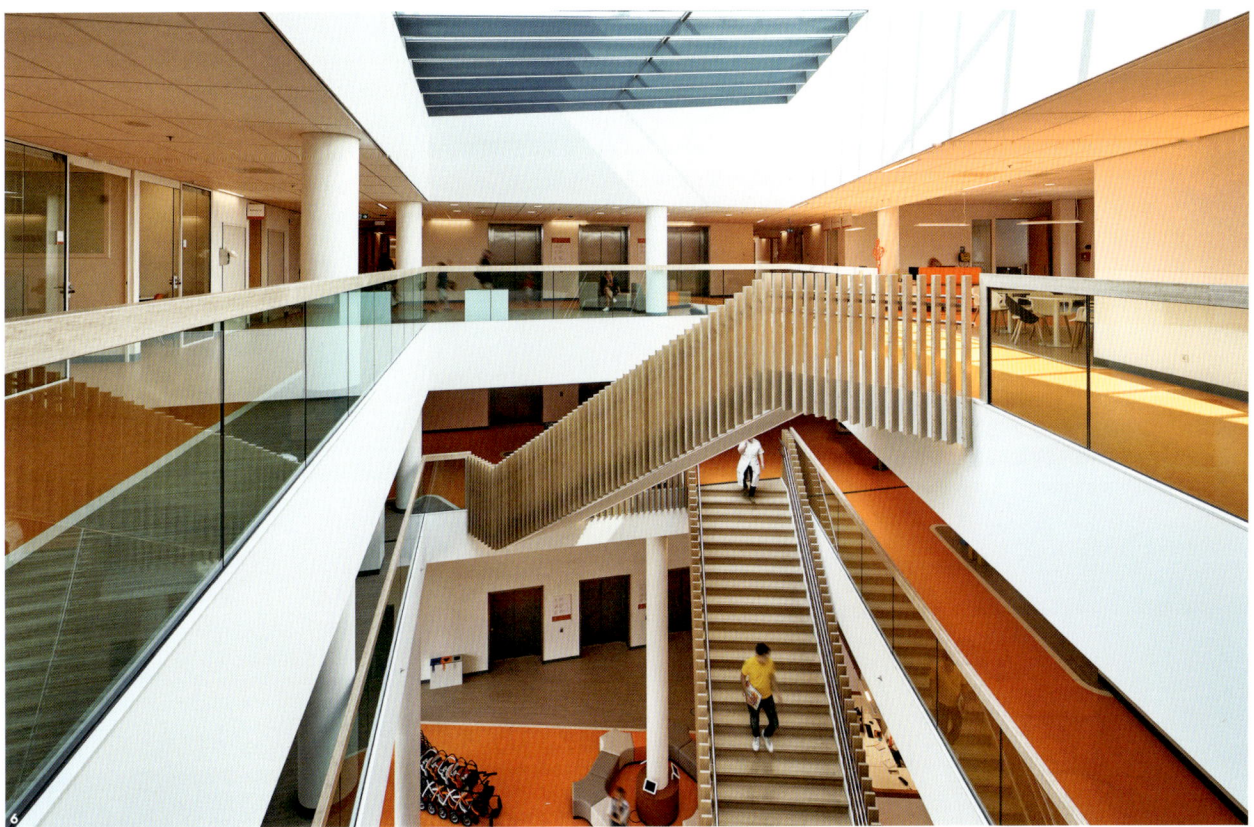

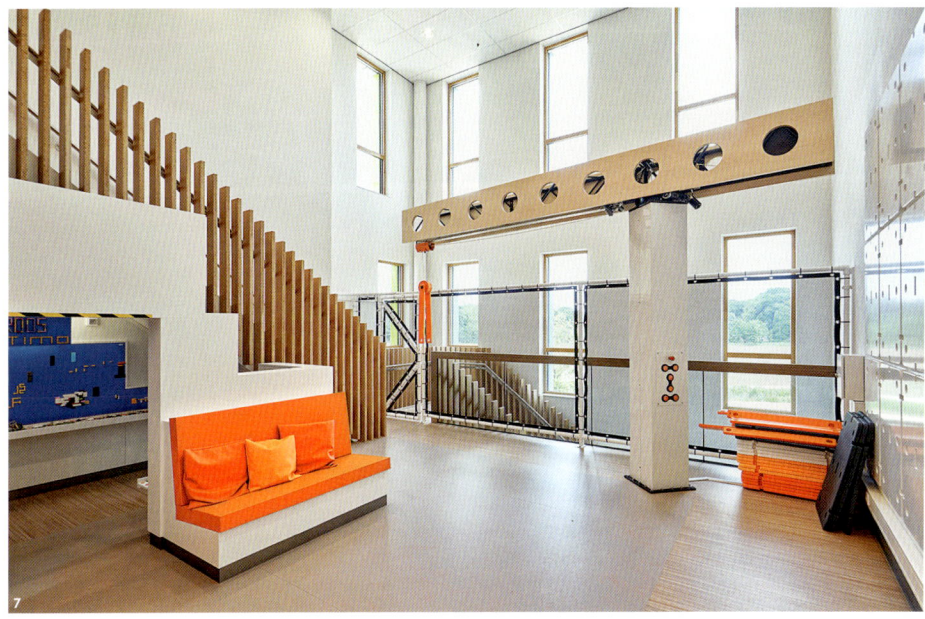

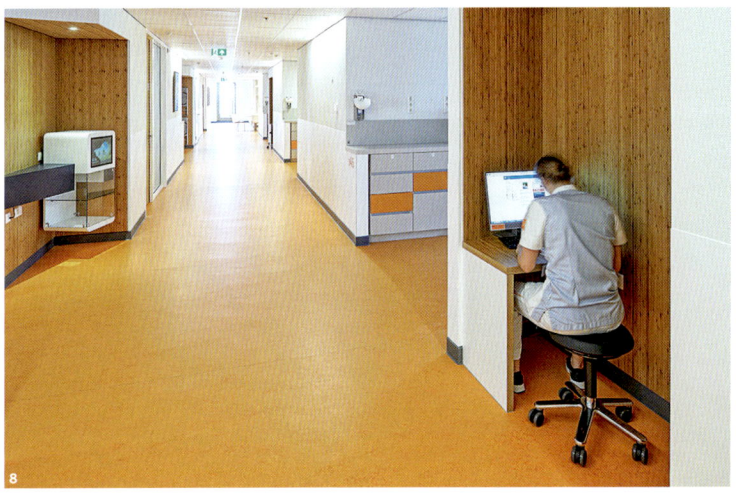

4 Blick vom Innenhof auf die umlaufenden Balkone
5 Außenbereich im Innenhof
6 Blick ins Atrium
7 Gemeinschaftliche Spielbereiche
8 Arbeitsbereich für Personal auf dem Stationsflur

Princess Máxima Center

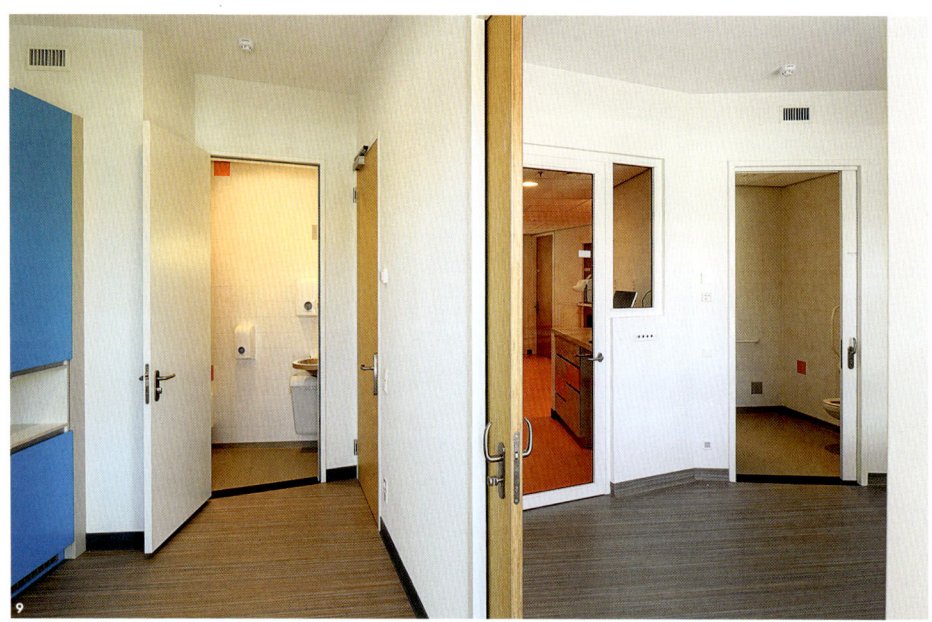

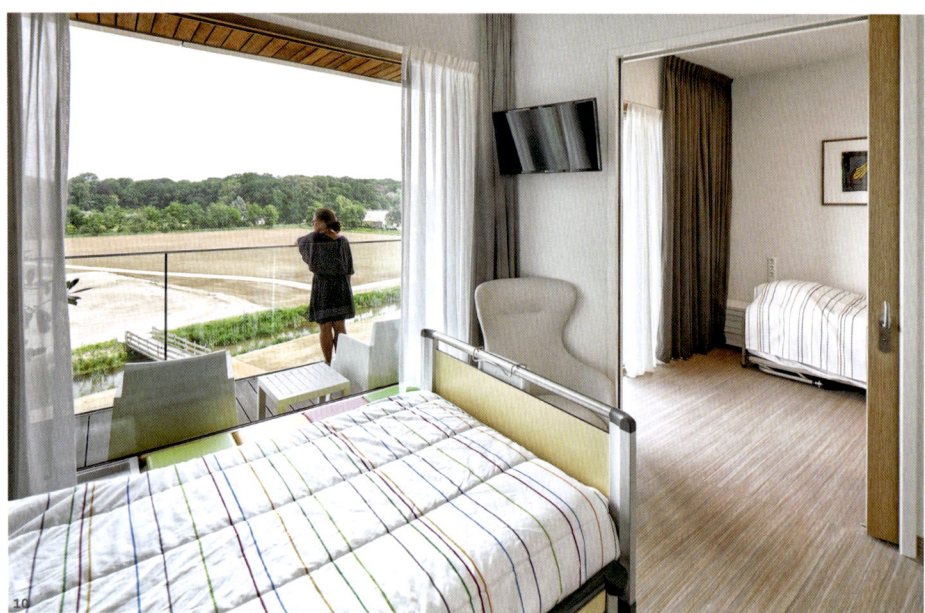

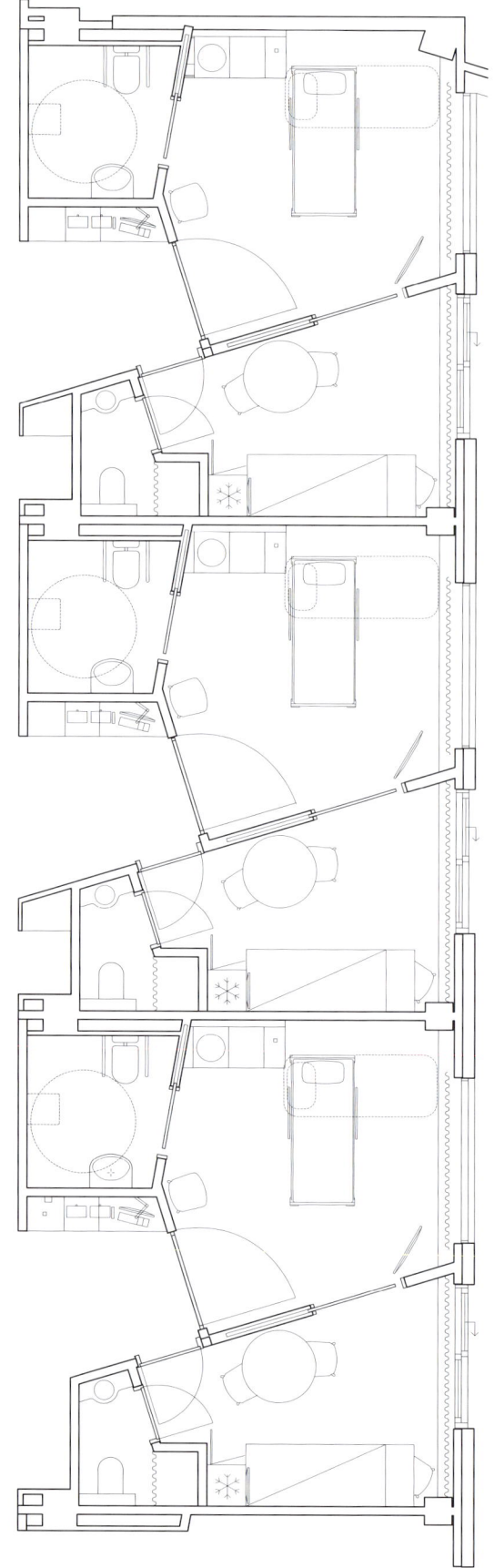

Typologie

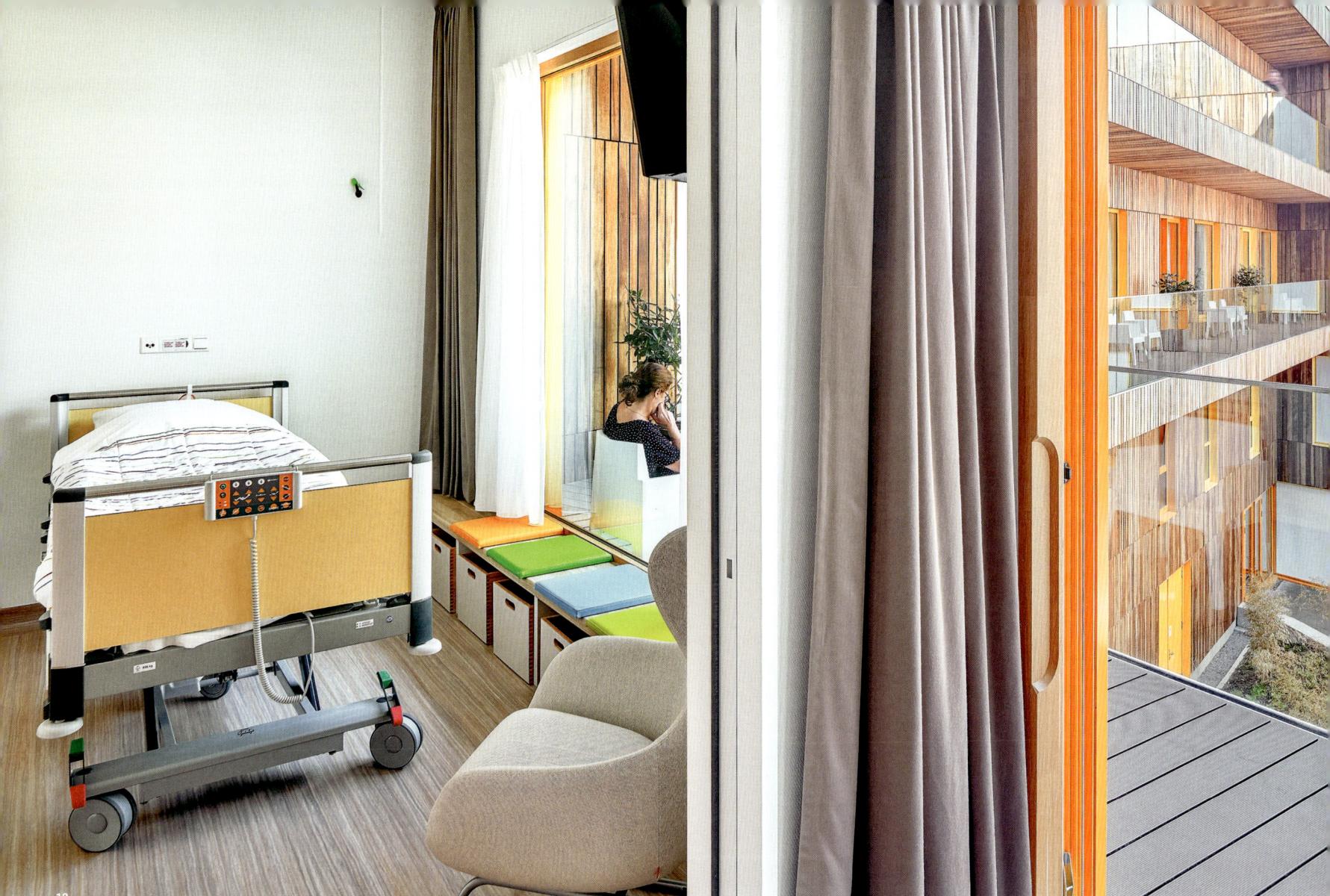

9 Blick auf die Zugänge und Nasszellen beider Raumhälften
10 Patientenzimmer mit dem benachbarten Elternbereich
11 Zimmerplan 1:100
12 Patientenzimmer mit Blick auf den umlaufenden Balkon

Princess Máxima Center

St. Joseph-Stift Dresden

Neubau Akutgeriatrie und Zentralambulanz

Der Großteil der Patienten, die im Krankenhaus stationär behandelt werden, sind über 65 Jahre alt und die Demenzerkrankung vieler Patienten ist nur eine Nebendiagnose, die zum behandelten Krankheitsbild hinzukommt. Die Geriatrische Station St. Joseph-Stift in Dresden zeigt auf, wie man den Herausforderungen der Altersdemenz und der eingeschränkten Mobilität bei der Planung von Patientenzimmern mit einem stimmigen Gesamtkonzept begegnen kann.

Architekten
wörner traxler richter

Auftraggeber
Krankenhaus St. Joseph-Stift Dresden GmbH

Ort
Dresden, Deutschland

Fertigstellung
2018

Anzahl Betten pro Geschoss
26

Nettofläche Zweibettzimmer
25,2 m² + 6,2 m² Nasszelle

1
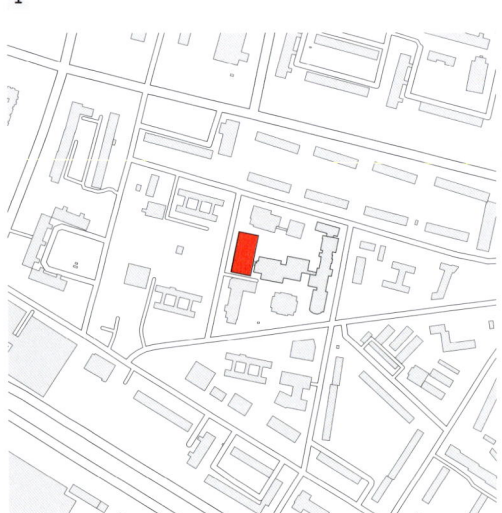

Der neu erbaute, dreigeschossige Westflügel des St. Joseph-Stiftes umfasst zum einen auf 1200 m² eine Akutgeriatrie, die jährlich ca. 400 Patienten versorgt, und zum anderen im Erdgeschoss die Zentralambulanz, die alle ambulanten Sprechstunden an einem Ort zusammenfasst. Auf 720 m² finden sich dort 18 Behandlungsräume sowie geräumige Wartebereiche. Von außen erinnert die Fassade aus Putz- und Klinkerflächen mit den markanten Fenstern eher an ein Wohngebäude denn eine Klinik.

Im Inneren finden sich klare Grundrissanordnungen. Hochbetagte und insbesondere demente Patienten entwickeln nicht selten bei einer Krankenhauseinweisung einen akuten Verwirrtheitszustand. Damit sie sich möglichst rasch in der fremden Umgebung zurechtfinden, wurde auf eine reizarme, wenig Angst auslösende Gestaltung gesetzt. Gleichzeitig sind die einfachen Grundrissstrukturen als wirksame Orientierungshilfen notwendig, so z. B. geradlinige Flure mit eindeutiger Ausrichtung und direkten Sichtbeziehungen zwischen Patienten und Personal. Eine freie Bewegungsmöglichkeit der Patienten innerhalb ihrer Station sollte ebenso gewährleistet sein wie deren Schutz vor dem „Entlaufen". Das Doppelflursystem mit seinem zentralen transparenten Pflegestützpunkt eignet sich für diese Anforderungen sehr gut.

Ziel eines akutgeriatrischen Behandlungskonzepts ist es, den Patienten neben der Akuttherapie den Erhalt oder die Wiedererlangung der Selbstversorgungskompetenzen zu ermöglichen. So sind die Patientenzimmer nicht nur Aufenthalts-, sondern gleichzeitig Therapieraum. Sie sind aufgrund des höheren Hilfsmittelbedarfs um 20 % größer, als im Krankenhaus üblich, und bieten damit mehr Bewegungsraum für den Einsatz von Gehhilfen, Rollatoren und Rollstühlen. Auch die Patientenbäder sind rollstuhlgerecht konzipiert und doppelt so groß als üblicherweise in einem Zimmer der Normalpflege. Dazu gehören unterfahrbare Waschbecken, ausreichend bemessene Wenderadien, gut im Sitzen zu erreichende Haken und Bedienelemente und niedrig aufgehängte Spiegel.

Für die vermehrt sitzenden Patienten ist die Brüstungshöhe der Fenster bewusst niedrig gewählt und die Fensterbank zu einer Sitzbank ausgebildet worden. Die Fenstergardine orientiert sich an den Vorlieben der älteren Generation und bietet Schutz vor Einblicken, lässt aber das Tageslicht ungehindert einfallen und ermöglicht den Ausblick.

Ein weiteres, prägendes Element ist das sogenannte Memoboard mit Therapiekalender, Fernseher und einer großen Wanduhr mit gut lesbarem Ziffernblatt. Das Personal nutzt diese Wand zum Anbringen von individuellen, wechselnden Informationen für die Behandlung und für das Gedächtnistraining mit ihren Patienten. Es gibt aber auch „leere" Bilderrahmen für persönliche Erinnerungsstücke und Familienfotos.

Sowohl im Patientenzimmer als auch im dazugehörigen Bad wurden die beiden Leitfarben Blau und Orange eingesetzt, die insbesondere dementen, aber auch sehbehinderten Patienten die Orientierung und Wiedererkennung erleichtern sollen. Die unterschiedlichen Farbmarkierungen reichen von den Patientenschränken, den Ablagen im Bad bis hin zu den Handtüchern selbst. Bei der Auswahl der Farben und Materialien war es zudem wichtig, starke Hell-Dunkel-Kontraste an Grenzflächen zu setzen, auch, um das Sturzrisiko zu senken. Dies betrifft insbesondere die Übergänge von Bett zu Fußboden, von Stuhl zu Fußboden, zwischen Boden und Wand und zwischen Handlauf und Wand. Der Bodenbelag ist durchgehend homogen, ohne Spiegelungseffekte oder zu starke Muster gestaltet, um der Wahrnehmung von vermeintlichen Stufen und Abgründen vorzubeugen. Bewusst ausgenommen von diesem Prinzip sind Bereiche, durch die Patienten mit Weglauftendenz geschützt werden sollen, z. B. vor den Stationsausgängen. Hier ist eine solche visuelle Barriere ganz gezielt eingesetzt worden.

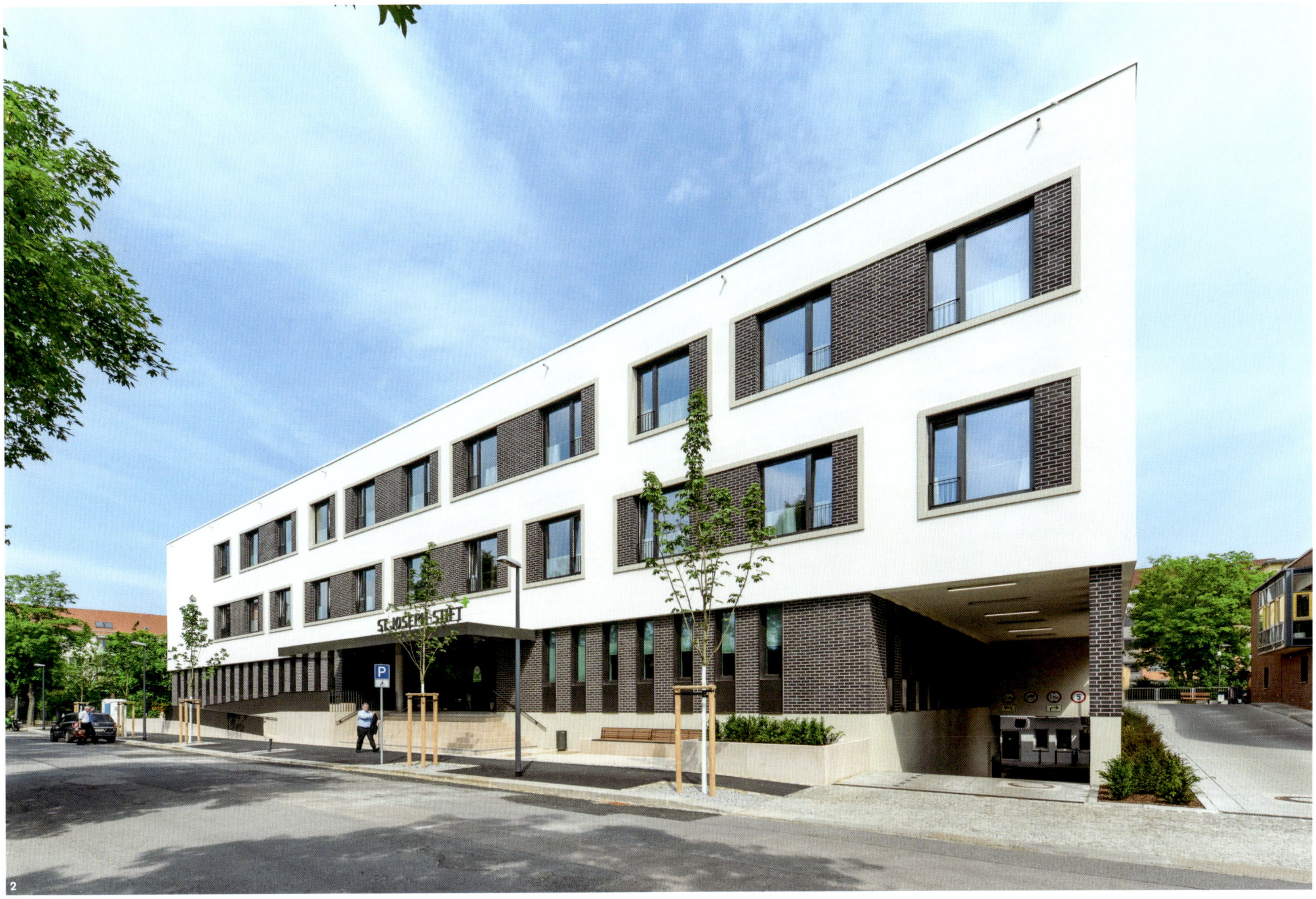

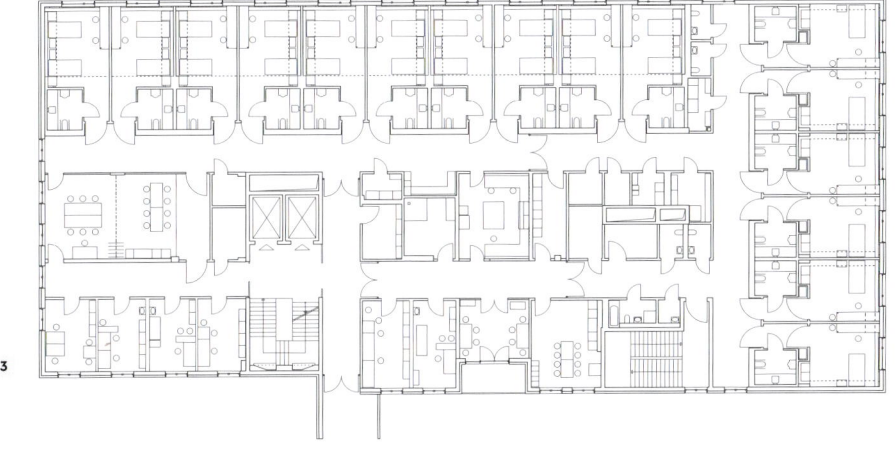

1 Lageplan 1:20.000
2 Blick auf die Akutgeriatrie des St. Joseph-Stiftes
3 Geschossplan 1:500

129   Beispiele

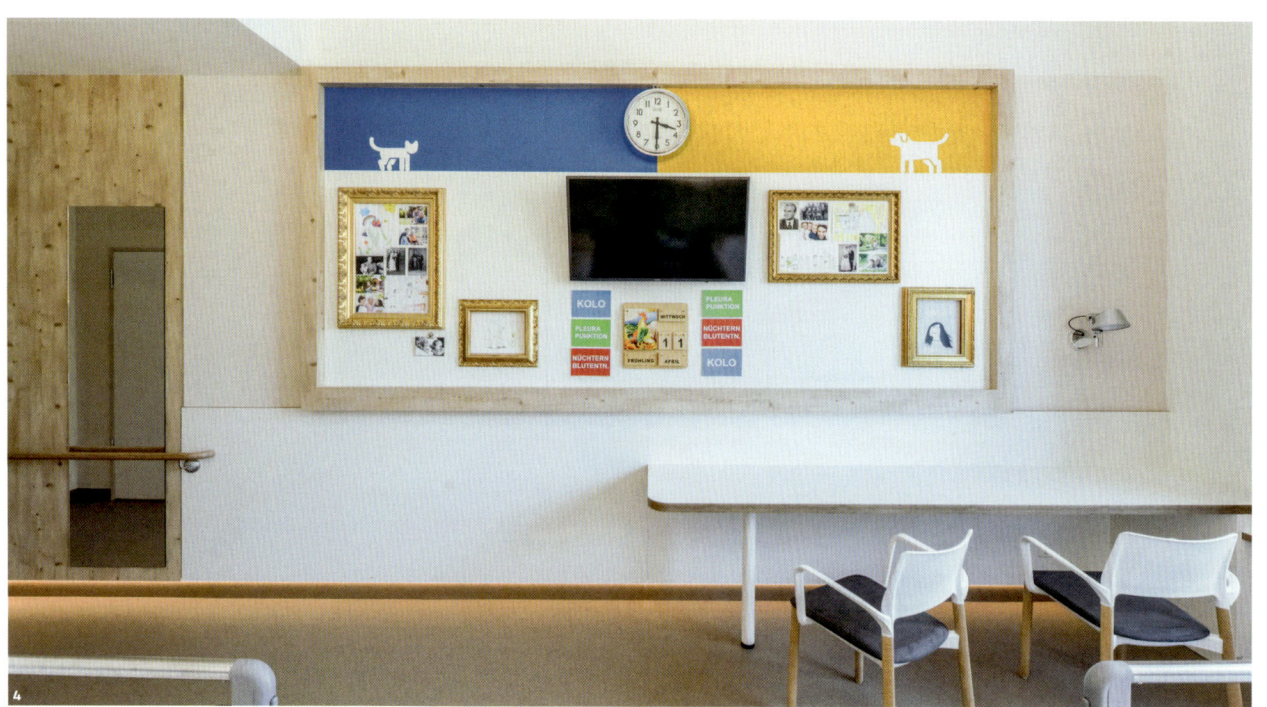

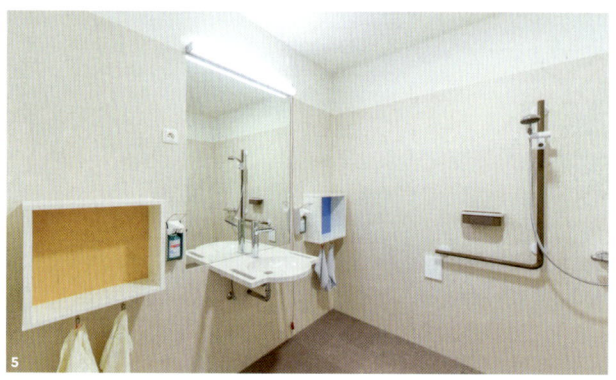

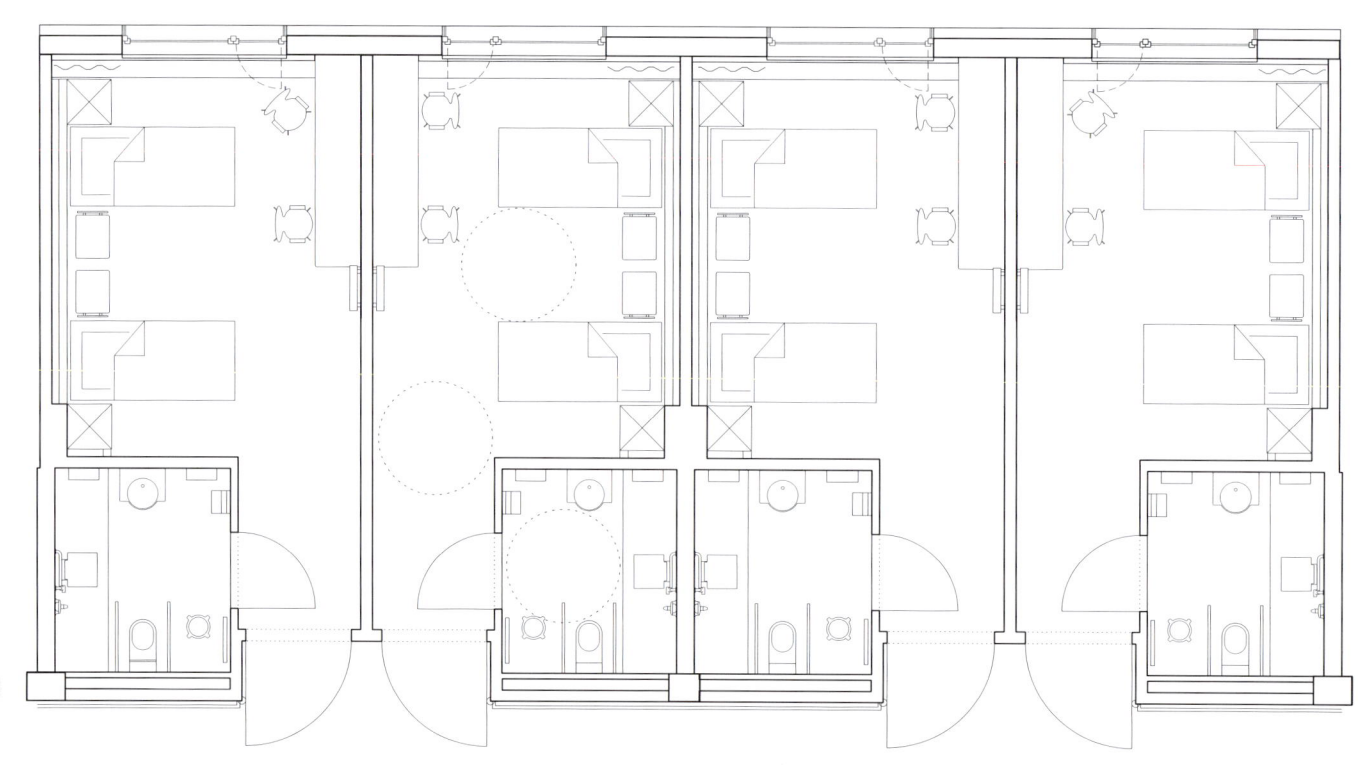

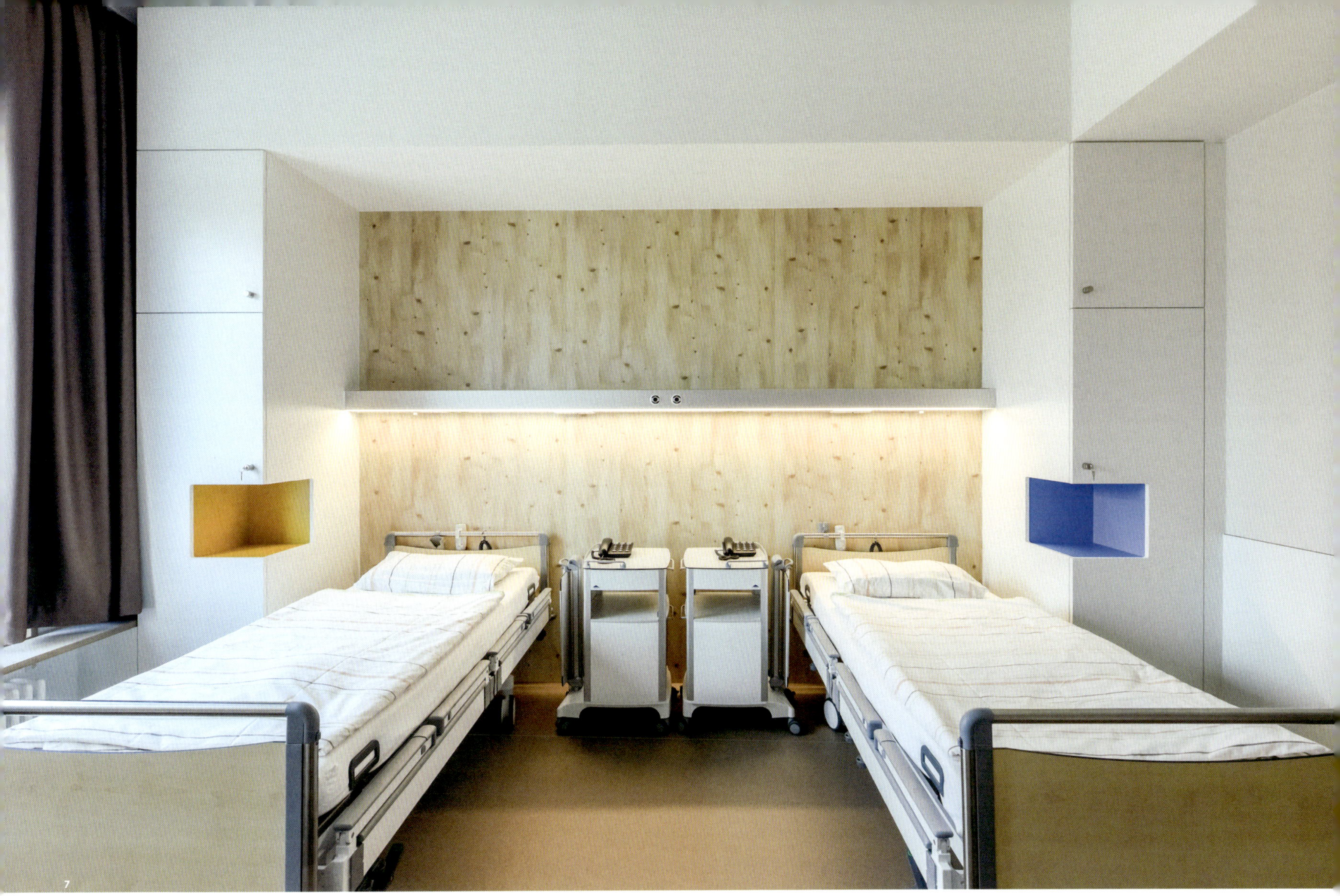

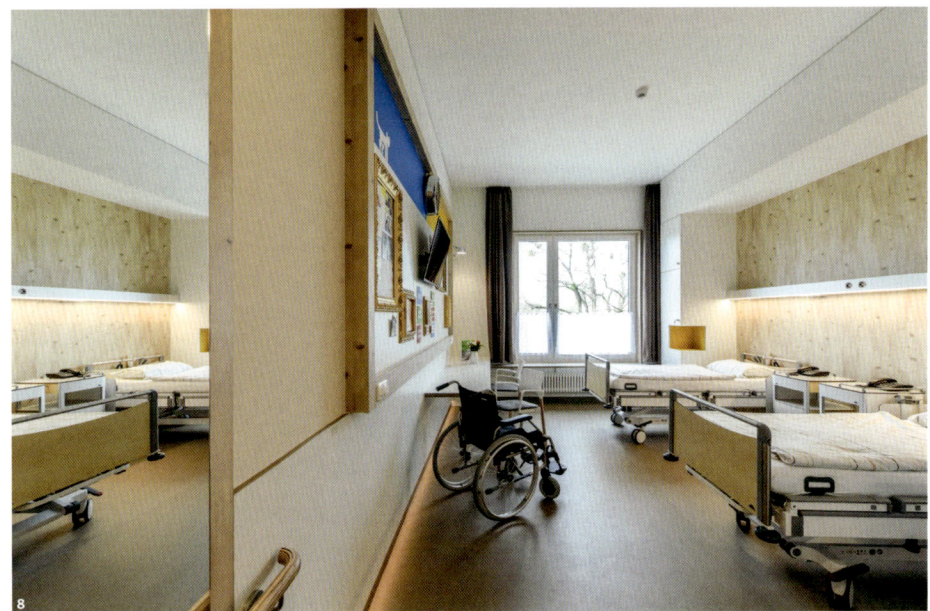

4 Spiegel mit Handlauf und Memoboard
5 Nasszelle
6 Zimmerplan 1:100
7 Patientenzimmer mit farbig akzentuierten Patientenschränken
8 Patientenzimmer

St. Joseph-Stift Dresden

Geriatrische Klinik St. Gallen

Sanierung und Erweiterung

Dieser Zimmertyp mit zwei rechtwinklig zur Fassade stehenden Betten wird aufgrund seiner größeren Zimmerbreite kaum umgesetzt. Dabei profitieren beide Patienten von einem gleichen Sichtbezug zum Fenster, gleicher Nähe zur Tür und einer günstigeren Belichtungssituation dank besserer Raumproportionierung. Besonders für Patienten, die krankheitsbedingt den Großteil ihres Aufenthalts im Liegen verbringen, ist dies ein Zugewinn an räumlicher Qualität.

Architekten
Silvia Gmür Reto Gmür Architekten

Auftraggeber
Geriatrische Klinik St. Gallen AG

Ort
St. Gallen, Schweiz

Fertigstellung
2020

Anzahl Betten pro Geschoss
28

Nettofläche Zweibettzimmer
30 m² + 2,3 m² Nasszelle

1
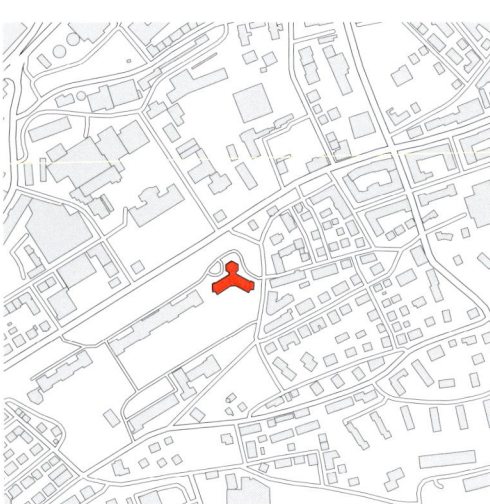

Das bestehende Gebäude der Geriatrischen Klinik wurde 1980 von Bärlocher & Unger als Ergänzung des Ensembles Bürgerspital St. Gallen aus dem 19. und 20. Jahrhundert gebaut und es sollte saniert und erweitert werden. Das Areal des Bürgerspitals umfasst drei Gebäude, die gemeinsam das Kompetenzzentrum Gesundheit und Alter der Ortbürgergemeinde St. Gallen bilden. Die Erweiterung geschah im laufenden Betrieb, was durch ein Provisorium ermöglicht wurde, das später wieder zurückgebaut werden soll.

Die ursprüngliche Struktur des Bestands wurde in diesem Projekt durch eine Raumschicht auf der gesamten Nordseite ergänzt, wodurch die städtebauliche Grundfigur des Gebäudes erhalten bleibt und der lineare Abschluss des Ensembles Bürgerspital beibehalten wird. Es entsteht die rationelle Typologie eines Dreibünders, bei dem das zusätzliche Raumprogramm betrieblich mit dem Bestand verzahnt wird. Die Fassade des neuen Nordflügels orientiert sich in der Gestaltung am Bestand durch die Aufnahme gewisser Elemente aus der Südfassade wie der Betonverkleidung und der horizontalen Fenster. Gleichzeitig wurden an der Nord- wie auch an der Südfassade abgekantete Blechelemente zwischen die Betonbänder und die Glasfronten geschoben sowie schmalere Fensterrahmen gewählt, wodurch beide Fassaden optisch modernisiert wirken.

Die Geriatrie behandelt ältere Patienten, die in ihrem Alltag oft durch mehrere Erkrankungen eingeschränkt sind und auf Unterstützung angewiesen sind. Das Ziel der Behandlung ist, den Patienten nach dem Klinikaufenthalt in ein weitestgehend eigenständiges Leben zu entlassen. Mit fortschreitendem Alter nehmen zudem viele Menschen Veränderungen in ihrer Lebenssituation als beängstigend wahr. Umso wichtiger erscheinen die Gestaltung des Patientenraums, die Anordnung des Bettes und der Ausstattung, sodass der Patient Ruhe im Patientenzimmer finden kann. Die Pflegehilfszone ist zweiseitig zugänglich – kurze Wege für die Betten und das Personal sind auf diese Weise ebenso gewährleistet wie auch die Möglichkeit eines Rundlaufs für Patienten mit erhöhtem Bewegungsdrang.

Die Bettenzimmer der neu hinzugefügten Raumschicht sind vergleichsweise breit und von geringer Raumtiefe. Sie sind großzügig dimensioniert und haben Fenster, die die gesamte Zimmerbreite einnehmen. Eine Schrankfront, die sich an der Wand zum Korridor befindet, bildet den „Rücken" des Zimmers; sie beinhaltet neben dem Pflegeschrank und den Patientenschränken für die persönlichen Gegenstände auch die technischen Komponenten. Die Eingangstür befindet sich in der Mitte dieser Schrankfront, wodurch eine klare Teilung des Raumes in zwei Patientenbereiche erreicht wird. Der großzügige Abstand zwischen den Patienten ermöglicht, dass der Zwischenraum zum Gemeinschaftsraum wird und auch als Essbereich genutzt werden kann.

Die Stellung der Betten, die sich orthogonal zum Korridor positionieren, und die niedrige Brüstungshöhe der Fenster ermöglichen die direkte Aussicht in den Außenraum über die gesamte Zimmerbreite.

Das Bad ist ebenfalls großzügig dimensioniert und wurde um eine zusätzliche Zone erweitert, die vom übrigen Zimmer abgetrennt und mit natürlichem Tageslicht belichtet ist. Dieser Vorraum dient als geschützter Bereich, in dem sich der Patient beispielsweise umziehen oder einen breiten Waschtisch unabhängig vom Bad nutzen kann. Der warme Ton des Eichenholzes an Fenstern und Schrankwand, das dunkle Rot des Linoleumbodens und die hellen Farben der Wände sollen einen wohnlichen Charakter schaffen, der die medizinisch notwendigen Geräte in den Hintergrund treten lässt.

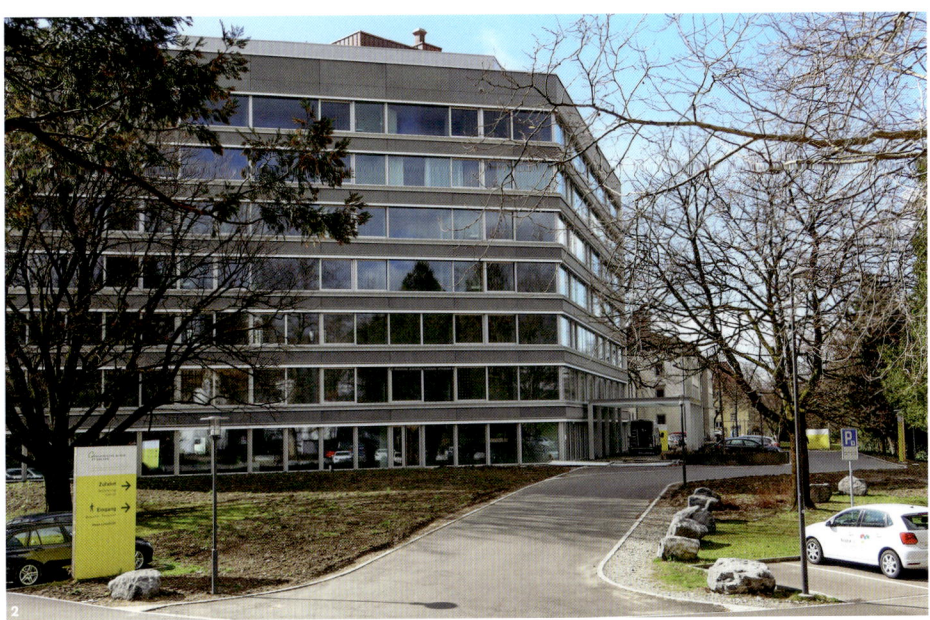

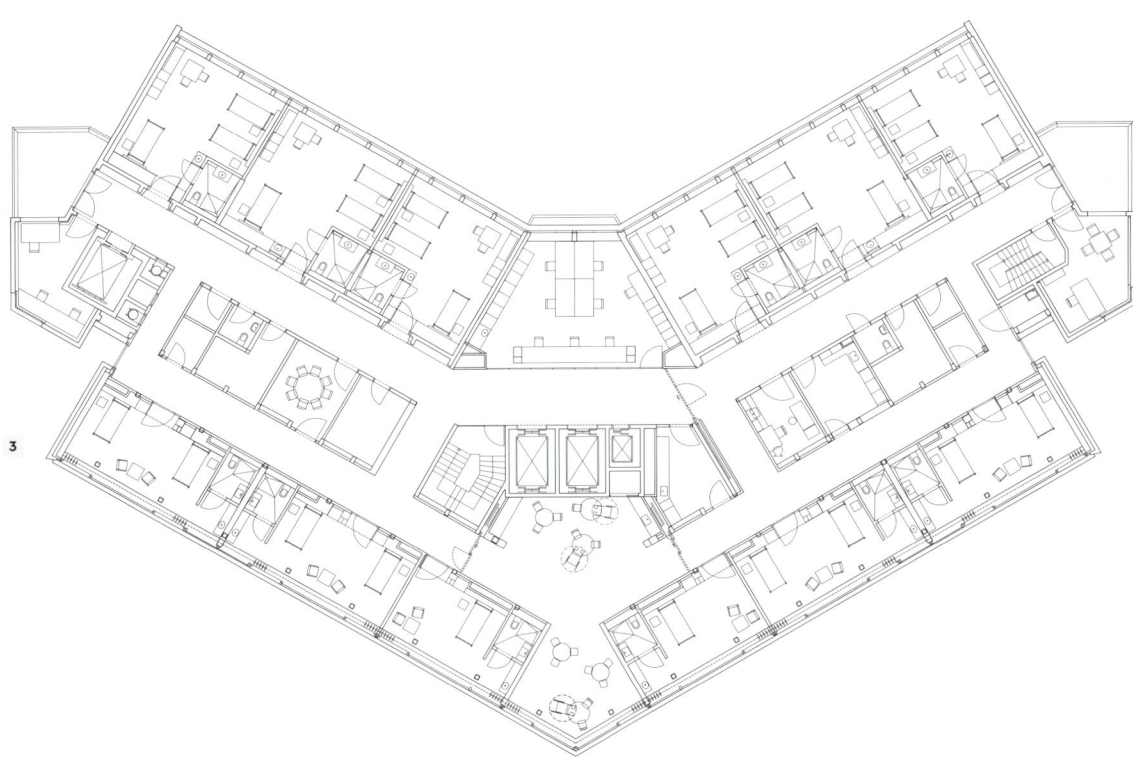

1 Lageplan 1:20.000
2 Blick auf den neu erbauten Nordflügel des Spitals
3 Geschossplan 1:500

Beispiele

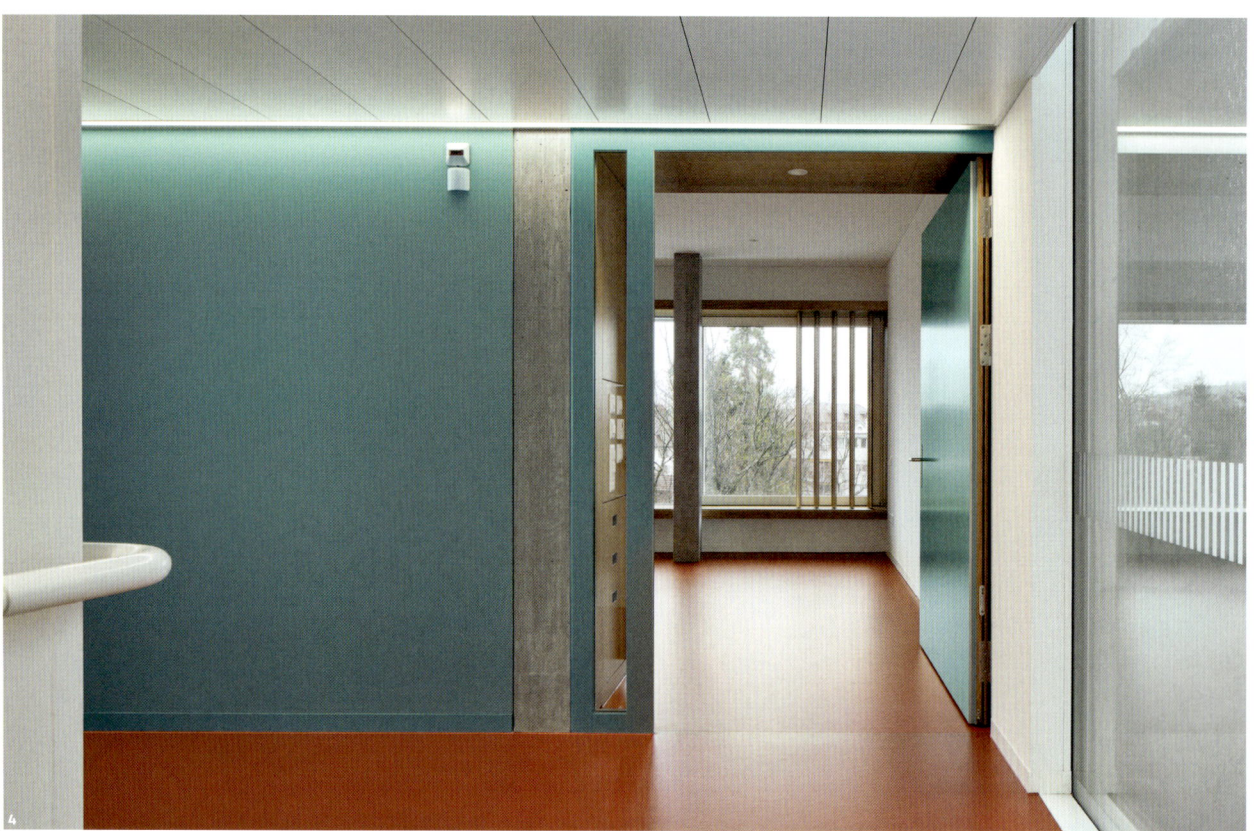

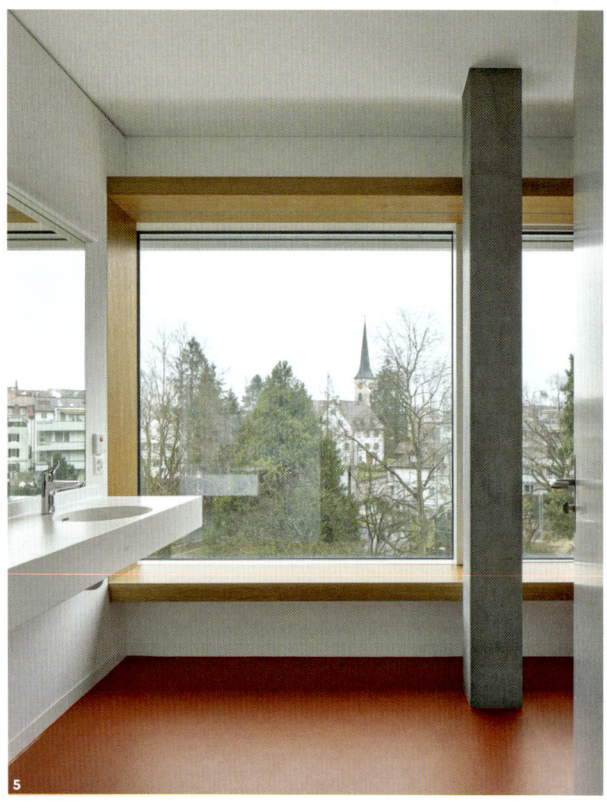

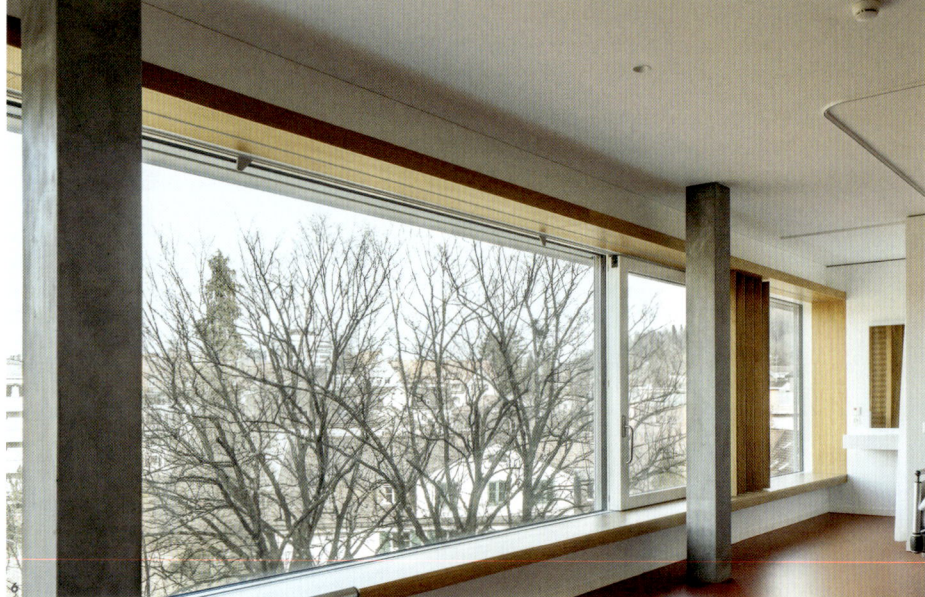

134   Typologie

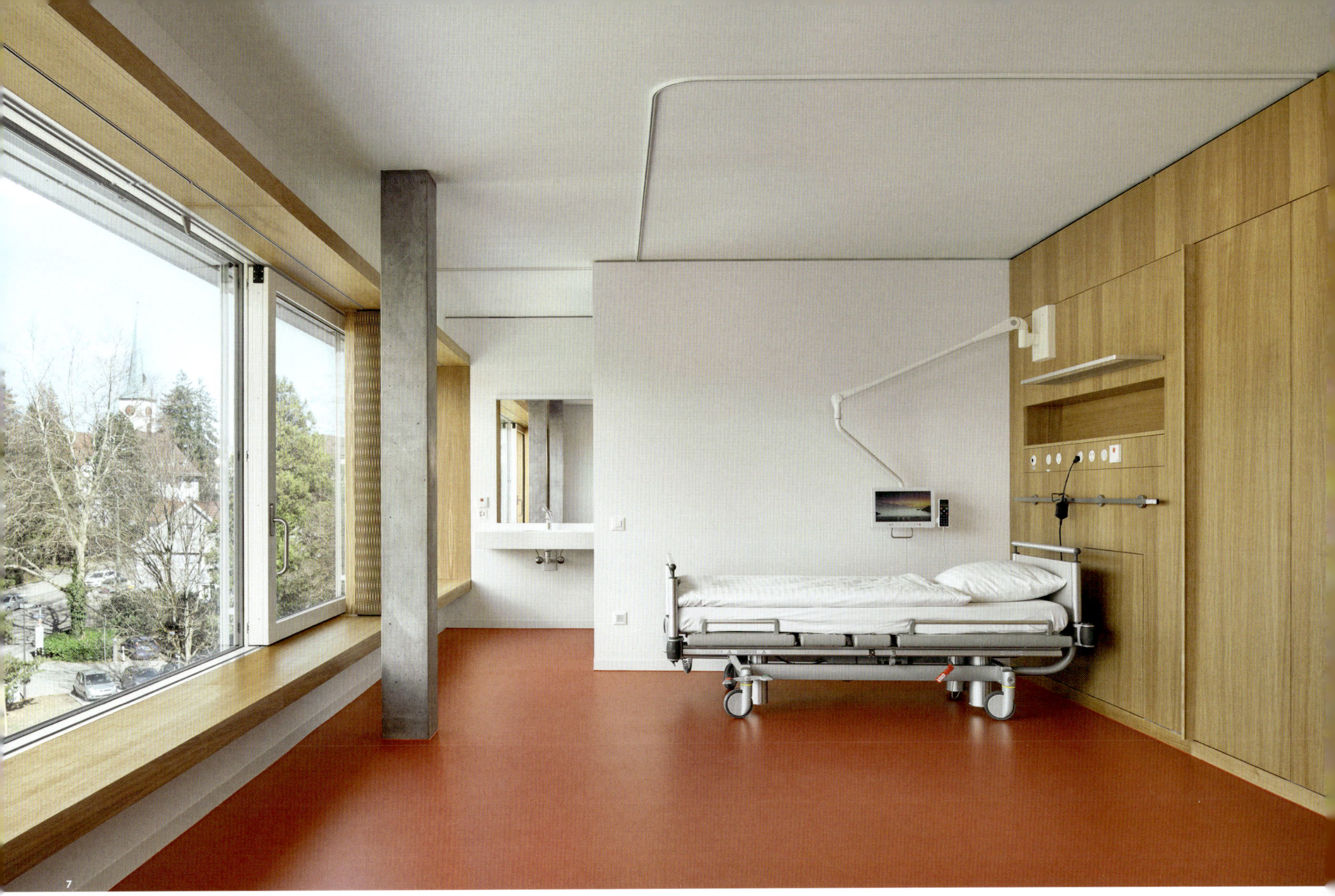

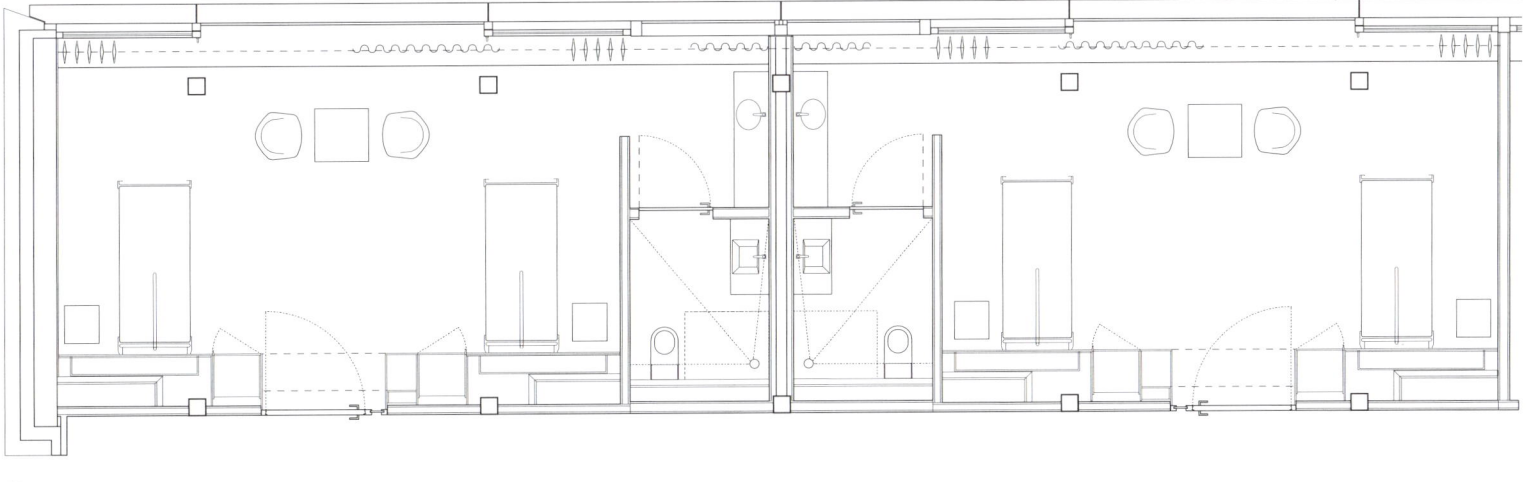

4 Blick auf den Zimmergang
5 Vorraum zum Bad mit Waschtisch
6 Patientenzimmer mit großzügiger Aussicht
7 Bettplatz mit Medienpanel
8 Zimmerplan 1:100

Geriatrische Klinik St. Gallen

Spital Uster

Neubau Rehazentrum

Durch die leichte Abdrehung der same-handed Patientenzimmer können alle Zimmer von der Ausrichtung gen Süden profitieren. Die entstehenden dreieckigen Flächen an der Fassade werden zu Balkonen und das Abknicken des Zimmers macht zudem eine weitere Bettenstellung möglich. Das Projekt zeigt, wie sich durch kleine Abweichungen von der konventionellen Grundrissplanung neue Möglichkeiten ergeben, die die Aufenthaltsqualität in einem Patientenzimmer erheblich steigern können.

Architekten
Metron Architektur AG, Brugg

Auftraggeber
Zweckverband Spital Uster

Ort
Uster, Schweiz

Fertigstellung
2025

Anzahl Betten pro Geschoss
30

Nettofläche Zweibettzimmer
30,3 m² + 4,6 m² Nasszelle

Der Neubau für das Rehazentrum mit seinen Pflegestationen am Spital Uster nimmt die Typologie historischer Sanatoriumsbauten der 1930er Jahre auf und entwickelt daraus eine eigene Lösung für die geplante Erweiterung. Indem sich die Zimmer leicht aus dem Hauptvolumen herausdrehen, übernehmen sie die Ausrichtung des Altbaus und gliedern die große Gebäudemasse in feinmaßstäbliche Einheiten – die Antwort der Architekten auf die Frage nach dem menschlichen Maßstab einer zeitgemäßen Klinik. Die Fassade wird damit zum einprägsamen Abbild der Entwurfsidee.

Jede Zimmereinheit richtet sich gen Süden aus und verfügt dank bodentiefer Verglasung über einen uneingeschränkten Ausblick in die Park- und Berglandschaft der Umgebung. Das ganze Zimmer wird so optimal mit Tageslicht versorgt. Den Zimmern vorgelagert sind begehbare Balkone. Hier schützen Lamellen die Patienten der Nachbarzimmer vor unerwünschten Einblicken. Die vorgelagerte horizontale Fassadenblende spendet Schatten, verhindert den direkten Blick in die Tiefe und lenkt das Auge auf die weißen Berggipfel.

Das Patientenzimmer ist in allen Bereichen barrierefrei und rollstuhlgerecht geplant. Dies gilt insbesondere für die Nasszelle, den Aufenthaltsbereich und den schwellenlosen, ebenen Ausgang durch eine Glasschiebetür auf den holzbeplankten Balkon.

Die Bettenstellung kann variiert werden, sodass beide Betten jeweils ohne Einschränkungen längs entlang der Wand aufgestellt werden können. Die Schrägstellung der Betten hebt die Benachteiligung des hinteren Bettes auf und bietet dem dort liegenden Patienten annähernd die gleiche Aussicht, die sogar noch gewährleistet ist, wenn der Sichtschutzvorhang zwischen den Betten zugezogen ist. Der Aufenthaltsbereich mit Tisch und Stühlen passt sich ideal in den Fassadenerker mit Panoramaverglasung ein.

Die Trennwand zwischen Zimmer und Nasszelle ist ein speziell angefertigtes Schreinermöbel mit barrierefreier Dusche, WC und Waschtisch und wird multifunktional mit beidseitigen Nischen und Schränken für Pflege und Patienten genutzt. Die Rückwand hinter den Patientenbetten aus Holz mit integrierten Installationen und Abdeckungen sollen derweil zu einer wohnlichen Atmosphäre im Patientenbereich beitragen.

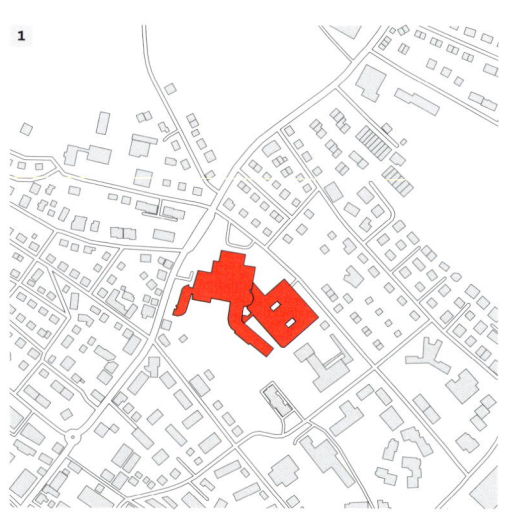

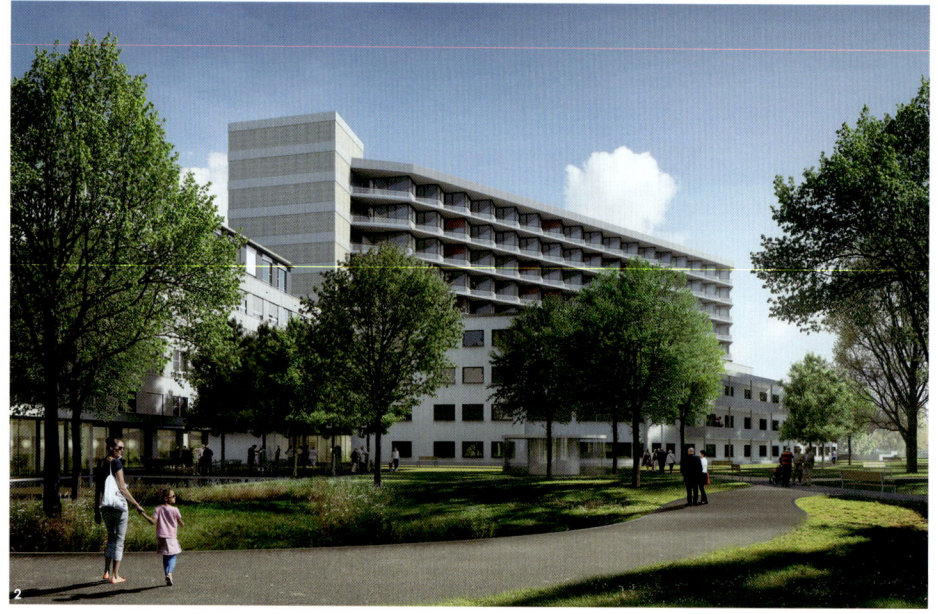

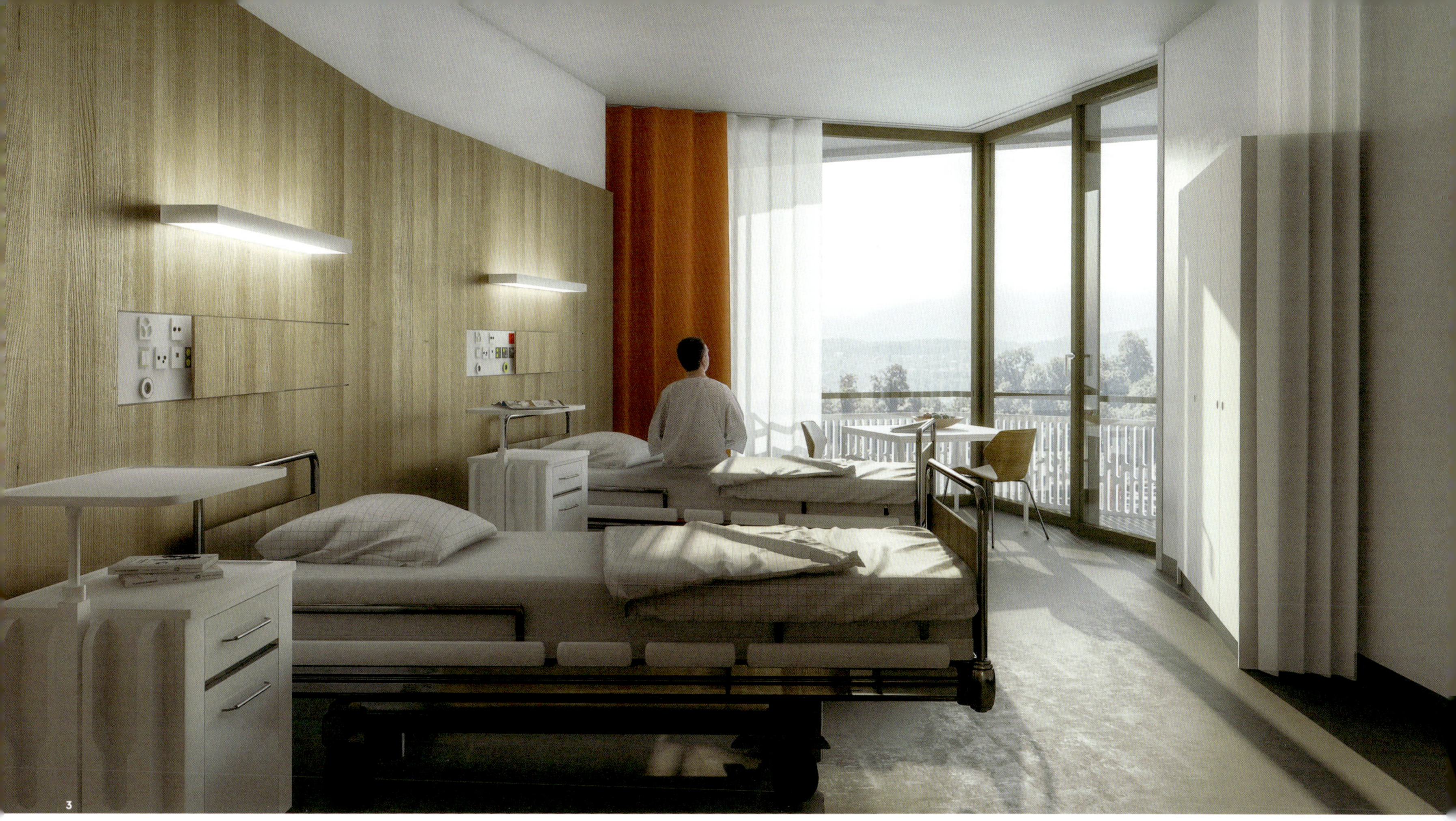

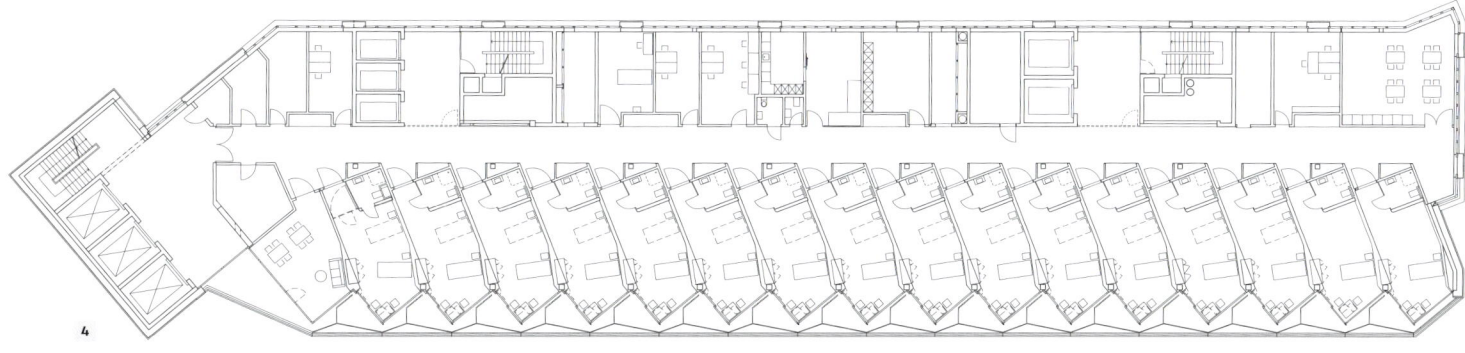

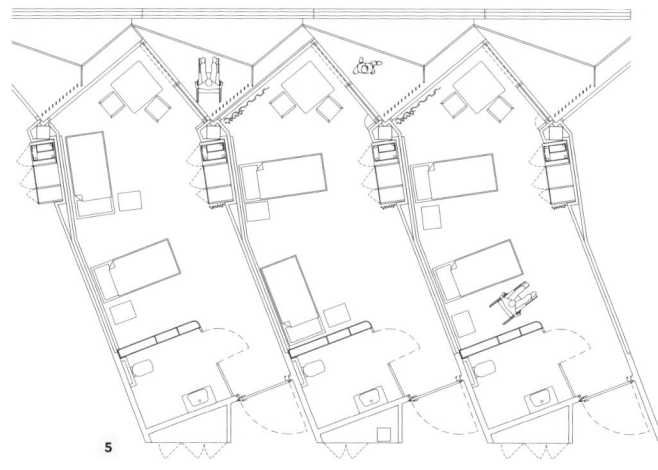

1 Lageplan 1:20.000
2 Blick auf die Patientenzimmer-Einheiten von außen
3 Patientenzimmer
4 Geschossplan 1:500
5 Zimmerplan 1:200

Beispiele

Operatives Zentrum Universitätsklinikum Erlangen

Neubau Bettenhaus

Die Architekten haben für die Patientenzimmer am OPZ in Erlangen mit verschiedenen Oberflächen experimentiert – glatt und reflektierend im Eingangsbereich und für Rammschutz sowie Wandflächen aus Glas im Bad, die sonst nur im Wahlleistungsbereich zum Einsatz kommen. In Kombination mit den Holzdekoren und der Farbwahl ergibt das ein geschmackvolles und überzeugendes Gesamtkonzept, das die gestalterische Qualität des gesamten Klinikbaus widerspiegelt.

Architekten
Tiemann-Petri Koch Planungsgesellschaft

Auftraggeber
Freistaat Bayern
Staatliches Bauamt Erlangen-Nürnberg

Ort
Erlangen, Deutschland

Fertigstellung
2013

Anzahl Betten pro Geschoss
68

Nettofläche Zweibettzimmer
22,56 m² + 3,08 m² Nasszelle

1

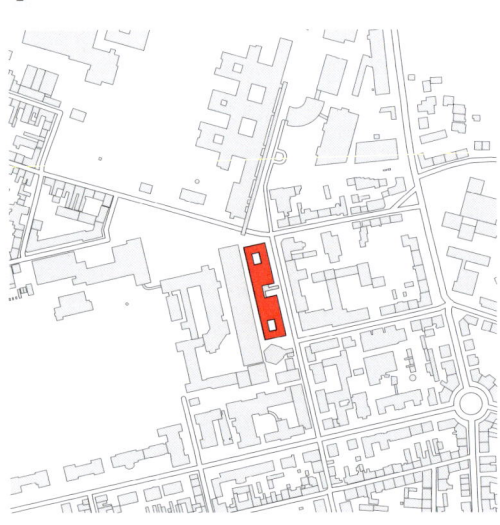

Das 1815 gegründete Universitätsklinikum Erlangen leistet zum einen mit 1394 Betten einen großen Beitrag zur medizinischen Versorgung der Stadt, aber als medizinische Fakultät der Friedrich-Alexander-Universität Erlangen-Nürnberg auch zur Lehre. Die meisten Gebäude sind in der Nähe des Erlanger Schlossgartens angesiedelt. Der Neubau des Bettenhauses mit insgesamt 328 Betten war der 1. Bauabschnitt für das neue Operative Zentrum, das auf dem Stammgelände am Rand der historischen Kernstadt entsteht. Der Baukörper entwickelt sich entlang der denkmalgeschützten Stadtmauer und wird durch einen Zugangshof gegliedert. Raue Putzflächen mit Natursteinvorsatz und akzentuierte Fensterelemente treten in Kontrast mit hellen, strukturierten Metallfassaden und thematisieren das Spannungsverhältnis zwischen dem Denkmalschutz und den Anforderungen eines Klinikums.

Das Stationskonzept im Inneren des Gebäudes sieht vor, dass jedes Geschoss zwei Bettenstationen mit 34 Betten aufnimmt, die sich um begrünte Innenhöfe anordnen. Patienten und Besucher betreten die Station, vom Erschließungskern oder später vom angrenzenden Funktionstrakt kommend, an zentraler Stelle nahe des Stützpunkts und der Bereiche für den Patientenaufenthalt.

Die Ausblicke in den Innenhof und Straßenraum erleichtern die Orientierung auf den Stationen. Die Bettenzimmer belegen die zur Straße ausgerichteten Seiten des Baukörpers. Zwischen den beiden Stationen ist ein großzügiger Patientenbalkon angeordnet, der Ausblick in den Eingangshof bietet. Die Stationen verfügen über unterschiedliche Bettenzimmer-Typen: Zwei- und Einbettzimmer werden durch ein Vierbett-Überwachungszimmer sowie von einem behindertengerechten Bettenzimmer und einem Zimmer mit Schleuse ergänzt.

Die Bettplätze weisen, den Anforderungen der chirurgischen Maximalversorgung entsprechend, einen hohen technischen Ausstattungsgrad auf, dessen Elemente den Raum jedoch nicht dominieren. Dem Patienten wird ein mit Holzflächen gestalteter Sitzplatz mit Pendelleuchte am Fenster und die installationsfreie Wand dem Bett gegenüber geboten.

Patienten- und Versorgungsschränke sind in der Eingangszone in direkter Nähe zur Nasszelle untergebracht, wodurch das Umfeld des Bettes uneingeschränkt frei bleibt für Pflege und Therapie. Durch die same-handed Reihung der Bettenzimmer wird ein wandbündiger Einbau der Schrankanlage erreicht, der die Bettentransporte erleichtert. Die Patientenschränke haben einen mobilen Schrankeinsatz, der bei einer Verlegung mitgeführt wird.

Die Nasszelle erhält optische Weite durch einen breiten Waschtisch mit ausreichend Ablageflächen sowie durch einen großen Spiegel, dessen Unterkante die Sichthöhe von Patienten im Rollstuhl berücksichtigt.

Im Patientenraum werden schlichte, aber wertige Materialien eingesetzt. Die zweiflügeligen Zugangstüren sind als raumhohe Holztüren mit massiven Eichenzargen ausgeführt, die auch zur Bekleidung der Fensterelemente eingesetzt sind. Kontrastierende, weißglänzende Schrankflächen und die fugenarmen Glaswände der Nasszelle verbinden Funktionalität mit Ästhetik.

Im Erdgeschoss erhalten die hinter der historischen Stadtmauer liegenden Bettenzimmer durch eine geschosshohe Verglasung eine Verbindung nach außen – in einen begrünten, fast privaten Vorgarten und mit Blick auf ein Stück Stadtgeschichte.

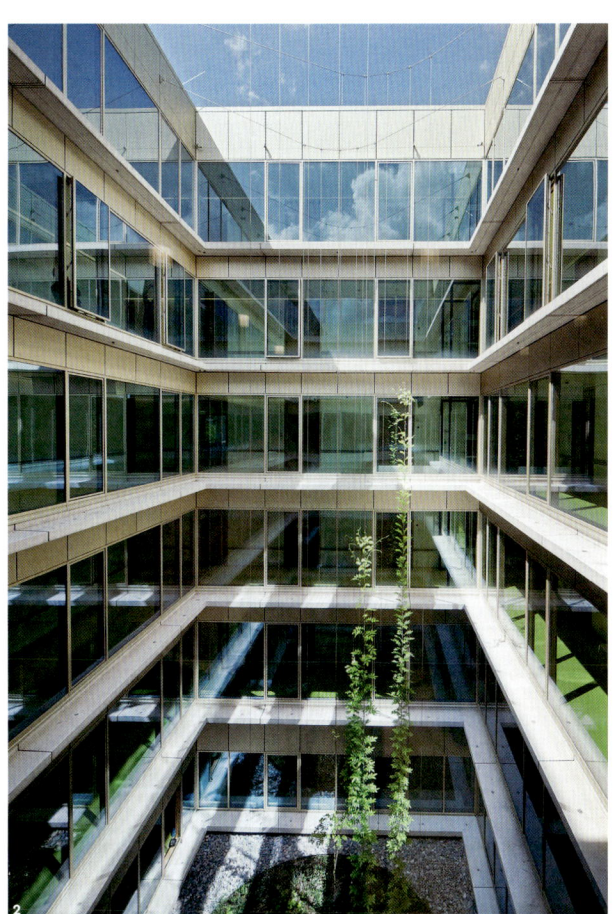
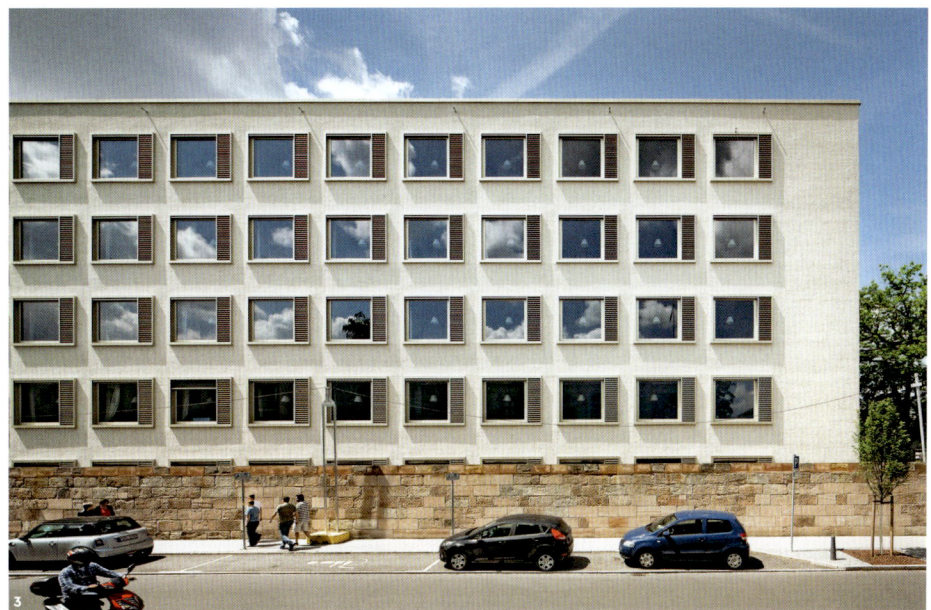
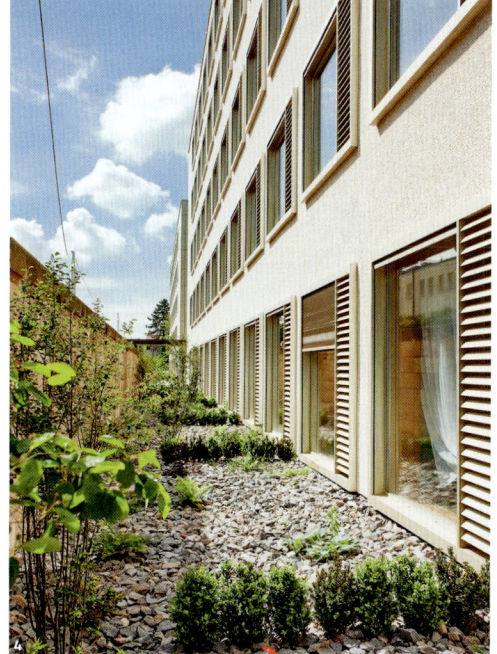
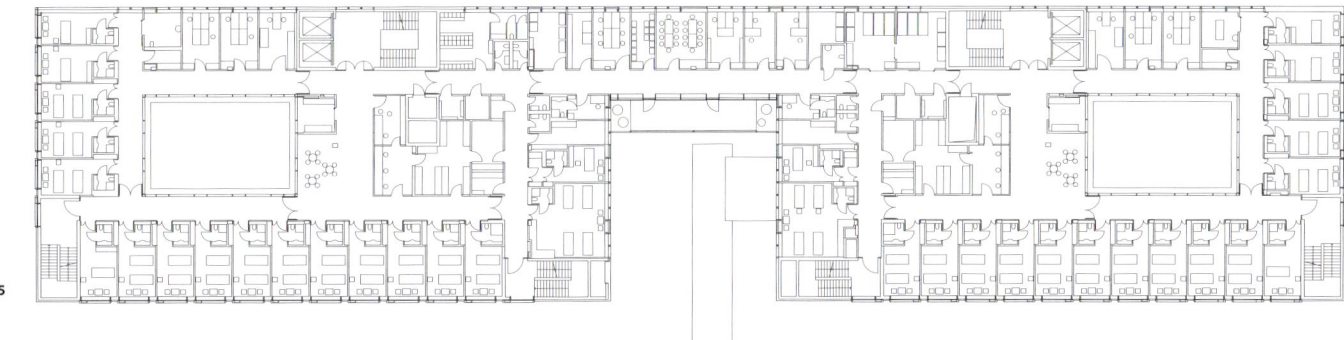

1 Lageplan 1:20.000
2 Innenhof
3 Fassade an der östlichen Stadtmauerstraße
4 Vorgärten vor Patientenzimmern im Erdgeschoss
5 Geschossplan 1:750

139   Beispiele

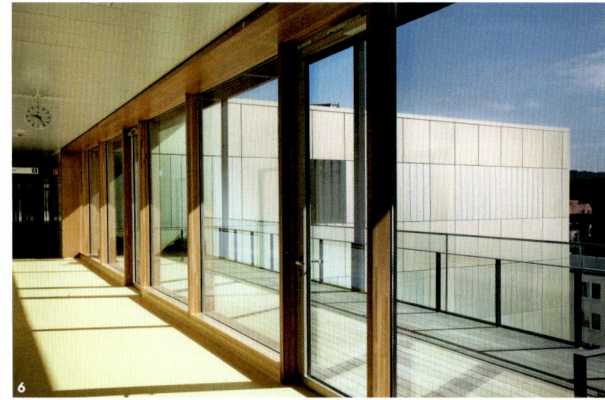
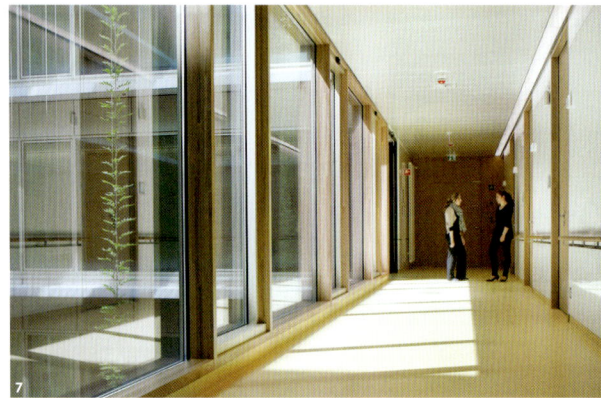
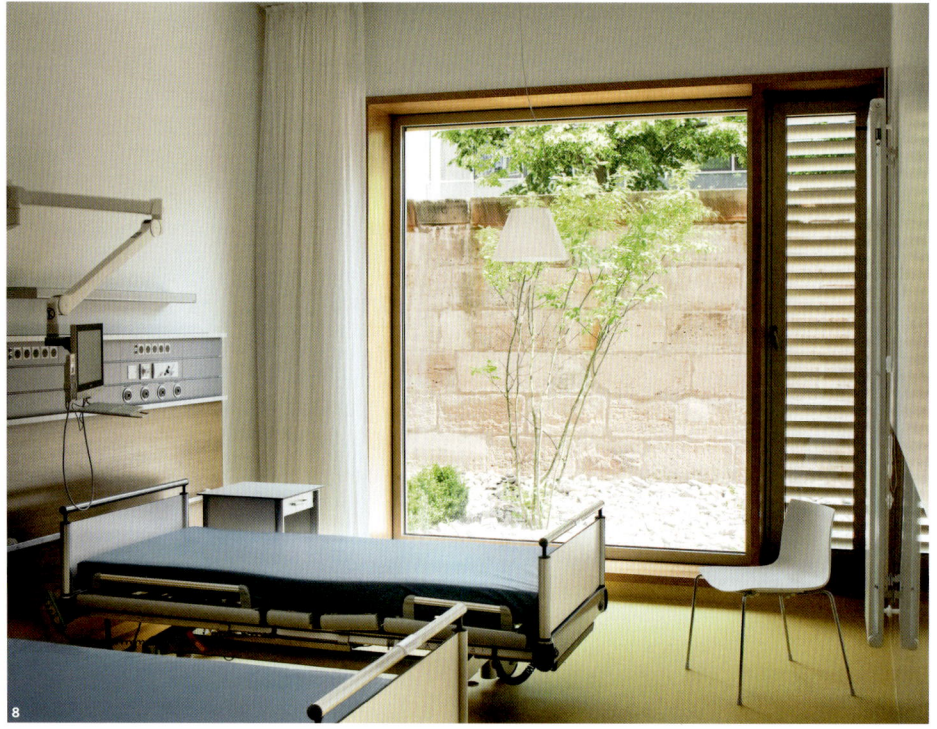
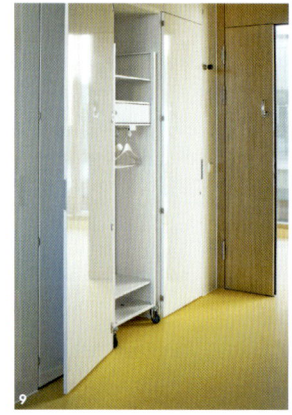
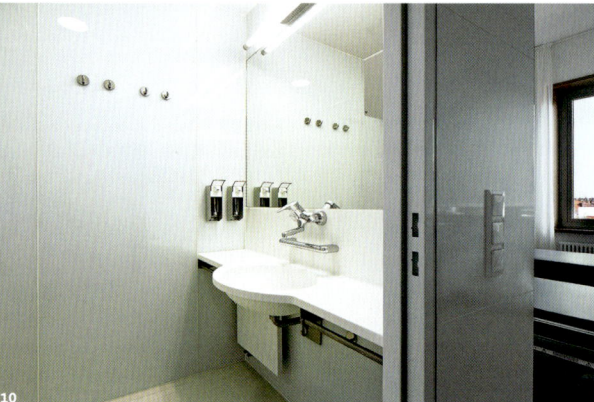
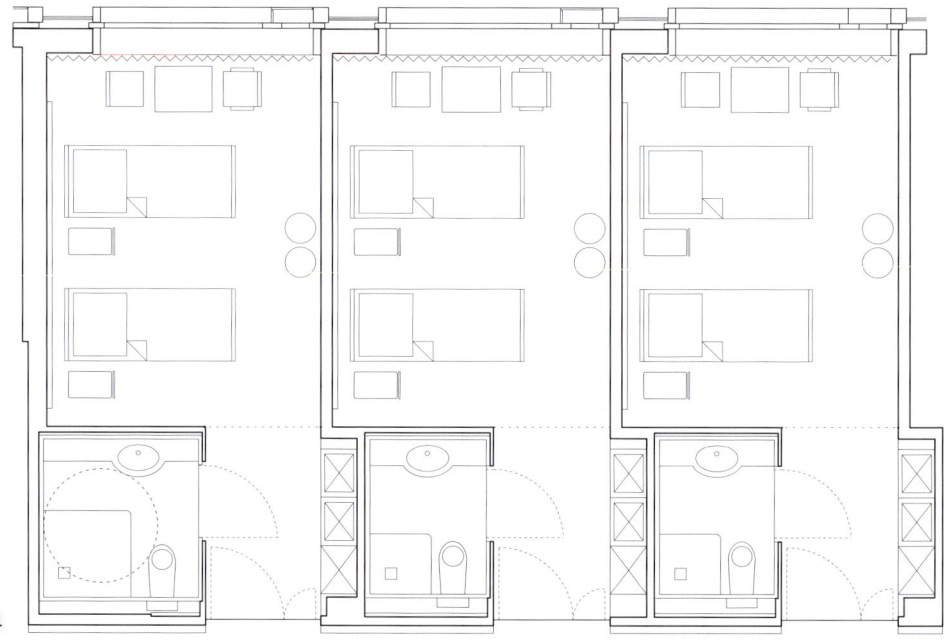

Typologie

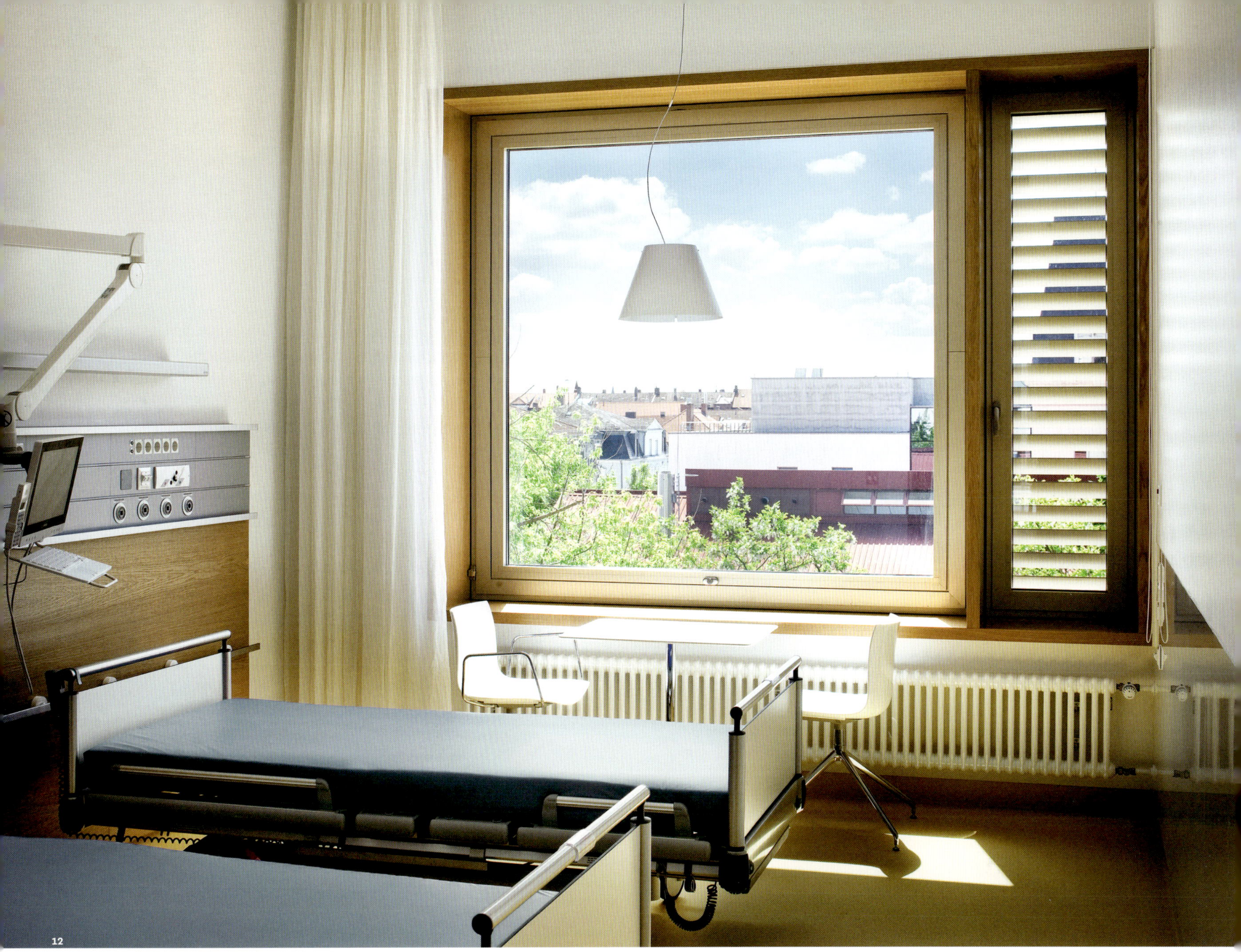

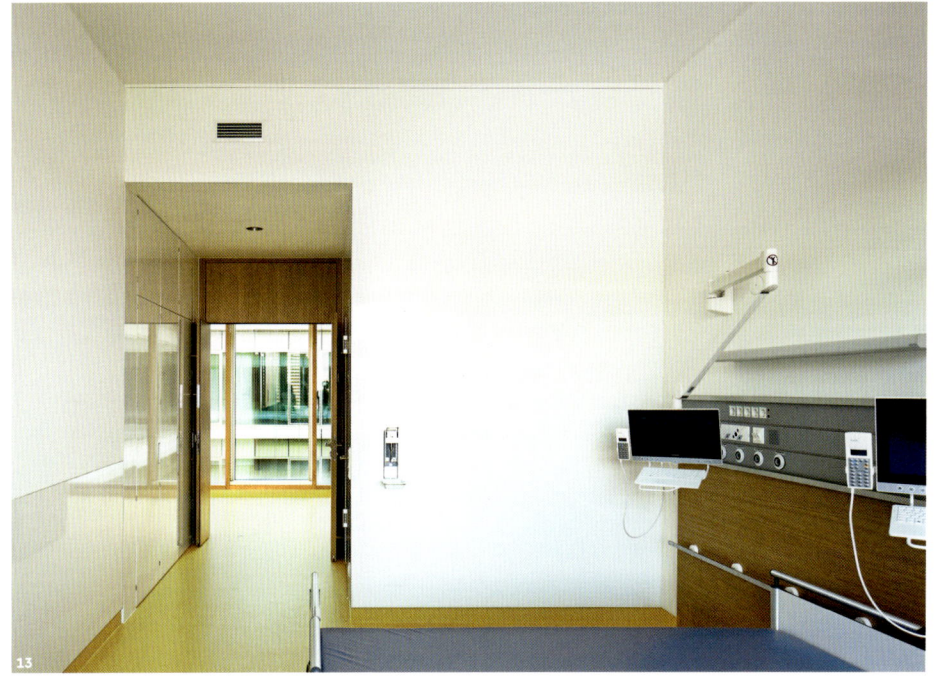

6 Patiententerrasse
7 Stationsflur mit Bettenzimmerzugängen
8 Bettenzimmer im Erdgeschoss mit bodentiefer Verglasung
9 Mobiler Patientenschrank
10 Patientenbad (Standardzimmer) mit Glaswänden
11 Zimmerplan 1:100
12 Blick auf das Fenster mit holzverkleideter Laibung
13 Zugangsbereich in den Bettenzimmern

Crona-Klinik Universitätsklinikum Tübingen

Sanierung und Brandschutz

Die Versorgungsstation für klinisches Personal mit Handschuh- und Desinfektionsmittelspender ist in den letzten Jahren vermehrt als integrierter Bestandteil auf dem Patientenzimmer zu finden, wobei hier je nach Bedarf mehr oder weniger Fläche zusätzlich notwendig wird. Eine sehr platzsparende und integrative Lösung bieten die Patientenzimmer am Universitätsklinikum in Tübingen. Durch die Ausrichtung ist die Versorgungsstation für das Personal direkt bei Betreten sichtbar, ohne in das Blickfeld der liegenden Patienten zu rücken.

Architekten
a|sh sander.hofrichter architekten GmbH

Auftraggeber
Vermögen und Bau Baden-Württemberg, Amt Tübingen

Ort
Tübingen, Deutschland

Fertigstellung
2016

Anzahl Betten pro Geschoss
44

Nettofläche Zweibettzimmer
26,11 m² + 4 m² Nasszelle

1

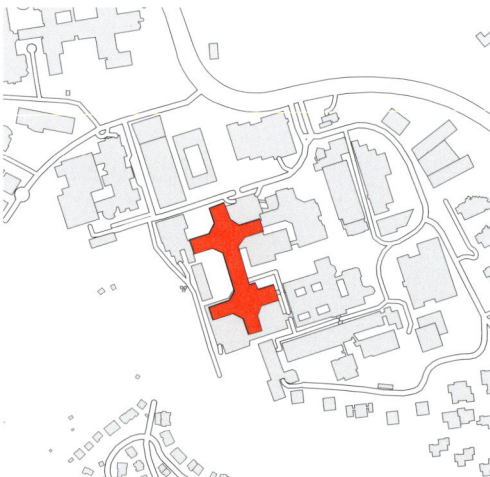

Seit 2002 planen a|sh architekten am Standort des Universitätsklinikums Tübingen kontinuierlich bei zahlreichen Bauaufgaben. Für die Sanierung der 1988 in Betrieb genommenen Crona-Klinik (das Kunstwort steht übrigens für Chirurgie, Radiologie, Orthopädie, Neurologie und Anästhesie) hat man sich für eine ganzheitliche Sanierung entschieden zugunsten einer zeitgemäßen und patientengerechten Ausstattung. Infolgedessen wurde der im Jahr 2015 fertiggestellte Bauabschnitt „Stationen der Zukunft" auch brandschutztechnisch und zukunftsweisend optimiert.

Nach der Entkernung der Station verblieben lediglich die tragenden Wände und Stützen bzw. Rohdecken und -böden sowie die Fassade. Der überarbeitete Grundriss des sternförmigen Gebäudes schaffte neue Blickbeziehungen nach außen und erleichtert die Orientierung innerhalb der Stationen. Es entstand eine Pflegestation und eine Wahlleistungsstation mit insgesamt 44 Betten, wovon sich vier in Einzelzimmern befinden. Der zentral gelegene Stützpunkt dient hierbei als Bindeglied zwischen zwei Stationen und seine offene Gestaltung ermöglicht eine bessere Kommunikation zwischen Besuchern, Patienten und Personal.

Das zurückhaltende Farbkonzept sorgt für ein zeitgemäßes Erscheinungsbild. Die Farbakzente der Wandverkleidung im Flur vermitteln mit verschiedenen Blautönen großzügige Weite auf den Bettenstationen. In den Patientenzimmern kommen zu den blauen Farbnuancen warme Farbtöne und Holzdekore hinzu. Abstraktionen der Stadt Tübingen im Sichtfeld der Patienten verorten den Klinikbau, indem sie grafisch einen Bezug zum Standort herstellen.

Im Bestand waren die Patientenbäder in den Zimmern mit Schwellen im Duschbereich versehen, die einen barrierefreien Zugang unmöglich machten. Schrankwände dienten hier noch als Durchreichen für die Bettwäsche zum Flur. Dieses ursprüngliche Konzept galt es vor allem aus brandschutztechnischen Gründen zu überarbeiten. Mit einigen Eingriffen und der Badneuplanung konnte mehr Platz im Zimmer geschaffen werden. Das neue Einbaumöbel integriert nun im Bad als auch zimmerseitig Ablageflächen und trägt so entscheidend zum aufgeräumten Eindruck der Zimmer bei.

Die ehemaligen Arbeitsflächen mit Waschbecken für Personal im Eingangsbereich des Bestands sind kompakten Versorgungssäulen gewichen. Mit Desinfektionsmittelspender, Handschuhspender und Abfalleimer ausgestattet, richtet sich die Versorgungsstation zum Eingang hin aus und macht sie bereits bei Betreten des Zimmers für das Personal sichtbar. Für den liegenden Patienten bleibt sie durch ihre Ausrichtung zugleich geschickt verdeckt. Dieser kann seinen Fokus dank der niedrigen Brüstungshöhe gänzlich auf die Aussicht aus dem Fenster in den Außenraum richten.

Auf der Wahlleistungsstation werten, neben hochwertigen Materialien, Glaswände hinter den Patientenbetten das Interieur zusätzlich auf.

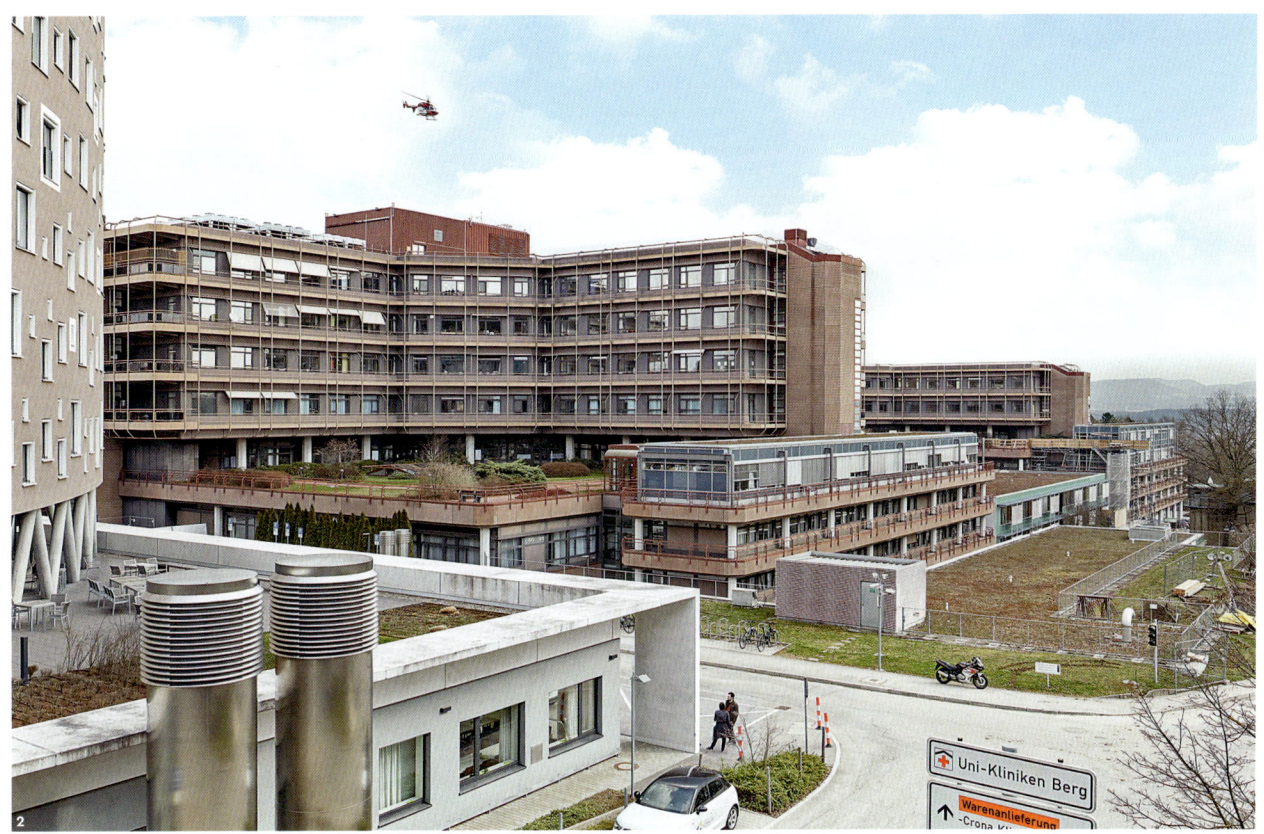

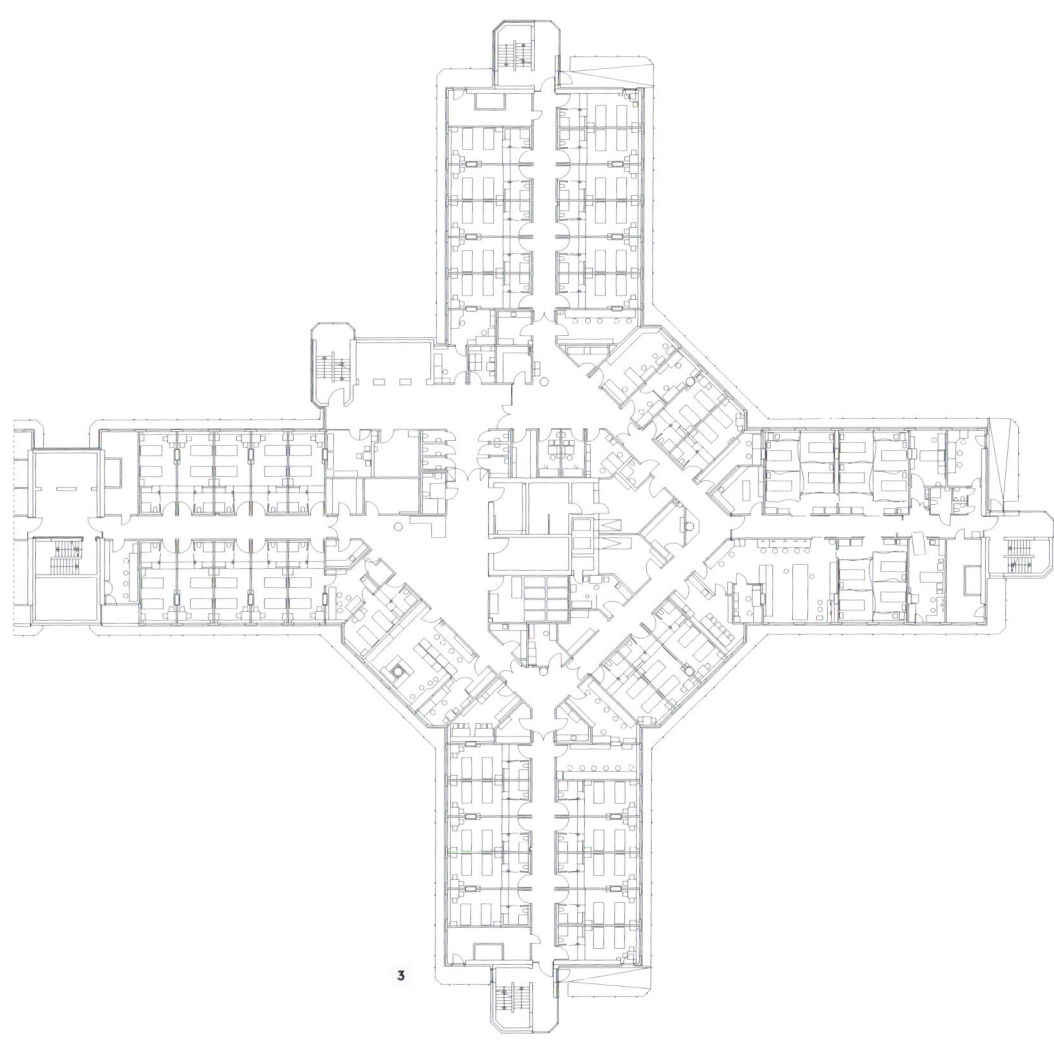

1 Lageplan 1:20.000
2 Außenansicht
3 Geschossplan 1:750

143   Beispiele

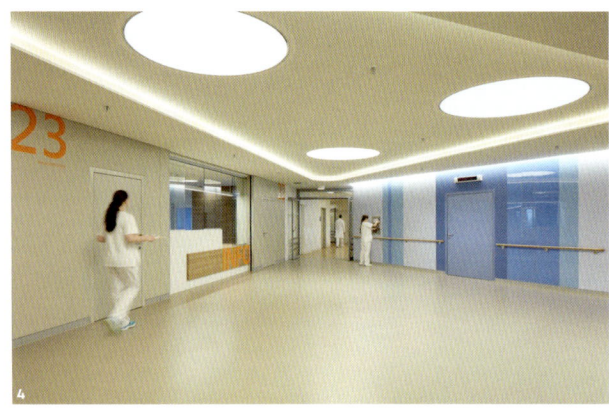
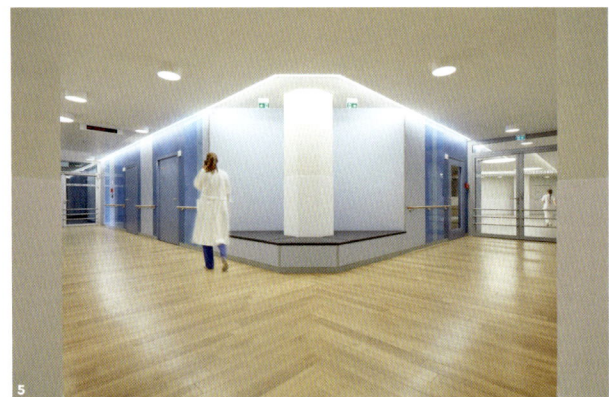
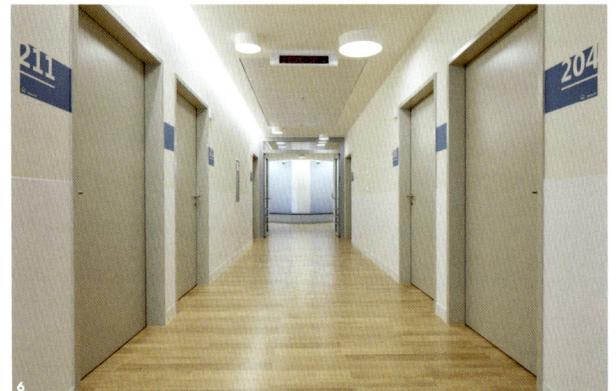
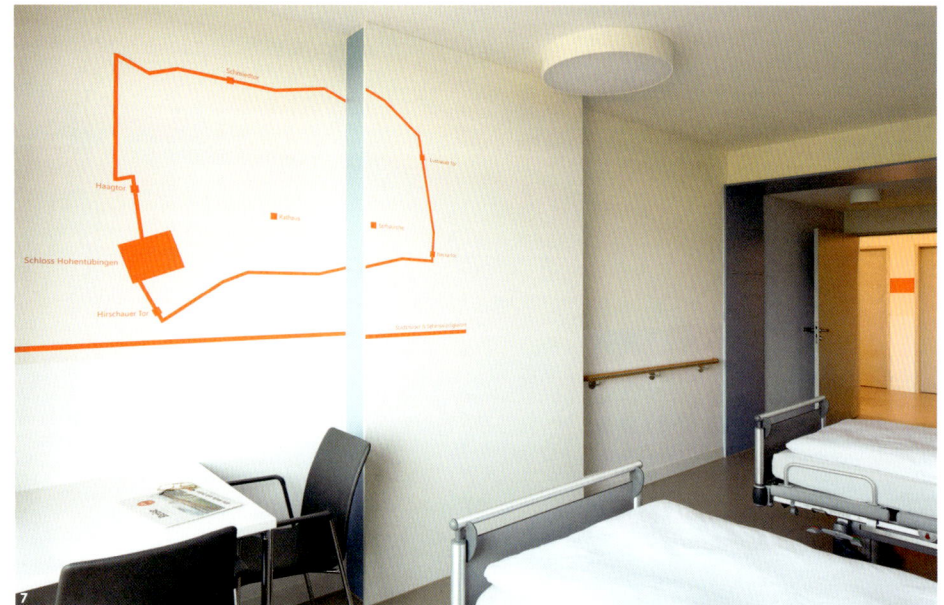
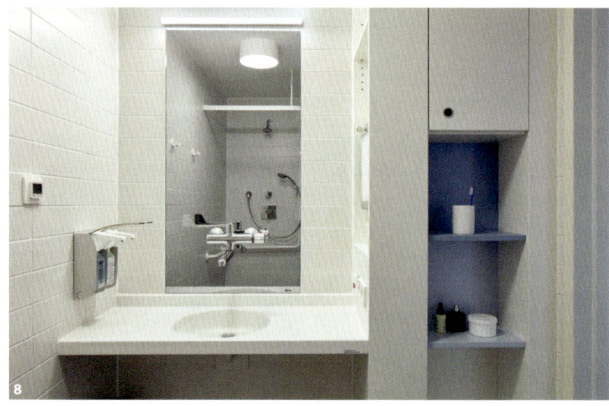
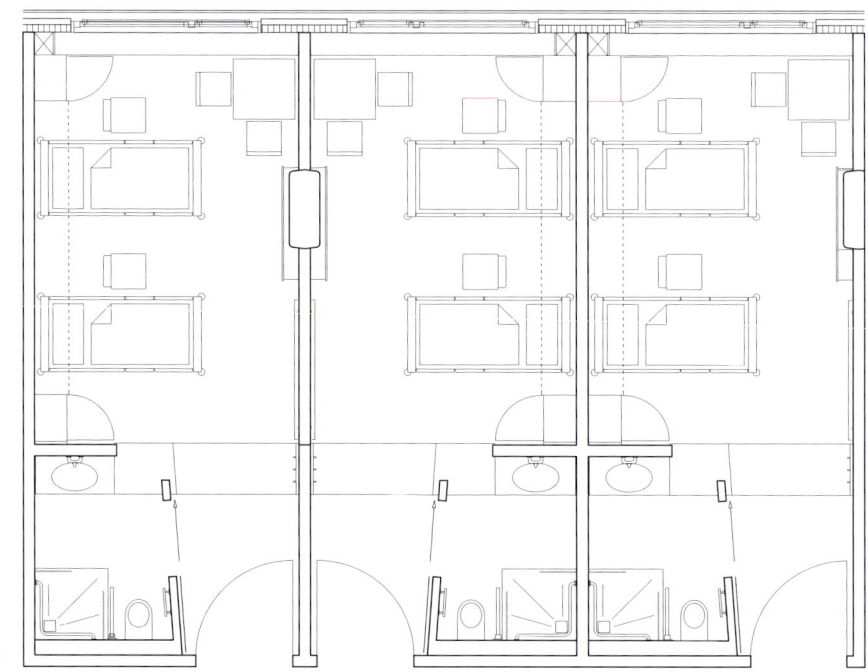

Typologie

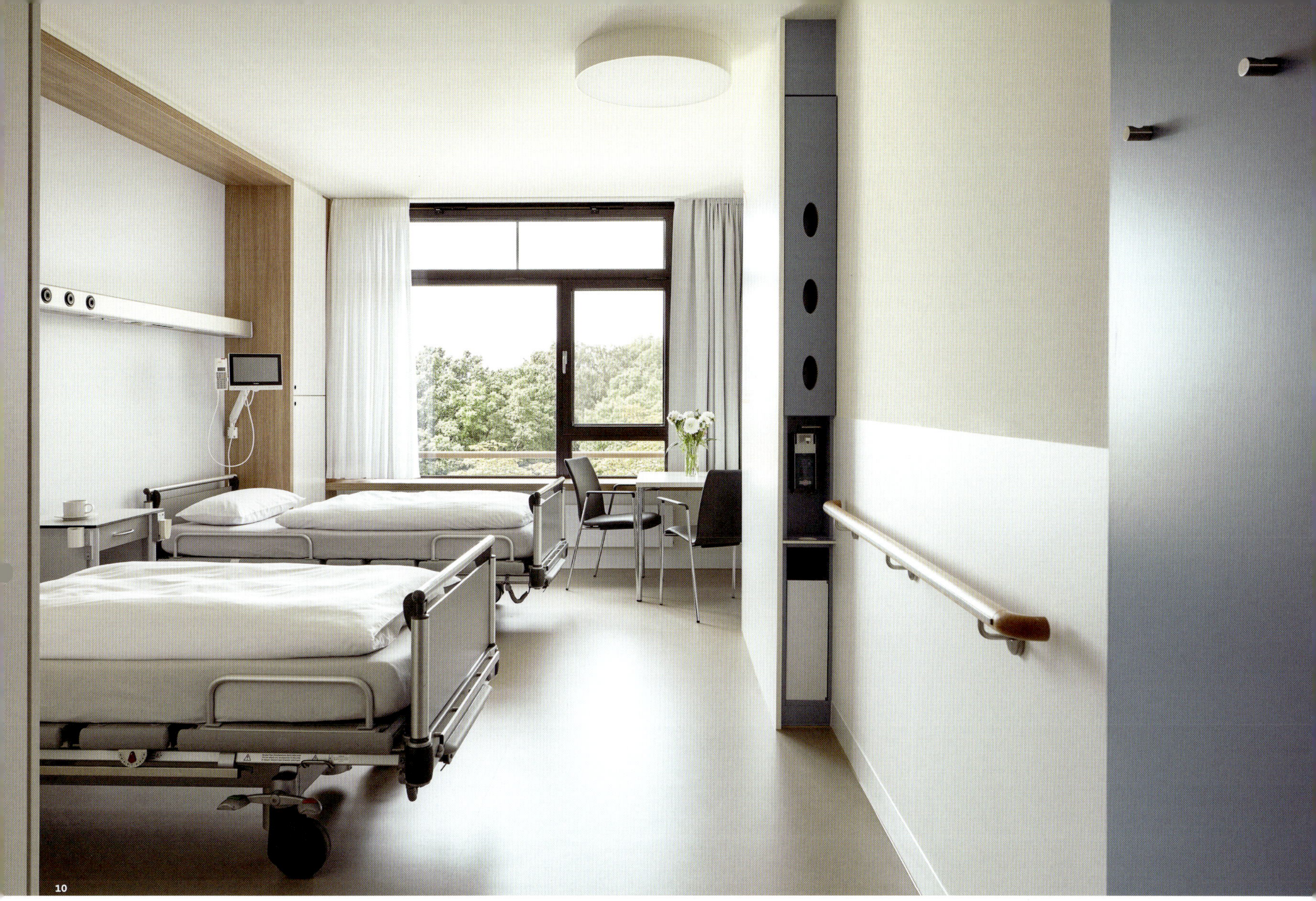

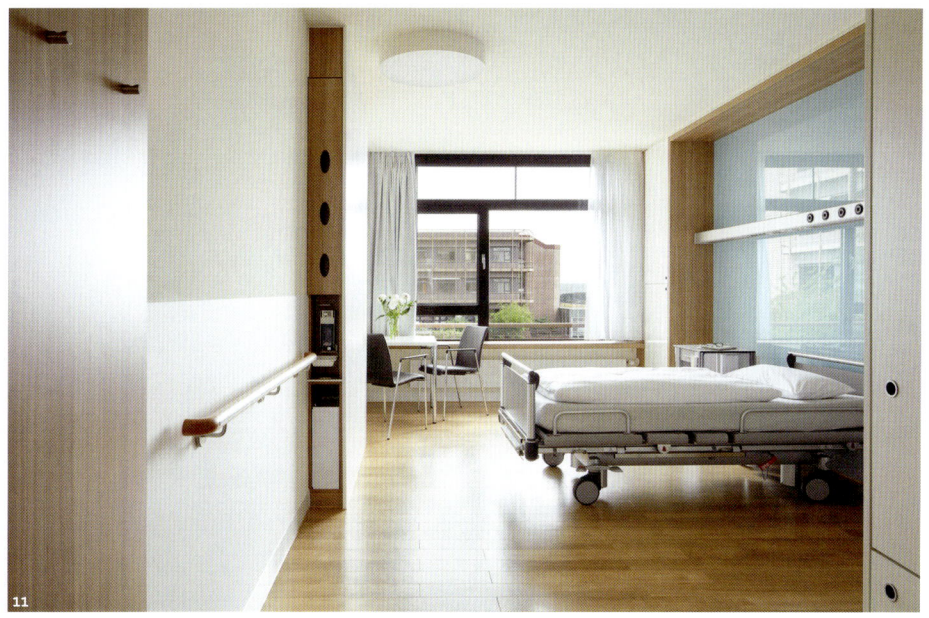

4 Stützpunkt
5 Sitzecke für Patienten und Besucher
6 Stationsflur
7 Grafik mit Bezug zum Standort Tübingen
8 Patientenbad im Standardzimmer
9 Zimmerplan (Standard) 1:100
10 Zweibettzimmer (Standard) mit Blick auf die Versorgungssäule
11 Patientenzimmer (Wahlleistung) mit Glaswand hinter dem Patientenbett

Erasmus MC

Neubau Universitätsklinikum

Besonders flexibel zeigt sich der Grundriss der Patientenzimmer am Universitätsklinikum Erasmus MC in Rotterdam. Basierend auf dem Layout des Regelzimmers gehen durch geringe Eingriffe drei weitere Zimmertypen hervor, die jeweils höhere Anforderungen an die Nutzung erfüllen. Das umfunktionierbare Sitzmöbel erweitert die Zimmer noch um eine Rooming-in-Option und bezeugt den Anspruch an maximale Funktionalität bei gleichzeitig hoher Planungsstandardisierung, die bei Projekten dieser Größe unvermeidbar ist.

Architekten
EGM architects, EGM interiors

Auftraggeber
Erasmus MC

Ort
Rotterdam, Niederlande

Fertigstellung
2017

Anzahl Betten pro Geschoss
122

Nettofläche Einbettzimmer
18,94 m² + 3,97 m² Nasszelle

Im Herzen Rotterdams wurde das größte Universitätsklinikum der Niederlande errichtet: das Erasmus Medical Center (MC). Auf dem Gelände des bestehenden Krankenhauses entstand ein neuer Komplex, der auch Bereiche für Forschung und Ausbildung aufnimmt. Das Gebäude umfasst 522 Normalpflege-Patientenzimmer, 38 Intensivpflegezimmer, 18 Herzintensivstationen sowie 94 Plätze für Tagespatienten. Die Pflegestationen befinden sich in der 8. bis 12. Etage, in Entfernung zum Trubel der öffentlichen Bereiche und der Geräuschkulisse Rotterdams. Das neue Gebäude verwandelt das Universitätsklinikum in eine kleine medizinische Stadt für täglich 13.500 Mitarbeiter, 4500 Studenten und Tausende von Patienten.

Die insgesamt 522 Zimmer, über die das Krankenhaus verfügt, teilen sich in vier verschiedene Zimmertypen auf. Je nach Anforderung gibt es neben Standardzimmern auch extragroße Zimmer, Überdruckzimmer und Isolationszimmer für die hämatologische Versorgung. Alle Patientenzimmer haben direktes Tageslicht mit Blick auf die Stadt, den Hafen oder den Dachgarten. Die Patienten können ihr Fenster öffnen und frische Luft hineinlassen. Die Fensterrahmen aus Holz erzeugen zusammen mit der sorgfältig ausgewählten Farbpalette und der speziell gestalteten Fensterabdeckung eine warme Wohnatmosphäre. Um ein Gefühl von Geräumigkeit zu schaffen, sind alle festen und freistehenden Elemente im Raum in niedriger Höhe gehalten, und der Blick vom Bett nach außen und zur Tür bleibt ungehindert. Im unter Druck stehenden Vorraum wurde eine deckenhohe Glasecke entworfen, um beim Betreten einen direkten Blick auf den Patienten zu ermöglichen.

Jedes Zimmer hat ein eigenes Bad, das für Rollstuhlfahrer zugänglich und mit einem maßgefertigten Waschbecken ausgestattet ist. Die Toilette ist direkt bei Betreten des Bades sichtbar und liegt gegenüber dem Eingang, was den einfachen Zugang mit einem Toilettenrollstuhl ermöglicht. Abgerundete Ecken im Duschbereich sorgen für weniger Seifen- und Schmutzablagerungen und eine einfache Reinigbarkeit, während die Duscharmatur etwas versetzt angebracht ist, damit das Pflegepersonal leicht darauf zugreifen kann, ohne nass zu werden.

In dem Patientenraum wird die Aufmerksamkeit des Besuchers auf ein speziell entworfenes Canapé am Fenster gelenkt. Tagsüber fungiert es als Sitzmöbel und nachts kann es ausgeklappt werden, um als Extrabett für Angehörige zu dienen. Alle Räume sind mit einem elektrischen Deckenlift ausgestattet, um den Patiententransport zu erleichtern.

Die Versorgung mit Mahlzeiten, die Verabreichung von Medikamenten und die Überwachung der Patienten werden teilweise elektronisch unterstützt. Die Patienten können im Zimmer fernsehen, das Internet nutzen oder mit einem Tablet von überall im Raum eine Krankenschwester anrufen. Am Bett befindet sich ein Alarmknopf, und das Pflegepersonal kann über die an der Wand montierte Alarmanzeigeeinheit auch Hilfe anfordern. Mobile Patienten tragen ein Armband, um das Pflegepersonal bei Bedarf auch im Dachgarten außerhalb des Bettes zu alarmieren. Aber nicht alles ist vollautomatisch. So wurde bewusst darauf verzichtet, eine Fernbedienung zum Schließen der Vorhänge vorzusehen; die Krankenschwester kommt am Ende des Tages zum persönlichen Kontakt ins Zimmer.

Über die Entscheidung, nur Einbettzimmer am Erasmus MC anzubieten, wurde im Vorfeld jahrelang diskutiert. Viele Reaktionen deuten jedoch darauf hin, dass der Großteil der Patienten Ruhe dem sozialen Kontakt vorzieht. Sollte dieser doch von den Patienten gewünscht sein, können sich diese in der Lounge oder in dem großzügigen Dachgarten im 8. Obergeschoss treffen. Auch für Krankenbetten zugänglich, wurde hier auf 3000 m² Fläche ein Ort der Entspannung geschaffen, der vor allem für bettlägerige Patienten oder bei längerem Aufenthalt eine wichtige Plattform für den Austausch mit der Außenwelt ist.

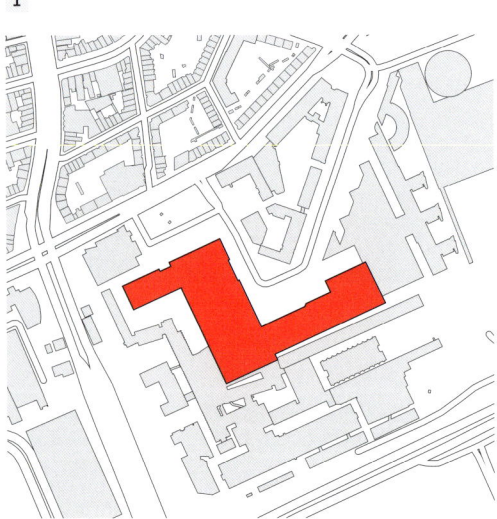

1

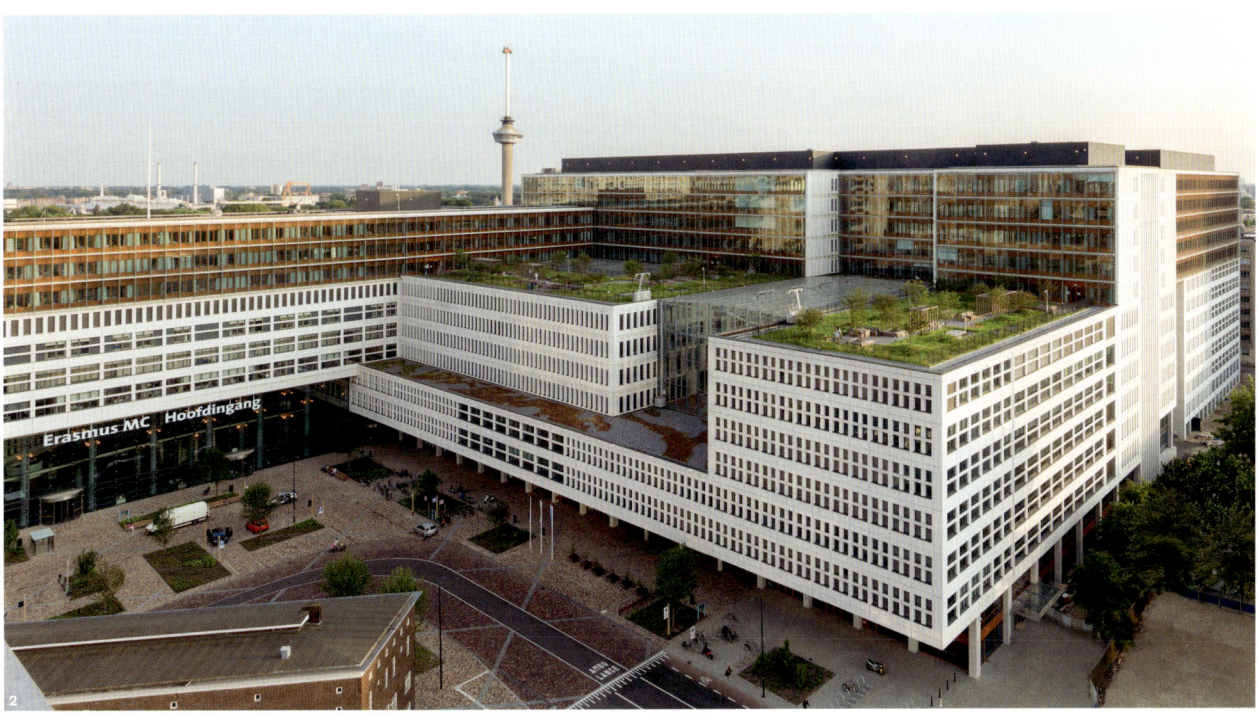

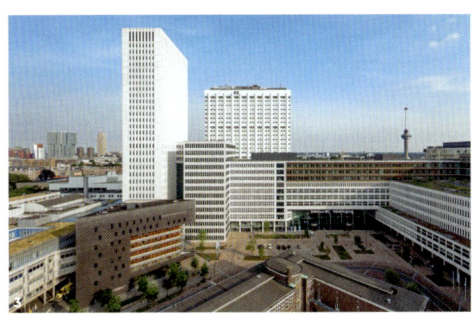

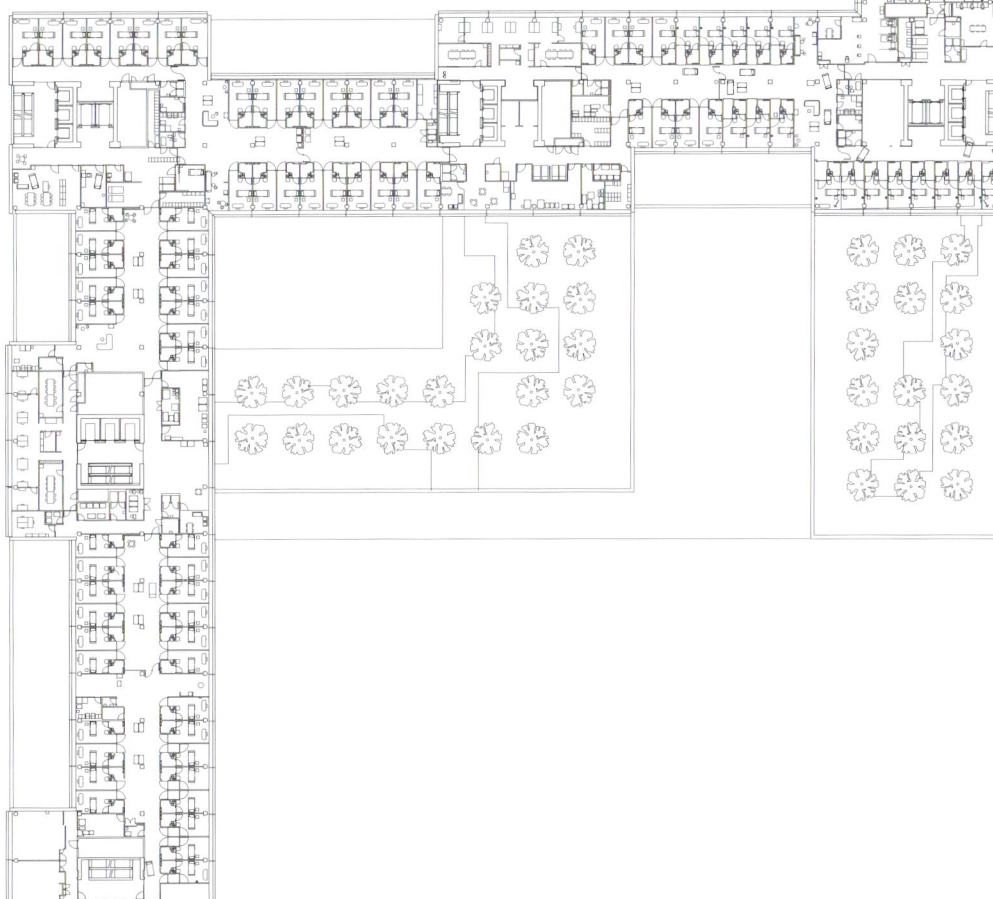

1 Lageplan 1:20.000
2 Blick auf die Dachterrasse
3 Blick auf das Erasmus MC mit Haupteingang
4 Geschossplan 1:1000

147   Beispiele

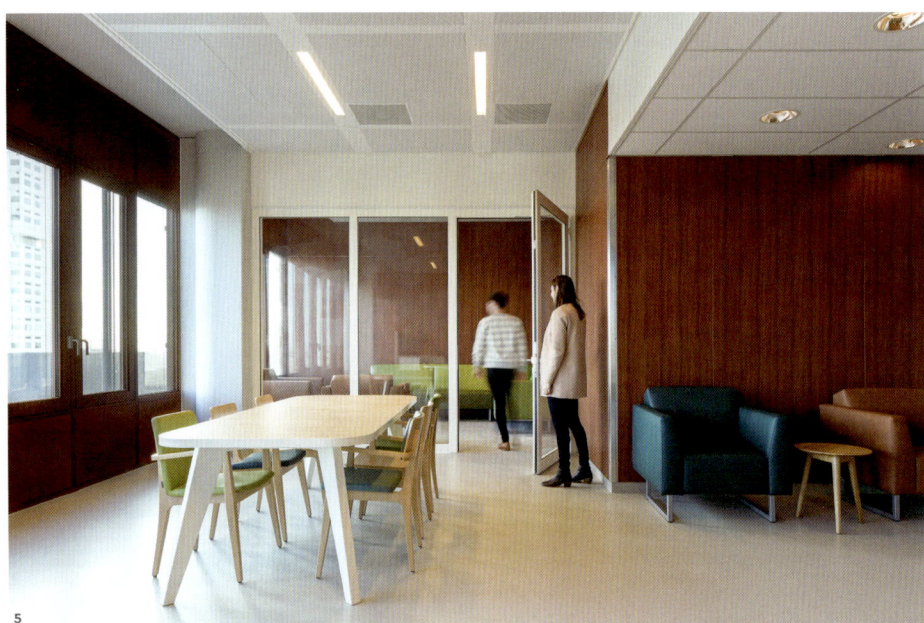
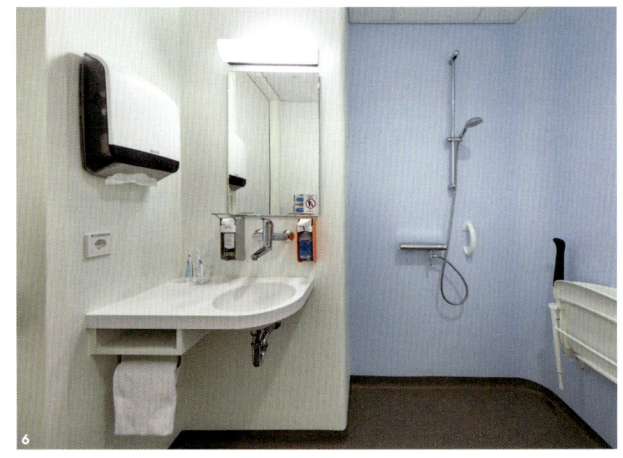
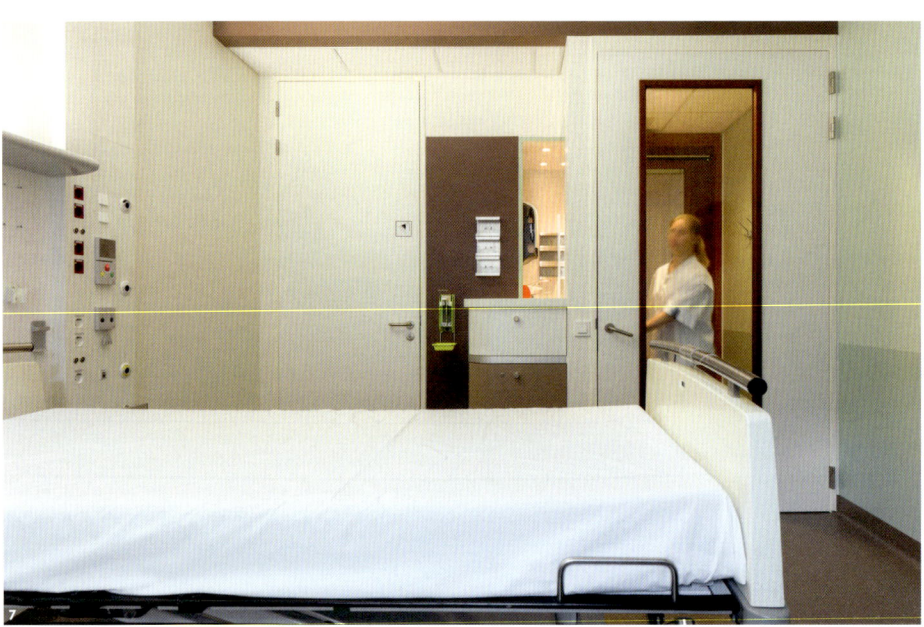
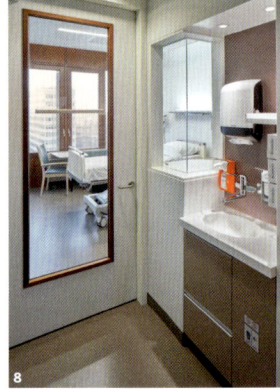
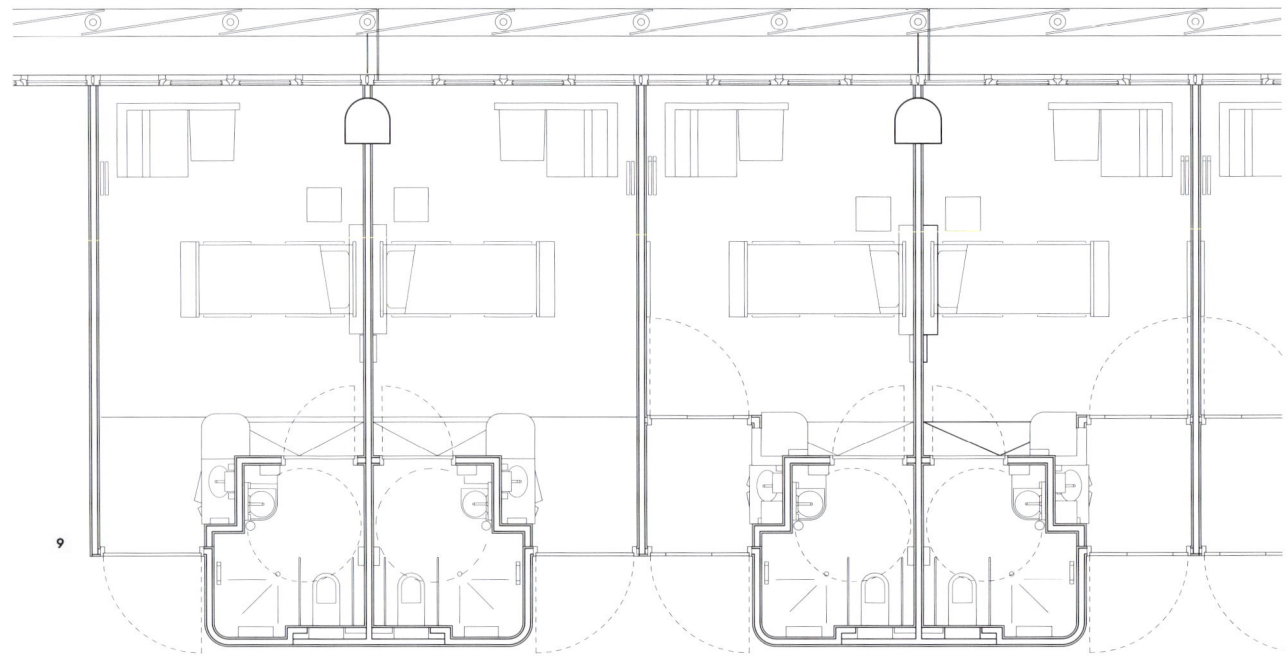

148 Typologie

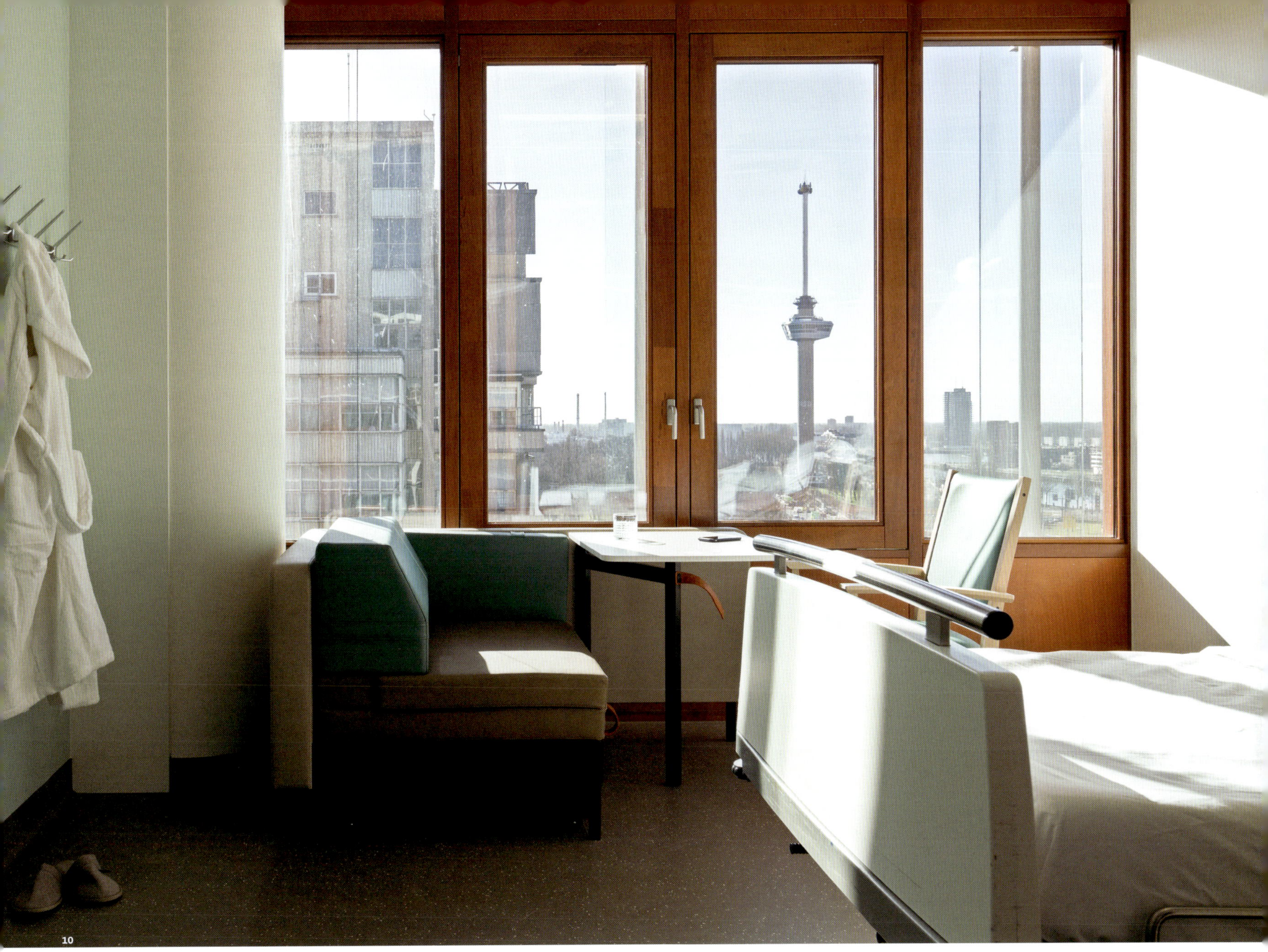

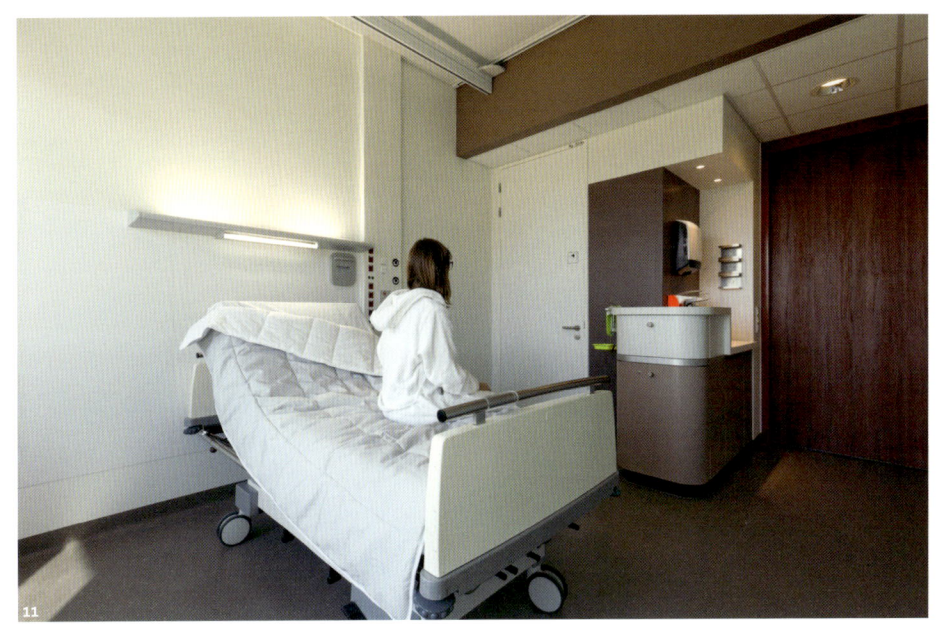

5 Sitz- und Familienbereich auf der Bettenstation
6 Patientenbad
7 Blick auf die Tür im Schleusenzimmer
8 Verglaste Ecke als Sichtfenster in der Schleuse
9 Zimmerplan 1:100
10 Patientenzimmer mit Blick auf das Schlaf- und Sitzmöbel
11 Zimmereingang mit Arbeitsbereich für die Pflege im Standardzimmer

Erasmus MC

Onkologisches Zentrum Universitätsklinikum Leuven

Neubau

Das Zwischenschalten von Nasszellen zwischen den Zimmern schafft einen rechteckigen Zimmergrundriss und somit die besten Voraussetzungen für flexible Raumnutzung. Davon profitieren auch die Patientenzimmer im Neubau der Onkologischen Klinik in Leuven. Führungsschienen hinter den Betten erlauben verschiedene Positionen für das Bett und somit Optionen für individuelle Sitzbereiche und damit neue Raumaufteilungen in einem Zweibettzimmer.

Architekten
Wiegerinck
LOW Architects

Auftraggeber
Universitair Ziekenhuis Leuven

Ort
Leuven, Belgien

Fertigstellung
2023

Anzahl Betten pro Geschoss
40

Nettofläche Zweibettzimmer
32 m² + 5 m² Nasszelle

Das Onkologische Zentrum am Universitätsklinikum im belgischen Leuven auf dem Gasthuisberg Campus bündelt die bestehenden onkologischen Einrichtungen des Universitätsklinikums (UZ) Leuven, Belgiens größtes Krankenhaus. Auf etwa 23.000 m² werden künftig bis zu 35.000 Patienten aus ganz Belgien behandelt werden.

Das Zentrum verortet sich an den Schnittstellen der Pflege, Ausbildung, Forschung und medizinisch-sozialen Einrichtungen auf dem Campus und unterstreicht auf diese Weise den multidisziplinären Charakter der Onkologie.

Der Neubau bietet auch Raum für Ambulanzen, klinische Versuchslabore, die Strahlentherapie und für Pflegestationen. Darüber hinaus wird das Zentrum in Zukunft einen der Haupteingänge des Universitätsklinikums Leuven markieren.

Die angestrebte Einbindung in die Campusstruktur, die Gebäudehöhe, Tageslicht, die Orientierung und Verbindung zum Bestandsklinikum waren allesamt maßgebliche Faktoren bei der Gestaltung des Gebäudevolumens. Das Erscheinungsbild des Zentrums soll sich durch eine bescheidene, aber einprägsame Architektur auszeichnen. Eine kubische Masse wird durch frei gestaltete, großzügige Innenhöfe unterstrichen. Die Ausrichtung des Zentrums nach Südwesten in Verbindung mit den großen offenen Räumen in den unteren Geschossen sorgt dafür, dass das Tageslicht alle wesentlichen Bereiche erreichen kann.

Durch Erprobungen mit dem Krankenhauspersonal sollen Gestaltungsentscheidungen noch während der Planungsphase überprüft und optimiert werden. Es wurde ein ausgewogenes Verhältnis von Ein- zu Zweibettzimmern angestrebt, sodass jedes Geschoss 14 Doppel- und 12 Einzelzimmer umfasst.

Die Patientenzimmer werden mit einem System ausgestattet, das das Verschieben der Betten entlang einer Führungsschiene ermöglicht. Durch die Veränderung der Bettposition ergeben sich verschiedene Sitzmöglichkeiten. Dadurch soll auch in den Zweibettzimmern jeder Patient eine eigene, klar abgesteckte Zone erhalten, mit einem eigenen Sitzbereich. Dieser dient als Besucherzone für den Aufenthalt mit Angehörigen wie dem Patienten als Ort für entspannende Aktivitäten wie Lesen.

Die nested Nasszellen fügen sich in einen übersichtlichen Raumgrundriss ein und ermöglichen die Integration eines Sichtfensters in die Flurwand, das dem Krankenhauspersonal zur besseren Überwachung der Patientengesundheit dient. Das Personal in Sichtweite zu wissen, soll dazu beitragen, dass sich der Patient während seines Aufenthalts in dem taglichthellen, freundlich gestalteten Zimmer gut aufgehoben fühlt.

1

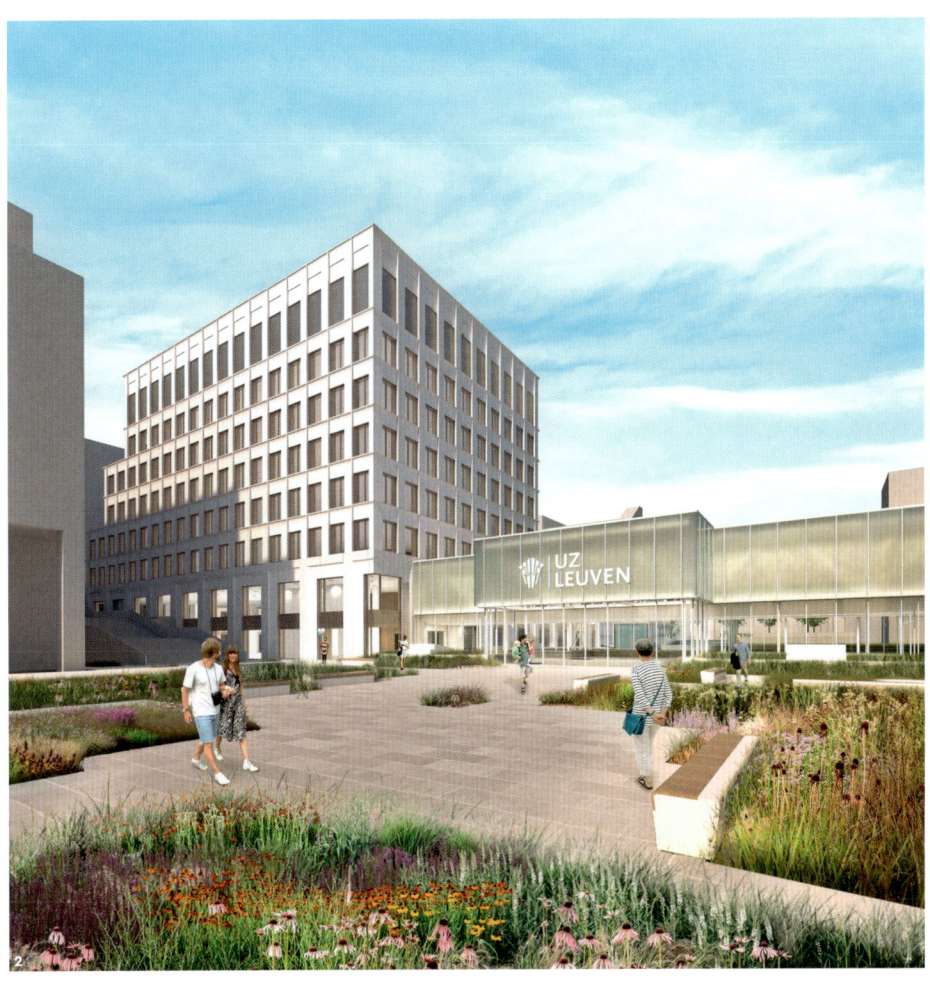

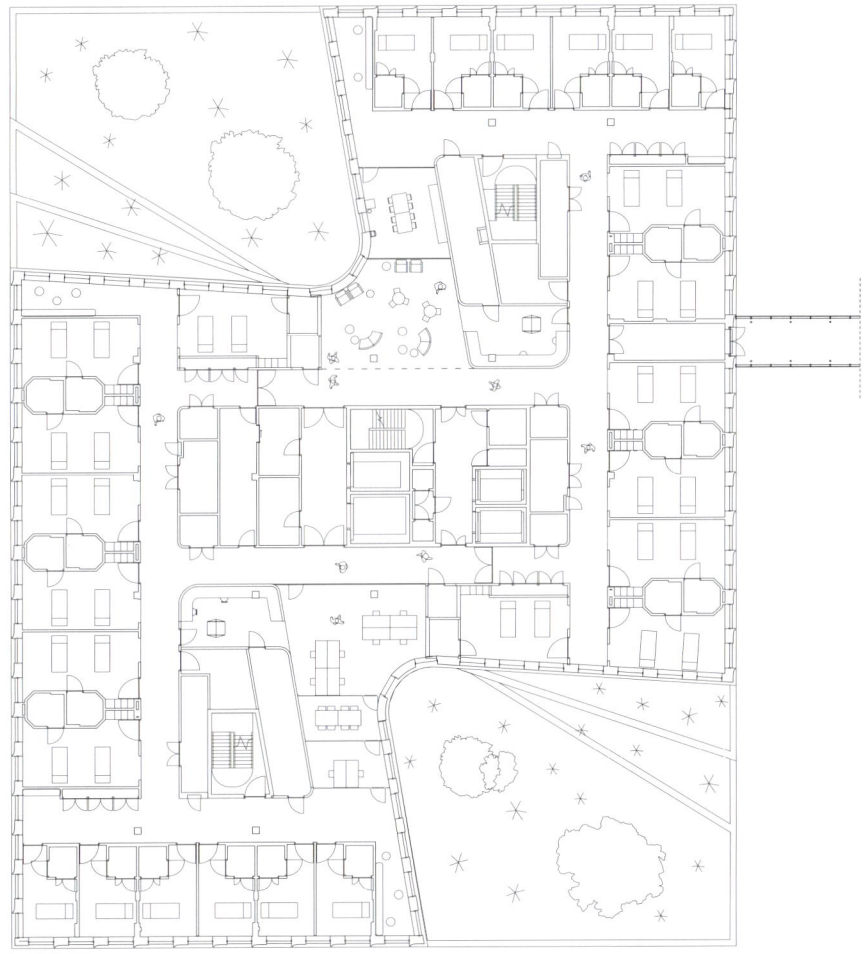

1 Lageplan 1:20.000
2 Onkologisches Zentrum und Eingang UZ Leuven
3 Geschossplan 1:500

151　　Beispiele

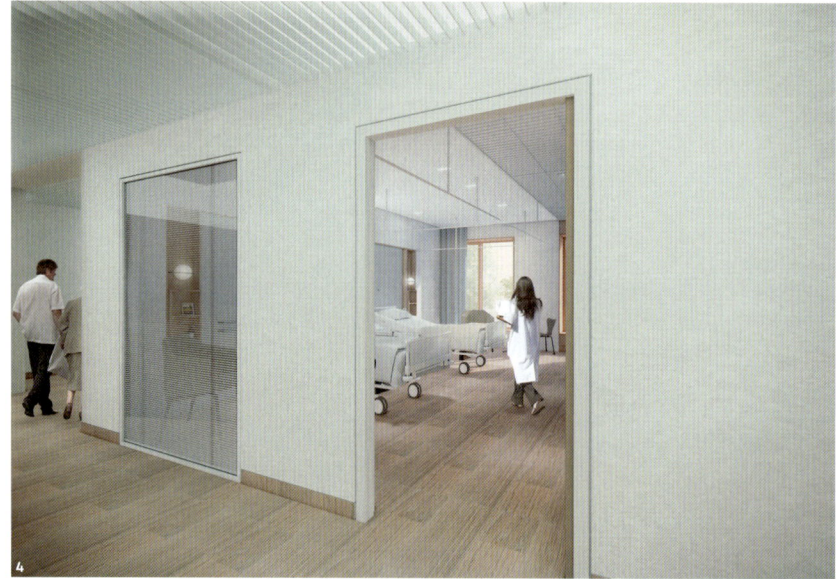
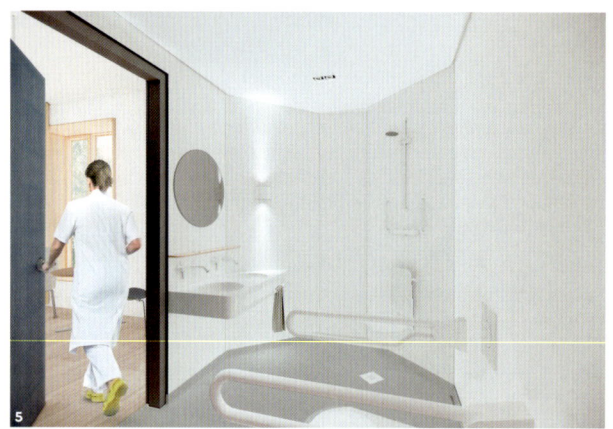
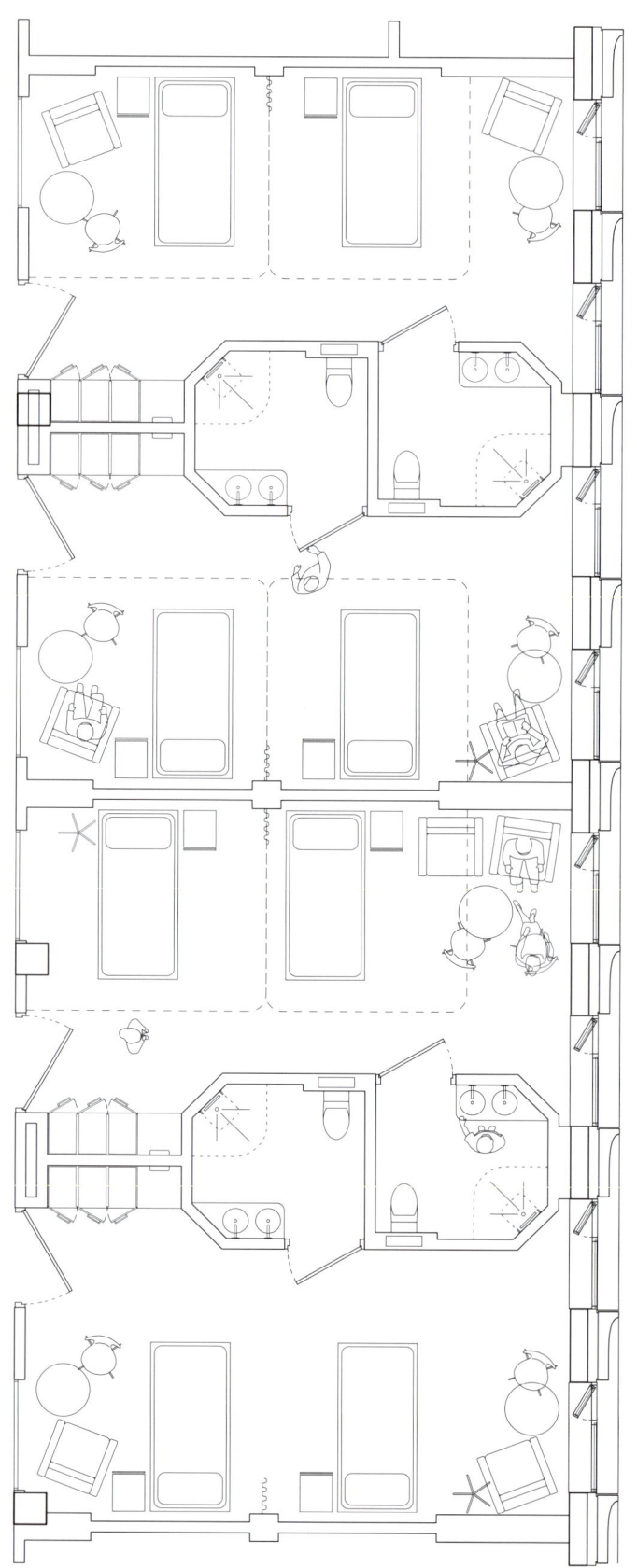

152 Typologie

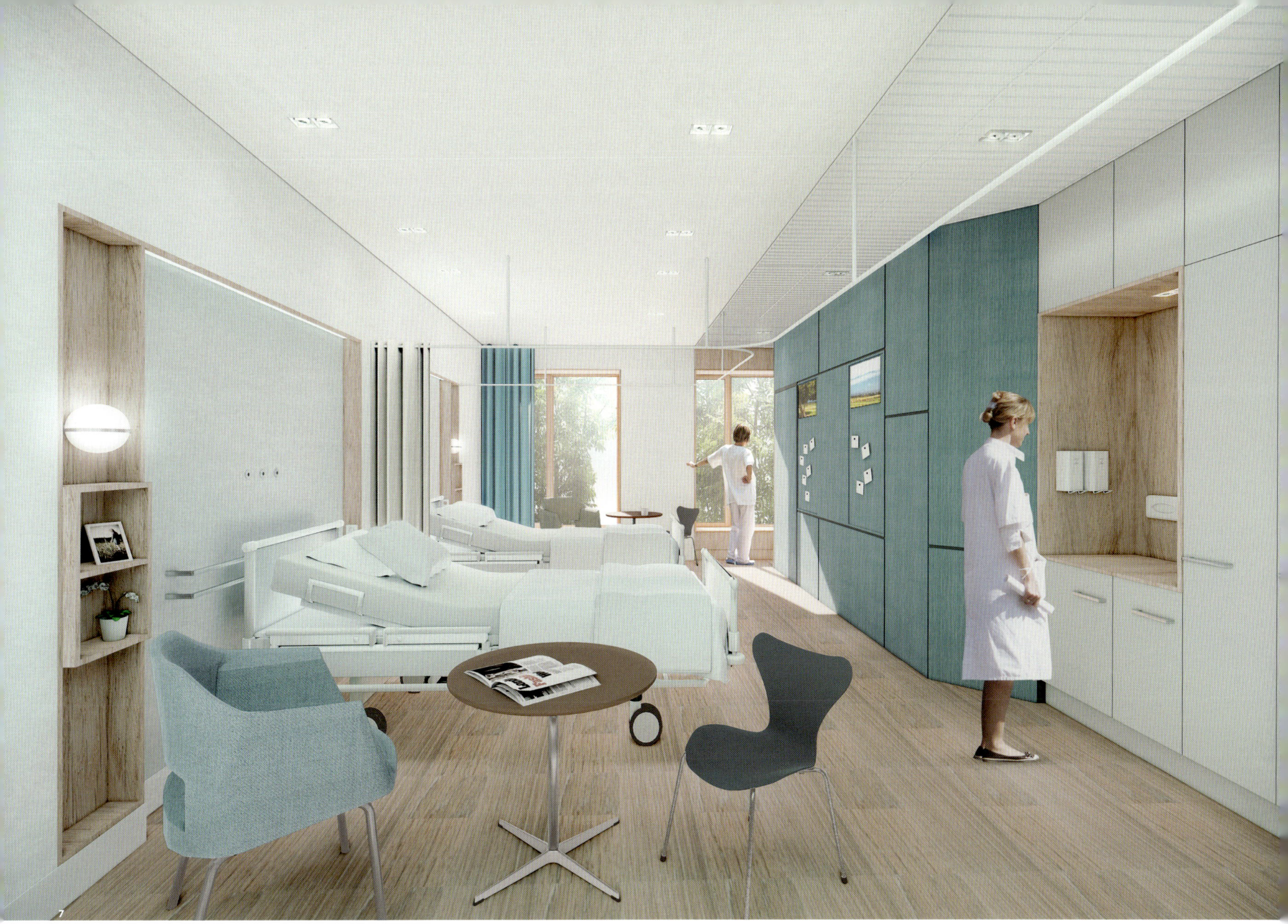

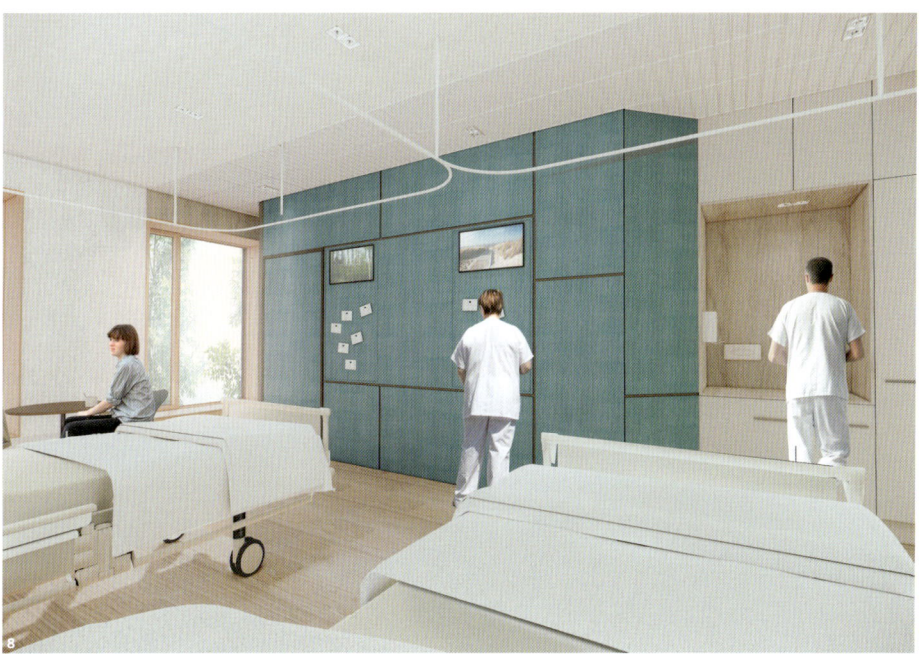

4 Sichtfenster und Zugang zum Zimmer
5 Nasszelle
6 Zimmerplan 1:100
7 Zweibettzimmer
8 Blick vom Bettplatz auf Badzugang und Pflegearbeitsbereich

Universitätsklinikum Leuven

Kinder- und Jugendklinik Universitätsklinikum Freiburg

Neubau

Viel zu selten wird der Bereich gegenüber der Patientenbetten gestalterisch bedacht, sodass die Patienten liegend auf eine homogene Wand starren müssen. In der Kinder- und Jugendklinik Freiburg wurden hier Sitz- und Spielbereiche auf den Zimmern geschaffen, eine selbstverständlich anmutende Lösung, die auch ein Rooming-in anbietet. Auf diese Weise schafft man Anreize für die Patienten und ermutigt sie, das Bett zu verlassen.

Architekten
ARGE Health Team Vienna
Albert Wimmer ZT GmbH
Architects Collective GmbH

Auftraggeber
Land Baden-Württemberg

Ort
Freiburg, Deutschland

Fertigstellung
2023

Anzahl Betten pro Geschoss
69

Nettofläche Einbettzimmer
20,5 m² + 4 m² Nasszelle

Nettofläche Zweibettzimmer
26,5 m² + 4 m² Nasszelle

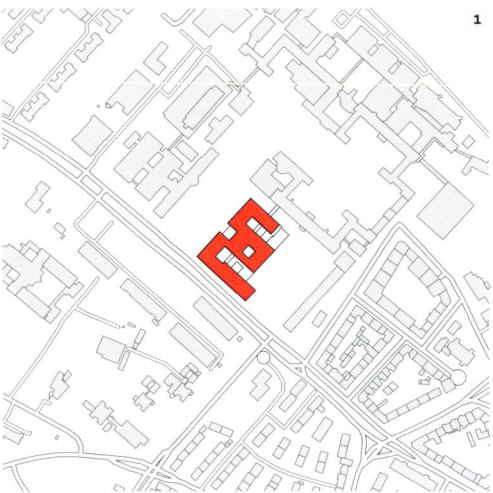

Die neue Kinder- und Jugendklinik ist in das Gelände des Universitätsklinikums Freiburg eingebettet. Der Neubau soll die bislang verteilten Einrichtungen und Institute der Pädiatrie an einem zentralen Standort vereinen. Durch die städtebauliche Setzung der Baukörper entsteht ein fließender Landschaftsraum rund um die neue Kinder- und Jugendklinik mit insgesamt fünf begrünten Innenhöfen. Inmitten der bestehenden Parkanlage werden neue Gärten und Erlebniszonen errichtet, die den unterschiedlichen Ansprüchen von Kindern und Jugendlichen gerecht werden sollen.

Die Gestaltung der Patientenzimmer nimmt sich die Grundsätze der Patientenorientierung zum Maßstab und bietet Raum für Geborgenheit und Zuwendung für die speziellen Anforderungen des „Eltern-Kind-Patienten". Diese Begriffsprägung bringt zum Ausdruck, dass die Familie der jungen Patienten einen wichtigen Stellenwert für ihre Genesung hat und auch die Erhaltung der Elterngesundheit im Konzept beachtet wurde. Das hohe Bedürfnis nach Nähe und Kontakt der Kinder zu ihren Eltern wird in der räumlichen Umsetzung des Entwurfs berücksichtigt.

Die Patientenzimmer sind mit einem oder zwei Betten ausgestattet und bilden durch klares Zonieren unterschiedliche Bereiche im Patientenraum aus. Der Sitzplatz nahe des Fensters schafft Raum für Aufenthalt und Kommunikation. Der permanente Rooming-in-Bereich ist als Nische gestaltet, die einen Rückzugsort für das Beisammensein der jungen Patienten mit ihren Angehörigen und Besuchern sowie für das gemeinsame Spiel bietet. Im Zweibettzimmer ist die gesamte Wand auf der gegenüberliegenden Seite des Bettes für diesen Bereich vorgesehen, sodass die Patienten nicht auf eine leere Wand blicken müssen.

Im Eingangsbereich befindet sich die Pflegearbeitszone, die parallel zur Wand des Patientenbads schräg verläuft, um den Blick schon bei Betreten des Zimmers auf die Patienten richten zu können. Die Zugangstüren der Zimmer sind jeweils räumlich versetzt, sodass ein kleiner Pufferraum zu den Stationsfluren entsteht und jedes Zimmer eine eigene „Adresse" erhält.

Die Farbgestaltung und Materialität sowie die Wahl der Bildmotive berücksichtigt das weite Altersspektrum der Kinder und Jugendlichen. Es wurden unterschiedliche Bilder entwickelt, die bekannte Motive aus der Schwarzwaldregion spielerisch verfremden und den einzelnen Zimmern individuell zugeordnet werden.

Ein besonderes Augenmerk wird auf Möglichkeiten zur Individualisierung der Zimmer gelegt, um eine genesungsfördernde und familiengerechte Umgebung zu bieten. Den Patienten und Patientinnen stehen verschiedene beschreibbare und magnetische Oberflächen zur Verfügung, die sie als eigene Gestaltungsflächen nutzen können. Zusätzlich gibt es auf den Pflegegeschossen gemeinsame Spielbereiche, die die Interaktion, Beweglichkeit und Entwicklung der Patienten fördern und ihnen dazu verhelfen, neue Freundschaften zu schließen.

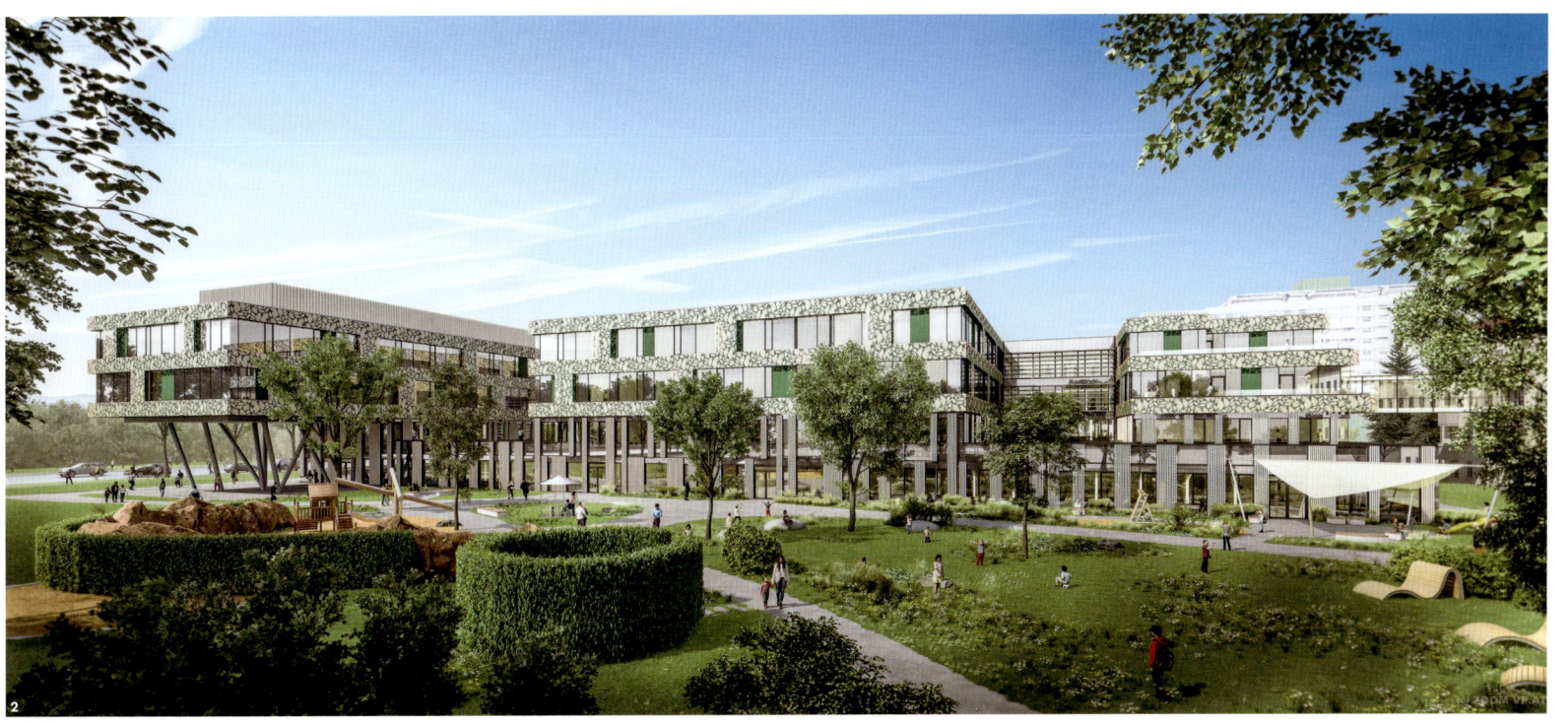

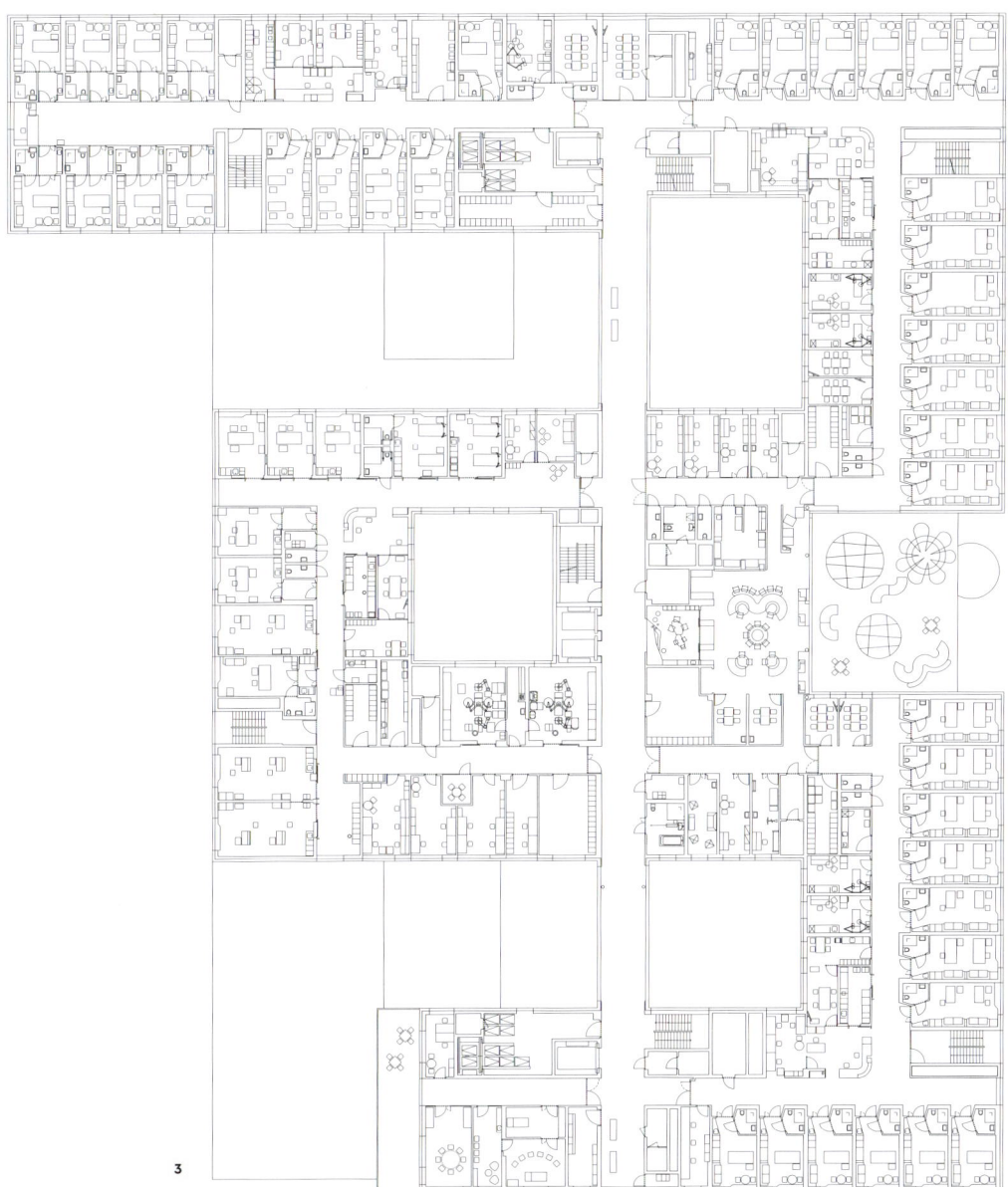

1 Lageplan 1:20.000
2 Blick auf die Kinder- und Jugendklinik und ihre Außenbereiche
3 Geschossplan 1:750

155 Beispiele

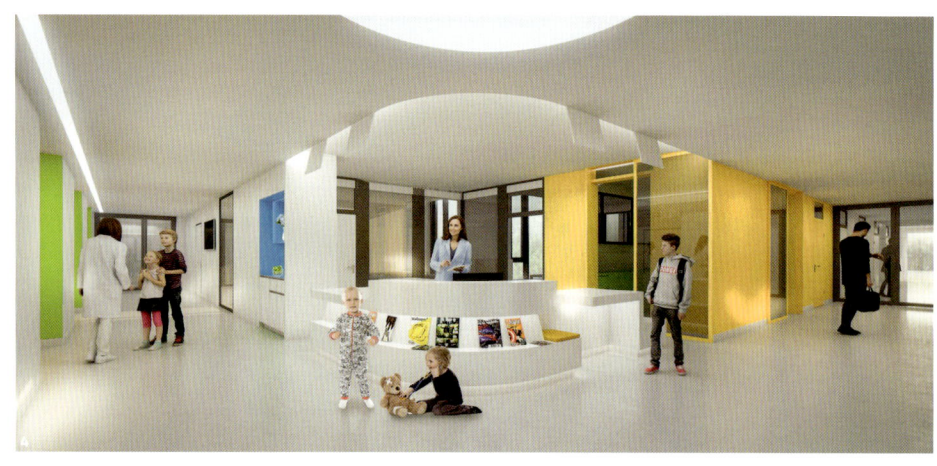
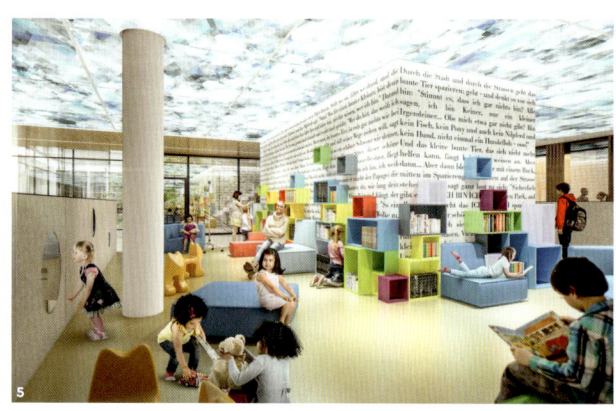
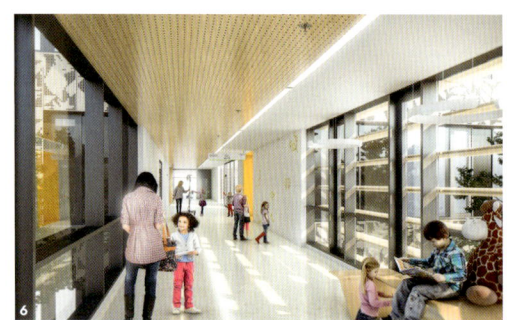
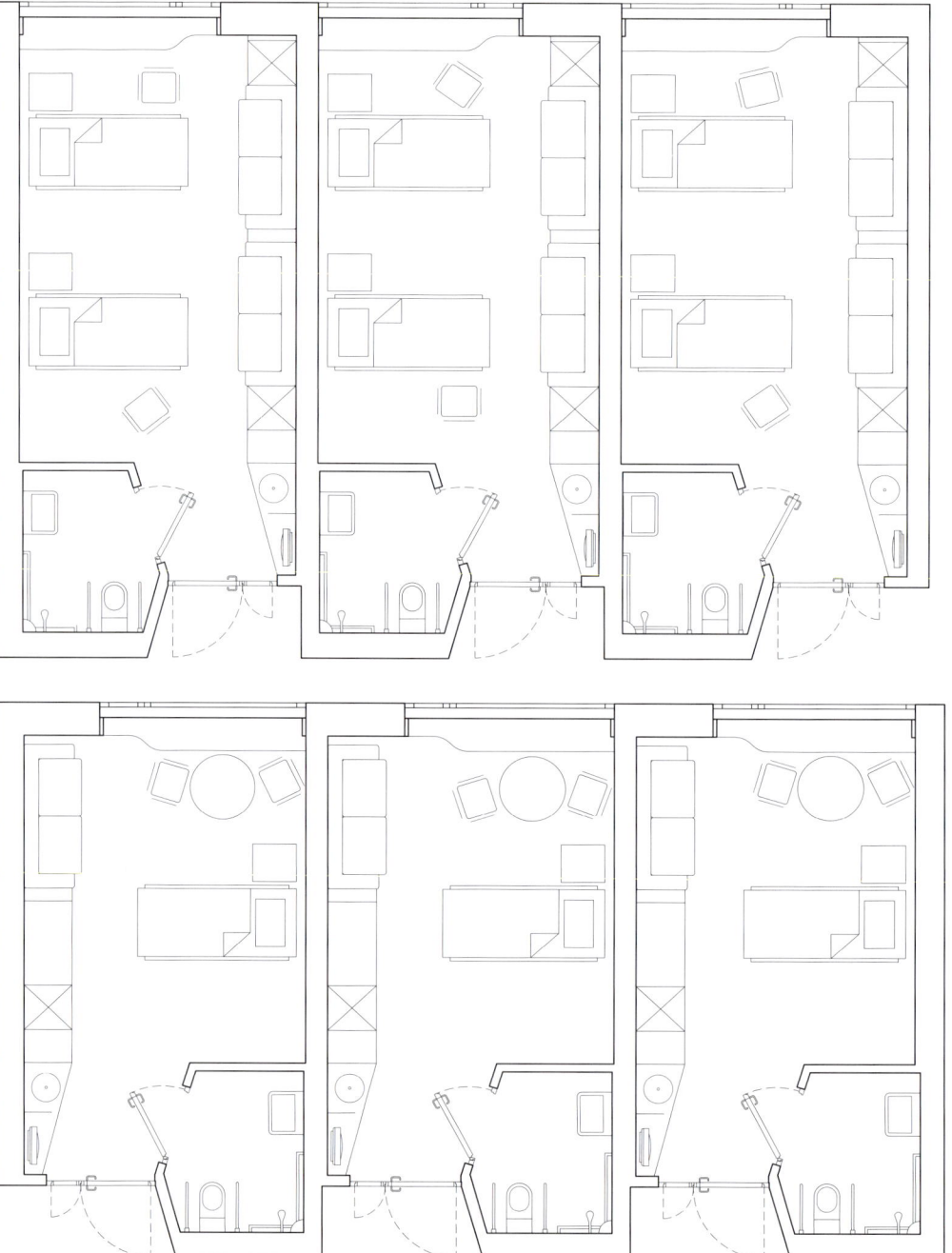

156 Typologie

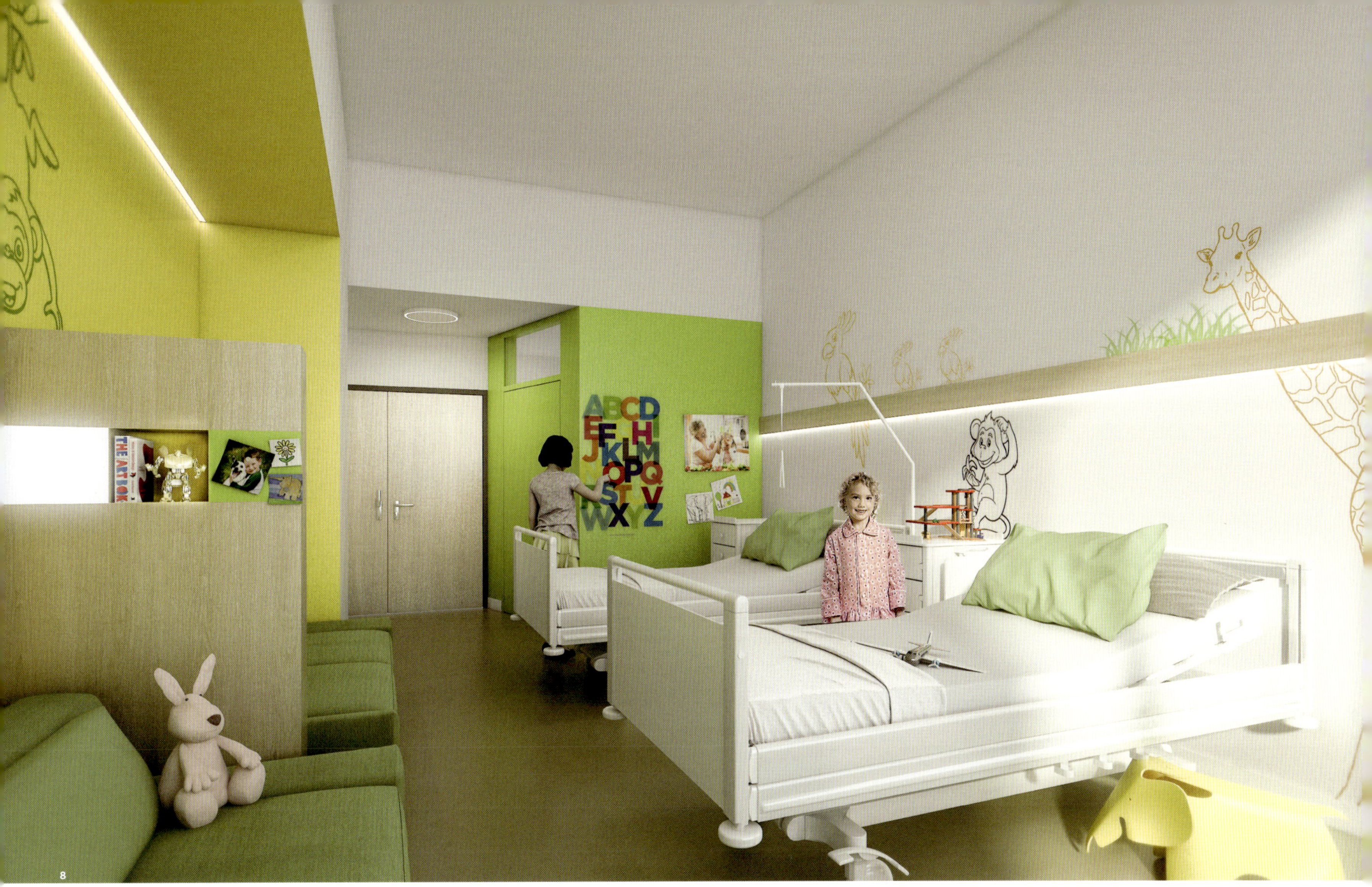

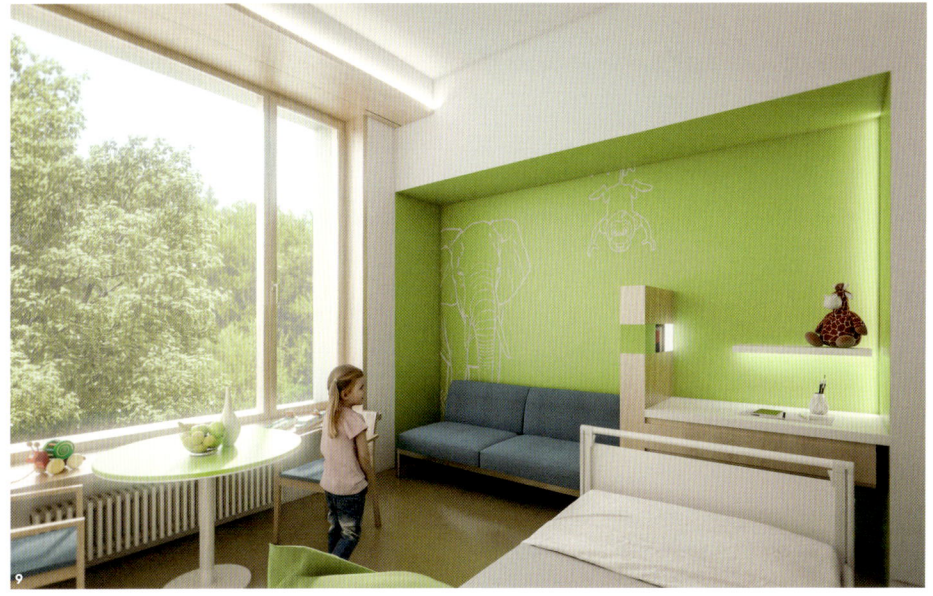

4 Patientenstützpunkt mit Blick auf die Bettenzimmerzugänge (links)
5 Bibliothek
6 Magistrale entlang der Innenhöfe
7 Zimmerpläne 1:100
8 Zweibettzimmer
9 Einbettzimmer, ausgestattet mit einem Schreibtisch

157 Universitätsklinikum Freiburg

Universitäts-Kinderspital Zürich

Neubau eines Akutkrankenhauses

Um die Patientenzimmer am Universitäts-Kinderspital Zürich als individuelle Einheiten ablesbar zu machen, wird eine räumliche Ebene miteinbezogen, der bei der Gestaltung von Patientenzimmern bislang wenig Beachtung geschenkt wurde: die Raumdecke. Dabei ist es sinnbildlich naheliegend, dass man das sprichwörtliche Dach über dem Kopf haben möchte, um sich in einer haltlosen Situation, die eine Erkrankung bedeuten kann, behütet und umsorgt zu fühlen.

Architekten
Herzog & de Meuron

Auftraggeber
Kinderspital Zürich – Eleonorenstiftung Zürich

Ort
Zürich, Schweiz

Fertigstellung
2022

Anzahl Betten pro Geschoss
114

Nettofläche Einbettzimmer
20 m² + 4 m² Nasszelle

Nettofläche Zweibettzimmer
30 m² + 4 m² Nasszelle

Zur Realisierung eines Neubaus für das Universitäts-Kinderspital Zürich wurde 2011 ein internationaler Wettbewerb ausgeschrieben, den die Architekten von Herzog & de Meuron für sich entscheiden konnten. Es entsteht das größte Spital für die stationäre und ambulante Behandlung von Kindern und Jugendlichen in der Schweiz mit 200 Betten, davon 51 Plätze für Intensivpflege und Neonatologie. Neben der hochspezialisierten Versorgung wird auch Raum für Forschung, Lehre und akademische Nachwuchsförderung auf dem Gebiet der Kinderheilkunde geschaffen.

Dafür sind zwei Gebäude geplant – ein Akutspital und ein Zentrum für Lehre und Forschung. Das Akutspital auf dem Areal Süd stellt sich als dreigeschossige, ausgesprochen horizontale Struktur vor und liegt vis-à-vis des bestehenden „Burghölzli", der Psychiatrischen Universitätsklinik Zürich. Der Haupteingang des Neubaus, ein großes Tor, liegt dem Portal des historischen Gebäudes exakt gegenüber. Durch die konkave Geste der Eingangsfassade entsteht ein großzügiger gemeinsamer Vorplatz für beide Institutionen.

Im Inneren ist das Akutspital wie eine Rasterstadt mit Straßen, Kreuzungen und Plätzen konzipiert. Jedes Geschoss verfügt über eine Hauptstraße, und die Funktionsbereiche sind ihre Quartiere. Eine Vielzahl von bepflanzten Innenhöfen unterschiedlicher Größe belichtet und strukturiert das rechtwinklig organisierte Raumgefüge. Einige Höfe heben sich durch ihre runde Form ab und sind der Hauptstraße entlang dort angeordnet, wo Zugänge zu den wichtigsten Funktionsbereichen liegen.

Die Bettenstationen befinden sich im Dachgeschoss, dem privatesten Bereich innerhalb des Akutspitals. Diese sind als Quadranten ausgebildet, in denen insgesamt 114 Zimmer in einer Ringstruktur angeordnet und nach außen orientiert sind. Sowohl Einzel- als auch Zweibettzimmer sind mit Sofabänken ausgestattet, die zu Schlafmöglichkeiten für Angehörige umfunktioniert werden können. Ebenso gehört ein Arbeitsbereich für die Pflege zur Standardausstattung. Jedes einzelne Patientenzimmer ist als kleines Haus mit eigenem Dach angelegt, das den jungen Patienten und ihrer Begleitung Privatsphäre bei uneingeschränktem Ausblick bietet. Durch die Staffelung der Zimmer und die unterschiedlichen Neigungen ihrer Dächer ist jedes Zimmer als eigene Einheit ablesbar: Die Individualität des Patienten wird mit dem kleinen Haus in einer elementaren, verständlichen Form ausgedrückt.

1

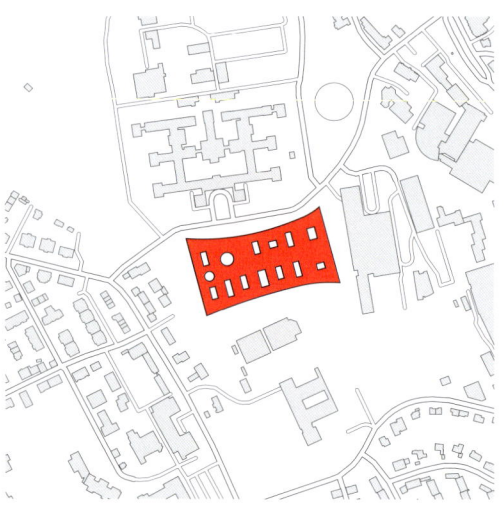

1   Lageplan 1:20.000
2   Blick von außen auf den Eingangsbereich
3   Innenhof
4   Geschossplan 1:1000

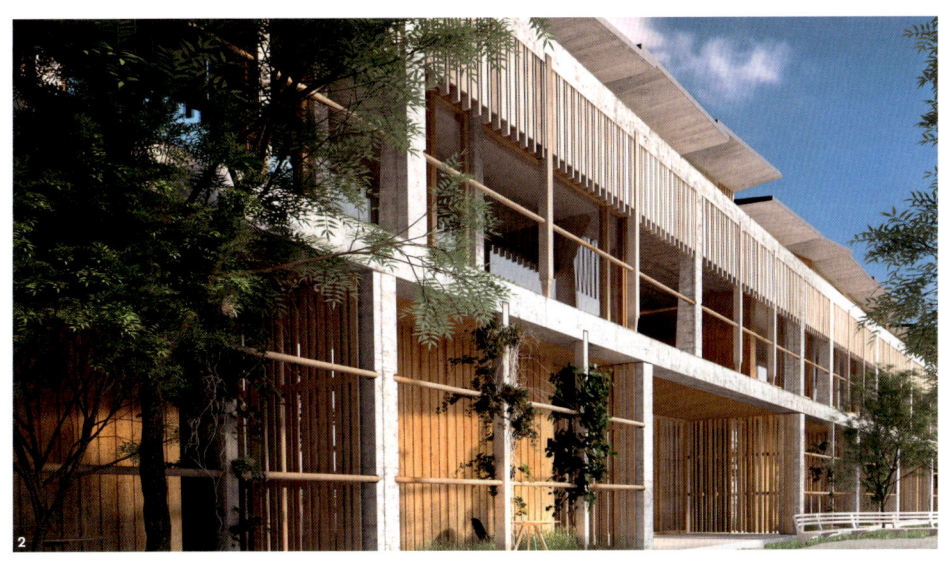

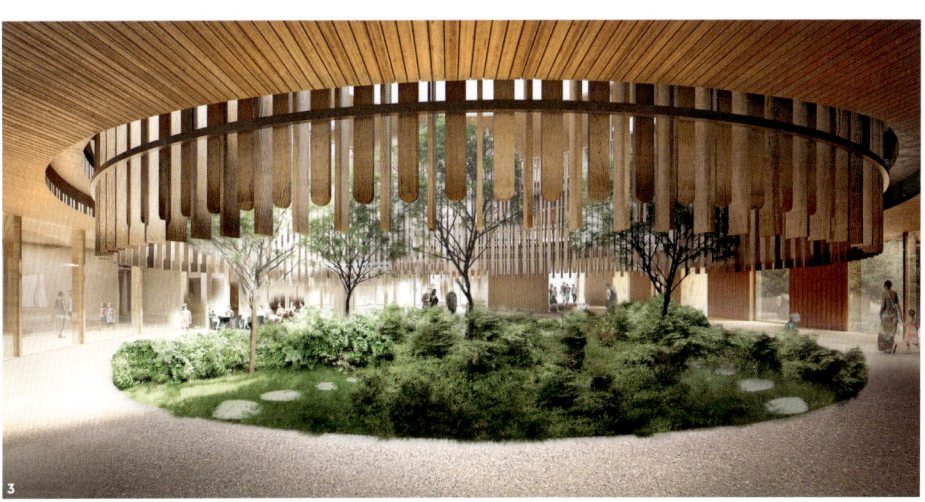

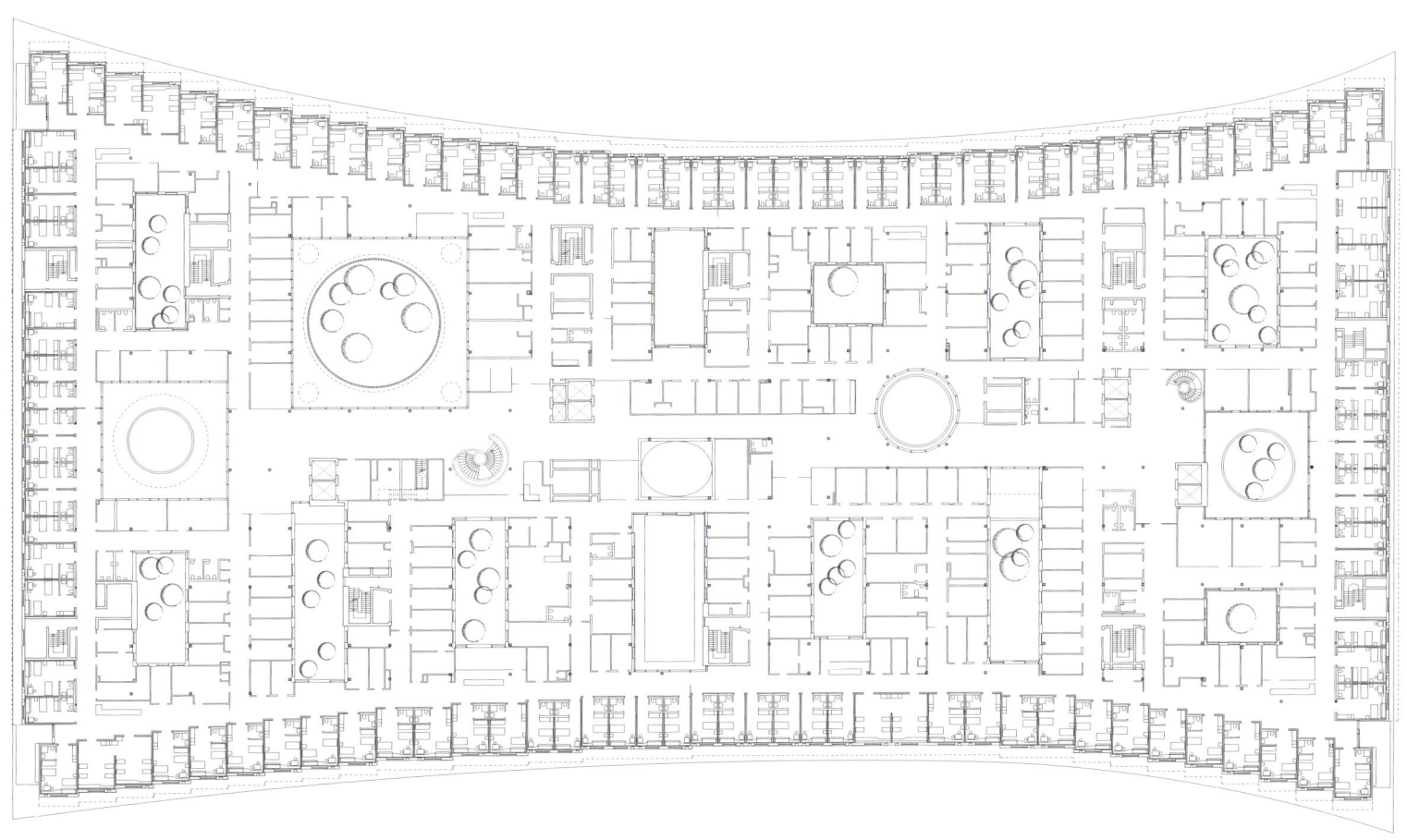

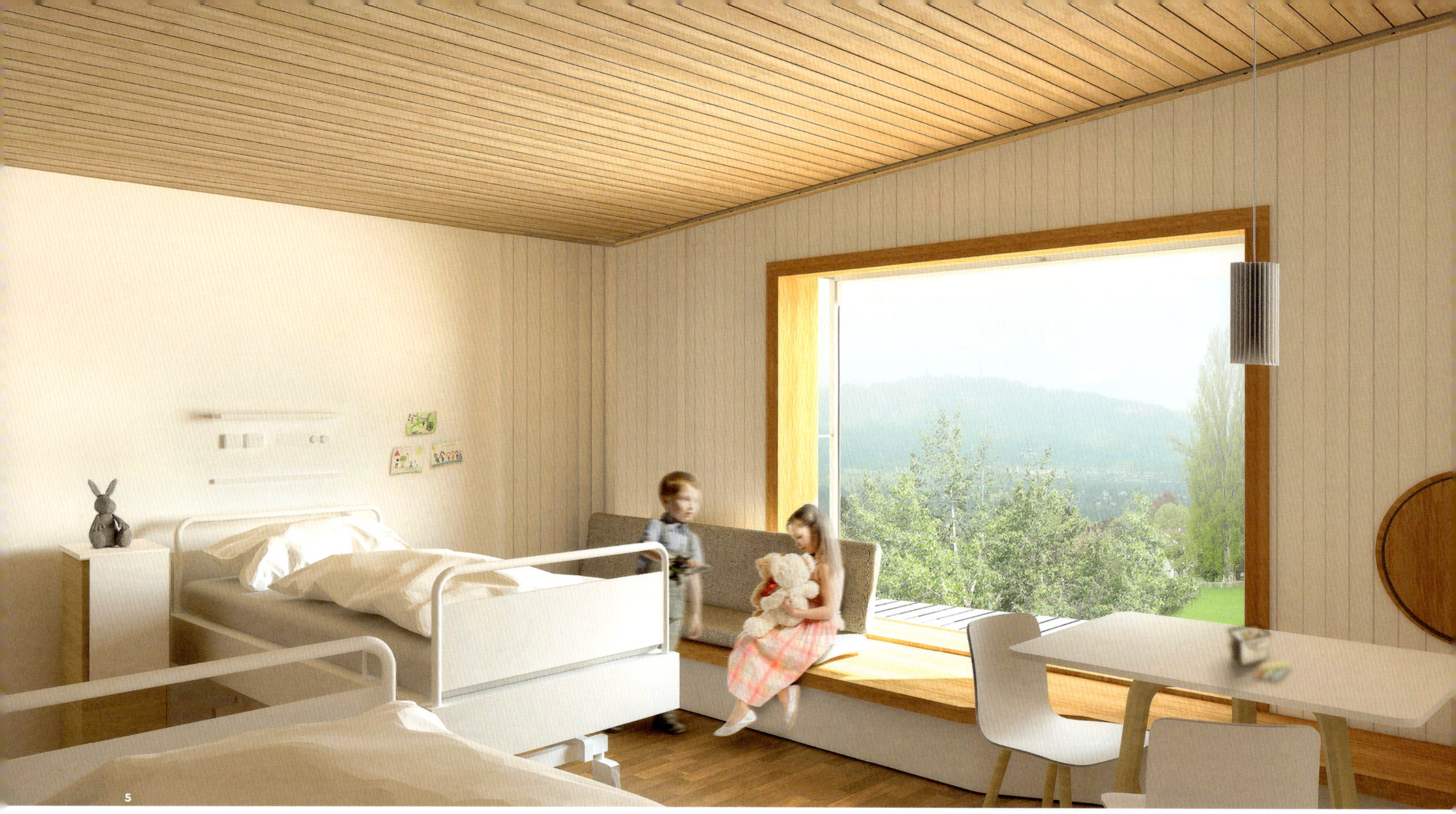

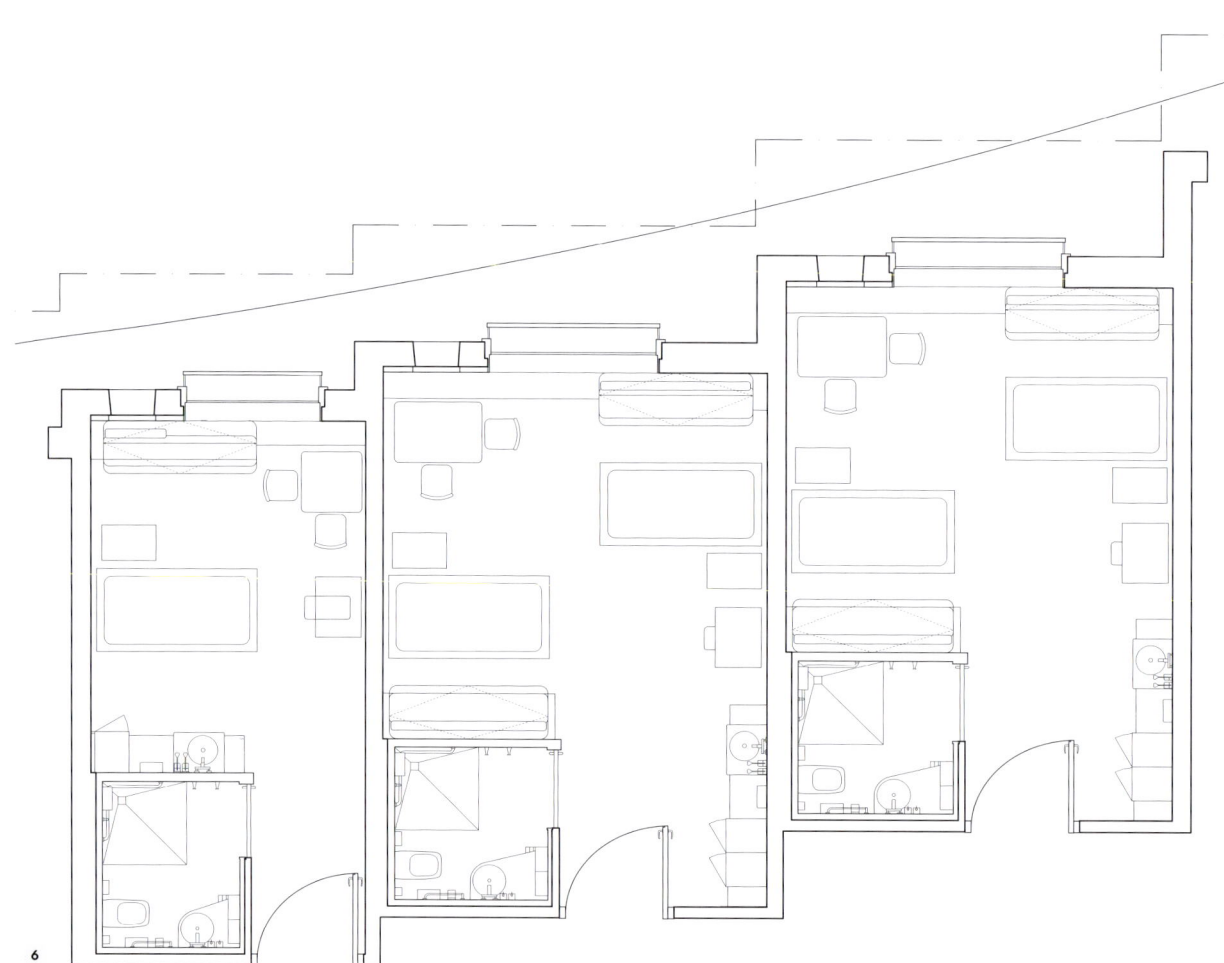

5 Zweibettzimmer
6 Zimmerplan 1:100

160 Typologie

Universitätsklinikum Münster

Sanierung der Bettentürme

Das Planen von Zweibettzimmern auf Grundlage eines radialen Grundrisses stellt eine besondere Herausforderung dar, denn die leicht trichterförmigen Zimmerflächen schließen eine Gleichwertigkeit von Bettplätzen quasi aus. Die Anordnung von zwei Nasszellen zwischen den Zimmern am Universitätsklinikum Münster schafft aber Nischen, die optimal durch den türnahen Patienten besetzt werden können oder die durch das zusätzliche Sofa im Einbettzimmer aus der Nische einen gemütlichen Loungebereich machen.

Architekten
wörner traxler richter

Auftraggeber
Universitätsklinikum Münster

Ort
Münster, Deutschland

Fertigstellung
2025

Anzahl Betten pro Geschoss
38

Nettofläche Zweibettzimmer
26,3 m² + 4,3 m² Nasszelle

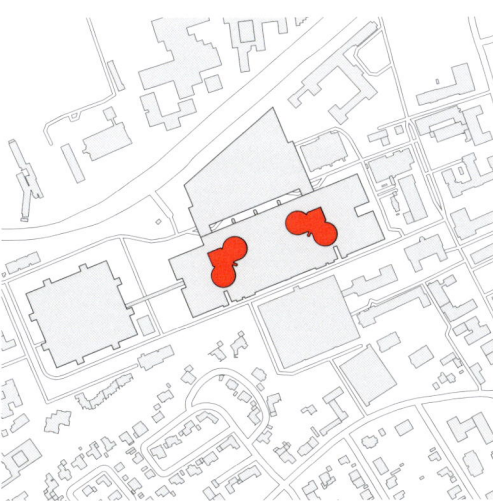

1

Die Sanierung und Umstrukturierung der Patientenzimmer in den beiden Bettentürmen Ost und West des Universitätsklinikums Münster sind Bestandteil des Projekts „Universitätsmedizin 2025". Dieses beruht auf einer 2014 begonnenen Analyse durch das Universitätsklinikum Münster (UKM) und die Medizinische Fakultät der Westfälischen Wilhelms-Universität Münster mit dem Ziel der Entwicklung von „zukunftsrobusten" Strategien für Krankenhäuser.

Während die Fassadensanierung der sogenannten Bettentürme inzwischen erfolgt ist, werden die Sanierung und der Umbau der Pflegestationen im Inneren für die Folgejahre geplant. Künftig können auf einer Pflegeebene eines Bettenturms, je nach Belegungskonzept, 38 Betten in Zweibettzimmern oder 19 Betten in Einbettzimmern untergebracht werden. Diese Betten werden über einen neu positionierten zentralen Pflegestützpunkt inklusive aller notwendigen Nebenraumflächen versorgt. In den Pflegebereichen soll das Floating-Prinzip umgesetzt werden, also die bedarfsweise Zuordnung der Patientenzimmer zu dem einen oder anderen Pflegestützpunkt, um flexibel auf das jeweilige Patientenaufkommen reagieren zu können. Die Bildung stationsübergreifender Pflegegruppen ist ebenfalls geplant.

Die Innenräume der Patientenzimmer werden sich maßgeblich verändern. Die neuen Fassadenelemente wurden vor die vorhandenen Betonbrüstungselemente gehängt und ermöglichten damit, den zuvor bestehenden Fluchtbalkon für eine Zimmererweiterung zu nutzen. Ein Lüftungsflügel versorgt die Innenräume mit Frischluft. Die besondere Konstruktion mit innenliegendem Fensterelement und außenliegender Prallscheibe optimiert zum einen den winterlichen Wärmeschutz und verhindert durch einen innenliegenden Sonnenschutz zudem die Überhitzung im Sommer.

Im Zuge der Zimmervergrößerung können die zugehörigen Nasszellen jeweils in einem Bereich zwischen zwei Patientenzimmern angeordnet werden. Diese Lösung erlaubt eine versetzte Bettstellung in den Zweibettzimmern. Es gibt keine „Parallelstellung" und damit kein „hinteres" und „vorderes", also auch kein „bevorzugtes" Bett. Beide Positionen besitzen ihre eigenen Qualitäten und fast immer einen unverstellten Ausblick aus dem großen Fenster. Um das jeweilige Bett herum entsteht eine Zone mit mehr Raum und Privatsphäre für die Patientenpflege und den Empfang von Besuchern. Auch die Kommunikation der beiden Zimmerbewohner wird durch diese Gegenüberstellung eher begünstigt als in der Parallelstellung. In den Einbettzimmern des Wahlleistungsbereichs kann die gewonnene Nische zwischen den beiden Nasszellen anstelle eines zweiten Bettes für einen eigenen Sitzbereich genutzt werden. Die Sichtbarkeit des Patienten für das Personal ist in Einbett- als auch Zweibettzimmern optimal gegeben dank der zwischengeschalteten Nasszellen und der runden baulichen Struktur, die das UKM nach wie vor als Klinikbau mit hohem Wiedererkennungswert kennzeichnen wird.

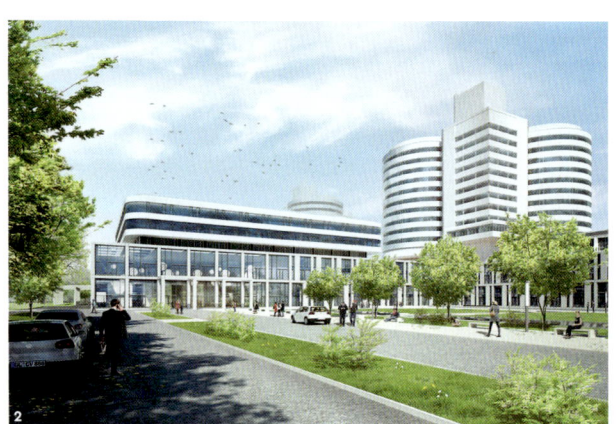

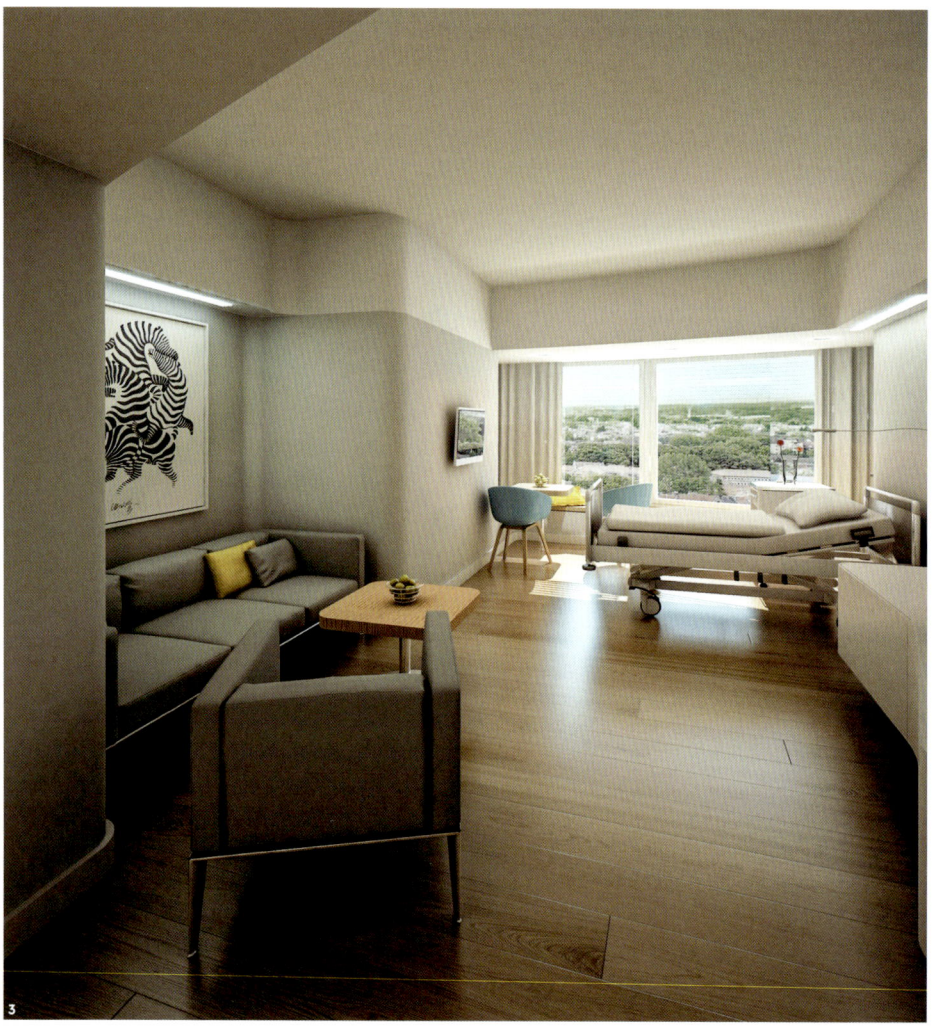

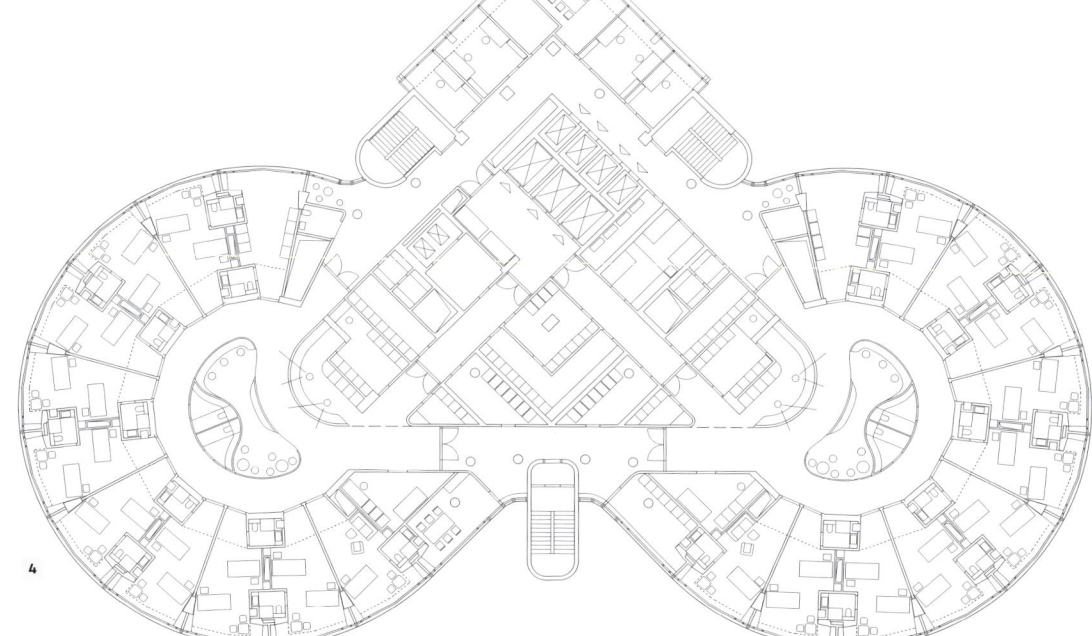

1 Lageplan 1:20.000
2 Blick auf die Bettentürme
3 Einbettzimmer mit Sofaecke
4 Geschossplan 1:500
5 Zweibettzimmer
6 Zimmerplan 1:100

Typologie

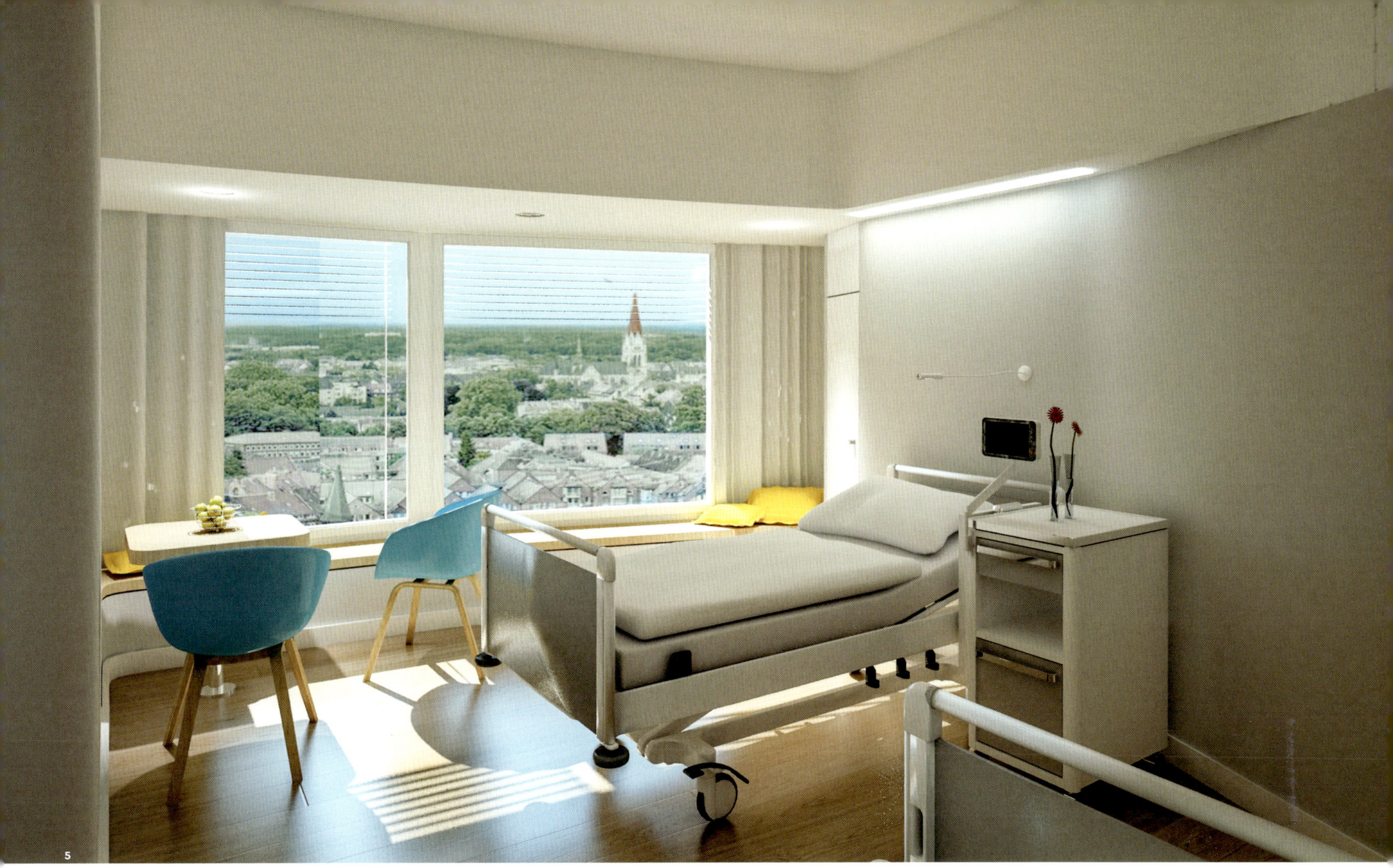

163 Universitätsklinikum Münster

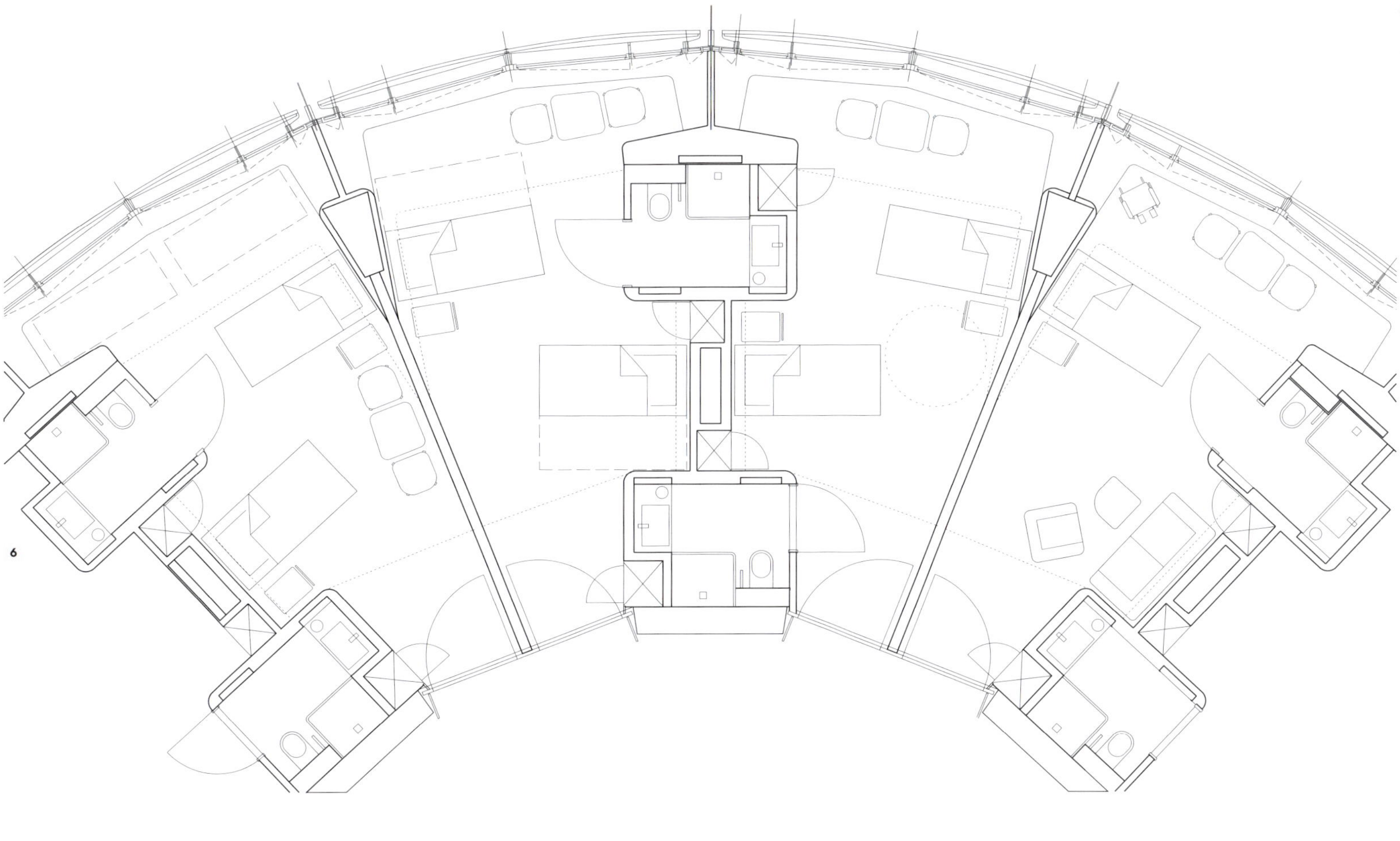

Die bauliche Krankenhausstruktur in Deutschland

Erstmals konnte im Jahr 2015 bundesweit der Zustand von baulichen Strukturen in deutschen Krankenhäusern mit Hilfe des Krankenhaus-Infektions-Surveillance-Systems (KISS) des Nationalen Referenzzentrums für Surveillance von nosokomialen Infektionen (NRZ) abgefragt werden. Das Krankenhaus-Infektions-Surveillance-System erfasst seit 1997 deutschlandweit nosokomiale Infektionsraten und multiresistente Erreger (MRE). Die Funktionen des Nationalen Referenzzentrums werden durch das Institut für Hygiene und Umweltmedizin der Charité – Universitätsmedizin Berlin ausgeübt.

Die Abfrage erfolgte im Rahmen des Forschungsprojekts „HYBAU+". Hier untersuchte ein interdisziplinäres Forschungsteam mit Experten aus den Bereichen Bauwesen (Institut für Konstruktives Entwerfen, Industrie- und Gesundheitsbau, Technische Universität Braunschweig), Materialwissenschaften (Institut für Baustoffe, Massivbau und Brandschutz, Technische Universität Braunschweig) und Hygiene (Institut für Hygiene und Umweltmedizin, Charité – Universitätsmedizin Berlin), wie baulich-funktionelle Abläufe im Krankenhaus hygienesicher optimiert, sinnvolle Materialien eingesetzt und dadurch neue Gebäudestrukturen effizient und nachhaltig gestaltet werden. Das Projekt wurde vom Bundesamt für Bau- und Raumordnung (BBR) und der Forschungsinitiative Zukunft Bau gefördert (Kennzeichen SWD – 10.08.18.7 – 14.04). Die Ergebnisse wurden in *Bauliche Hygiene im Klinikbau*, Band 13 der Schriftenreihe Zukunft Bauen, im Jahr 2018 veröffentlicht (Sunder et al. 2018).

Die Umfrage wurde als Online-Fragebogen an die für KISS zuständigen Mitarbeiter in der jeweiligen Klinik (also Krankenhaushygieniker und Hygienefachkräfte) geschickt. Die Befragung aller an KISS partizipierenden Krankenhäuser erfolgte von März bis Juni 2015. Die Einladung zur Teilnahme wurde an 1357 der knapp 2000 deutschen Krankenhäuser verschickt. Es konnten ein Fragebogen für das ganze Krankenhaus und je ein Kurzfragebogen für Intensivstationen und neonatologische Stationen beantwortet werden. 621 Krankenhäuser nahmen an der Umfrage teil. Dies entspricht einer Rücklaufquote von 46%. Der Fragebogen zu den Intensivstationen wurde von 534 Stationen aus 368 Krankenhäusern beantwortet. Von 246 angefragten Krankenhäusern gaben 127 der neonatologischen Stationen Daten zu ihren baulichen Strukturen an.

Bei der Befragung wurde der Ist-Zustand der baulichen Struktur der Krankenhäuser in Deutschland erfasst. Die Umfrage deckte Themen ab wie die Lage des Krankenhauses, ob städtisch oder ländlich, die Kubatur des Hauses und den geometrischen Aufbau der Funktionsbereiche bis hin zum Detail wie z. B. die Ausstattung der Räume mit Händedesinfektionsmittelspendern.

Die Umfrage erhob eine große Bandbreite an Daten wie beispielsweise Baujahr des Krankenhauses, Zeiträume baulicher Veränderungen sowie bauliche Strukturen des Krankenhausgebäudes und selektiver Abteilungen. Weitere abgefragte Aspekte waren u. a. die Anzahl von Einzel-, Doppel- und Mehrbettzimmern, die Zimmergröße und die Distanz vom Pflegestützpunkt zum am weitesten entfernten Patientenzimmer. Zur Abfrage der baulichen Strukturen entwickelte das Institut für Konstruktives Entwerfen, Industrie- und Gesundheitsbau der TU Braunschweig Piktogramme, die in den Fragebogen integriert wurden.

Auf Grundlage der Ergebnisse der Befragung wurde eine erste Einschätzung der tatsächlichen baulichen Situation der Krankenhäuser gegenüber den entsprechenden Empfehlungen zur baulichen Infektionsprävention ausgearbeitet. Im Resultat wird die Spanne zwischen Soll- und Ist-Zustand aufgezeigt, um entsprechenden Handlungsbedarf in bestimmten Bereichen aufzudecken.

Literaturverzeichnis

Wolfgang Sunder, Jan Holzhausen, Petra Gastmeier, Andrea Haselbeck und Inka Dreßler, *Bauliche Hygiene im Klinikbau. Planungsempfehlungen für die bauliche Infektionsprävention in den Bereichen der Operation, Notfall- und Intensivmedizin* (Zukunft Bauen – Forschung für die Praxis, Band 13), Bonn: Bundesinstitut für Bau-, Stadt- und Raumforschung, 2018

Wo befindet sich das Krankenhaus?

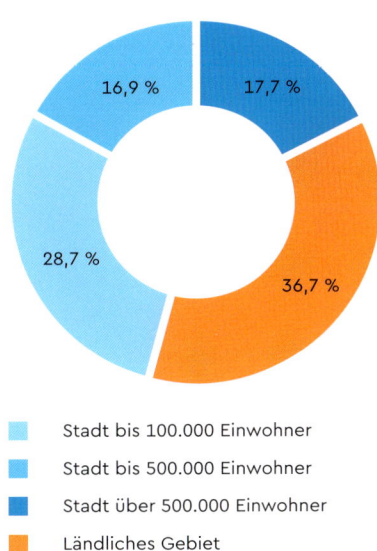

- Stadt bis 100.000 Einwohner
- Stadt bis 500.000 Einwohner
- Stadt über 500.000 Einwohner
- Ländliches Gebiet

Wann wurde das Krankenhaus erbaut?

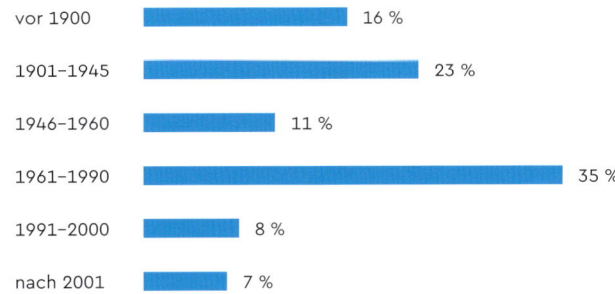

Wann wurden bauliche Maßnahmen ausgeführt?

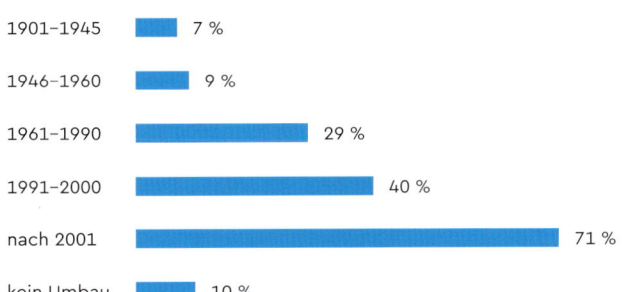

Wann wurden bauliche Maßnahmen ausgeführt?

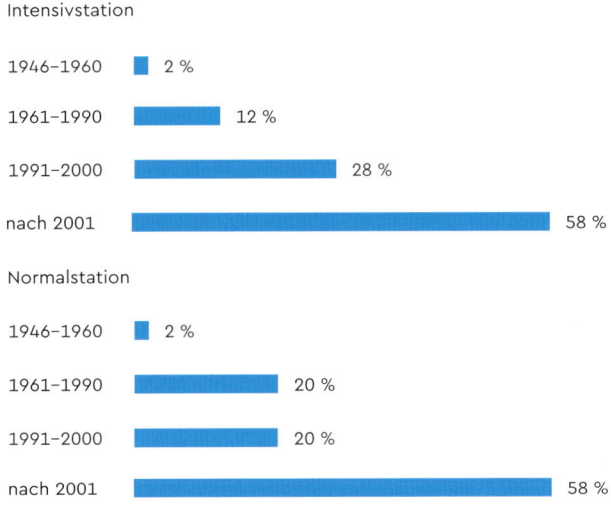

Krankenhausstruktur in Deutschland

Wie ist die bauliche Struktur des Krankenhauses?

Gewachsene Struktur
50 %

Gewachsene Struktur, d. h. die Gebäudeteile wurden über die Zeit aneinandergefügt, kein einheitlicher Stil

Solitär
18 %

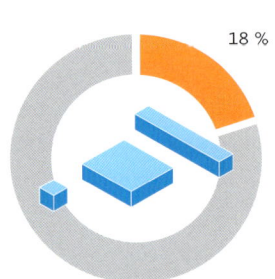

Allein stehender, kompakter Baukörper

Kamm
8,3 %

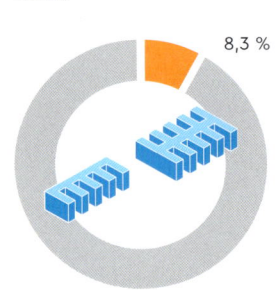

„Kamm"-Struktur, Gebäudeteile können über einen Hauptteil erschlossen werden

Sockel
16,4 %

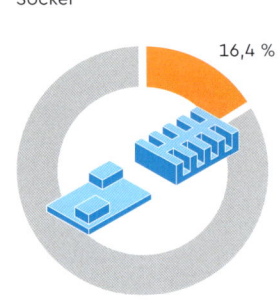

Sockel mit Aufbau

Teppich
4,2 %

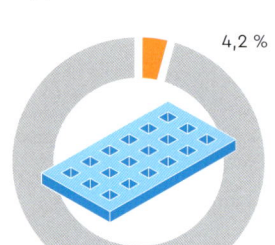

„Teppich"-Struktur, mehrere Innenhöfe, erweiterbar

Cluster
3,1 %

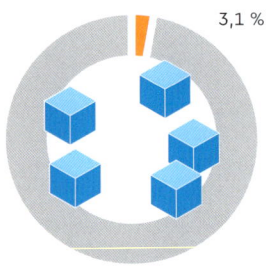

Cluster-Struktur, einzelne Pavillons, freistehende Gebäudeteile sind nicht miteinander verbunden, aber im gleichen Architekturstil, also „aus einer Hand"

Welche Versorgungsstufe hat das Krankenhaus?

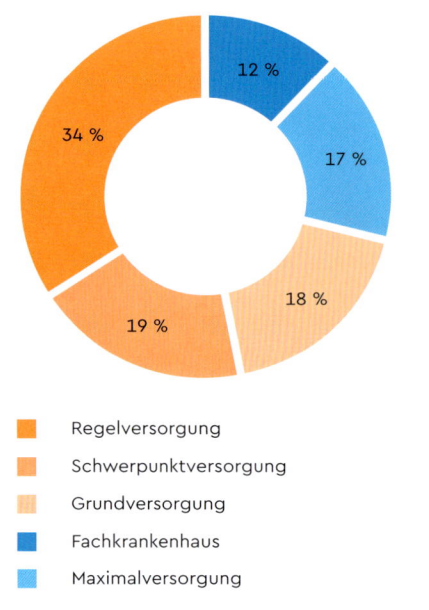

- Regelversorgung — 34 %
- Schwerpunktversorgung — 19 %
- Grundversorgung — 18 %
- Fachkrankenhaus — 12 %
- Maximalversorgung — 17 %

Sind Patientenzimmer ohne eigene Toiletten vorhanden?

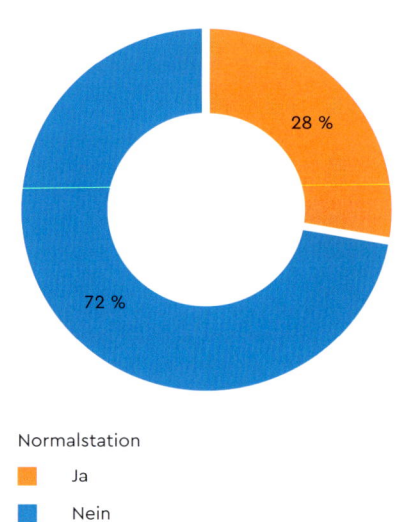

Normalstation
- Ja — 28 %
- Nein — 72 %

Typologie

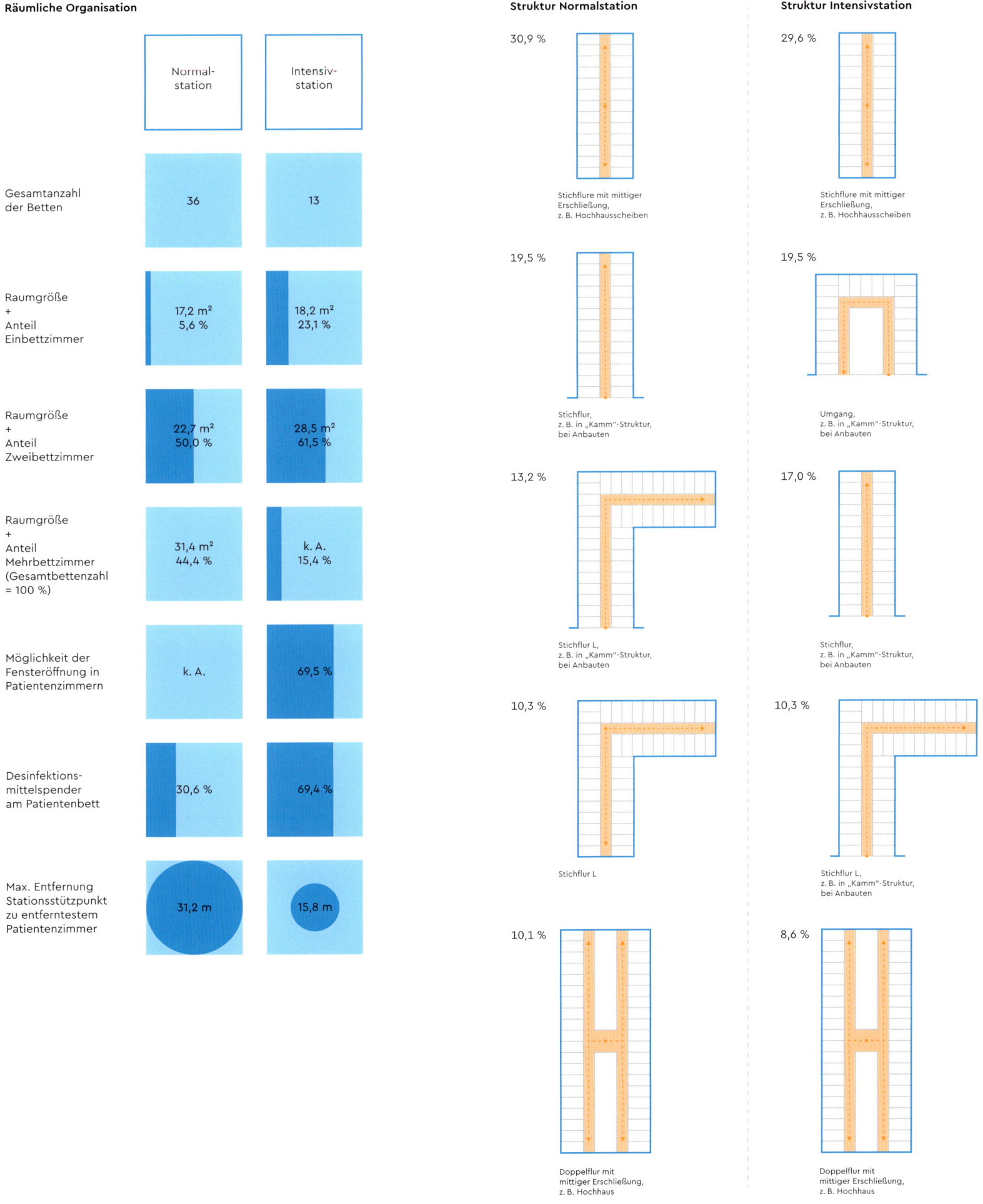

167 Krankenhausstruktur in Deutschland

C

Prototyp eines
Patientenzimmers –
das Projekt KARMIN

Architektur des Patientenzimmers

Sollten in Zukunft vermehrt Einzelzimmer oder Zweibettzimmer in Krankenhäusern geplant werden? Kann eine neue Raumplanung Infektionen in Kliniken verhindern? Welches sind die aktuellen und zukünftigen Herausforderungen bei der Planung eines Patientenzimmers, besonders unter dem Aspekt der Hygiene?

Das in diesem Kapitel vorgestellte Forschungsprojekt KARMIN hat sich diesen Fragen gestellt und untersucht, ob als Reaktion auf das vermehrte Auftreten von multiresistenten Erregern in Deutschland zukünftig wesentlich mehr Einbettzimmer in Krankenhäusern errichtet werden sollten oder Zweibettzimmer so ertüchtigt werden können, dass sie auch im Sinne der Infektionsprävention eine Alternative darstellen.

KARMIN steht für Krankenhaus, Architektur, Mikrobiom und Infektion und ist ein Projekt, das von 2016 bis 2020 durch das Bundesministerium für Bildung und Forschung (BMBF) im Rahmen der Fördermaßnahme „Zwanzig20" und als Teil des Forschungsverbunds „InfectControl 2020" gefördert wurde. Verbundpartner sind neben der TU Braunschweig (Koordination: Institut für Konstruktives Entwerfen, Industrie- und Gesundheitsbau), die Charité – Universitätsmedizin Berlin (Institut für Hygiene und Umweltmedizin), das Universitätsklinikum Jena mit der Septomics Research Group und die Firma Röhl GmbH aus Waldbüttelbrunn bei Würzburg.

Nationale und internationale Leitlinien fordern seit einiger Zeit die Isolierung von Patienten mit multiresistenten Erregern in Einbettzimmern. Durch die steigende Anzahl dieser Erreger wird die Umsetzung dieser Empfehlungen aber immer schwieriger. Zudem ist die ausschließliche Nutzung von Einbettzimmern mit mehreren Nachteilen und höheren Kosten verbunden. Diese Konsequenzen wurden bisher in Deutschland nicht wissenschaftlich evaluiert, um harte Daten für die Entscheidungsfindung vorzulegen. Die meisten multiresistenten Erreger werden vor allem durch Kontakt übertragen, sodass eine transmissionsfreie Pflege von Patienten mit diesen Erregern in Zweibettzimmern möglich sein sollte. Es fehlen allerdings Studien zur möglichen Ausstattung von Zweibettzimmern mit zwei Nasszellen, alternativ mit zwei Toiletten oder selbstdesinfizierenden Sanitärbereichen als Alternative. Zur Besiedlung von Krankenhausneubauten durch Mikroorganismen und möglichen Einflussfaktoren gab es bisher ebenfalls keine Untersuchungsergebnisse.

Ein Team aus Architekten, Designern, Medizinern und Molekularbiologen hat daher disziplinübergreifend Risikofaktoren zur Infektionsübertragung im Patientenzimmer, der angeschlossenen Nasszelle und dem angrenzenden Funktionsbereich anhand baulicher Gegebenheiten und prozessualer Abläufe identifiziert und bewertet. Auf der Grundlage der formulierten Planungsempfehlungen zur Unterbrechung von Infektionsausbreitungswegen wurde ein Prototyp eines infektionsprophylaktisch sinnvoll ausgestatteten Zweibettzimmers inklusive der Nasszelle realisiert. Dazu gehören auch optimierte Ausstattungsgegenstände wie der Desinfektionsmittelspender, der Nachttisch und die neuartigen Inhalte des Bedside Terminals. Siebzehn ausgewählte kompetente und innovative Industriepartner wurden in den Planungs- und Realisierungsprozess eingebunden.

Das nun folgende Kapitel stellt zunächst die bauwissenschaftliche Analyse und die angewendeten Methoden vor. Dazu gehören unter anderem die Durchführung von Expertenworkshops mit Planern, Pflege- und Reinigungspersonal und Hygienikern als auch umfassende Studien zur Licht- und Farbgestaltung. Darauf aufbauend wird die im kontinuierlichen Austausch mit allen Projektpartnern entwickelte Entwurfs-, Ausführungs- und Detailplanung sowohl für das Patientenzimmer als auch ausgewählter Ausstattungsgegenstände vorgestellt. Abschließend werden die realisierten Ergebnisse dokumentiert.

In einem zweiten Arbeitsschwerpunkt des Forschungsprojekts KARMIN wurde die Entwicklung des Krankenhausmikrobioms untersucht.

Dabei stellte der Erstbezug des neu renovierten Charité-Bettenhochhauses den Rahmen der Untersuchung dar. Die Verbundpartner Charité – Universitätsmedizin Berlin (Institut für Hygiene und Umweltmedizin) und das Universitätsklinikum Jena mit der Septomics Research Group haben Abhängigkeiten von architektonischen Gegebenheiten (Vergleich zwischen Mehrbett- und Einbettzimmern) in der Entstehung und in der Diversität des Mikrobioms und des Aufkommens multiresistenter Bakterien untersucht. Außerdem wurden verschiedene Reinigungsregimes (Vergleich zwischen Flächendesinfektion und Flächenreinigung) in dieser Hinsicht beurteilt. Auf den letztgenannten Arbeitsschwerpunkt wird in der vorliegenden Publikation nicht eingegangen. Erarbeitete Ergebnisse können bei den Verbundpartnern abgefragt werden.

Arbeitsprozess und Projektteam

Unter der Federführung des Instituts für Konstruktives Entwerfen, Industrie- und Gesundheitsbau (IKE) der TU Braunschweig konnten erstmals Architekten, Mediziner, Hygieniker und Ausstatter interdisziplinär zusammenarbeiten.

Das Forschungsteam für die Planung und Realisierung des Patientenzimmers vereint wissenschaftliche und wirtschaftliche Partner. Die beteiligten universitären Institute haben langjährige und gemeinsame Forschungserfahrung in unterschiedlichen Bereichen der Gesundheit und der Infektionsprävention und sind als Forschungseinrichtungen bekannt und etabliert. Zudem waren von Beginn des Projekts an 17 Industriepartner in die Entwicklung des infektionssicheren innovativen Konzepts des zu realisierenden Patientenzimmers eingebunden. In der Bearbeitung der Forschungsarbeit wurde eine hohe Vernetzung sowohl zwischen den universitären Einrichtungen als auch zu den Industriepartnern gewährleistet. Durch kontinuierliche, mindestens alle drei Monate stattfindende Arbeitstreffen wurde der notwendige Austausch für eine erfolgreiche Zusammenarbeit sichergestellt.

Institut für Konstruktives Entwerfen, Industrie- und Gesundheitsbau (IKE), TU Braunschweig

Das Institut für Konstruktives Entwerfen, Industrie- und Gesundheitsbau, das als Projektkoordinator fungierte, hat sich im Verlauf der vergangenen zehn Jahre zum zentralen Lehr- und Forschungsbereich für den Gesundheitsbau in Deutschland entwickelt. Ein interdisziplinäres Forschungsteam mit Experten aus den Bereichen Architektur, Prozessplanung und Hygiene stellt sich den komplexen Herausforderungen des zukunftsfähigen Krankenhausbaus. Im Mittelpunkt dieser Arbeit steht die Planung von infrastrukturellen Voraussetzungen für die optimale Versorgung von Patienten und die prozessoptimierten Arbeitsabläufe des Personals. Eine Spezialisierung im Themenfeld des Gesundheitsbaus ist hierbei die bauliche Infektionsprävention. Diese Untersuchungen schließen sowohl bautechnische und konstruktive Entscheidungen, wie z. B. die Materialwahl, als auch konstruktive Lösungen bei der Bauteilfügung mit ein. Auch Überlegungen zur Optimierung der Prozessplanung, beispielsweise bei der Organisation des Stationsgrundrisses sowie bei Arbeitsprozessen im Betrieb, werden auf baulicher Ebene evaluiert. Die Bearbeitung der Projekte erfolgt interdisziplinär sowohl mit anderen Forschungseinrichtungen der TU Braunschweig als auch mit national und international anerkannten Institutionen.

Institut für Hygiene und Umweltmedizin, Charité – Universitätsmedizin Berlin

Das Institut für Hygiene und Umweltmedizin als weiterer Verbundpartner nimmt die Aufgabe der Infektionsprävention bei Patientinnen und Patienten der Charité – Universitätsmedizin Berlin wahr. Gleichzeitig fungiert das Hygiene-Institut als Nationales Referenzzentrum (NRZ) für die Surveillance von nosokomialen, d. h. im Krankenhaus erworbenen Infektionen. Am Institut angesiedelt ist daher das Krankenhaus-Infektions-Surveillance-System (KISS), an dem aktuell ca. 75 % der deutschen Krankenhäuser teilnehmen. KISS ist ein Benchmarking-Tool, mit dem Krankenhäuser ihre Infektionsraten objektiv messen und darauf basierend Präventionsmaßnahmen anpassen können. Das Institut organisiert außerdem bundesweite Hygieneprojekte wie z. B. die Kampagne „Aktion Saubere Hände", die u. a. durch das Bundesministerium für Gesundheit unterstützt wird, sowie aktuell sieben nationale bzw. EU-geförderte Drittmittelprojekte zu Fragestellungen auf dem Gebiet der Infektionsprävention.

Der Forschungsbereich des Instituts für Hygiene und Umweltmedizin konzentriert sich auf folgende Bereiche: Surveillance von nosokomialen Infektionen und multiresistenten Erregern, evidenzbasierte Infektionspräventionsmaßnahmen und ihre Umsetzung, molekularbiologische Untersuchungen zur Identifikation von Infektionsketten, technische Untersuchungen zur Krankenhaushygiene.

Röhl GmbH Blechbearbeitung

Die Firma Röhl als weiterer Verbundpartner ist ein familiengeführtes mittelständisches Unternehmen, welches seit mehr als 40 Jahren im Objektgeschäft tätig ist. Neben der Blechbearbeitung bilden Verbundelemente den Schwerpunkt der Produktion. Zu den Projekten im Bereich der Fertigbäder gehören zahlreiche Krankenhaus- und Pflegeeinrichtungen wie etwa Kreisklinikum Traunstein, Städtisches Klinikum Braunschweig und Halle, Klinikum Region Hannover, SRH-Holding Heidelberg, Operatives Zentrum Erlangen, Medizinisches Zentrum Aachen und Evangelisches Krankenhaus Alsterdorf in Hamburg. Zudem wurden auch Pflegeheime wie das Altenwohnheim Bad Neuenahr-Ahrweiler, das Leonhard Center Nürnberg, das Seniorenstift St. Martinus Wevelinghoven oder das DRK Memory Zentrum Neuss mit Fertigbadsystemen ausgerüstet.

Die Firma Röhl verfügt über ein breites Netzwerk an Ausstattungslieferanten und hat jahrzehntelange Erfahrungen im Krankenhaus- und Pflegebereich.

Forschungsphasen

Die Forschungsziele wurden in fünf Forschungsphasen → Abb. 1 von allen beteiligten Partnern bearbeitet, die nun im Einzelnen vorgestellt werden.

Phase 1: Wissenschaftliche Untersuchung

Mithilfe unterschiedlicher Methoden hat sich das Forschungsteam dem Thema der baulichen Infektionsprävention im Patientenzimmer thematisch genähert. Hierzu gehörten Klinikbesichtigungen, Hospitationen im Krankenhaus, aber auch die Recherche und Analyse relevanter Literatur und aktueller Studien. Die Expertise von Fachexperten und einzelnen Nutzern des Patientenzimmers wurde gezielt in Workshops abgefragt und dokumentiert.

Phase 2: Konzept und Entwurf

Auf den Erkenntnissen der bauwissenschaftlichen Analyse aufbauend wurde ein Anforderungskatalog erstellt, der als Grundlage für den Entwurf des infektionssicheren Zweibettzimmers und der Nasszellen diente. Darauffolgend wurde im kontinuierlichen Austausch mit allen Projektpartnern die Entwurfsplanung für das Patientenzimmer erstellt. Dazu gehören auch optimierte Ausstattungsgegenstände wie der Desinfektionsmittelspender, der Nachttisch und die neuartigen Inhalte des Bedside Terminals. Für die Wahl von geeigneten Materialien und Oberflächen wurden bereits in der Entwurfsphase die Industriepartner zurate gezogen und schon früh in den Entscheidungsprozess mit eingebunden.

Phase 3: Planung und Bau

Die Ausführungsplanung fand in enger Abstimmung mit den Verbund- und Industriepartnern statt. Dabei wurden eine Vielzahl von Produkten und Ausstattungsgegenständen bereits im Vorfeld optimiert und weiterentwickelt, um die besonderen Anforderungen an das infektionssichere Patientenzimmer zu erfüllen und dem Anspruch an eine innovative Ausstattung gerecht zu werden. Mit allen notwendigen Versorgungsanschlüssen ausgestattet, wurde das Patientenzimmer im Januar 2020 auf dem Gelände der Firma Röhl in Waldbüttelbrunn realisiert.

Phase 4: Optimierung

Die Optimierungsphase diente dazu, die Entscheidungen bei Farb- und Materialwahl, aber auch die Umsetzung baulicher Anschlüsse und Planungsdetails genauer überprüfen zu können. Es wurden mehrere Begehungen durch das Projektteam sowie die Forschungs- und Industriepartner durchgeführt und jede Planungsentscheidung gemeinsam evaluiert. Im Besonderen die Industriepartner hatten die Möglichkeit, ihre eigenen Produkte im eingebauten Zustand zu beurteilen. Auf diese Weise konnten Anpassungen für eine bessere Handhabung von Ausstattungsgegenständen vorgenommen werden. Auch eine verbesserte Ausführung von Installationsarbeiten zur Vermeidung von baulichen Schwachstellen konnte so erzielt werden.

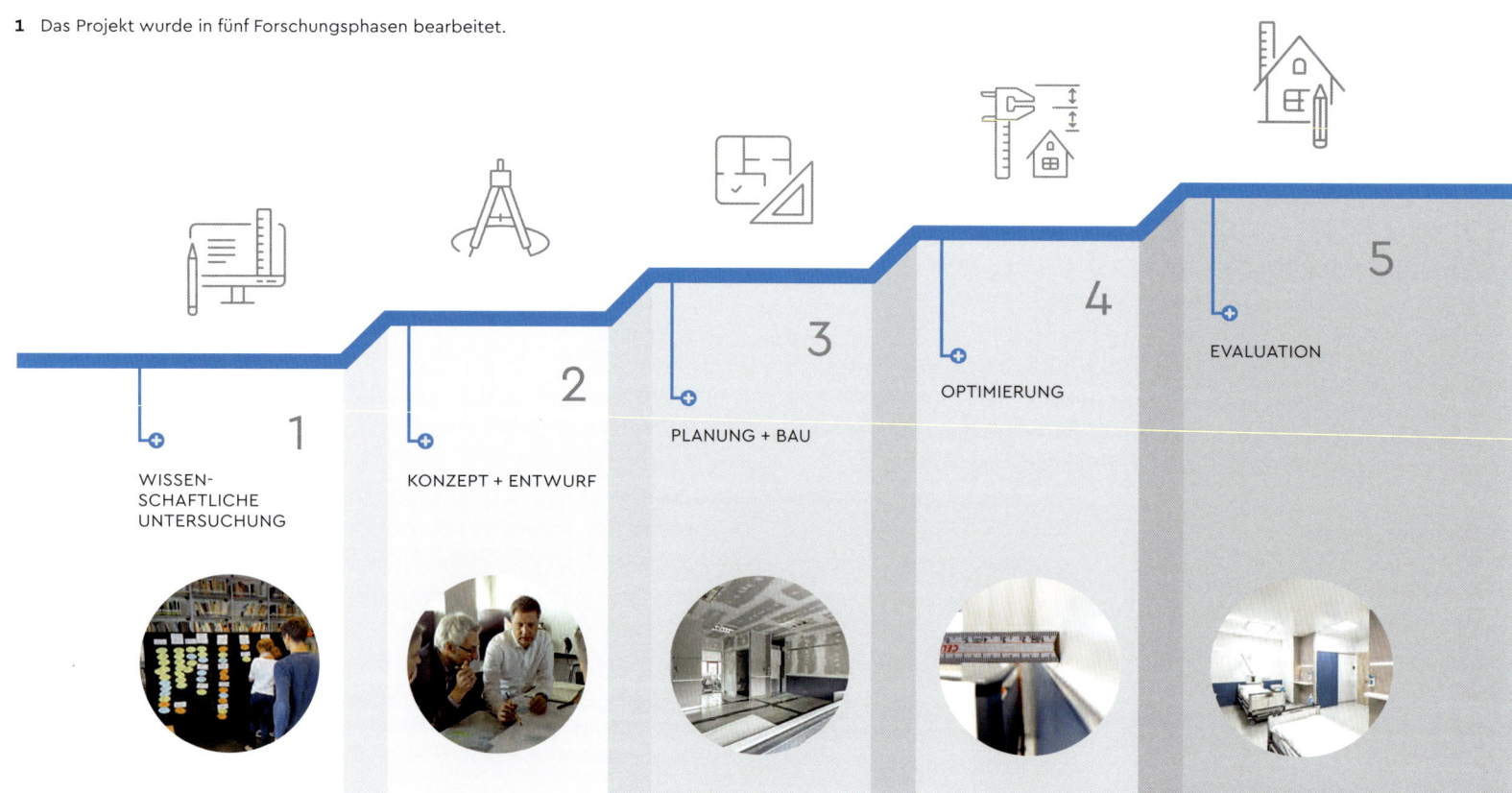

1 Das Projekt wurde in fünf Forschungsphasen bearbeitet.

Phase 5: Evaluation

In dieser Phase werden die Erkenntnisse und die Erfahrungen der bisherigen praktischen Ausführung für den Bau eines verbesserten Demonstrators aufgenommen und einem breiten Fachpublikum präsentiert. Der Demonstrator wird im Rahmen der „World Health Summit"-Konferenz (25.–27. Oktober 2020) auf dem Gelände der Charité in Berlin ausgestellt. Neben ausgewählten Fachexperten werden auch relevante Nutzergruppen aus dem klinischen Alltag die Möglichkeit haben, das KARMIN Patientenzimmer am Objekt auf seine Tauglichkeit in Bezug auf Nutzung und die Infektionsprävention zu beurteilen. Die Befragung dieser Personengruppen bildet auch die Grundlage für die Evaluation des neu entstandenen Zweibett-Patientenzimmers mit zwei Nasszellen und soll hilfreiche Erkenntnisse liefern hinsichtlich seiner Übertragung in die Praxis der modernen Patientenzimmerplanung und Gestaltung.

Einbindung Industriepartner

Für die Entwicklung eines infektionssicheren, innovativen Konzepts für ein Zweibett-Patientenzimmer inklusive Nasszelle und die Umsetzung als Prototyp wurden erfahrene, motivierte und innovative Industriepartner eingebunden. Um bei diesem Forschungsprojekt die optimalsten Lösungen entwickeln zu können, wurden anhand von Bauteilen im Patientenzimmer 17 Firmen und Hersteller nach verschiedenen Kriterien ausgewählt. Dazu gehörten u. a. die Größe des Produktportfolios, viel Erfahrung im Bereich des Gesundheitswesens und eine firmeneigene Forschungsabteilung. Jeder Industriepartner repräsentiert eine der Komponenten des Patientenzimmers und/oder der Nasszelle:

— Fenster
— Türen
— Beschläge
— Wand/Decke
— Boden
— Beleuchtung/Licht
— IT/Kommunikation
— Möbel/Einrichtung/Ausstattung
— Patientenbett/Nachttisch
— Desinfektionsmittelspender
— Armaturen Bad
— Sanitärobjekte
— Ausstattung Bad

Anders als bei einem klassischen Planungsprozess nach Leistungsphasen der HOAI, bei der Firmen erst nach der Ausführungsplanung, Ausschreibung und Vergabe des Auftrags die definierten Leistungen erbringen, wurden die Firmen in die Konzept- und Entwurfsphase sowie bei der Ausführungsplanung bis ins Detail bei verschiedensten Arbeitstreffen eingebunden.

Durch diesen frühen Austausch war es möglich, auf die jeweiligen Expertisen der Partner in jedem Teilbereich zurückzugreifen und die jeweils besten Lösungen zu diskutieren und zu entwickeln. Um den Arbeitsprozess sinnvoll zu strukturieren, wurden die vier Arbeitsgruppen Raum, Ausstattung, Bad und Objekte definiert → Abb. 2. So war es möglich, Schnittstellen zu anderen Bauteilen zu erörtern und in der Arbeitsgruppe sowie in übergeordneten Arbeitstreffen die entsprechenden Lösungen zu erarbeiten. Der Verbundpartner Röhl hat gemeinsam mit dem Forschungsteam der TU Braunschweig die Realisierung des Demonstrators am Standort der Firma Röhl koordiniert.

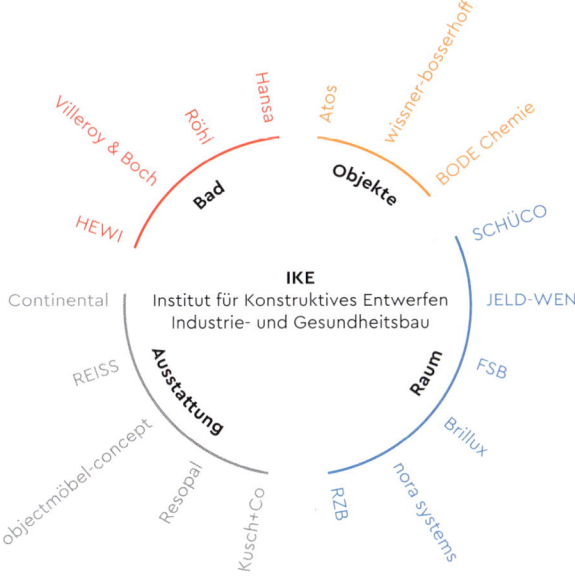

2 Projektbeteiligte Industriepartner

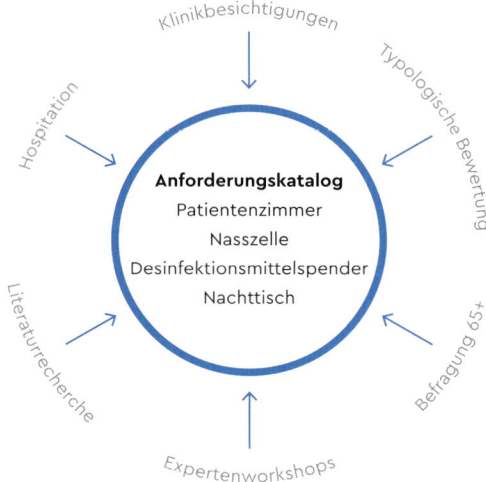

3 Methodik bauwissenschaftliche Untersuchung

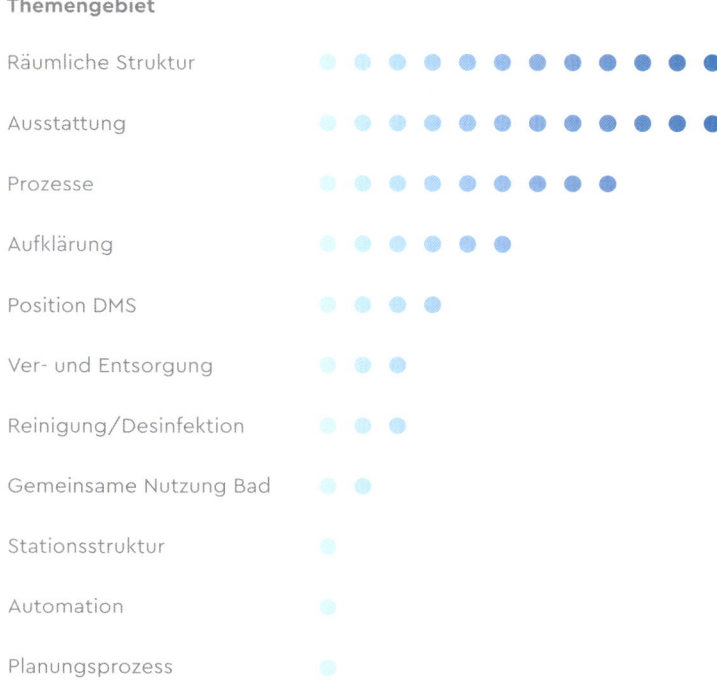

4 Auswertung Defizitabfrage beim Expertenworkshop

Anforderungen an das Patientenzimmer und seine Ausstattung

Methoden

In der Folge werden die Methoden beschrieben, die in der bauwissenschaftlichen Analyse angewendet wurden, um erste infektionspräventive und planungsrelevante Informationen, Erkenntnisse und Einschätzungen ableiten zu können. Die Betrachtung themenrelevanter Literatur und aktueller wissenschaftlicher Studien ermöglichte einen ersten Überblick über die komplexe planerische Aufgabe des Patientenzimmers. Eine Hospitation am Klinikum Braunschweig diente der ersten Annäherung an diese sensible Entwurfsaufgabe. Das Begleiten des Krankenhauspersonals vor Ort ermöglichte einen Einblick in die Pflegeabläufe, das Reinigungsverhalten und die alltäglichen Herausforderungen für alle beteiligten Nutzergruppen. Weiterhin dienten zwei Expertenworkshops mit Nutzern im März und April 2017 zu diesem Thema dazu, die wichtigen Schwerpunkte im Planungskontext zu definieren. Die bautypologische Untersuchung von Zweibettzimmer-Grundrissen lieferte Erkenntnisse, inwiefern die Grundrissplanung positiven Einfluss auf Faktoren der Infektionsprävention in einem Patientenzimmer nehmen kann. Im Rahmen von Klinikbesichtigungen sollten ausgewählte Grundrisstypen schließlich auch in der Praxis kritisch beurteilt werden, zugleich sollte ein fachlicher Austausch mit Betreibern und Architekten erfolgen. Alle Ergebnisse und Informationen, die sich aus den Methoden ableiten lassen, wurden in einem Anforderungskatalog zusammengeführt, um eine Grundlage für die Konzept- und Entwurfsphase sowie für die Ausführungsplanung zu definieren → Abb. 3.

Literaturrecherche Planungsgrundlagen

Im Rahmen der bauwissenschaftlichen Untersuchung wurden die wesentlichen Standards zur Infektionsprävention im Kontext der baufunktionalen Anforderungen strukturiert dargestellt und entsprechend ihrer Wertigkeit in gesetzliche Regelungen, Verordnungen und Regelungen privater Organisationen unterteilt.

Das deutsche Infektionsschutzgesetz (IfSG) ist seit dem 1. Januar 2001 in Kraft. Es regelt die Prävention und Bekämpfung von Infektionskrankheiten beim Menschen. Zentrale Bedeutung des Gesetzes haben die vorbeugenden Maßnahmen zur Übertragung von Krankheiten auf den Menschen, die schnelle Erfassung von Infektionen und die Vermeidung weiterer Verbreitung. Im IfSG ist auch geregelt, dass beim Robert Koch-Institut (RKI) die Kommission für Krankenhaushygiene und Infektionsprävention (KRINKO) eingerichtet ist. Die KRINKO veröffentlicht fortlaufend Empfehlungen zu hygienerelevanten Themen wie Reinigung und Desinfektion von Oberflächen, dem Umgang mit Patienten mit multiresistenten Erregern oder der Betriebsorganisation von Funktionsbereichen. Es werden in Teilen Empfehlungen zur baulich-funktionalen Gestaltung eines Krankenhauses ausgesprochen wie z. B. dem Raumbedarf, der Raumgröße und der Lage von hygienerelevanten Räumen sowie zur Qualität des zu verwendenden Materials.

Auf der Ebene der Verordnungen sind in Bezug auf baufunktionale Anforderungen u. a. die Bauordnung (beispielsweise die KhBetrVO), die Krankenhausverordnungen verschiedener Bundesländer und die Trinkwasserverordnung zu nennen. Neben den allgemeinen Bauordnungen haben sechs Bundesländer (Brandenburg, Berlin, Nordrhein-Westfalen, Saarland,

Sachsen-Anhalt, Schleswig-Holstein) Verordnungen erlassen, die sich mit den speziellen Anforderungen von Krankenhäusern auseinandersetzen.

Darüber hinaus existiert die aus dem Jahr 1976 stammende Muster-Krankenhausbauverordnung (KhBauVO), in der Leitlinien zu den Themen Brandschutz, Hygiene, Belüftung, Belichtung sowie Raumgröße und Raumaufteilung festgelegt sind. Die über die Jahrzehnte veränderten Anforderungen an den Bau und den Betrieb von Gesundheitsgebäuden führen dazu, dass die Muster-Krankenhausbauverordnung nicht mehr aktuell ist und deshalb dringend überarbeitet werden müsste. Dennoch wird sie von vielen Planern in Deutschland als Orientierungshilfe genutzt.

Ergänzend zu den Gesetzen und Verordnungen gibt es eine Vielzahl von Richtlinien und Empfehlungen von privaten Organisationen, die von fachkundigen Ausschüssen aufgestellt werden und konkrete Handlungsanweisungen auf dem Gebiet der Hygiene geben.

Bei planerischen Leistungen, die von einem Architekten erbracht werden, greift die Honorarordnung für Architekten und Ingenieure (HOAI), neueste Fassung vom 17. Juli 2013. In dieser Verordnung sind für die Planung von Neu- und Umbaumaßnahmen die gültigen Vergütungssätze der Planer in neun Leistungsphasen gemäß Planungs- und Projektfortschritt gegliedert. Sie umfassen von der Grundlagenermittlung über die Genehmigungsplanung bis hin zur Bauüberwachung und Dokumentation sämtliche Stationen eines Bauvorhabens. Die Gliederung in Leistungsphasen hilft dem Planer eines Krankenhauses bei der Einschätzung, zu welchem Zeitpunkt der Aspekt der baulichen Hygiene in den Planungsprozess eingebunden werden sollte.

Für den Bau von Krankenhäusern gibt die DIN 13080 die Gliederung des Krankenhauses in Funktionsbereiche und Funktionsstellen und die Strukturierung der Flächen nach krankenhausrelevanten Funktionen vor. Eine weitere für den Krankenhausbau relevante Norm ist die DIN 1946-4, die raumlufttechnische Anlagen in Gebäuden und Räumen des Gesundheitswesens betrifft.

Der Verein Deutscher Ingenieure hat im Bereich des Krankenhausbaus und der Hygiene die VDI-Richtlinie 6023 „Hygiene in Trinkwasserinstallationen" und die VDI-Richtlinie 6022 „Raumlufttechnik, Raumluftqualität" herausgegeben. Des Weiteren existiert seit 2013 ein Fachausschuss zum Thema Nachhaltigkeit bei Bau und Betrieb von Krankenhäusern, der sich u. a. auch mit dem Themenfeld der Hygiene beschäftigt, sowie ein VDI Fachausschuss zum Thema „Management hygienisch relevanter Flächen in medizinischen Einrichtungen".

Insgesamt 168 medizinische Fachgesellschaften sind derzeit der Arbeitsgemeinschaft der Wissenschaftlich Medizinischen Fachgesellschaften (AWMF) angeschlossen. Sie gibt Empfehlungen für ihren jeweiligen Fachbereich heraus. Diese werden in vier Relevanzstufen unterteilt. Dabei ist die Klassifikation S1 (Handlungsempfehlungen von Expertengruppen) von geringerer und die Klassifikation S3 (Evidenz- und konsensbasierte Leitlinie) von höchster Relevanz. Für den baulich-funktionalen Bereich sind die Empfehlungen des Arbeitskreises Krankenhaus- und Praxishygiene von Bedeutung.

Hospitation im Klinikum

Um einen Einblick in die Prozesse auf einer Normalpflegestation zu bekommen, begleitete das KARMIN Projektteam im Rahmen einer zweitägigen Hospitation im Klinikum Braunschweig das Pflegepersonal bei der täglichen Versorgungsroutine der Patienten sowie das Reinigungspersonal auf zwei Stationen der Nephrologie. Persönliche Gespräche und Befragungen vor Ort hatten zum Ziel, hygienekritische Bereiche aus Sicht des Krankenhauspersonals zu konkretisieren und planungsrelevante Maßnahmen abzuleiten. Die Aussagen und Problemhinweise des Personals dienten u. a. als Grundlage für die Definition von Untersuchungskriterien für die typologische Bewertung von Patientenzimmern und konnten im Rahmen der beiden Expertenworkshops in einem größeren Beteiligtenradius besprochen und auf ihre Übertragbarkeit hin überprüft werden.

Typologische Bewertung von Zweibettzimmer-Grundrissen

Wie im Abschnitt → Typologische Bewertung, S. 42–61, ausführlich vorgestellt, wurden unterschiedliche Patientenzimmer-Grundrisse von Zweibettzimmern in der Allgemeinpflege in Krankenhäusern in nationalen und internationalen Einrichtungen systematisch untersucht. Es wurden anhand verschiedener Kategorien (bauliche Komplexität, infektionspräventives Potenzial, Arbeitsplatzqualität und -sicherheit, räumliche Qualität, Patientensicherheit, Patientenzufriedenheit und Privatheit) zahlreiche bauliche Merkmale untersucht und bewertet. Dadurch wurde ein Überblick von Zweibettzimmer-Grundrissen und ihren räumlichen Abhängigkeiten geschaffen, welche die entsprechenden Qualitäten beeinflussen. Einige dieser Grundrisse wurden dann als Grundlage der Befragung bei den Expertenworkshops ausgewählt.

Expertenworkshops

Es wurden zwei inhaltlich gleiche Expertenworkshops an der TU Braunschweig durchgeführt. Bei den Workshops gab es einen fachübergreifenden Austausch mit dem Ziel, hygienekritische Bereiche im Patientenzimmer sowie in der Nasszelle ausfindig zu machen und entsprechende Antiinfektions-Strategien für die bauliche Planung zu diskutieren. Bei der Zusammenstellung der Experten wurden 23 Vertreter verschiedener Disziplinen (Krankenhausplaner, Pflegepersonal, Reinigungspersonal, Hygieniker und „Patienten", letztere vertreten durch Studierende und Uni-Mitarbeiter) zum Austausch eingeladen. Es waren u. a. Mitarbeiter aus dem Klinikum Braunschweig, der Medizinischen Hochschule Hannover und dem Universitätsklinikum Göttingen vertreten.

Defizitanalyse

Im ersten Workshop-Teil wurde eine Defizitanalyse in Form einer Kartenabfrage mit Moderation durchgeführt. Unter der Fragestellung „Wo sehen Sie die größten Defizite in der Hygiene im Patientenzimmer und der Nasszelle in Bezug auf Bau, Prozess, Vorschriften etc.?" bekamen alle Teilnehmer eine definierte Anzahl an Karten zum Beschreiben. Gemeinsam wurden anschließend die Antworten geclustert und übergeordneten Themengebieten zugeordnet. Im Weiteren bewerteten alle Teilnehmer mit Klebepunkten die Themenfelder nach deren Relevanz in Bezug auf die Infektionsprävention → Abb. 5.

In der Auswertung zeichneten sich zwei Themengebiete ab, die die relevantesten Defizite bezüglich der Hygiene im Patientenzimmer aufwiesen → Abb. 4. Die räumliche Struktur und die Ausstattung wurden als die schwerwiegendsten Problemfelder im Kontext der Infektionsübertragung im Patientenzimmer und der Nasszelle identifiziert.

Als weitere wesentliche Herausforderungen wurden die Prozesse in der Pflege, die unzureichende Aufklärung von Patienten und Besuchern, die oft nicht sinnvolle Positionierung des Desinfektionsmittelspenders (DMS), die Ver- und Entsorgung, die Standards bei Reinigung und Desinfektion und die gemeinsame Nutzung des Bades durch mehrere Patienten genannt. Eine untergeordnete Relevanz zeigte sich bei den Themen der Stationsstruktur, der fehlenden Automation zur Unterstützung von kontaktlosem Bedienen von Gegenständen wie z. B. WC-Spülungen sowie beim Planungsprozess.

Beim Themengebiet räumliche Struktur wurden die folgenden Defizite genannt: Anordnung der Betten nebeneinander, zu kleine Patientenzimmer und Nasszellen, keine klar getrennten Zonen, zu geringe Abstandsflächen der Betten zu Möbeln und Einrichtungsgegenständen.

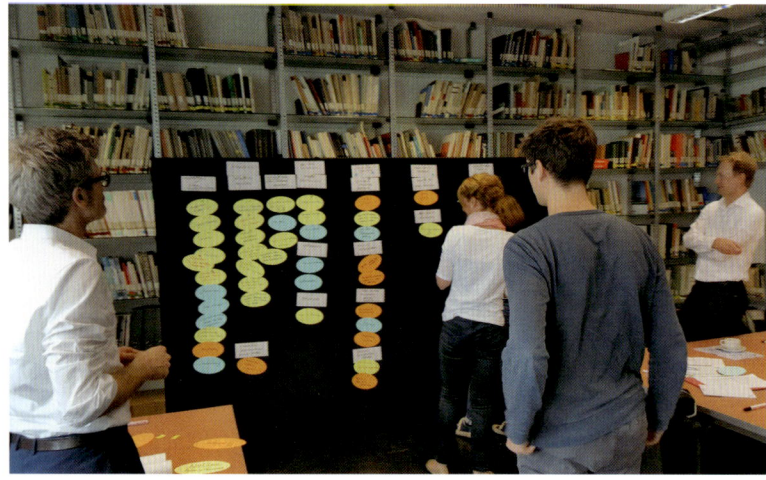

5 Bewertung der Themengebiete beim Expertenworkshop

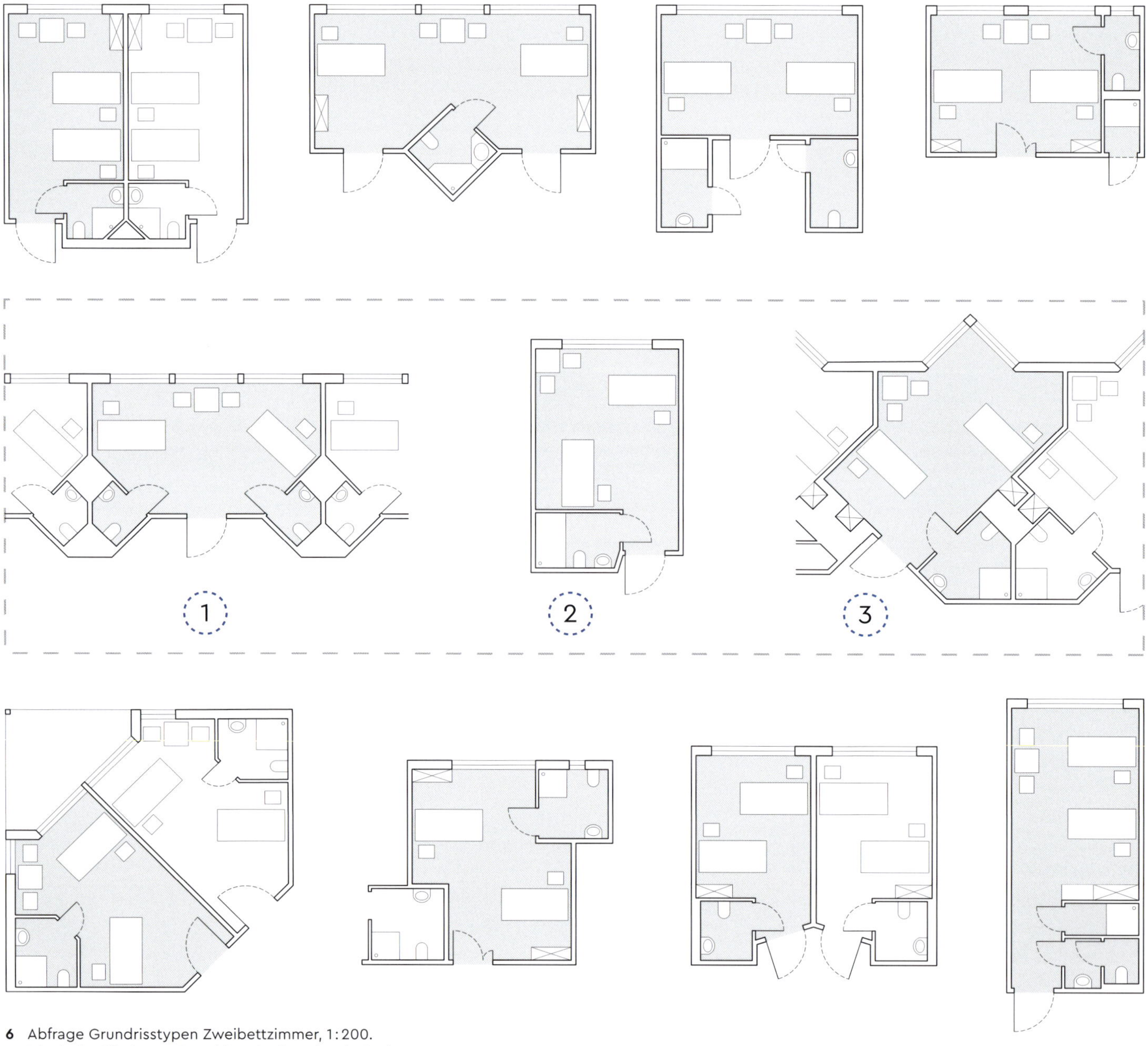

6 Abfrage Grundrisstypen Zweibettzimmer, 1:200.
Die drei präferierten Grundrisse in der Mitte (1, 2, 3) sind durch eine Anordnung der Betten gegenüber, orthogonal oder versetzt gegenüber gekennzeichnet.

176   Prototyp

Bei der Ausstattung wurden Faktoren wie die Kontaktflächen der Ausstattungsgegenstände, Raumtextilien wie Gardinen, nicht gut zu reinigende Oberflächen und zu wenige Ablageflächen für das Pflegepersonal identifiziert. Diese Defizite geben Hinweise zu möglichen relevanten hygienekritischen Faktoren.

Bewertung Grundrisstypen

Im zweiten Workshop-Teil waren die Teilnehmer aufgefordert, unter elf gezeigten Zweibettzimmer-Grundrissen drei Favoriten herauszustellen. Die Auswahl der elf Grundrisstypen repräsentierte verschiedene Möglichkeiten der räumlichen Konfiguration im Patientenzimmer und der Nasszelle → Abb. 6. Die Grundrisse unterscheiden sich u. a. in der Raumgeometrie, der Bettenstellung zueinander, der Ausrichtung der Betten zur Fassade und zum Eingang, der Anzahl, Ausstattung und Nutzungsmöglichkeit der Nasszellen. Ziel der Abfrage war es, eine Einschätzung von Experten zu bekommen, welche räumlichen Grundrisskonfigurationen oder Teilaspekte sich positiv auf die Vermeidung einer Infektionsübertragung auswirken können. Der Grundriss mit der positivsten Bewertung → Abb. 6, Nr. 1 weist folgende Aspekte auf: Bettenstellung nicht nebeneinander, zwei Nasszellen, gleichwertige Bettenplätze zur Fassade und zum Eingangsbereich. In der Betrachtung der drei meistgenannten Grundrisse zeigt sich eine Tendenz, dass die Betten gegenüber, orthogonal oder versetzt gegenüber angeordnet sind.

Idealgrundriss Patientenzimmer

Der letzte Arbeitsauftrag beim Expertenworkshop bestand darin, den „Idealgrundriss" eines Zweibettzimmers zu skizzieren. Die Teilnehmer sollten einen aus ihrer Sicht optimalen Grundriss mit Ausstattungsgegenständen zeichnen und relevante Eigenschaften schriftlich ergänzen. Hierzu wurden gemischte Expertengruppen gebildet, sodass unterschiedliche Expertisen beteiligt werden konnten. Es entstanden Vorschläge für einen solchen Idealgrundriss, die dann in der Workshopgruppe vorgestellt und besprochen wurden.

Befragung 65 +

Die Nutzergruppe der Patienten wurde bei den Expertenworkshops durch Studierende und Unimitarbeiter vertreten. Um den Großteil der Patienten im Krankenhausalltag zu repräsentieren, wurden zusätzlich Personen, die über 65 Jahre alt sind, befragt. Im Fokus dieser Erhebung war die Defizitabfrage und die Bewertung der verschiedenen Grundrisstypen. Diese Ergebnisse sind als Ergänzung in die Auswertung der Expertenworkshops eingeflossen.

Klinikbesichtigungen

Ausgehend von den Ergebnissen der typologischen Untersuchung und der Expertenworkshops wurden drei Kliniken in Deutschland ausgewählt, deren Patientenzimmer auf Pflegestationen besonders hygienerelevante Merkmale auf baulicher und prozessualer Ebene aufweisen. Dies wurde im Rahmen der Klinikbesichtigungen und durch Rücksprache mit Klinikpersonal und Planern überprüft. Es wurde u. a. eine Klinik besucht, die ihren Patienten standardmäßig zwei identische Nasszellen im Zweibettzimmer anbietet. Gespräche vor Ort mit Hygienefachkräften, der Bauabteilung und Pflegern dienten dazu, gemeinsam Vor- und Nachteile dieser baulichen Lösung abzuwägen. Bei einer anderen Besichtigung wurde eine Klinik mit identischem Zweibettzimmer in same-handed Anordnung aufgesucht. In Gesprächen mit dem für die Planung beauftragten Architekturbüro wurden die Aspekte, die für eine solche bauliche Variante sprechen, diskutiert.

Anforderungskatalog Patientenzimmer und Nasszelle

Es wurde ein Anforderungskatalog entwickelt, um alle gesammelten Informationen aus der bauwissenschaftlichen Analyse zu verarbeiten. Ziel war es, konkrete planungsrelevante Anforderungen für die Konzept- und Entwurfsphase abzuleiten.

Im ersten Schritt wurden alle Methoden wie z. B. Expertenworkshops und Hospitation → Abb. 3 aufgelistet. Um die erfassten Informationen aus den einzelnen Methoden zu strukturieren, wurden fünf übergeordnete Kategorien definiert, nämlich bauliche Komplexität, infektionspräventives Potenzial, Arbeitsplatzqualität und -sicherheit, räumliche Qualität, Patientensicherheit, Patientenzufriedenheit und Privatheit.

Diesen Kategorien wurden dann die durch verschiedene Methoden ermittelten Aussagen zugeordnet. Um die Relevanz der einzelnen Aussagen zu werten, wurden diese in drei Bewertungskategorien hierarchisiert.
— Kategorie I: „muss"
— Kategorie II: „soll"
— Kategorie III: „kann"

Grundlage der Kategorie I sind übergeordnete Gesetze und Bauvorschriften, die in der Planung umgesetzt werden müssen. Die Kategorie II beschreibt u. a. Planungsempfehlungen privater Organisationen wie DIN-Normen. Der Kategorie III sind z. B. Expertenaussagen zugeordnet. Im Weiteren werden die hinterlegten und zugeordneten Informationen in übergeordnete Anforderungskriterien als Entwurfsprinzipien überführt.

Materialuntersuchungen als Planungsgrundlage

Für jeden Ausstattungsbereich des Demonstrators (u. a. Wand, Boden, Patientenbett, Armaturen, Türen, Beschläge) wurden geeignete Oberflächen bzw. Produktserien, die für den Klinikbereich oder speziell das Patientenzimmer zur Anwendung kommen, definiert. Die beteiligten Industriepartner, die für jeweils einen der Bereiche des Patientenzimmers und/oder der Nasszelle verantwortlich waren, waren verpflichtet, mindestens fünf Materialproben ihrer Produkte auf Reinigbarkeit untersuchen zu lassen. Den Untersuchungen geht die Annahme voraus, dass die Oberflächeneigenschaft und die Art der Kontamination den Reinigungsprozess beeinflussen. Die Untersuchungen hat das Institut für Baustoffe, Massivbau und Brandschutz der TU Braunschweig durchgeführt. Der Ablauf der Reinigungsexperimente war wie folgt aufgebaut: a. Definierte Kontamination, b. Reinigungsvorgang mit linearem Wischsimulator, c. Quantifizierung der Restverschmutzung (mit Partikelzähler mit Oberflächensonde). Im Rahmen der Untersuchungen wurde an jeder Materialprobe die Rauheit, die freie Oberflächenenergie und die Reinigbarkeit gemessen.

Die im weiteren Planungsprozess getroffene Auswahl von Materialien, Oberflächen und Dekoren erfolgte auf der Grundlage der Ergebnisse. Viele Produktserien eines Herstellers haben vergleichbar gute Ergebnisse erzielt, sodass durchschnittlich ein bis drei Serien für jeden Teilbereich in Betracht gekommen sind. Weitere Informationen zu Materialeinsatz und Materialalterung sind im Abschnitt → Materialeinsatz, S. 24–26 zu finden.

Planung Patientenzimmer

Entwurfskonzept

In der bauwissenschaftlichen Untersuchung wurden die erarbeiteten Ergebnisse in einem Anforderungskatalog zusammengeführt, bewertet und hierarchisiert. Die dort aufgestellten Entwurfsprinzipien stellen die Grundlage für die in diesem Abschnitt dargestellte Konzept- und Entwurfsphase des Patientenzimmers dar. Die Anforderungen an den Raum sind unmittelbar an die Grundrisskonfiguration geknüpft. Die Anforderungen an die Ausstattung werden in einer späteren Planungsphase berücksichtigt. Es besteht also die Herausforderung, ein Patientenzimmer zu konfigurieren, das eine hohe räumliche Qualität für den Patienten und für das Personal aufweist, optimierte Pflege- und Reinigungsprozesse ermöglicht und im Sinne der Infektionsprävention neue Lösungen aufzeigt, die in die Praxis implementiert werden können. Im engen Austausch mit den Forschungspartnern wurden die folgenden baulichen, bauhygienischen und prozessualen Anforderungen für den Raum definiert → Abb. 7:

— A. Patientenzimmer in additiver Aufreihung
— B. Kompakte Bauweise
— C. Betten gegenüber
— D. Gleichwertige Bettplätze
— E. Einsehbarkeit auf beide Patienten vom Eingangsbereich inkl. Übersichtlichkeit des Zimmers
— F. Arbeits- und Lagerfläche Personal im Eingangsbereich
— G. Fenster für optimale natürliche Belüftung
— H. Zwei Nasszellen inkl. Dusche und barrierefrei ausgeführt
— I. Optimierte Zonierung für Pflegeabläufe
— J. Desinfektionsmittelspender sichtbar und in Nähe zum Patientenbett

Für die Ausstattung gelten die folgenden Anforderungen:
— Formensprache der Einrichtung auf optimale Reinigung hin ausgerichtet
— Bündig integrierte Einrichtungen, wenige Fugen
— Optimale Oberflächen für Reinigung

Für die daran anschließende Entwurfsphase wurden die drei Betrachtungsebenen „Raum und Layout", „Bauteile und Fügung" und „Oberfläche und Material" definiert. Mit diesen Betrachtungsebenen hat sich das Planerteam in enger Absprache mit den Projektpartnern Schritt für Schritt über einen Zeitraum von sechs Monaten dem finalen Entwurf genähert. Für jede Betrachtungsebene wurden mehrere Varianten erarbeitet, die diskutiert, bewertet und priorisiert wurden.

Zunächst wurde die Betrachtungsebene „Raum und Layout" untersucht. Für diese Betrachtungsebene wurden die drei folgenden Raumkonzept-Vorschläge erarbeitet, die alle den zuvor definierten Anforderungen entsprechen → Abb. 9–11.

Im Rahmen eines Forschungstreffens waren die Verbund- und Industriepartner aufgefordert, die aus ihrer Sicht sinnvollste Lösung in Bezug auf die zuvor genannten Anforderungen auszuwählen und ihre Entscheidung zu begründen. Die Partner wurden in Kleingruppen aufgeteilt und haben anhand von Skizzen und Karten die Ergebnisse präsentiert. Als Ergebnis dieser Auswertung und als Grundlage der weiteren Bearbeitung wurde die Variante 1 ausgewählt → Abb. 9.

In einem zweiten Schritt haben die Teilnehmer des Treffens zusätzliche Anforderungen für die weitere Entwurfsphase wie folgt definiert:
— Klare Zonierung und Zuordnung der Arbeitsfläche zum Personal und Bad sowie Zuordnung Schränke zum Patient

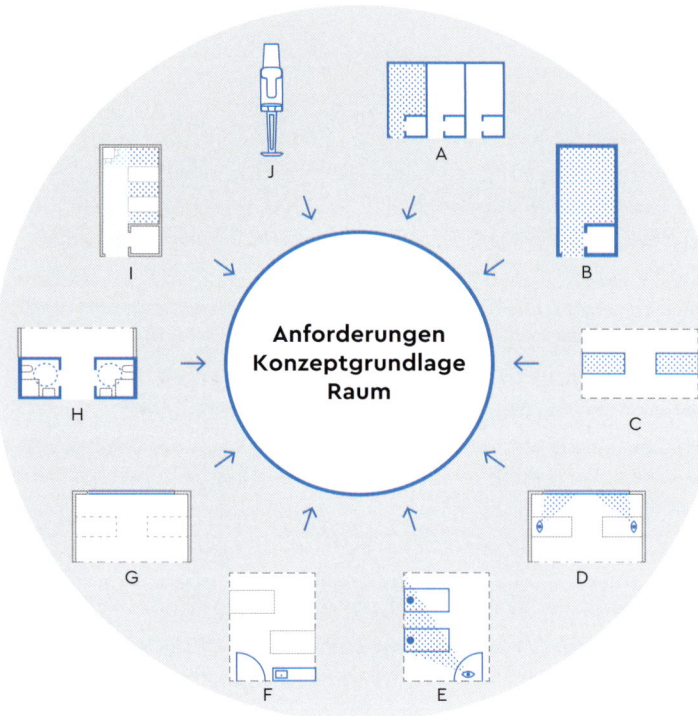

7 Definierte Anforderungen bilden die Konzeptgrundlage Raum

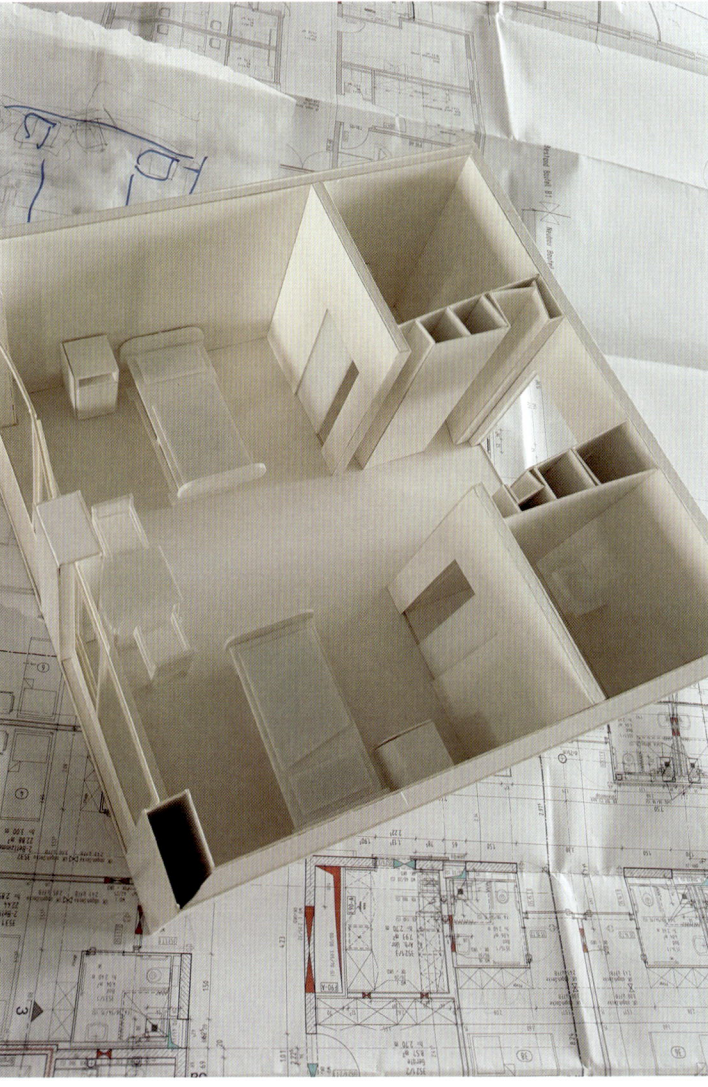

8 Arbeitsmodell im Entwurfsprozess

— Ein Pflegearbeitsplatz pro Patient mit Desinfektionsmittelspender und Lager-/Ablageflächen für das Personal
— Desinfektionsmittelspender im Pflegearbeitsplatz in Wegrichtung zum Patienten positioniert und von allen Seiten des Patientenzimmers sichtbar
— Nachttisch muss auf beiden Seiten vom Patientenbett positionierbar sein
— Sitzbank am Fenster als fest installierte Sitzmöglichkeit für Patient und Besucher
— Bad soll auch mit Schiebetür ausführbar sein (Verletzungsgefahr reduzieren und Übersichtlichkeit verbessern)
— Eventuell Lager-/Ablagefläche für Personal im Patientenbad
— Wandzone zwischen Bad und Patientenzimmer wird mittels Einbauten als Ablage- und Verstaufläche genutzt
— Bäder mit unterschiedlicher Ausstattung

Für die Betrachtungsebene „Bauteile und Fügung" wurden erneut drei Konzeptvorschläge erarbeitet und zur Diskussion gestellt. Alle Varianten bauen auf der zuvor ausgewählten Entwurfsvariante 1 und den weiteren Anforderungen auf. Die übergeordnete Raumkonfiguration ist bei allen Entwurfsvarianten gleich und betrifft z. B. die Lage der Nasszellen, die Positionierung der Patientenbetten und die große Fensterfront. Unterschiedliche Ansätze gibt es bei der Erschließung der Nasszelle, der Lage und Größe des Pflegearbeitsplatzes oder der Positionierung des Patientenschranks → Abb. 12–14.

Die drei Zimmervarianten wurden im Rahmen eines Planertreffens erneut zur Diskussion gestellt. Daran nahmen neben den Verbundpartnern ein Krankenhausplaner und eine Innenarchitektin teil. Ziel dieses Treffens war es, mögliche Defizite der Konzepte zu ermitteln und Verbesserungsvorschläge für die weitere Detailplanung aufzunehmen.

Zudem wurden Kleingruppentreffen mit den Industriepartnern durchgeführt, eingeteilt in die vier Gruppen Raum, Bad, Ausstattung und Objekt. Es sollten dabei mögliche Schnittstellenprobleme und Abhängigkeiten zwischen den Gewerken erkannt werden. Im Besonderen konnten mögliche Detaillösungen und anspruchsvolle Anschlusspunkte, Fugen und Materialübergänge mit den Partnern besprochen werden. Außerdem sollten hier die Entscheidungen über Auswahl der Produkte bzw. Produktserien gemeinsam diskutiert werden. Es wurde besprochen, wie einzelne Produkte entsprechend den definierten Anforderungen weiterentwickelt werden müssten.

Als Ergebnis des Planer- und der Kleingruppentreffen wurde die Variante 3 zur weiteren Ausarbeitung ausgewählt → Abb. 14. Für die weitere Arbeit am finalen Entwurf wurden zudem folgende Anforderungen an die Ausstattung im Patientenzimmer zur Umsetzung empfohlen:

— Patientenschrank mit Kleiderstange, fest eingebauten Ablageböden und einem verschließbaren Fach sowie Schrankbeschläge mit Push-to-open-Bedienung für bessere Reinigung
— Patiententischfläche schräg angeschnitten, sodass die Sitzposition des Patienten leicht gedreht ist, um den Blickwinkel in den Raum zu verbessern und die Kommunikation mit Besuchern und dem anderen Patienten zu erleichtern. Auch das Abstellen eines Essenstabletts ist möglich.
— Besucher-Sitzbank mit Wischkanten und abnehmbaren, gut zu reinigenden Polstern
— Müllabwurfeimer pro Patient in unmittelbarer Nähe zum Personal-Arbeitsplatz
— Kofferfach
— Patientenbett (Bettlänge 2,21 m) mit maximaler Ausfahrlänge von 2,51 m. Ist bei beidseitiger Zugänglichkeit nicht umzusetzen, ohne eine impraktikable Raumbreite anzunehmen. Stattdessen sollte ein

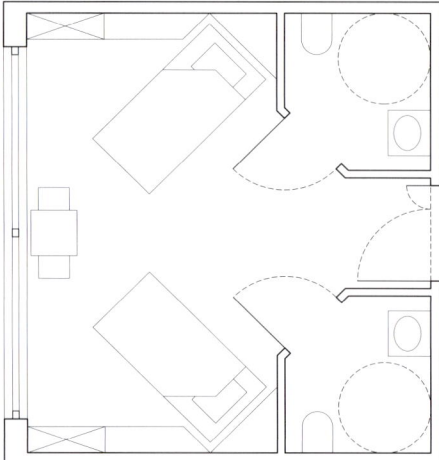
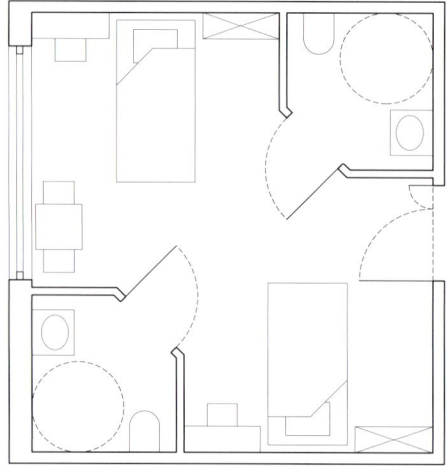
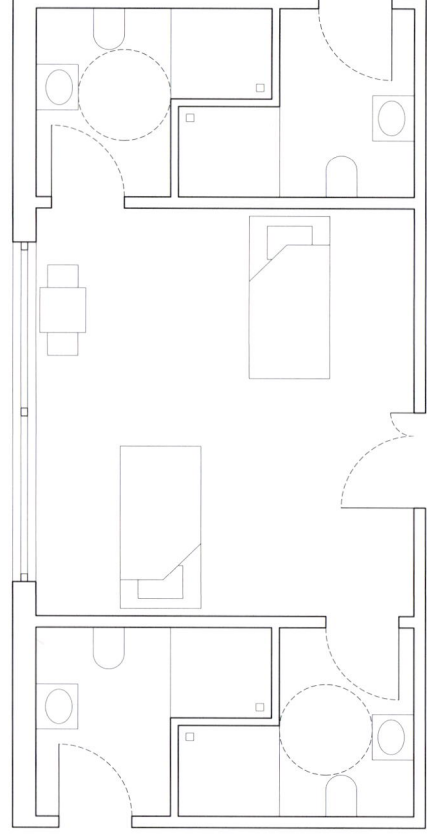

9 Betrachtungsebene „Raum und Layout", Variante 1, 1:100
— Grundriss symmetrisch
— Bettposition gegenüber gedreht
— Nasszellen innenliegend

10 Betrachtungsebene „Raum und Layout", Variante 2, 1:100
— Grundriss verwinkelt
— Bettposition gegenüber versetzt
— Nasszelle innen- und außenliegend

11 Betrachtungsebene „Raum und Layout", Variante 3, 1:100
— Grundriss Patientenzimmer und Nasszellen nebeneinander
— Bettposition gegenüber versetzt
— Nasszelle innen- und außenliegend

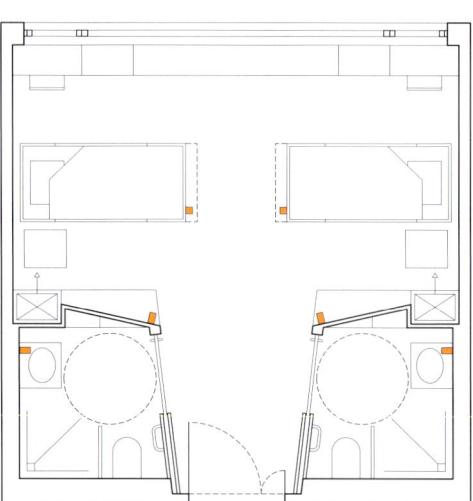
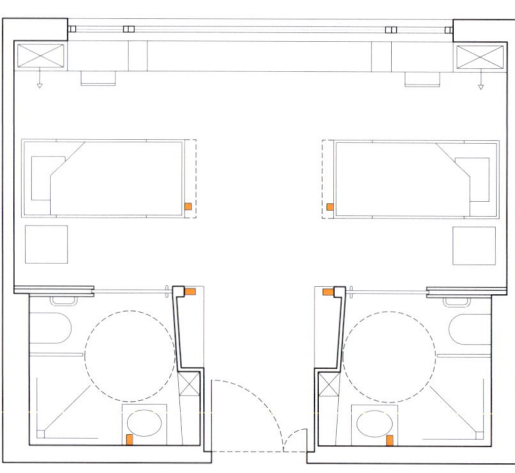
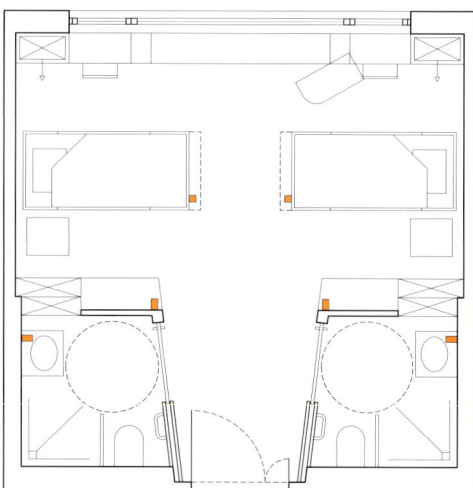

12 Betrachtungsebene „Bauteile und Fügung", Variante 1, 1:100
— Pflegearbeitsbereich in Nähe zum Patientenbett und schräg angeschnitten
— Nasszellenzugang seitlich vom Eingangsbereich
— Patientenschrank neben Pflegearbeitsbereich

13 Betrachtungsebene „Bauteile und Fügung", Variante 2, 1:100
— Pflegearbeitsbereich in der Erschließungszone
— Nasszellenzugang von der Patientenbettseite
— Patientenschrank neben Patiententisch an der Fassade

14 Betrachtungsebene „Bauteile und Fügung", Variante 3, 1:100
— Pflegearbeitsbereich in Nähe zum Patientenbett
— Nasszellenzugang seitlich vom Eingangsbereich
— Patientenschrank neben Patiententisch an der Fassade

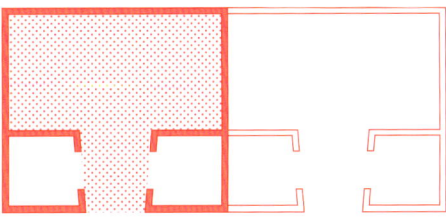

15 Patientenraum mit Nasszelle in same-handed Anordnung

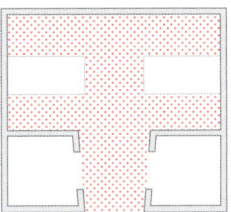

16 Regelgrundriss

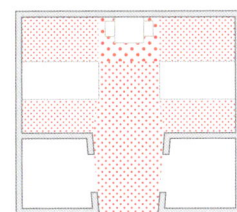

17 Drei-Zonen-plus-Raum

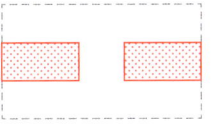

18 Betten gegenüber

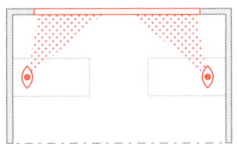

19 Bettplätze gleichwertig

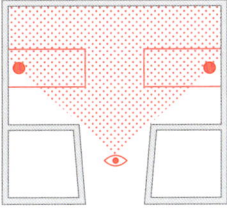

20 Entwurfsgrundsatz: beide Patienten für Personal sichtbar

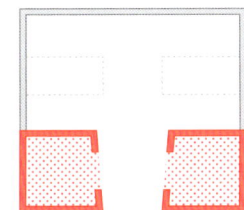

21 Nasszellen innenliegend

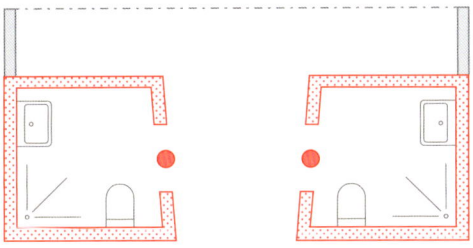

22 Zwei identische Nasszellen

etwaiges Problem über die Raumbelegung gelöst werden, indem ein überdurchschnittlich großer Patient (Bettlänge 2,51 m) mit einem durchschnittlich großen Patienten zusammengelegt wird (Bettlänge 2,21 m).

Für die Ausstattung Bad wurden diese Anforderungen für den finalen Entwurf vorgeschlagen:
— Schiebetür vor der Wand laufend
— Bad hinter der Wand Kopfende Bett
— WC und Abfalleimer mit Wandaufhängung für bessere Reinigung
— Boden und Wand verfliest
— Infrarot-Spiegel
— Stützklappgriff
— Ablageflächen zur Nutzung durch den Patienten
— Müllabwurfeimer
— Desinfektionsmittelspender nicht am Waschbecken, sondern in Schranknische abgesetzt, um Verwechslung zwischen Seife und Desinfektionsmittel zu vermeiden.

Für die Betrachtungsebene „Oberfläche und Material" wurde auf der Grundlage der zuvor getroffenen Entwurfsvariante und der weiteren Anforderungen ein Gestaltungskonzept entwickelt → Farb- und Materialkonzept, S. 183, 184. In die Material- und Oberflächenauswahl flossen die Untersuchungsergebnisse der iBMB (Institut für Baustoffe, Massivbau und Brandschutz) der TU Braunschweig ein → Materialeinsatz, S. 24–26.

Finaler Entwurf

Auf Grundlage der bauwissenschaftlichen Analyse und der partnerübergreifenden Bewertung und Entwicklung von interdisziplinären Lösungsansätzen ist ein infektionssicherer, innovativer Entwurf für ein optimales infektionssicheres Patientenzimmer inklusive Nasszelle erarbeitet worden. Dabei wurden verschiedenen Aspekte wie z. B. Baustruktur, Funktionswegebeziehungen, Abläufe, Detaillösungen, Materialität oder Oberflächen betrachtet und zu einem baulichen Musterkonzept zusammengeführt.

Raumlayout und Prozess

Der finale Grundriss sieht eine Aneinanderreihung von identischen Patientenzimmern vor. Dadurch werden Behandlungs-, Versorgungs- und Reinigungsprozesse in ihrer Choreographie planbarer und können optimiert werden. Prozessfehler durch die Neuorientierung können vermieden werden → Abb. 15, 16. Die Raumaufteilung im Patientenzimmer in drei Zonen unterstützt ebenfalls hygienische Abläufe. So gibt es eine sogenannte Pflegezone, die den Bewegungsbereich des versorgenden Personals an dem Pflegearbeitsplatz und um das Patientenbett markiert. Die Patientenzone umfasst das Patientenbett mit seiner direkten Umgebung. Die dritte Zone ist der Aufenthaltsbereich für Patient und Besucher an der Außenwand mit Fensterfront, die den Patientenschrank, die Tische und die Sitzbank mit einbindet → Abb. 17.

Der Grundriss wurde durch verschiedene Entwurfsprinzipien bestimmt, wie beispielsweise der Anordnung der Betten gegenüber, gleichwertige Bettplätze und Sichtbarkeit beider Patienten für das Personal. Das Raumlayout ist symmetrisch, sodass jedem Patienten eine räumliche Hälfte identisch in Größe, Beschaffenheit und Ausstattung zur Verfügung steht. Das Grundrisskonzept der zwei gegenüberliegenden Betten setzt sich ab von der Standardanordnung der zwei parallel gestellten Betten in einem zwei-Bett-tiefen Raum → Abb. 18. Durch die Positionierung der Patientenbetten gegenüberliegend wird zum einen ein guter und gleichwertiger Ausblick für beide Patienten gewährleistet → Abb. 19. Zum anderen hat dadurch das Personal bereits vom Türbereich

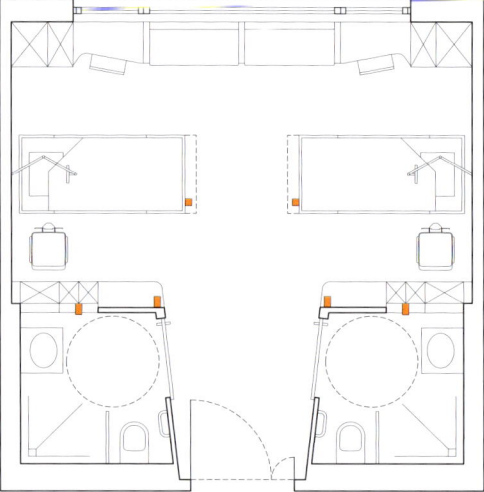

23 Grundriss finaler Entwurf 1:100

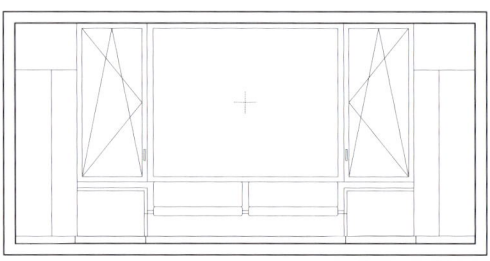

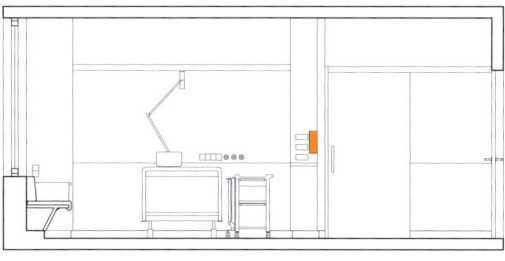

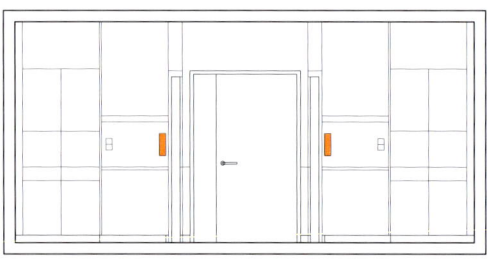

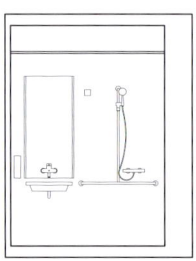 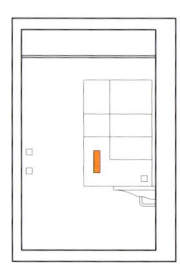 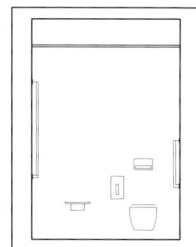

24 Ansichten finaler Entwurf 1:100

des Zimmers aus beide Patienten im Blick. So können eine bessere Versorgung und schnelleres Reagieren im Ernstfall gewährleistet werden → Abb. 20.

Durch die Position der Betten soll das Krankenhauspersonal zu einer bewussteren Händedesinfektion und Versorgung des Patienten animiert werden. Zudem werden die Kopfbereiche der Patienten voneinander entfernt, wodurch sich die Gefahr der gegenseitigen Infektionsübertragung aufgrund räumlicher Nähe reduziert. Die symmetrische Aufteilung und Dopplung der Ausstattung erleichtert die klare Zuordnung der Gegenstände zum Patienten und soll auf diese Weise ungewollte Kontaktübertragung vermeiden. Dies gilt auch für die vorgesehenen zwei Nasszellen → Abb. 21, 22. Ein unterfahrbarer Arbeitsbereich mit Desinfektionsmittelspender für das Personal dient als zusätzliche Arbeits- und Ablagefläche bei der Versorgung der Patienten und soll nicht nur die Arbeit erleichtern, sondern auch die Compliance mit Händedesinfektionsrichtlinien steigern. Zusätzlich befinden sich an den Fußenden der Betten ebenfalls Desinfektionsmittelspender, sodass das Personal immer die Möglichkeit hat, sich die Hände beim Weiterlaufen zu desinfizieren, bevor es den nächsten Patienten erreicht – sowohl bei Betreten des Zimmers als auch beim Versorgungswechsel zwischen zwei Patienten.

Innovative Lösungen des finalen Entwurfs

A. Eingangsbereich
Der Eingangsbereich öffnet sich zu den Patientenbetten hin, sodass ein einfacherer und ungehinderter Einblick durch die Pflegekraft auf die Patienten erfolgen kann. Rechts befindet sich ein Bedienpanel, um verschiedene, situationsgerechte Lichtszenarien auszuwählen. Diese unterstützen das Personal bei ihren Tätigkeiten.

B. Pflege- und Arbeitsbereich
Ein ebenfalls in Nähe zum Bett platzierter Pflege- und Arbeitsbereich integriert den sicheren Abwurf von gebrauchten Materialien und den unmittelbaren Zugriff auf neues Pflegematerial, Handschuhe und einen Desinfektionsmittelspender, sodass Arbeitsvorgänge räumlich klar gebündelt werden.

C. Nasszelle
Zwei Nasszellen, die jeweils einem Patienten zugewiesen sind, verhindern Nutzungsszenarien, in denen eine Kreuzkontamination durch gemeinsam genutzte Kontaktflächen erfolgen kann.

D. Besucherbereich
In dem Besucherbereich werden Sitzbank, Patiententisch und Stuhl räumlich gebündelt. Um eine einfache und schnelle Reinigung zu ermöglichen, ist die Sitzbank auf einem Sockelpodest aufgestellt. Die darunterliegende Hohlkehle des Bodens im Übergang zur Wand ist bis an die Sitzbanktragkonstruktion herangeführt. Dies erleichtert das Wischen zusätzlich.

E. Nachttisch
Der Neuentwurf des KARMIN Nachttischs → S. 224–229 erleichtert das Reinigen durch seinen fugenlosen Aufbau. Das vergrößerte Platzangebot bei einem marktüblichen Gesamtvolumen ermöglicht eine übersichtliche Organisation von Gegenständen. Zudem erlaubt die beidseitige Nutzbarkeit eine flexiblere Pflege.

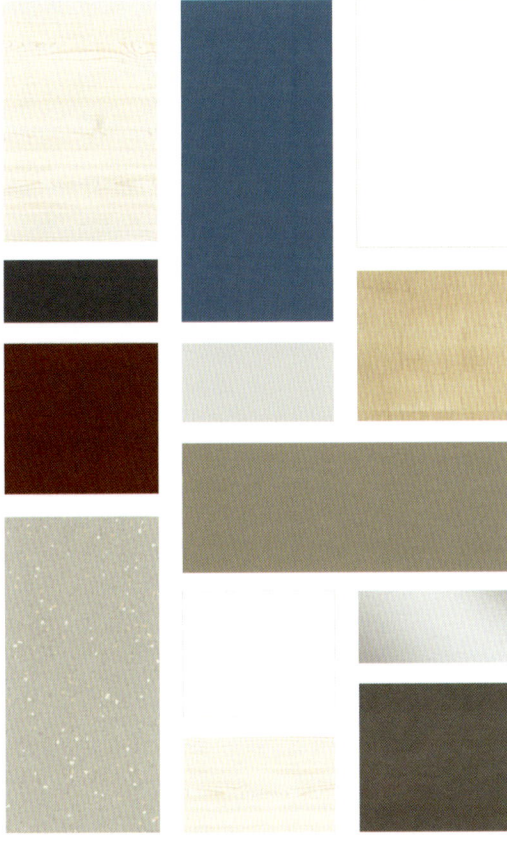

25 Farb- und Materialwahl

F. Desinfektionsmittelspender

Die Spender sind entlang der Arbeitsrouten und in Nähe zu den jeweiligen Patientenbetten platziert. Der neuentwickelte KARMIN Spender → S. 210–223 ermöglicht eine Aufzählung und Nutzergruppenzuordnung getätigter Hübe, um in Teambesprechungen die Compliance mit Händehygienerichtlinien durch das Auswerten der Statistiken zu steigern.

G. Bedside Terminal

Das Bedside Terminal → S. 230–236 ist das zentrale Element der Patientenaufklärung. Informative Inhalte klären den Patienten über infektionspräventive Verhaltensweisen auf, sodass Patienten aktiv zur Infektionsprävention beitragen können.

Farb- und Materialkonzept

Das Farb- und Gestaltungskonzept eines Patientenzimmers leistet einen wesentlichen Beitrag zur Aufenthaltsqualität in einem Patientenzimmer und somit auch zum Wohlbefinden des Patienten während seiner stationären Behandlung. Neue Trends der Innengestaltung zielen vermehrt darauf ab, den Komfort für die Patienten zu erhöhen und dem Patientenzimmer einen Hotelcharakter zu verleihen. Auch anderen Faktoren wird in den letzten Jahren mehr Beachtung geschenkt. Dazu gehören die Luftqualität, das Licht und ein visueller Naturbezug, entsprechend dem neuen Gestaltungsansatz der Healing Architecture, die Einflüsse der räumlichen Umgebung auf das physische und psychische Wohlbefinden in den Planungsprozess einbezieht. Demnach können diese Faktoren die Umgebung positiv beeinflussen und für das Genesen der Patienten förderlich sein, aber auch zu der Zufriedenheit des Personals am Arbeitsplatz beitragen.

Für das Projekt KARMIN sollte ein einheitliches und ansprechendes Gestaltungskonzept entwickelt werden, das zusätzlich mit den Grundsätzen der Infektionsprävention vereinbar ist. Vor allem eine gute Reinigbarkeit von Oberflächen ist hierzu wesentlich. Dementsprechend sollten Farben so gewählt werden, dass grober Schmutz oder unzureichende Wischreinigung direkt erkannt werden können, sodass die Farbwahl indirekt einen Beitrag zur Compliance bei Reinigungsvorgängen in Patientenzimmern leisten kann. Die geplanten Einbauten haben den Vorteil, dass gewählte Farbflächen im Gegensatz zu Kastenmöbeln aus serieller Produktion, für die meist eine eingeschränkte Auswahl an Designs und Dekoren zur Verfügung steht, besser aufeinander abgestimmt werden können. Besonders intensiv genutzte und häufig berührte Flächen sollten keine unruhigen Texturen aufweisen, sondern monochrom eingefärbt sein, um das Erkennen von Verunreinigungen zu erleichtern. Schließlich sollten relativ kostengünstige Materialien gewählt werden, damit nicht nur der Patient im Wahlleistungszimmer davon profitiert.

Auf der Grundlage des finalen Entwurfs des Patientenzimmers wurden drei mögliche Leitthemen für Farbkonzepte entwickelt, denen jeweils eigene Gesichtspunkte zugrunde lagen. Für jedes Leitthema ergaben sich abermals unzählige Optionen, sodass ein 3D-Modell für die Simulation von Farb- und Materialkombinationen zurate gezogen wurde. In der Folge wird jeweils ein Beispiel für jedes Leitthema vorgestellt.

Leitthema „clean" und Kontrastfarbe

Zugunsten eines „cleanen", also sauberen und aufgeräumten Gesamteindrucks dominieren sehr helle, vorzugsweise weiße und graue Farben. Demgegenüber steht ein satter Farbton, der nicht nur für einen erfrischenden Farbakzent sorgt, sondern auch gewählte Flächen kontrastiert.

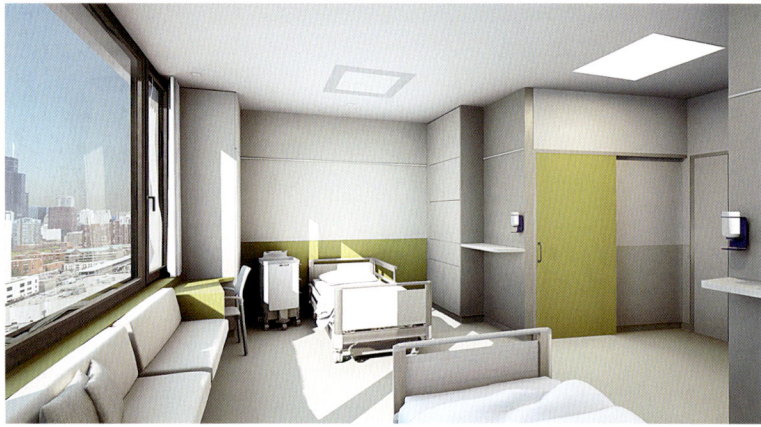

26 Rendering Patientenzimmer „clean" und Kontrastfarbe

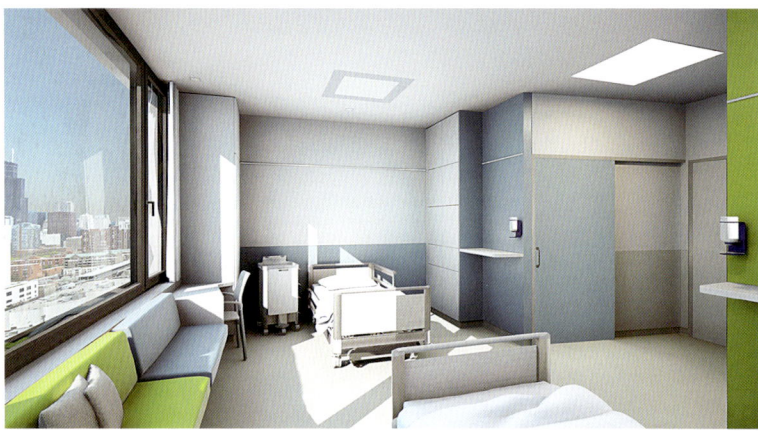

27 Rendering Patientenzimmer mit zwei Farbzonen

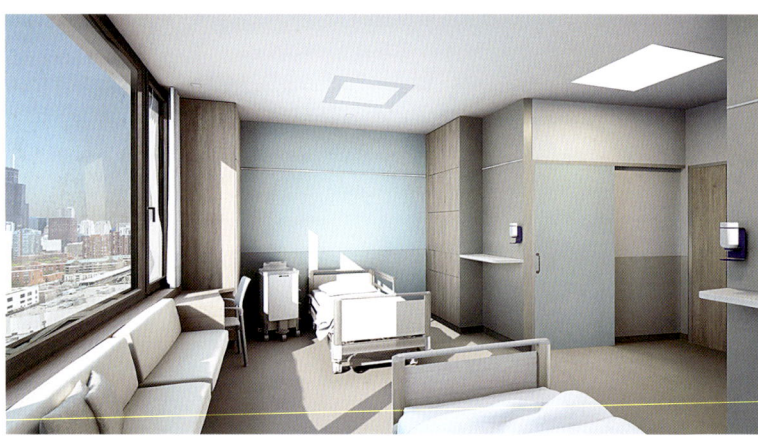

28 Rendering Patientenzimmer „atmosphärisch"

Auf diese Weise kann beispielsweise die Bodenfläche farblich abgesetzt und zugleich der Bewegungsraum des Zimmers optisch begrenzt werden, was vor allem für Orientierung und Mobilität älterer Patienten unterstützend sein kann → Abb. 26.

Leitthema zwei Farbzonen

In diesem Falle werden zwei Farben eingesetzt, um die Zugehörigkeit von Raumzonen und ihrer Ausstattung zu den jeweiligen Bettplätzen und somit zu den einzelnen Patienten farblich kenntlich zu machen. Diese sollten zudem so gewählt werden, dass sie relativ kontrastreich zueinander sind und sich auch bei eingeschränktem Sehvermögen gut voneinander unterscheiden lassen. Diesem Leitthema liegt damit die Überlegung zugrunde, dass vor allem ältere und/oder demente Patienten ihre eigene Raumzone und die dazugehörigen Benutzungsflächen besser erkennen können. Die Häufigkeit des Berührens von Kontaktflächen durch beide Patienten oder die Gefahr der Verwechslung, die auch jüngeren oder sedierten Patienten unterlaufen kann, wird zudem im Sinne der Infektionsprävention gemindert → Abb. 27.

Leitthema „atmosphärisch"

Dieses Leitthema wählt Farben und Dekore, die in der Kombination harmonisch sind und eine bestimmte Stimmung erzeugen sollen, um die Behaglichkeit während des Aufenthalts im Zimmer für Patienten, aber auch für ihre Besucher zu steigern → Abb. 28.

Die finale Gestaltung

Auch wenn sich das Simulieren von Farboptionen mithilfe des 3D-Modells als hilfreiches Instrument erwies, war eine Bemusterung sämtlicher Oberflächen und Dekore, die im KARMIN Patientenzimmer verbaut wurden, zur Findung des Farbkonzepts unerlässlich. Vom Bodenbelag über Patientenbett-Seitenflächen bis hin zur Badfliese wurden alle Oberflächen bemustert. Das finale Farbkonzept ist eine Kombination basierend auf zwei der vorgestellten Leitthemen „clean" und „atmosphärisch" → Abb. 29. Da die Infektionsprävention im Vordergrund des Projekts stand, sollte durch die Farbwahl der Eindruck klinischer Sauberkeit unterstützt werden. Aus diesem Grund wurde für die anteilig größte Fläche des Zimmers, nämlich die Wand und die Decke, die Farbe Weiß gewählt. Weiß ist auch der Pflegearbeitsbereich mit Push-to-open-Schrankflächen und der Arbeitsfläche, um Verschmutzungen in diesem Bereich sofort sichtbar zu machen. Dem steht ein kühles Blau als Kontrastfarbe gegenüber.

Aber auch das Wohlbefinden des Patienten sollte durch das Gestaltungskonzept angesprochen werden, weshalb warme Farbakzente wie Brauntöne und Holzdekore im Patientenbereich gewählt wurden. Zusammen mit warmen Grautönen ergibt sich ein farblich abgestimmtes und harmonisches Farbkonzept → Abb. 25.

Oberflächen im Patientenraum

Für den größten Anteil der Oberflächen wurde HPL eingesetzt, ein unter Hochdruck verpresstes Laminat. Dieses Material hat sich bei den im Vorfeld durchgeführten Reinigungsuntersuchungen als geeignet hinsichtlich Wischdesinfizierung und Desinfektionsmittelbeständigkeit erwiesen. Der Rammschutz, sämtliche Schrank- und Arbeitsoberflächen sowie die Sitzbank sind mit HPL verkleidet. Für die Gestaltung hatte dies den Vorteil, dass die Auswahl der Farben und Dekore erleichtert wird und nicht aus unterschiedlichen Farbkatalogen gewählt werden muss. Damit einhergehend sind auch mehr Optionen bei Farbentscheidungen, da die Dekore im KARMIN Patientenzimmer beliebig ausgetauscht werden können und individuell wählbar sind. Für den Boden wurde gezielt das Material Kautschuk gewählt, da es sich um

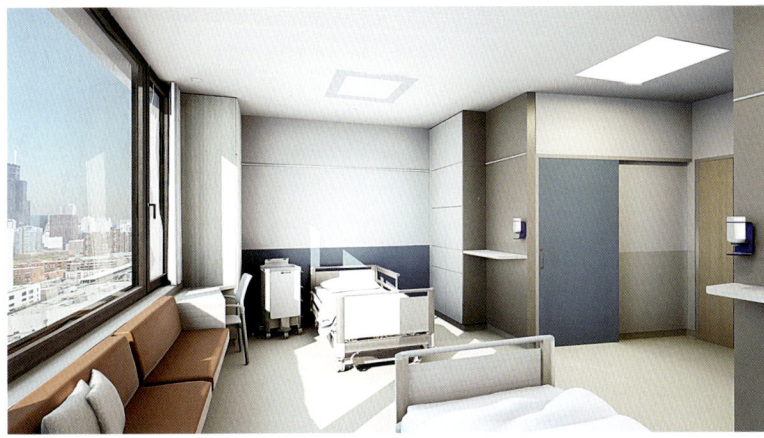

29 Rendering Patientenzimmer mit finalem Gestaltungs- und Farbkonzept

ein Naturprodukt handelt, welches ohne chemische und emittierende Oberflächenversiegelung auskommt.

Badausstattung

Da in der Planung eine Entscheidung für zwei identische, aber voneinander unabhängige Nasszellen erging, konnten diese mit jeweils unterschiedlichen Oberflächen ausgestattet werden. Während ein Bad vollständig verfliest wurde, ist das andere mit HPL als Wandbeschichtung ausgestattet worden. Da sich entsprechend der Reinigungsuntersuchungen beide Oberflächen vergleichbar gut als Wandoberfläche eignen, ist es sinnvoll, sie im Praxistest dem direkten Vergleich zu unterziehen. Zudem soll ein höherer Grad der Automation im Patientenbad erprobt werden. So ist beispielsweise eine Armatur mit einem Einhandhebel bestückt, der auch mit dem Ellenbogen betätigt werden kann, während der Wasserlauf bei der zweiten Armatur selbstauslösend ist.

Lichtkonzept

Bedeutung des Lichtes

Primär ist Licht für uns Menschen lebensnotwendig. Die wechselnden Lichtverhältnisse beeinflussen den Hormonhaushalt, steuern den Tagesrhythmus und sind an der Bildung wichtiger Vitamine beteiligt. Licht wirkt sich auf unsere physische und psychische Gesundheit und somit auf den Genesungsprozess aus. Aber auch für die Pflegeabläufe ist eine gute Ausleuchtung unabdingbar, um beispielsweise eine Spritze korrekt zu setzen oder ggf. Krankheitsbilder anhand äußerlicher Merkmale des Patienten zu erkennen. Aber auch bei der für die Infektionsprävention essentiellen Reinigung muss auf eine ausreichende Beleuchtung geachtet werden, damit Verschmutzungen erkannt werden. Umgekehrt kann eine unzulängliche Beleuchtungssituation zu Unmut und fehlerhaftem Verhalten führen.

Das Licht auf einer Normalpflegestation sollte die Atmosphäre eines sauberen und wohnlichen Aufenthaltsraums haben und somit eine positive Stimmung erzeugen. Helle und farbig gestaltete Räume regen die Sinne des Patienten an und führen im eher tristen Tagesablauf des Krankenhauses zu mehr Wohlbefinden.

Natürliches Licht ist dabei künstlichem Licht vorzuziehen. Die Anordnung der Ausstattungsgegenstände, Fensterflächen und letztendlich auch die Ausprägung des Grundrisses sollten daher bei der Planung mit der Art, Positionierung und Anzahl der Leuchtmittel abgestimmt werden. Diese Gestaltung liegt teilweise im Ermessen der Planer, muss aber auch bestimmte Normen erfüllen. Ein „smartes" Patientenzimmer kann dabei automatisch Lichtsituationen schaffen, die durch Sensoren ausgelöst werden und auf konkrete Umstände reagieren. So nimmt beispielsweise das im KARMIN Patientenzimmer verwendete Bett die Gewichtsverlagerung des Patienten wahr und kann eine Unterbettbeleuchtung auslösen. Bei der manuellen Steuerung ist dagegen zu bedenken, dass jede gemeinsam genutzte Tasteroberfläche das Risiko einer Kreuzkontamination birgt. Die Beleuchtung muss diesen Bedeutungen und verschiedenen Nutzungsszenarien entsprechen und die unterschiedlichen Personengruppen innerhalb des Patientenzimmers unterstützen und möglichst kontaktlos oder individuell ansteuerbar sein.

Anforderungen

Um der Bedeutung des Lichtes gerecht zu werden, muss eine Vielzahl an Anforderungen erfüllt werden. Diese leiten sich aus bestehenden Normen und der individuellen Situation des zu entwerfenden Zimmers

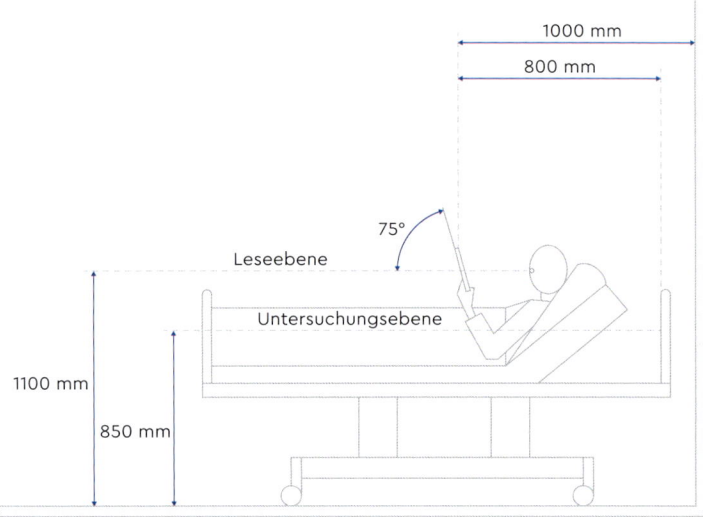

30 Normierte Maße zur Untersuchungs- und Leseebene

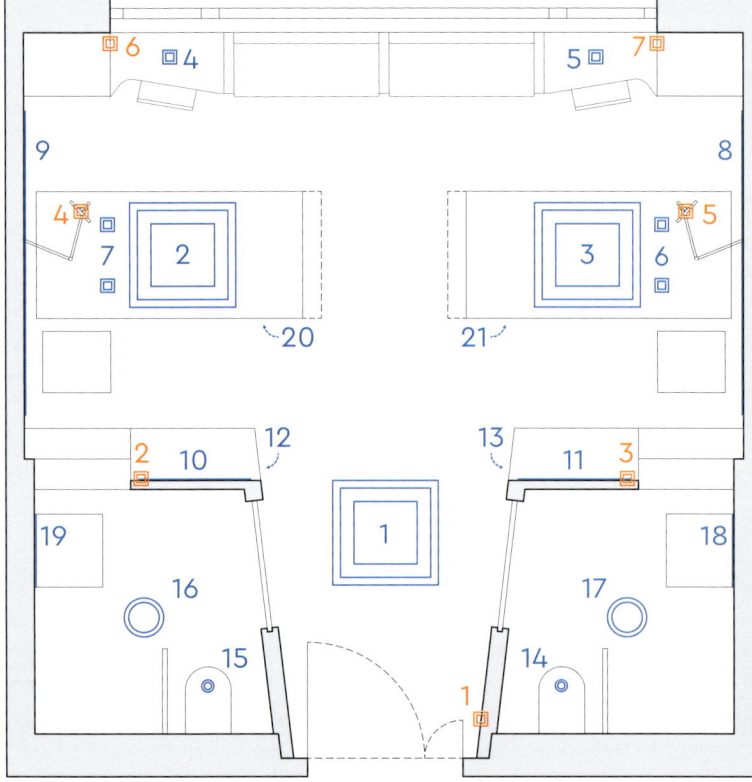

31 Position der Leuchtmittel (blau) und Steuerungseinheiten (orange)

1 Panel zur Ansteuerung aller Beleuchtungsszenarien
2, 3 Taster für jeweilige Lichtleiste an der Pflegearbeitsfläche
4, 5 Bedside Terminal mit Interface zur Auswahl patientenrelevanter Beleuchtungsszenarien
6, 7 Taster für jeweiliges Leselicht am Patiententisch
1–3 HCL-Flächenlicht mit Tunable-White LEDs
4, 5 Leseleuchte oberhalb des Patiententischs
6, 7 Leseleuchte oberhalb des Patientenbetts
8, 9 Durchlaufende Lichtleiste mit indirekter Beleuchtung
10, 11 Abgeblendete Lichtleiste oberhalb der Arbeitsfläche
12, 13 Lichtleiste im Sockel zur nächtlichen Orientierung
14, 15 Leuchte oberhalb der WCs
16, 17 Zentrales Deckenlicht Nasszelle
18, 19 Senkrechte Lichtleisten an den Spiegeln
20, 21 Unterbettbeleuchtung

ab. Im Allgemeinen lässt sich eine angenehme Atmosphäre durch die Verwendung indirekter Beleuchtung mit mindestens 100 Lux und warmweißem Licht erreichen (DIN 5035-3).

Verschiedene Tageszeiten, verschiedene Anforderungen
Um spezifische Anforderungen abzuleiten, lohnt es sich, Nutzungsszenarien und Beleuchtungssituationen zu definieren. Der wechselhafte Einfall des natürlichen Lichtes und die diversen Tätigkeiten der im Raum unterschiedlich häufig anwesenden Personengruppen erfordern während des Tagesverlaufs eine Vielzahl unterschiedlicher Lichtszenarien. Zu nennen sind:
— Tägliche Reinigung
— Endreinigung zwischen verschiedenen Patientenbelegungen
— Pflege am Bett
— Vorbereitungen am Pflegearbeitstisch
— Nutzung Pflegeschrank
— Visite und Untersuchung
— Besuch
— Lesen
— Körperpflege
— Toilettennutzung
— Ruhephase
— An-/Entkleiden am Patientenschrank
— Essen
— Schlafen
— Nächtliche Orientierungshilfe

Diese Szenarien beziehen sich auf konkrete Zonen im Raum und in den Nasszellen und erfordern eine unterschiedlich intensive und ausgerichtete Beleuchtung. Teilweise werden die genannten Situationen schon durch bestehende Normen behandelt.

Normen
Für eine normative Beleuchtung sind die DIN 5035-3 und DIN EN 12464-1 maßgeblich. Diese sollen eine geeignete Lichtsituation für den Patienten, aber auch den Arbeitsschutz des Personals erwirken und haben einen direkten Bezug zu manchen der oben genannten Nutzungsszenarien. So muss eine ständige Direktblendung bettlägeriger Patienten ausgeschlossen werden, indem die mittlere Leuchtdichte der vom Bett aus einsehbaren Leuchten auf 1000 Candela pro Quadratmeter begrenzt wird. Auch die durch indirekte Beleuchtung erzeugte Helligkeit der Raumdecke ist auf einen Grenzwert von 500 Candela pro Quadratmeter festgelegt. Weiterhin ist an jedem Patientenbett eine Leseleuchte vorzusehen, welche mindestens 300 Lux auf der Leseebene erzeugen muss und individuell einschaltbar ist, um im Mehrbettzimmer den Zimmernachbarn nicht zu stören → Abb. 30.

Nachts gibt es jedoch ganz andere Anforderungen. Pflegekräfte und Patienten müssen sich in der Dunkelheit mithilfe von Licht orientieren können. Jedoch sollte bestenfalls dabei der Schlaf der Patienten bzw. des Zimmernachbars nicht gestört werden. Daher darf ein abgeschirmtes Orientierungslicht nicht fehlen. Eine breit abstrahlende LED-Beleuchtung kann dazu unterhalb der Liegeebene und an den Türen installiert werden, sodass das Leuchtmittel den schlafenden Patienten nicht direkt anstrahlt. Zudem ist eine Nachtbeleuchtung für die notwendige Übersicht und einfache Handgriffe der Pflegekraft notwendig. Diese sollte 5 Lux auf einer Höhe von 85 cm über dem Boden zur Verfügung stellen.

Am Tage sollten die Untersuchungsebene und der Arbeitsbereich mit mindestens 300 Lux möglichst gleichmäßig ausgeleuchtet sein. Bei Notfällen, Untersuchungen und Behandlungen muss die Lichtstärke aber mindestens 1000 Lux betragen. Der Unterschied in der Gleichmäßigkeit der Ausleuchtung sollte dabei zwischen der höchsten und mittleren Beleuchtungsstärke ein minimales Verhältnis von 1:2 halten (Licht.Wissen 07, 2013).

Zusätzliche Anforderungen
Neben Normen ergeben sich aus den beschriebenen Lichtszenarien weitere Anforderungen. Um einen angenehmen Aufenthalt zu ermöglichen und eine heilende Umgebung zu gestalten, wird das Prinzip des Human Centric Lighting (HCL) angewendet. Dies bezeichnet die Anwendung einer Beleuchtung, bei der in besonderer Weise der Mensch und sein Wohlbefinden in den Mittelpunkt gestellt werden. Der Mensch als biologisches Wesen ist an das Tageslicht und seine sehr unterschiedlichen Wirkungen ebenso gewöhnt wie an den natürlichen Tag-Nacht-Rhythmus. Daher ist die biologische Wirkung des Lichtes auf unsere innere Uhr wie auch auf die Psyche nicht zu unterschätzen. Die melanopische, nichtvisuelle Wirkung des Lichtes kann beim Patienten eine Aktivierung hervorrufen sowie Erholung und das allgemeine Wohlbefinden stärken. Die visuelle, atmosphärische Wirkung kann dagegen Emotionen wie etwa Unbehagen, Sicherheit oder Zuversicht hervorrufen. Zimmernachbarn sollten sich aber nicht durch gegensätzliche Beleuchtungswünsche, die durchaus gleichzeitig erfüllbar sind, stören können. So sollte das Abdunkeln der einen Zimmerhälfte und gleichzeitige Einschalten eines abgeschirmten Leselichts für den zweiten Patienten ermöglicht werden. Eine gezielte Lichtführung hilft dementen oder erschöpften Patienten bei der Orientierung, kann aber auch unerwünschten Handlungen vorbeugen.

Eine gute Ausleuchtung ist zudem für die Vermeidung von Arbeitsunfällen beim Krankenhauspersonal essentiell. Für diagnostische und pflegerische Tätigkeiten ist neben einer ausreichend starken Ausleuchtung auch wichtig, dass die Farbwahrnehmung der Haut des Patienten nicht durch die Lichtfarbe oder farbige Reflexionen von der Wand beeinträchtigt wird. Daher sollte in unmittelbarer Nähe zum Patienten auf grüne Wände verzichtet und während der Visite kein warmweißes Licht verwendet werden.

Auch Bildschirme sollten nicht durch Lichtreflexionen blenden, was zu verfrühter Ermüdung führt. Verschiedene Maßnahmen reduzieren eine Reflexblendung:
— Dimmbare Beleuchtung
— Richtige Anordnung der Bildschirme in Bezug zu Leuchten und Fenstern
— Abschattungsmöglichkeit bei Fenstern und Oberlichtern
— Einsatz entblendeter Leuchten
— Leuchten mit großen, leuchtenden Flächen und geringer Leuchtdichte
— Geeignete Oberflächenbeschaffenheit (matte Oberflächen) von Unterlagen, Arbeitsflächen etc.
— Beachtung der Ausrichtung des Leuchtmittels in Bezug zur Blickrichtung

Zimmerecken oder überbaute und unzugängliche Bereiche müssen für eine korrekt durchzuführende Reinigung ebenso gut ausgeleuchtet sein wie andere Bereiche des Zimmers.

Steuerung
Damit das Personal und die Patienten das geeignete Beleuchtungsprofil aktivieren können, muss dieses schnell und intuitiv auswählbar sein. Außerdem sind möglicherweise beide Hände des Personals belegt oder der Patient zu erschöpft oder physisch eingeschränkt, um einen Taster zu bedienen. Auch sollten Arbeitsschritte nicht durch die Notwendigkeit, einen Schalter und somit eine Kontaktfläche zu drücken, unterbrochen werden, da jede Störung die Einhaltung der Fünf Momente der Händedesinfektion erschwert.

Die Schaltflächen an sich sollten von so wenigen Personen wie möglich berührt werden. Daher bietet es sich an, mit Sensoren zu arbeiten, die Kontakte vermeiden. Auch können Schalter in der Nähe des Patienten und eine weitere Steuerungseinheit am Zimmereingang, in Nutzernähe, platziert werden, sodass das Zimmer direkt in den gewünschten Beleuchtungsmodus versetzt werden kann. So lassen sich gemeinsame Berührungen vermeiden. Bei einer Ausstattung der Patienten und des Personals mit RFID-Chips könnten auch RFID-Lesegeräte mit mittlerer Reichweite geeignete Beleuchtungsprofile bei Annäherung einschalten und das Verlassen des Zimmers erkennen, sodass Beleuchtungsszenarien automatisch ausgeschaltet werden.

Bedienung
Bei der Bedienung sind den Hauptnutzergruppen Pflegekräfte und Patienten jeweilige Ansteuerungspunkte am Zimmereingang und am Patientenbett zugeordnet. Dort können spezifische Beleuchtungsszenarien ausgewählt werden. So kann am Eingang die Deckenbeleuchtung und Leuchte oberhalb der Pflegearbeitsfläche gleichzeitig und direkt vom Pflegepersonal eingeschaltet werden. Nachts soll der Patient durch Sensorik in der fremden Umgebung unterstützt werden und nicht erst aufwändig einen Taster oder Menüpunkt auf einem Bedienpanel suchen müssen. Daher wird am Bett mit einem Gewichtssensor gearbeitet, der automatisch ein Orientierungslicht einschaltet. Bei der Konzeptionierung des Ausschaltens eines Beleuchtungsszenarios ist auf eine sinnvolle Programmierlogik zu achten, sodass eine Zeitschaltung keine Pflegeabläufe unterbricht oder den Patienten nachts im Dunkeln zurücklässt. Eine automatische Steuerung birgt Vorteile für motorisch beeinträchtigte Patienten, ist jedoch weniger anpassungsfähig für Sondersituationen, da der Sensorik die Interpretationsfähigkeit der tatsächlichen Situation im Zimmer fehlt. Daher wird die Beleuchtung im KARMIN Patientenzimmer manuell ausgeschaltet.

Beleuchtungskonzept und Umsetzung im KARMIN Patientenzimmer
Die Beleuchtung des KARMIN Patientenzimmers berücksichtigt die diversen Bedürfnisse der verschiedenen Nutzergruppen. Neben Kunstlicht wird möglichst viel natürliches Licht genutzt. Denn dieses und der Blick ins Freie sind für die Genesung förderlich. Die große Fensterfläche des Zimmers hilft dem Patienten, sich zeitlich wie räumlich selbst zu verorten. Da die Nasszellen innenseitig gelegen sind, wird der Lichteinfall auf die zur Fassade längsseitig positionierten Betten maximiert.

Die Beleuchtung unterstützt in ihrer Ausrichtung die Zonierung des Raumes. Der Patientenbereich, der Pflegearbeitsbereich, die Besucherzone und die beiden Nasszellen werden durch die Lichtwirkung akzentuiert und abgegrenzt. Bei Bedarf, wie etwa der nächtlichen Orientierungshilfe, wird der Patient aber bewusst durch eine überbrückende statt abgrenzende Lichtführung von seiner Zone zur Nasszelle geführt.

Positionierung und Auswahl des Leuchtmittels
Im KARMIN Patientenzimmer wurden 21 Leuchtmittel und mehrere Steuerungseinheiten eingesetzt → Abb. 31. Die drei Großflächenleuchten → Abb. 31, Nr. 1–3 sind relevant für die Visite und Reinigung und bestehen aus Tunable-White LEDs, um die für das Human Centric Lighting wichtigen Farbtemperaturen des Tageslichtverlaufs zu simulieren und den Schlafrhythmus des Patienten zu fördern → Abb. 32–36. Sie können individuell angesteuert werden und strahlen durch ein flächiges Lichtfeld

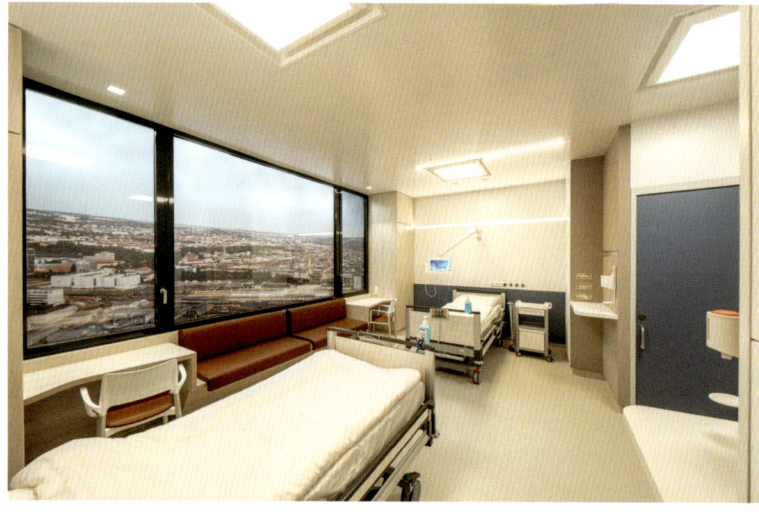

32 Lichtstimmung morgens

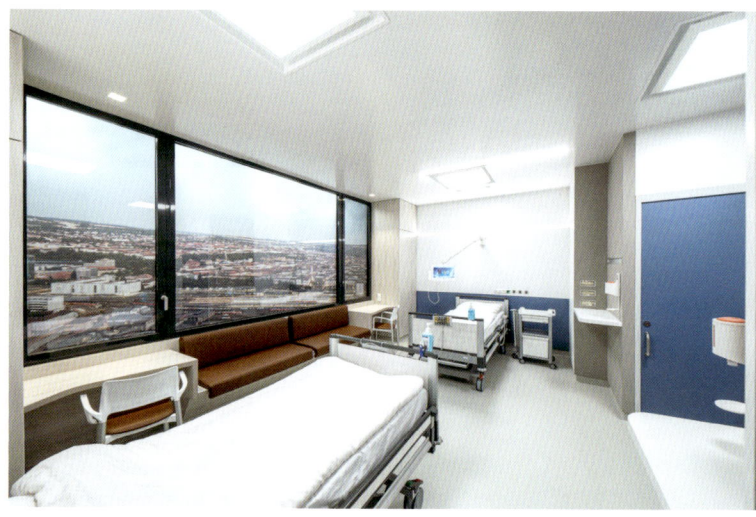

33 Lichtstimmung Visite

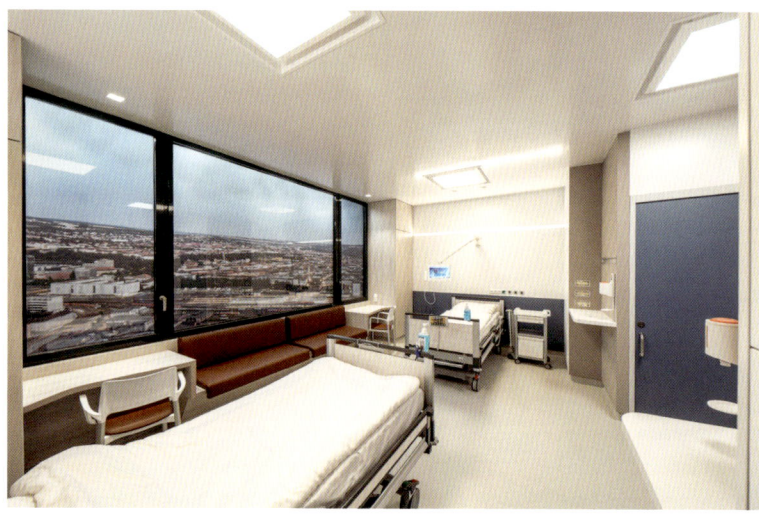

34 Lichtstimmung mittags

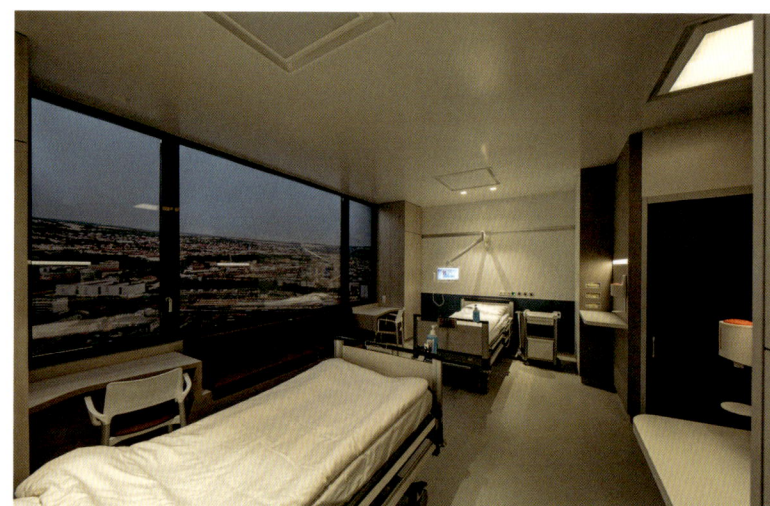

35 Lichtstimmung abends

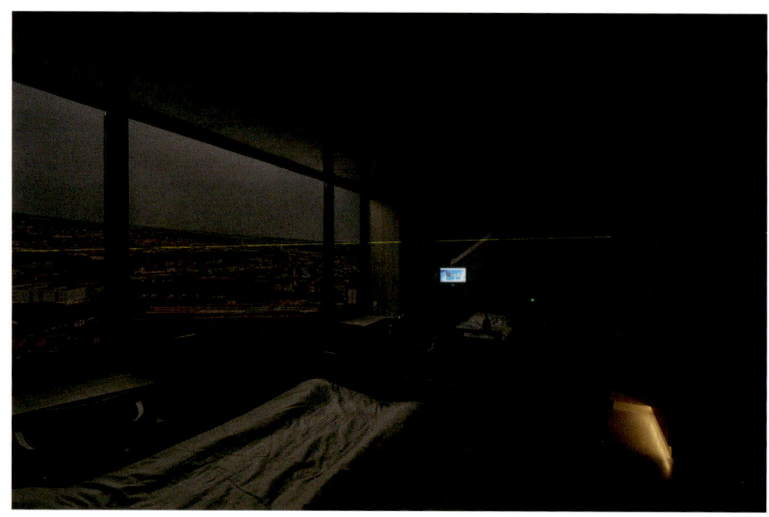

36 Lichtstimmung nachts

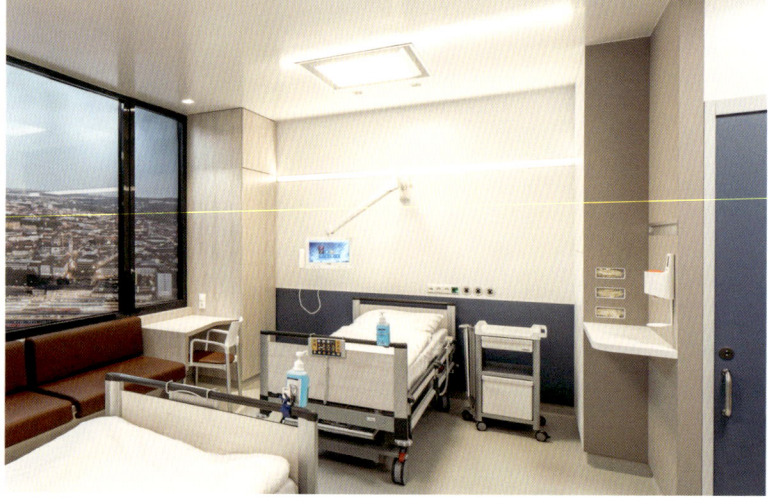

37 Der Patientenbereich mit Decken- und Leselicht je über Bett und Patiententisch sowie einer Lichtleiste im Rücken

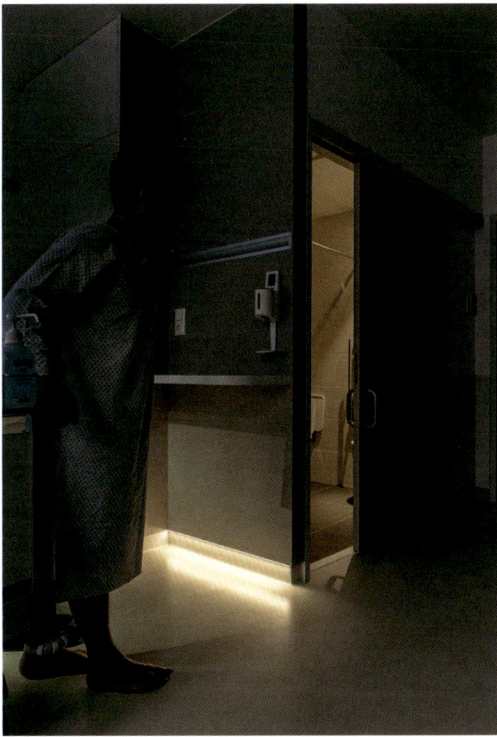

38 Der Bettsensor löst das nächtliche Orientierungslicht aus.

sowie einen äußeren, abgesetzten RGB-Farbkranz direkt und indirekt. Diese drei Flächenleuchten zonieren den Raum in einen Eingangsbereich sowie zwei Patientenbereiche.

Die drei Deckenleuchten folgen dem Tageslichtverlauf von morgens bis nachts, wenn die Orientierungsbeleuchtung eingesetzt wird. Tagsüber sind die Leuchten standardmäßig eingeschaltet, können aber auch ausgeschaltet werden.

Der jeweilige Patientenbereich wird zusätzlich durch eine lange, durchlaufende Lichtleiste → Abb. 31, Nr. 8, 9 im Rücken des Bettes indirekt beleuchtet. Optisch wird dadurch die Tiefe des Zimmers betont und die Zone des Patientenbereichs visuell abgegrenzt. Zwei Leseleuchten oberhalb der jeweiligen Patientenbetten erfüllen die Anforderungen der Ausleuchtung der Leseebene → Abb. 31, Nr. 6, 7. Zusätzlich wurde jeweils eine Leseleuchte oberhalb der Patiententische → Abb. 31, Nr. 4, 5 installiert → Abb. 37.

Unterhalb der Pflegearbeitsfläche wurden im Sockel lichtlenkende Aluminiumschienen eingebaut, die abwärts strahlen → Abb. 31, Nr. 12, 13. Ein Sensor erkennt den sich aufrichtenden Patienten an der Bettkante und aktiviert nachts automatisch eine Unterbettbeleuchtung → Abb. 31, Nr. 20, 21, die in Richtung der Sockelleiste strahlt. Die Lichtleiste im Sockelbereich führt den Blick dann weiter zur gedimmten Beleuchtung der Nasszelle, um den Patienten bei der Orientierung im Zimmer zu unterstützen. Da die Unterbett- und Sockelleuchte unterhalb der Liegeebene strahlen, wird der zweite Patient im Zimmer nur geringfügig im Schlaf gestört. Das Licht ist nachts warmweiß gefärbt, sodass der wache Patient nicht allzu sehr aktiviert wird und nach dem Aufsuchen der Nasszelle leichter weiterschlafen kann → Abb. 38.

Eine abgeblendete Lichtleiste oberhalb der Arbeitsfläche leuchtet den Arbeitsbereich gleichmäßig für reibungslose Arbeitsvorgänge der Pflegekräfte aus → Abb. 31, Nr. 10, 11.

Ein zentrales Deckenlicht → Abb. 31, Nr. 16, 17 und eine Leuchte oberhalb der jeweiligen WC-Objekte → Abb. 31, Nr. 14, 15 sowie senkrechte Lichtleisten an den Spiegeln → Abb. 31, Nr. 18, 19 beleuchten die jeweiligen Nasszellen. Die mattweiße Oberfläche der mit HPL-Platten verkleideten Nasszelle verteilt das Licht dabei gleichmäßig, ohne zu blenden.

Durch die Achsenspiegelung des Zimmers in eine linke und rechte Hälfte ist eine individuelle Ausleuchtung eines ausgewählten Patienten- bzw. Arbeitsbereichs gewährleistet, ohne den jeweils anderen Patienten zu stören. Dies steigert sowohl das Wohlbefinden des Patienten während des Aufenthalts als auch die Qualität eines Mehrbettzimmers.

Bedienpanel, Bedside Terminal, Taster und Sensoren
Die allgemeine Zimmerbeleuchtung folgt dem Tageslichtverlauf. Für die verschiedenen Anwendungssituationen und Sehaufgaben wurden verschiedene Szenarien entwickelt → Abb. 39. Alle Leuchten und deren Einstellungen können je nach Situation in voreingestellten Szenarien ausgewählt werden. Diese Beleuchtungsprofile leuchten die benötigten Bereiche aus und wählen die passende Lichtfarbe. Bestimmte Leuchten können auch individuell eingeschaltet werden. Die Lichtszenarien werden am Zimmereingang über ein Bedienpanel und durch den Patienten mit dem Bedside Terminal angesteuert. So stehen am Zimmereingang die Szenarien zur Verfügung, die von den Nutzergruppen Pflege- und Reinigungskräfte, Ärzteschaft, Besuch und Patienten abgerufen werden können. Am Bedside Terminal stehen dagegen nur die patientenspezifischen Szenarien zur Verfügung. Um eine einfache Bedienung zu gewährleisten, wurden die Szenarien mit eindeutigen Titeln im Bedienpanel und im Bedside Terminal zusätzlich mit Piktogrammen belegt. Daneben kann durch manuelle Taster an den beiden Patiententischen entlang der Fensterseite das Leselicht separat ein- und

ausgeschaltet werden. Ein weiterer Taster an den beiden Pflegearbeitsflächen ermöglicht die individuelle Bedienung der Beleuchtung für den Tisch und ein Präsenzmelder in den Nasszellen schaltet die dortige Beleuchtung ein.

Die genauen Einstellungen, welche Leuchten in welcher Intensität und Lichtfarbe eingeschaltet werden, können der Tabelle → Abb. 39 entnommen werden.

Die normgerechte Beleuchtung des KARMIN Patientenzimmers stellt also sicher, dass die verschiedenen Bedürfnisse der neben den Patienten zeitweise anwesenden Personengruppen im Zimmer berücksichtigt werden. Dadurch werden diese optimal in ihren Tätigkeiten unterstützt.

39 Die verschiedenen Lichtszenarien des KARMIN Patientenzimmers. Die Intensität bezieht sich auf den Grad des Dimmens der maximalen Leuchtstärke des Leuchtmittels, d. h. 100 % steht für volle Leuchtkraft.

Szenario	Leuchte	Intensität	Farbtemperatur
Visite	1 | 2 | 3	100 %	5000 K
	10 | 11	100 %	5000 K
	8 | 9	50 %	
Reinigung	1 | 2 | 3	100 %	4000 K
	4 | 5	100 %	4000 K
	14 | 15 | 16 | 17 | 18 | 19	100 %	4000 K
Allgemeine Tagesbeleuchtung (HCL-Funktion)	2 | 3 (nur inneres Feld)	100 %	Verlauf
	8 | 9	100 %	Verlauf
	1	60 %	Verlauf
Nachtbeleuchtung rechter Patient	1	40 %	3000 K
	11	40 %	mit Taster individuell verändern
	6	40 %	im Interface Bedside Terminal individuell verändern
Nachtbeleuchtung linker Patient	1	40 %	3000 K
	10	40 %	imit Taster individuell verändern
	7	40 %	im Interface Bedside Terminal individuell verändern
Nachts Bettauslöser rechter Patient	13 Sockel	10 %	2700 K
	21 Bett	100 %	
	14	10 %	2700 K
Nachts Bettauslöser linker Patient	12 Sockel	10 %	2700 K
	20 Bett	100 %	
	15	10 %	2700 K
Bedside Terminal rechter Patient	6 | 8	individuell	
	1 | 3 | 5 | 8	60 %	3000 K
Bedside Terminal linker Patient	7 | 9	individuell	
	1 | 2 | 4 | 9	60 %	3000 K
Bad über Präsenzmelder rechter Patient	14 | 18	100 %	3000 K
	17	Taster separat	
Bad über Präsenzmelder linker Patient	15 | 19	100 %	3000 K
	16	Taster separat	

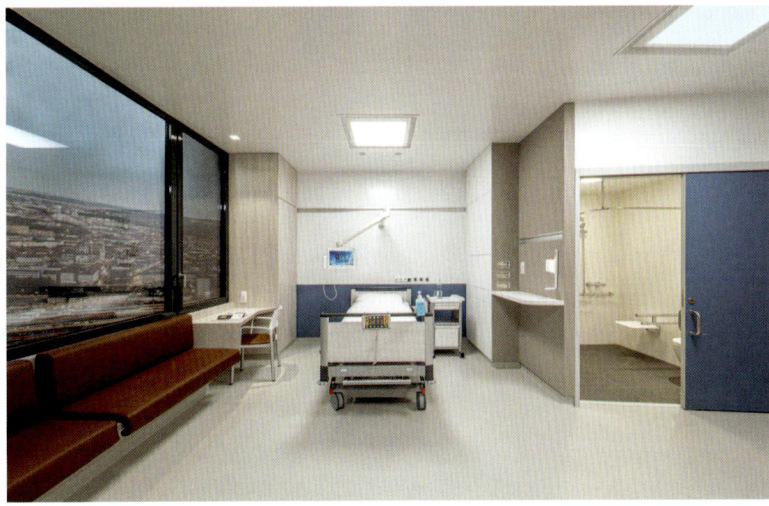

40 Ansicht einer Patientenseite des Zimmers

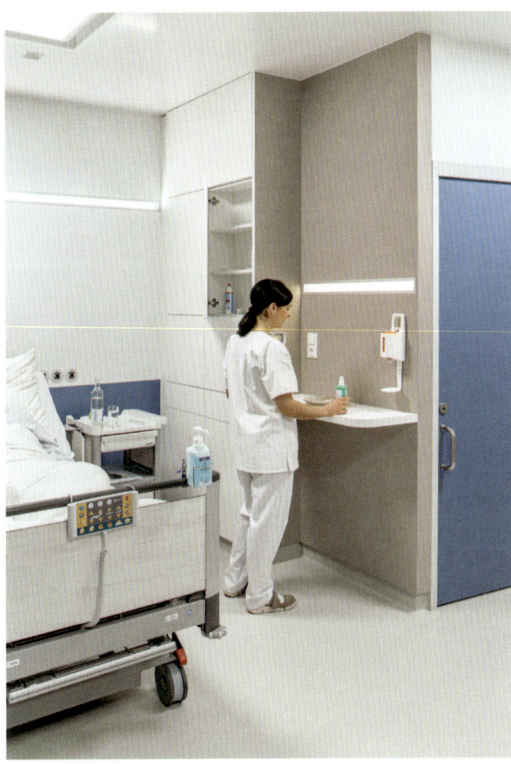

41 Der Pflegearbeitsbereich mit Pflegekraft in der Arbeitsvorbereitung

Planung im Detail

Auf der Grundlage des Entwurfs wurden in der Ausführungsplanung zum einen die übergeordneten definierten gestalterischen Anforderungen für die Ausstattung des Zimmers → Anforderungen an das Patientenzimmer, S. 174–177 sowie die planungsrelevanten Anforderungen aus der Praxis berücksichtigt. Ziel der Werkplanung war es, Detaillösungen mit hohem gestalterischem Anspruch → Abb. 40 und Bauteilfügungen für eine optimale Reinigung im engen Austausch mit allen beteiligten Partnern disziplinübergreifend → Arbeitsprozess und Projektteam, S. 171 zu entwickeln.

Entwurfliche Anforderungen

Es wurde eine Formensprache der Einrichtung entwickelt, die eine möglichst optimale Reinigung im Detail ermöglicht. Zudem lag der Fokus auf einer bündigen und integrierten Einrichtungsplanung mit reduzierten Fugen. Die Auswahl der Materialien bzw. Oberflächen wurde auf der Grundlage der durchgeführten Materialuntersuchung → Materialuntersuchungen, S. 177 ausgewählt, um eine Reinigung dauerhaft zu erleichtern und zu unterstützen. Auf Oberflächen mit (verschleißanfälligen) Beschichtungen wurde bewusst verzichtet, um Schließzeiten der Zimmer für Neubeschichtungsarbeiten zu vermeiden.

Planungsrelevante Anforderungen

Die in der Krankenhaus- bzw. Patientenzimmerplanung gültigen Planungsempfehlungen und DIN-Normen (z. B. Abstandsflächen der Zimmerausstattung, Bewegungsflächen für eine barrierefreie Badnutzung) wurden in der Grundrissstruktur umgesetzt. So wurde ein Patientenzimmer mit zwei Nasszellen realisiert, das auf den geforderten planungsrelevanten Mindestanforderungen basiert.

Größen, Abstände und Maßabhängigkeiten

Die Patientenzimmergröße beträgt 25,2 m². Die beiden Nasszellen sind jeweils 3,7 m² groß. Der seitliche Abstand der Patientenbetten zu Möbeln bzw. fest eingebauten Einrichtungsgegenständen (Bett zu Patientenschrank und Bett zu Pflegeschrank) beträgt 90 cm. Der Abstand der Patientenbetten zueinander wurde nach zwei Belegungsszenarien definiert:
— A. Belegung Zimmer mit zwei durchschnittlich großen Patienten – Bettlänge 2,21 m, entspricht einem Durchgang von 1,20 m.
— B. Belegung mit einem durchschnittlich und einem überdurchschnittlich großen Patienten – Bettlänge 2,21 m bzw. 2,51 m, entspricht einem Durchgang von 90 cm.

Ausschlaggebend für das Durchgangsmaß ist der lichte Abstand zwischen beiden am Bett positionierten Desinfektionsmittelspendern. Es wird bei der ungünstigeren Durchgangssituation die Mindestbreite von 90 cm gewährleistet, wie sie z. B. für Türen gefordert ist. Die Nasszellen wurden barrierefrei in Anlehnung an die DIN 18040-2 geplant. So wurden entsprechende Bewegungsflächen vor den Objekten und im Duschbereich mit 1,20 m berücksichtigt. Einbauhöhen des Waschtischs, der Ablagefächer und die Duschhaltegriffe sind in einer Höhe von 85 cm eingebaut.

Der Pflegearbeitsbereich

Die Herausforderung bei der Gestaltung und in der Umsetzung des Pflegearbeitsbereichs war es, einerseits die pflegenotwendigen Komponenten unterzubringen und andererseits diesen Bereich so reduziert zu gestalten, dass der Patient trotzdem eine hohe räumliche Qualität wahrnimmt. Der Pflegearbeitsbereich bildet eine räumliche Einheit aus Pflegeschrank und Arbeitsfläche; an der Wand im Bereich der Arbeitsfläche und zum Raum orientiert ist der Desinfektionsmittelspender angebracht → Abb. 41.

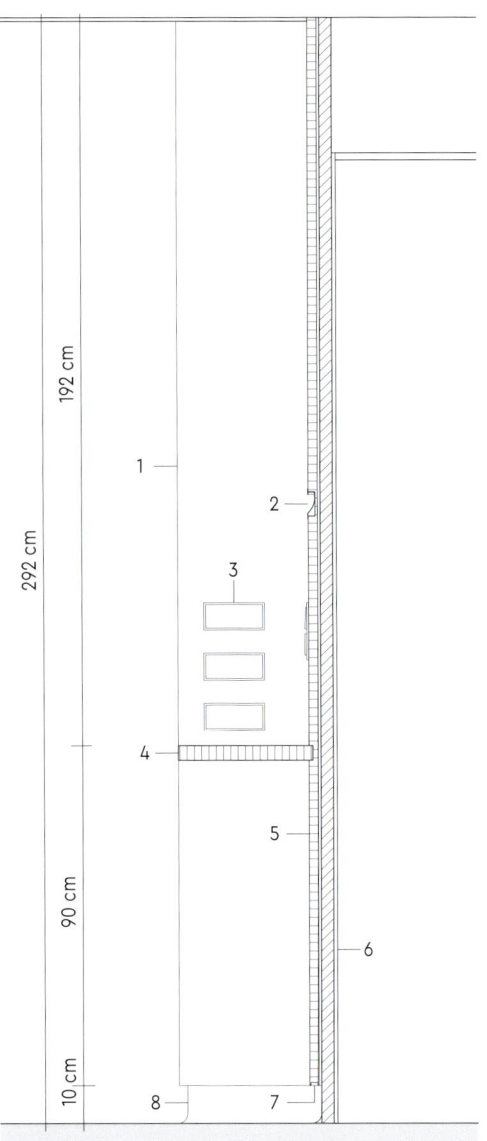

42 Schnitt Arbeitsfläche/Bad 1:20
1. Pflegeschrank: Spanplatte 19,6 mm – HPL-Oberfläche
2. Arbeitsplatzbeleuchtung: Aluminiumprofil mit LED-Band
3. Durchgriff für Einmalhandschuhe
4. Arbeitsfläche: Spanplatte 38,6 mm – HPL-Oberfläche
5. Rückwand: Spanplatte 24 mm – HPL-Oberfläche
6. Wandbelag Bad 1: Fliese 9 mm, Bad 2: HPL-Platte, wasserfest
7. Sockelbeleuchtung: Aluminiumprofilschiene mit LED-Band
8. Hohlkehlsockelleiste: Kautschuk, Höhe 100 mm

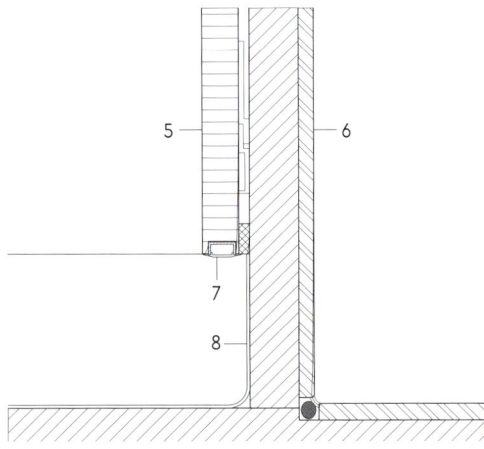

43 Detail Sockelbeleuchtung 1:5

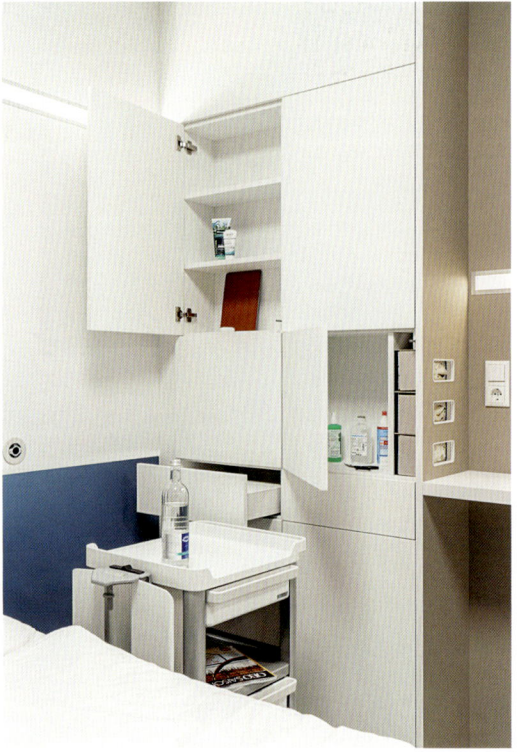

44 Pflegearbeitsschrank

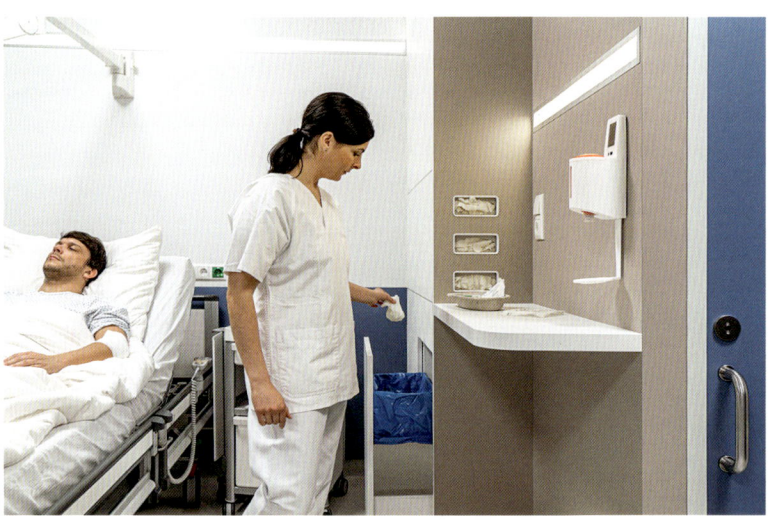

45 Im Pflegeschrank integrierter Mülleimer für die Entsorgung von der Zimmer- und Badseite

192 **Prototyp**

Der Pflegeschrank ist so konzipiert, dass er Fächer für das Aufbewahren von Pflegematerial vorhält, als Spender für Einmalhandschuhe dient und die Müllentsorgung von Verbrauchsmaterial sicherstellt. Die Eingriffe für die Handschuhe sind an der seitlichen Schrankwand platziert, zur Arbeitsfläche hin ausgerichtet. Des Weiteren wurden im kompletten Zimmer Push-to-open-Schrankbeschläge verwendet, um einerseits ein homogenes Erscheinungsbild zu erzeugen und zum anderen eine möglichst glatte Oberfläche für die Reinigung anzubieten. So können die Schrankflächen ohne störende Vor- und Rücksprünge von Bedienelementen gereinigt werden → Abb. 44. Die Einbautiefe des Schrankes wurde so entwickelt, dass von der Nasszellenseite der Bereich neben dem Waschtisch als wandintegrierte Ablage vom Patienten genutzt werden kann → Abb. 55. In die Patientenablage im Bad wurden der Desinfektionsmittelspender und eine Abwurfklappe zur Müllentsorgung platziert → Abb. 47. Im Bereich des Pflegeschranks wird der Mülleimer durch einen Push-to-open-Beschlag bedient. Somit wird der Abfall aus Patientenzimmer und Bad in einem Behälter gesammelt. Die Anordnung des Spenders im Bereich der Ablage soll einer Verwechslung mit dem Seifenspender vorbeugen.

Die Arbeitsfläche wurde so konstruiert, dass sie der Flucht des Eingangsbereichs folgt und an der Ecke abgerundet ist. So wird eine scharfe Kante vermieden und eine mögliche Verletzungsgefahr ausgeschlossen. Um die Ablage bei der Arbeitsvorbereitung des Pflegepersonals entsprechend den Vorgaben auszuleuchten, wurde in der Wandkonstruktion eine nach unten gerichtete Einbauleuchte flächenbündig integriert → Abb. 42, Nr. 2. In dieser Rückwand wurde zudem im Bereich des Sockels ein Aluminiumprofil mit einem LED-Band für die nächtliche Orientierung eingefräst → Abb. 43, Nr. 7. Der Anschluss des Kautschuk-Bodenbelags an alle aufgehenden Bauteile im Zimmer wurde umlaufend gerundet als Hohlkehlsockel mit einer Höhe von 10 cm ausgebildet. Am Übergang von Schränken und Einbauten wie der Sitzbank wird die Hohlkehle an einer fest eingebauten Sockelkonstruktion hochgeführt. So ergeben sich fugenlose Boden-Wand-Abschlüsse, die die Reinigung vereinfachen → Abb. 42, 43 Nr. 8.

Der Besucher- und Patientenbereich

Im Besucher- und Patientenbereich werden die Komponenten Besucherbank, Patiententisch, Stuhl und Patientenschrank räumlich zusammengefasst. Diese Zone wurde entlang der Fensterseite platziert, um einen direkten Außenraumbezug herzustellen → Abb. 48. Bei dieser räumlichen Einheit galt es, die verschiedenen Anforderungen an Sitz- und Tischhöhen sowie Tischbreite- und tiefe so zu konfigurieren, dass alle Maße für den Nutzer optimal geplant und Abstandsflächen zum Bett sinnvoll gesetzt werden. Ebenso musste die Öffnungsfunktion des Fensters zur natürlichen Belüftung bei Gewährleistung der Absturzsicherung geplant werden. Eine bewusste Entscheidung war es auch, den Stuhl als einziges bewegliches Element in diesem Bereich vorzusehen, um das Verschieben von Einrichtungsgegenständen bei der Reinigung auf ein Minimum zu reduzieren und den Reinigungsablauf so zu erleichtern. Die fest eingebaute Sitzbank und der Tisch mit dem seitlichen Abschluss des Schranks bilden eine gestalterische Einheit. Die Außenwand wurde so gegliedert, dass die Patientenschränke vor geschlossenen Wandvorlagen platziert wurden und die Sitzbereiche vor einem großzügigen Fenster – zugunsten einer maximalen natürlichen Belichtung des Zimmers und eines ungehinderten Ausblicks in den Freiraum. Die Fensteraufteilung sah vor, dass hinter der Besucherbank ein festverglastes Element und vor den Tischen jeweils Öffnungsflügel geplant wurden. Um Anforderungen der Absturzsicherung zu erfüllen, wurden zwei Varianten für die Patientennutzung gewählt. Während ein Element als Drehfenster mit per Griff entkoppeltem Öffnungsbegrenzer ausgeführt wurde, ist der zweite Fensterflügel als Kipp-vor-Dreh mit Komfortkomponenten für reduzierte Bedienkräfte ausgestattet. In beiden Varianten ist es dem Patienten nicht möglich, den Flügel komplett zu öffnen. Diese Funktion ist ausschließlich dem Personal mit einem Schlüssel möglich.

Die Sitzbank weist eine Gesamtbreite von 2,57 m auf. Die ca. 40 mm dicke horizontale Tragplatte zur Aufnahme des Sitzpolsters wird in der Tischkonstruktion als Seitenwand und Tischplatte weitergeführt. Die Patiententischfläche wurde geometrisch so angeschnitten, dass die Sitzposition des Patienten leicht in den Raum gedreht ist.

Der Patientenschrank hat eine Breite von 77,5 cm bei einer üblichen Tiefe von 60 cm. Die innere Aufteilung wurde so geplant, dass es verschieden große Fächer für Kleidungsstücke und persönliche Gegenstände bereithält. So wurden zusätzlich zu den normalen Fächern ein Kofferfach und ein abschließbares Fach für Wertgegenstände untergebracht. Alle Trennwände und Fächer wurden fest mit dem Korpus verbunden. So ergeben sich keine sichtbaren Auflager oder Befestigungseinbauteile, die für eine Reinigung störend sein könnten. Die Schranktüren und die dahinterliegende Trennwand wurden der Nutzung entsprechend asymmetrisch geteilt. Die schmalere Schranktür ist zum Raum orientiert, während die breitere Tür mit dem Fach für hängende Kleidung an der Wand positioniert ist, was eine großzügigere Bewegungsfläche für den Patienten beim Öffnen des Schrankes ergibt.

Der Wand-Boden-Anschluss wurde analog zum Pflegearbeitsbereich (Schrank und Rückwand Arbeitsfläche) entwickelt. Der Hohlkehlsockel schließt an allen Einbauteilen in einer Höhe von 10 cm mit einem kleinen Rücksprung zum Toleranzausgleich am darüberliegenden Bauteil an → Abb. 49–51.

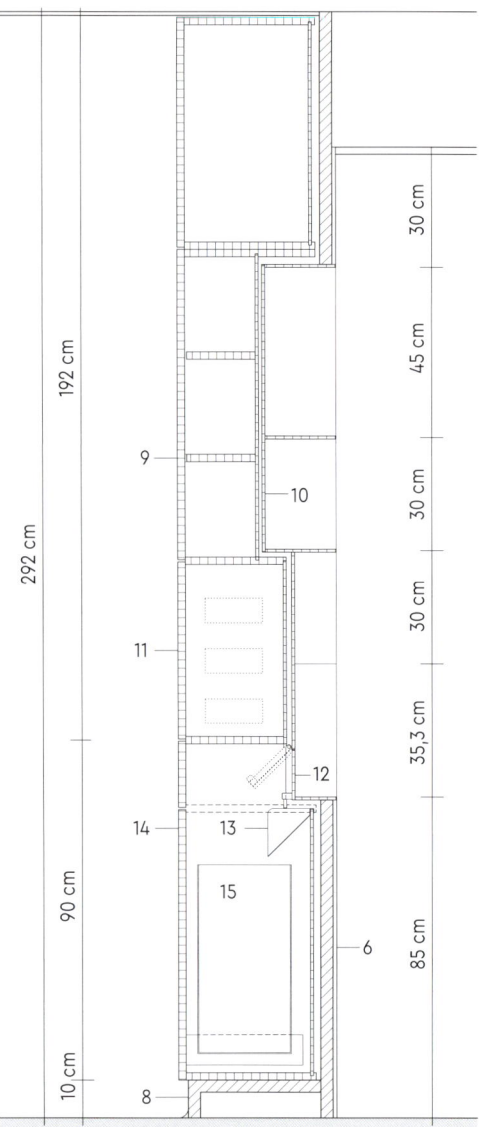

46 Schnitt Pflegeschrank/Patientenablage Bad 1:20
1. Pflegeschrank: Spanplatte 19,6 mm – HPL-Oberfläche
2. Arbeitsplatzbeleuchtung: Aluminiumprofil mit LED-Band
3. Durchgriff für Einmalhandschuhe
4. Arbeitsfläche: Spanplatte 38,6 mm – HPL-Oberfläche
5. Rückwand: Spanplatte 24 mm – HPL-Oberfläche
6. Wandbelag Bad 1: Fliese 9 mm, Bad 2: HPL-Platte, wasserfest
7. Sockelbeleuchtung: Aluminiumprofilschiene mit LED-Band
8. Hohlkehlsockelleiste: Kautschuk, Höhe 100 mm
9. Korpus Aufbewahrung Pflegematerial
10. Patientenablage: HPL-Kompaktplatte 8 mm
11. Korpus Boxen Einmalhandschuhe
12. Abwurfklappe Entsorgung: HPL-Kompaktplatte 8 mm
13. Abwurfführung: Edelstahlblech gekantet
14. Korpus Entsorgung, Öffnung elektromechanisch
15. Mülleimer

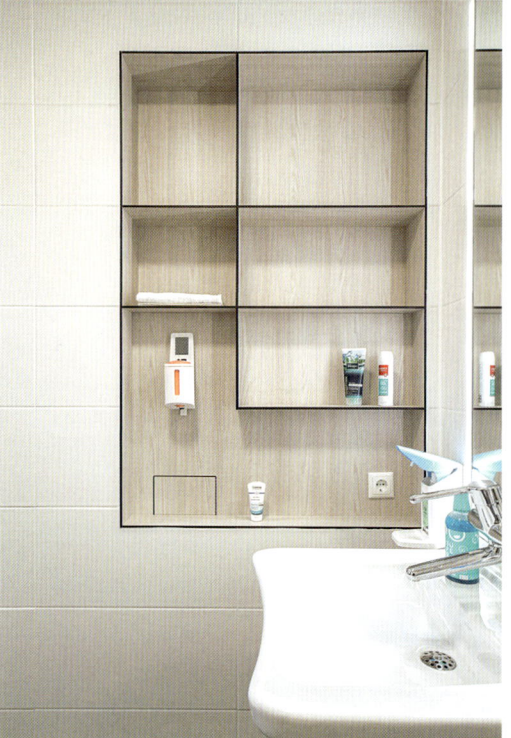

47 Patientenablage Bad mit integriertem Desinfektionsmittelspender und Abwurfklappe für die Entsorgung

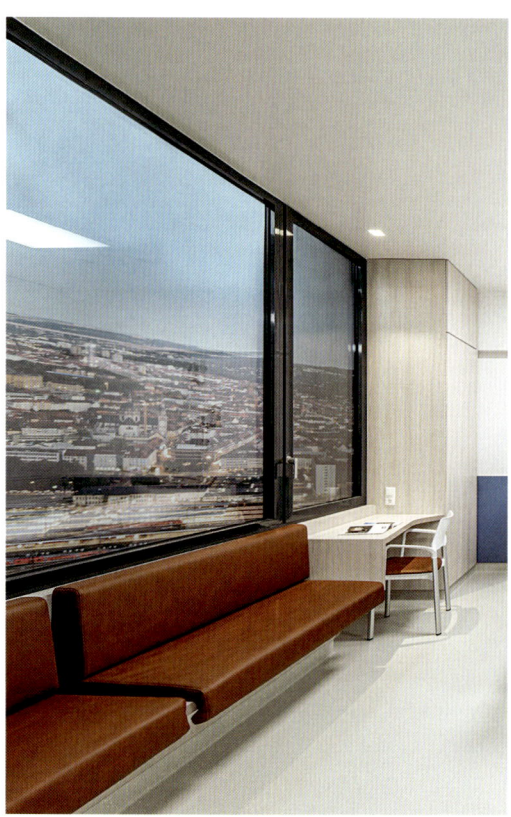

48 Besucher- und Patientenbereich

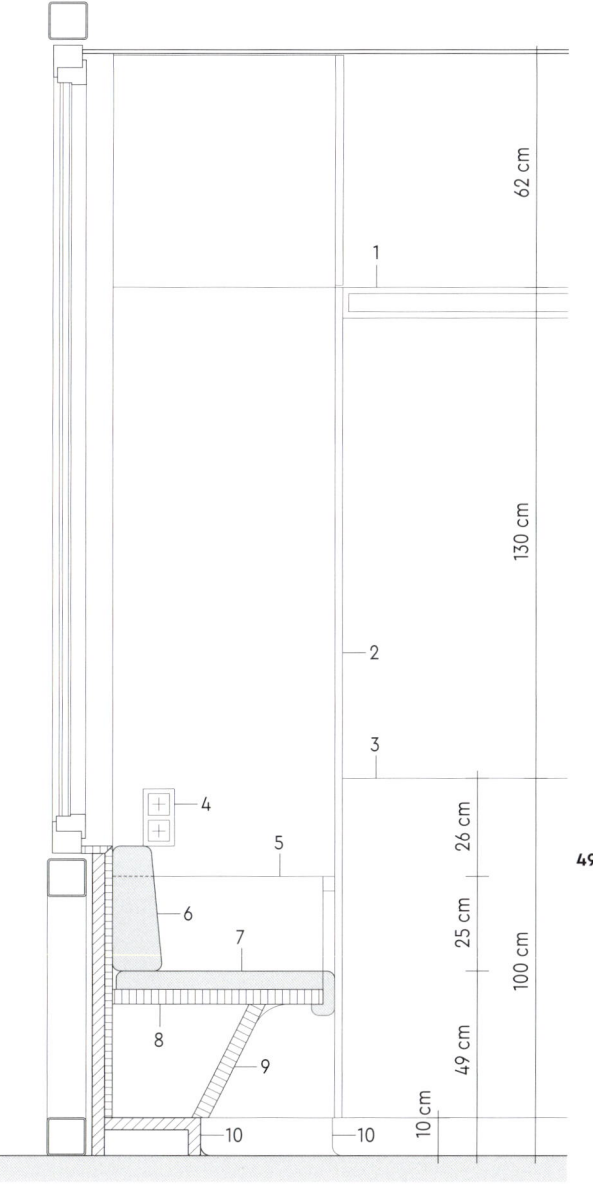
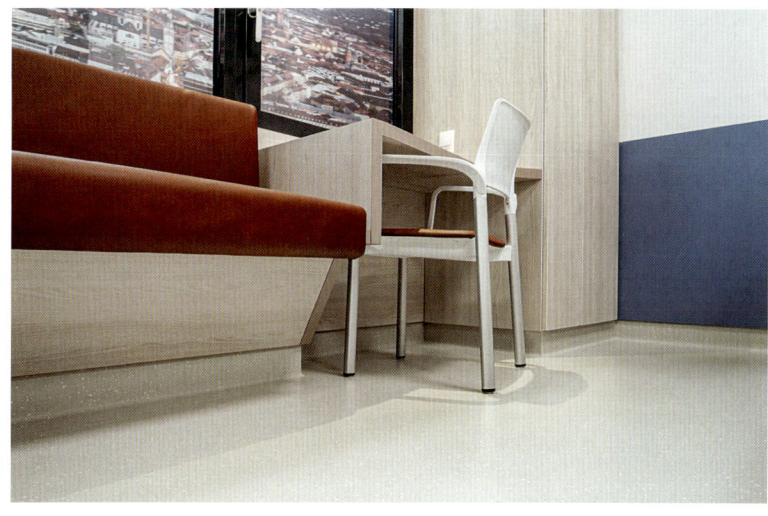

50 Sockelbereich mit umlaufender Hohlkehle an allen Bauteilen für optimale Bodenreinigung

49 Schnitt Sitzbank 1:20
1 Patientenbeleuchtung: Aluminiumprofil mit LED-Band
2 Pflegeschrank: Spanplatte 19,6 mm – HPL-Oberfläche
3 Rammschutz: HPL-Kompaktplatte 8mm
4 Taster für Deckenleuchte über Tischplatte, Steckdose
5 Patiententisch: Spanplatte 38,6 mm – HPL-Oberfläche
6 Rückenpolster: Kunstleder mit Schaumstoffkern
7 Sitzpolster: Kunstleder mit Schaumstofffüllung
8 Tragplatte Sitzbank: Spanplatte 38,6 mm – HPL-Oberfläche
9 Blende und Tragkonstruktion: Spanplatte 38,6 mm – HPL-Oberfläche
10 Hohlkehlsockelleiste: Kautschuk, h = 100 mm

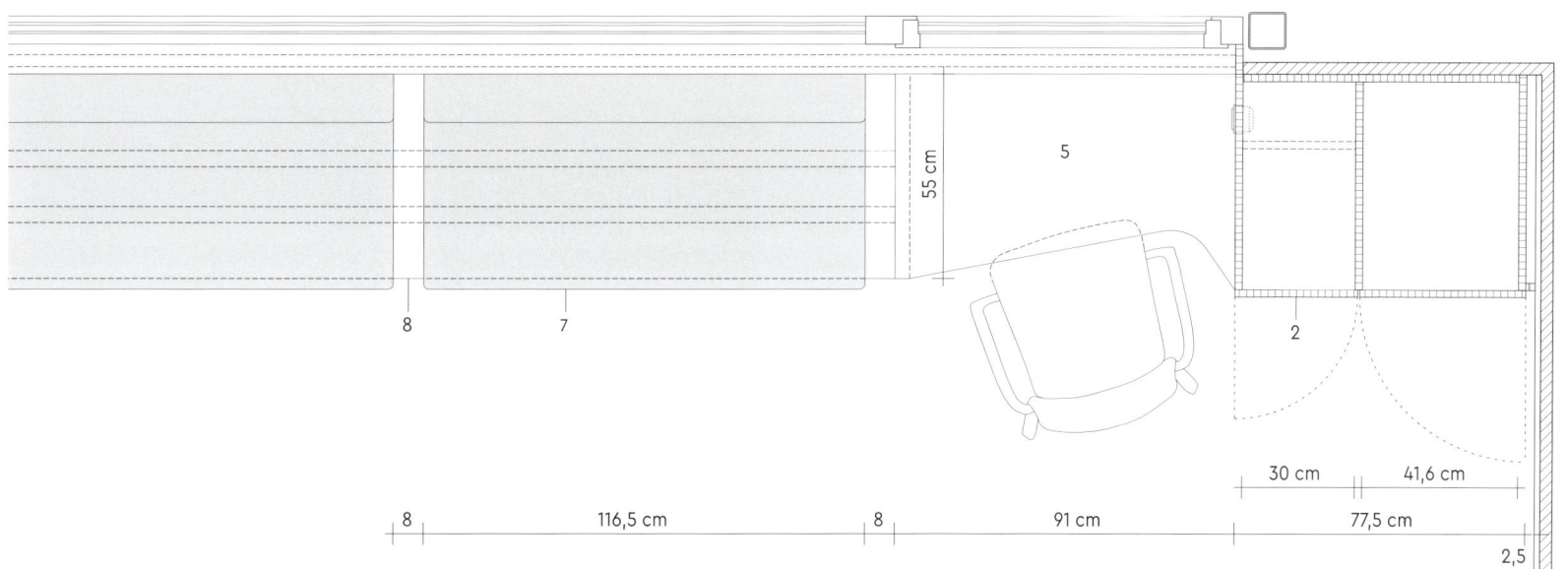

51 Grundrissausschnitt Bereich Sitzbank, Tisch, Schrank 1:20

Architektur des Patientenzimmers

Bau des Prototypen

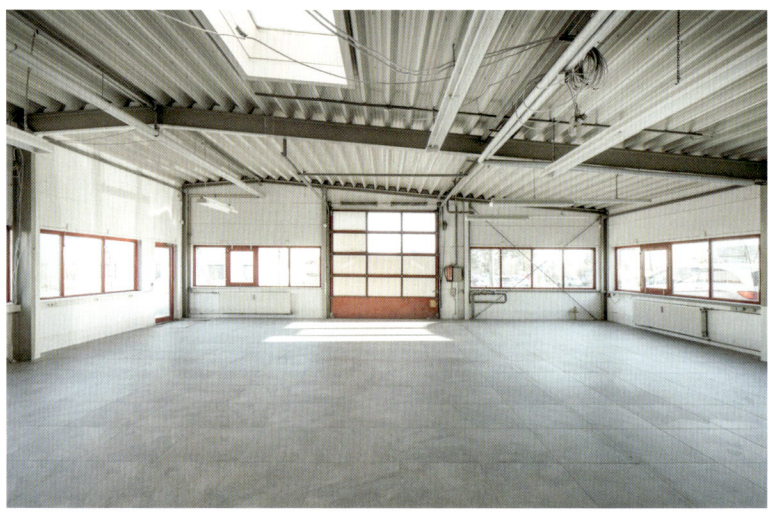

1 In einer Montagehalle des Verbundpartners Röhl wurde der Bau des KARMIN Demonstrators vorgenommen.

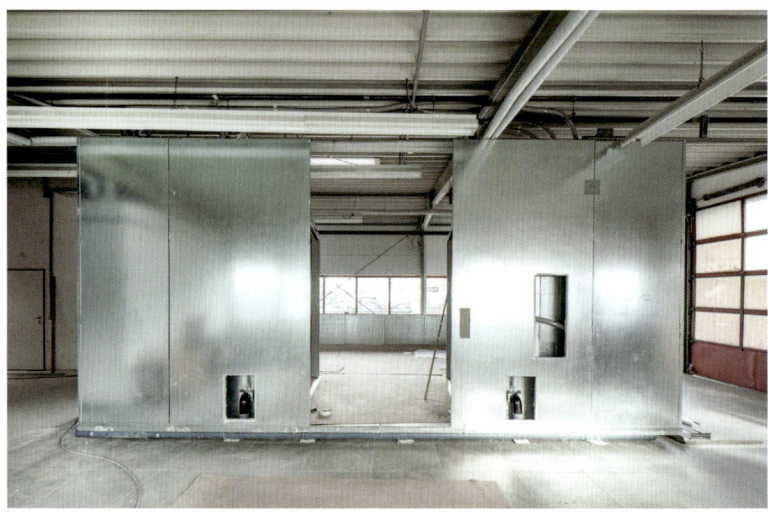

2 Im Sandwich-Prinzip wurden zu Beginn die Zimmerwände mit Versorgungskanälen gebaut.

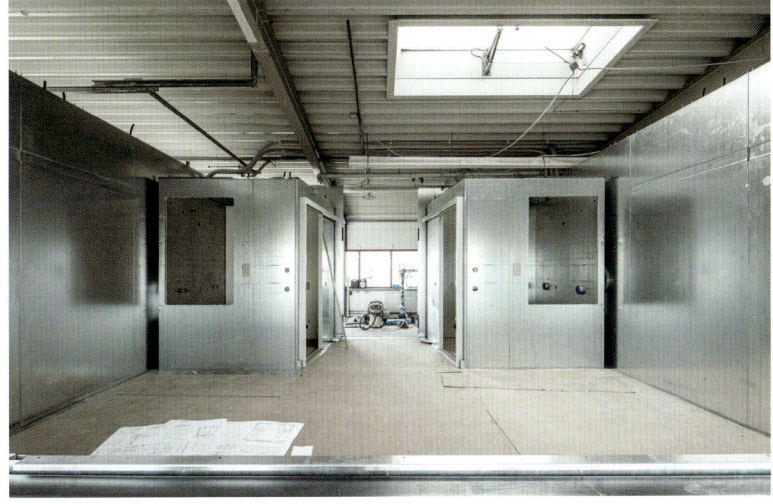

3 Blick aus dem Inneren des Rohbaus zur Zimmertür

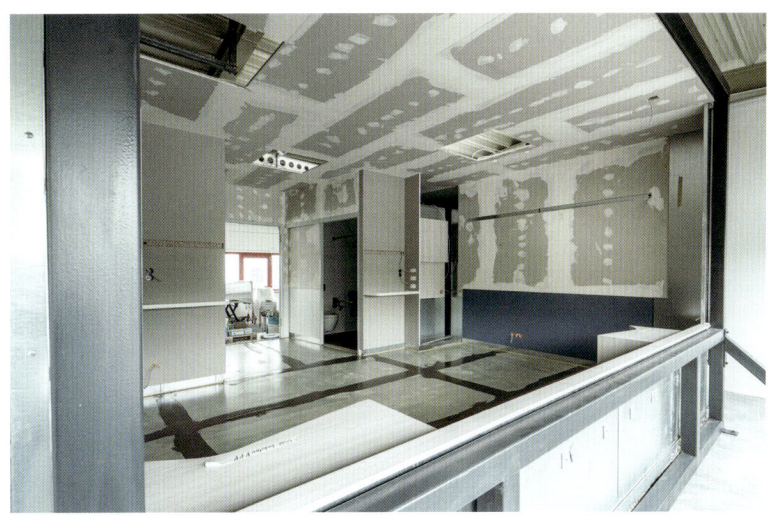

4 Blick durch die Stahlrahmenkonstruktion ins Zimmerinnere. Die Innenwände wurden verkleidet und die Elektronik verlegt.

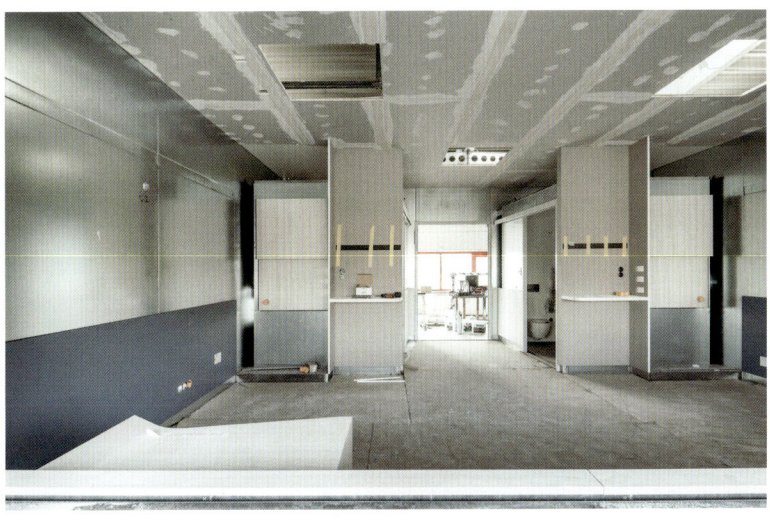

5 Der farblich abgesetzte Rammschutz wurde im Bereich des Bettrückens platziert. In der HPL-Verkleidung wurden Aussparungen für Versorgungsleitungen integriert

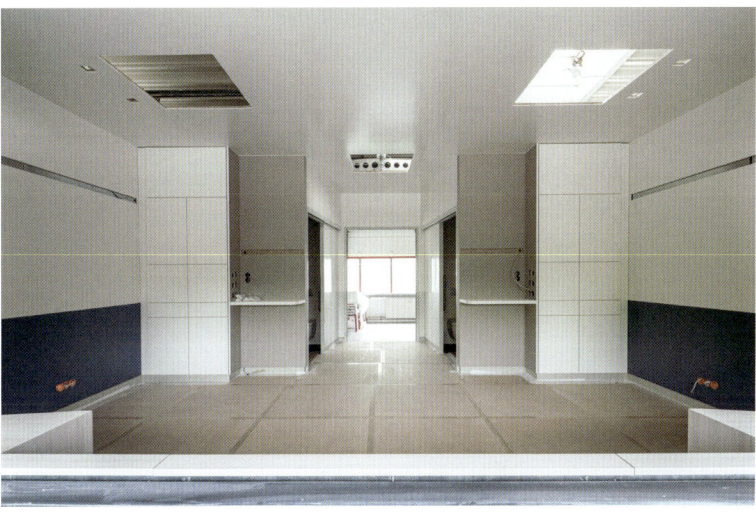

6 Die finalen Oberflächen wurden eingebaut und die Decke und Wände beschichtet. Dann erfolgte die Montage des Patienten- und Pflegeschranks.

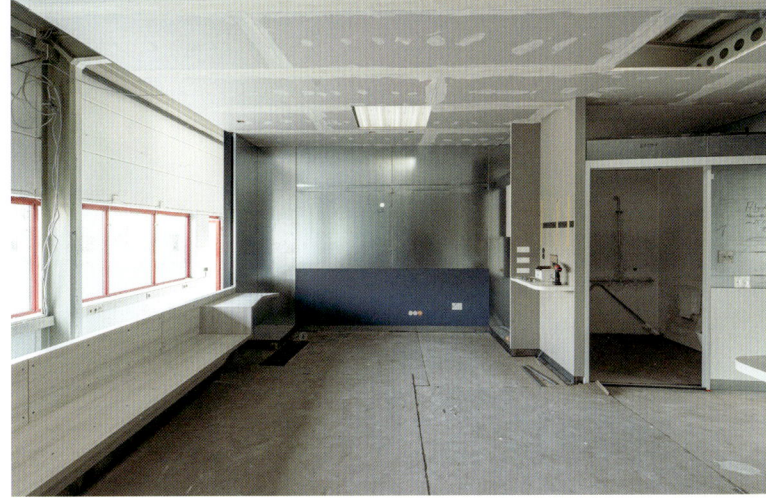

7 Fensterseitig wurden die Sitzbank und die Patiententische eingebaut, während das Fenster noch nicht eingesetzt war. Die Ausstattung der Nasszelle wurde zudem eingebaut und an eine Wasserver- und -entsorgung angeschlossen.

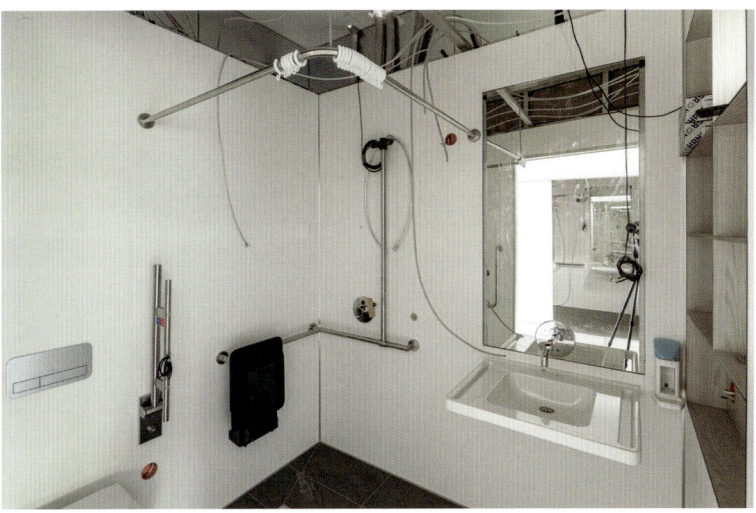

8 Die Nasszelle mit HPL-Wänden und gefliestem Boden vor dem Einlegen der Decke

Der Bau des Prototypen

Fertiger Prototyp und Anwendungsszenarien

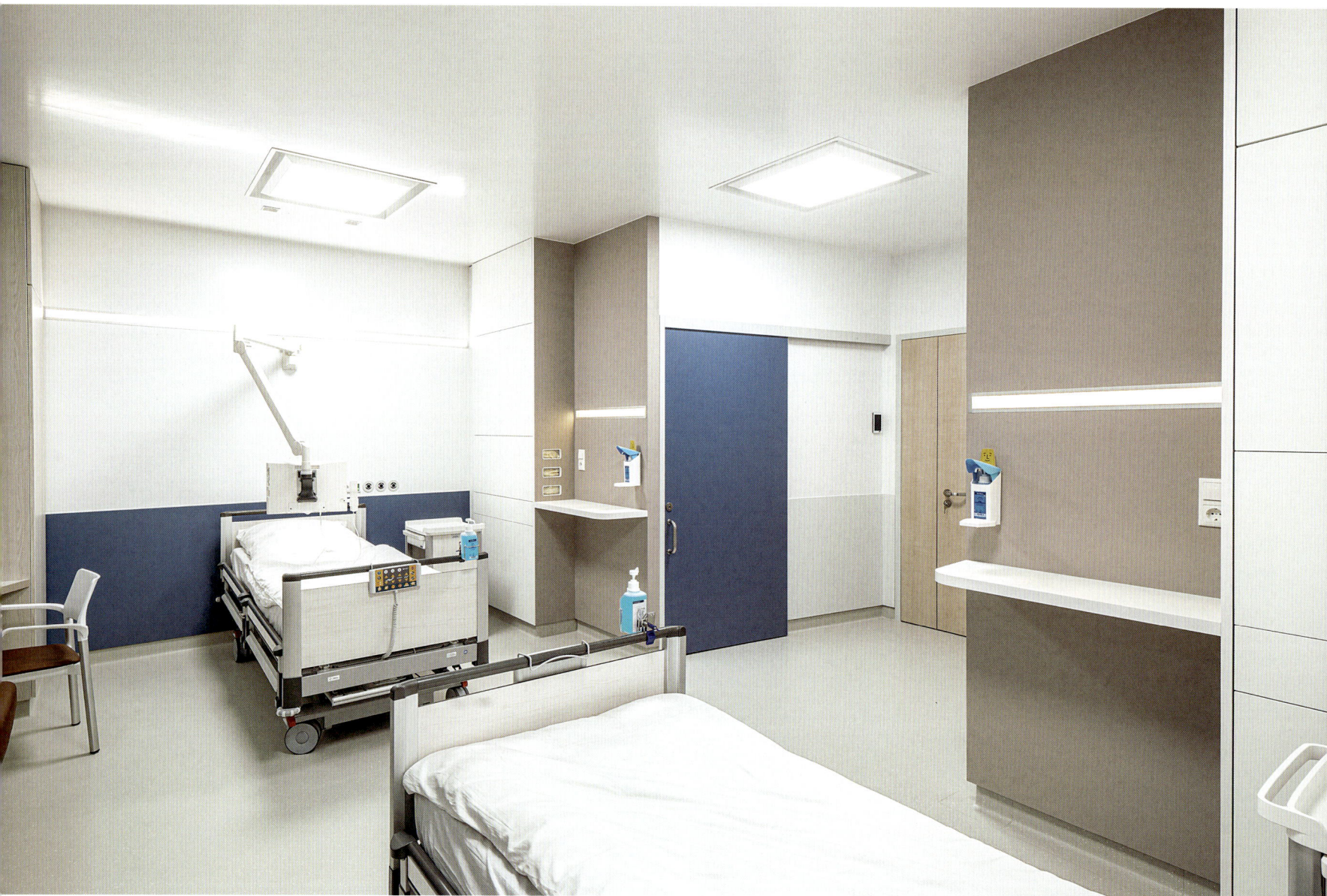

9 Ansicht des Patientenzimmers im Visitenbeleuchtungsmodus mit Patientenbereich, der zugeordneten Nasszelle und dem Arbeitsbereich für die Pflegekräfte

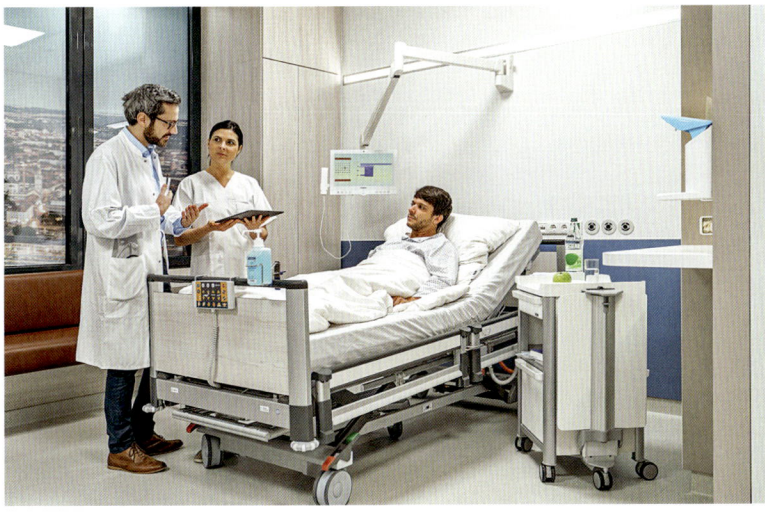

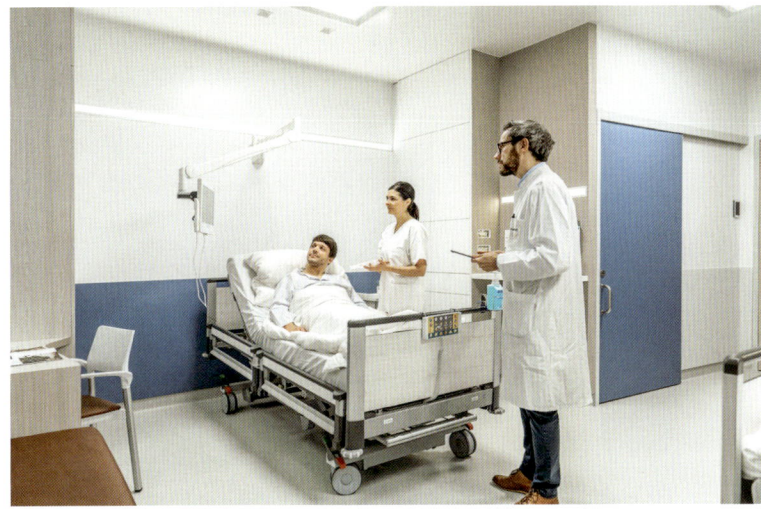

10 Der Patientenbereich während einer Visite. Im Hintergrund ist der Patientenschrank zu sehen. Das Personal benutzt ein gesondertes mobiles Endgerät, sodass nicht der Bedside Terminal des Patienten berührt werden muss.

11 Dem Patienten wird der Medikamentenplan erklärt, den er auch im Bedside Terminal aufrufen kann.

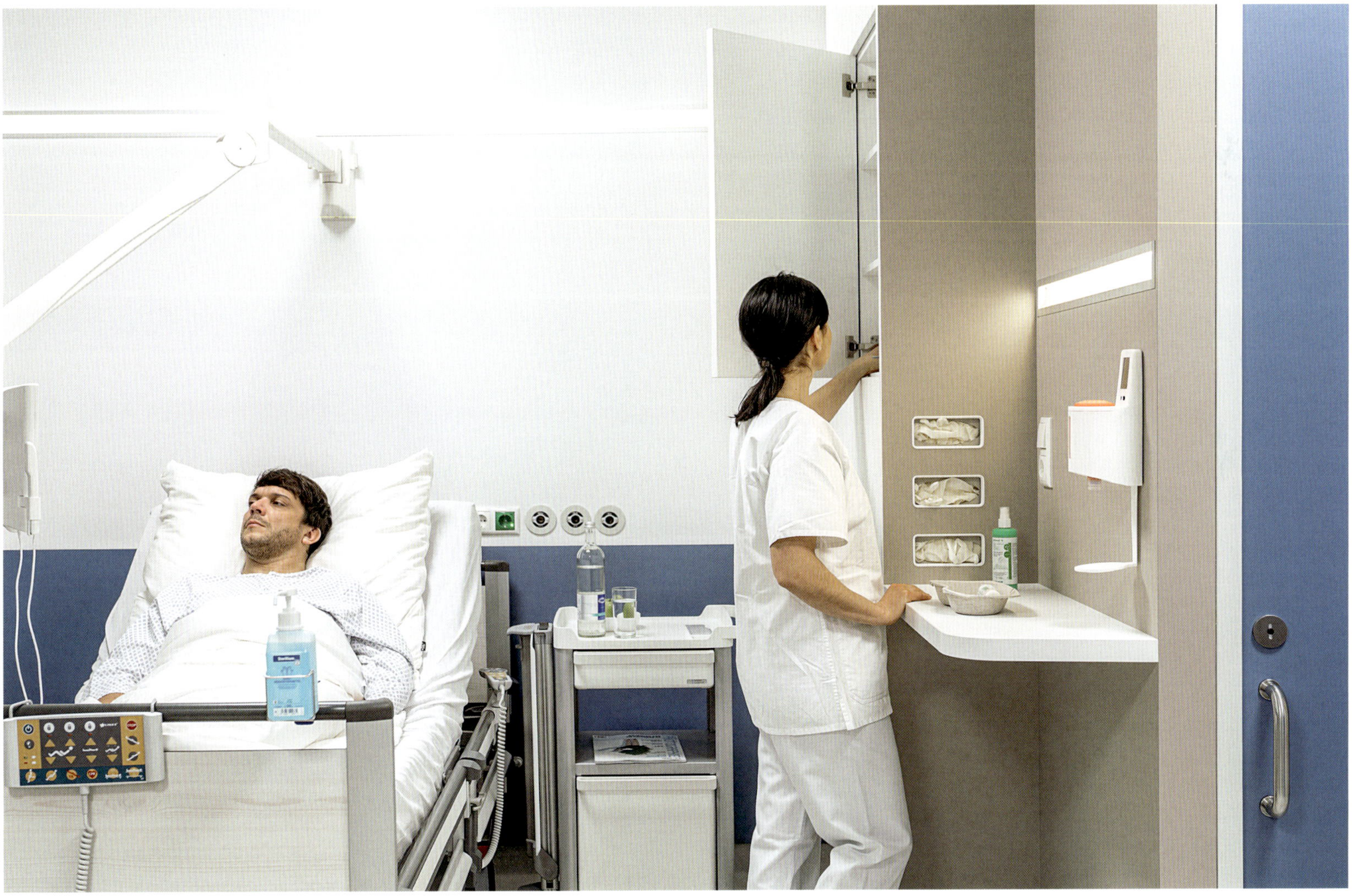

12 Die Pflegekraft entnimmt dem in unmittelbarer Nähe zur Arbeitsfläche positionierten Pflegeschrank Material.

Fertiger Prototyp

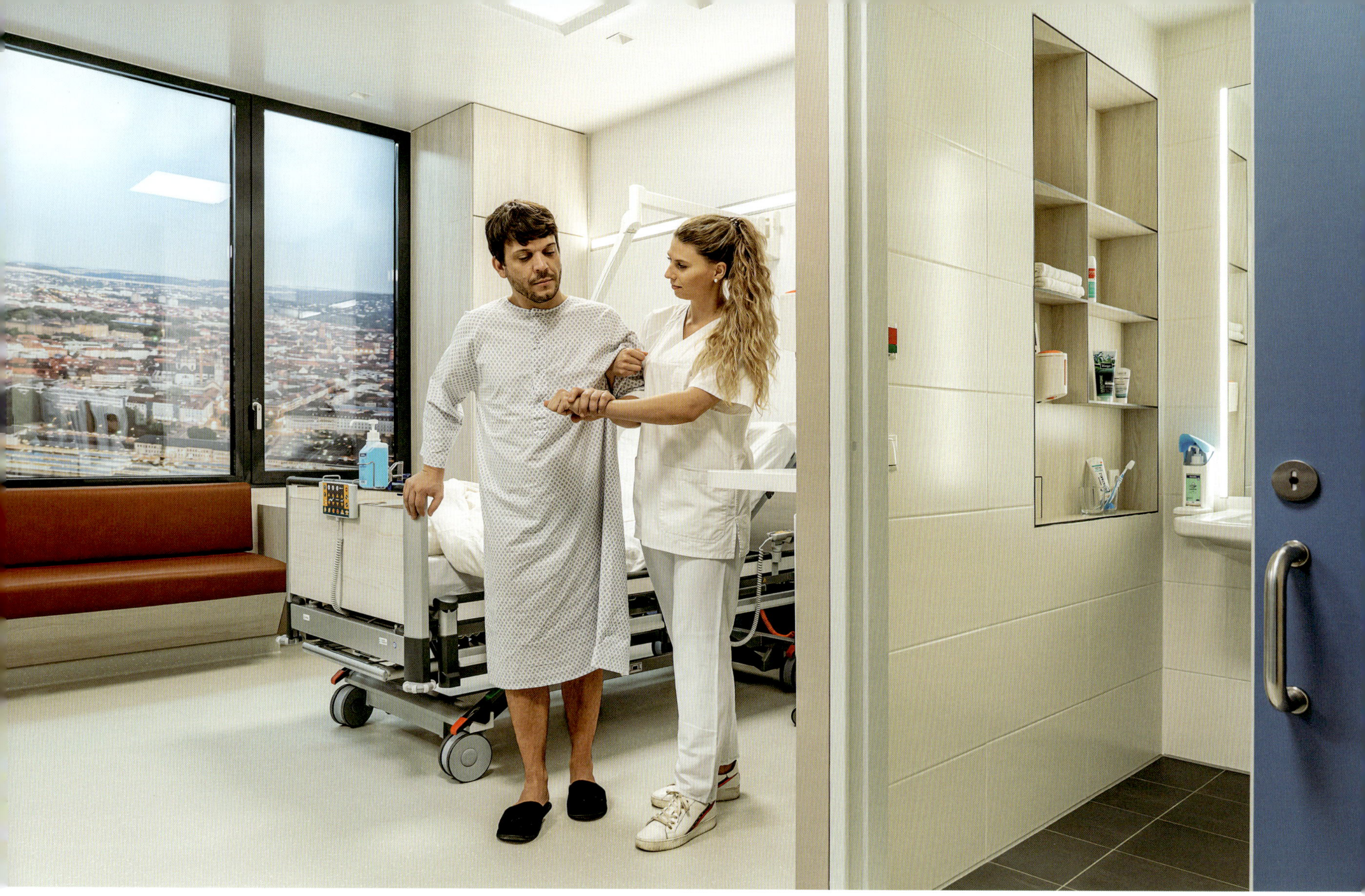

13 Die Pflegekraft stützt den Patienten auf dem Weg zur Nasszelle.

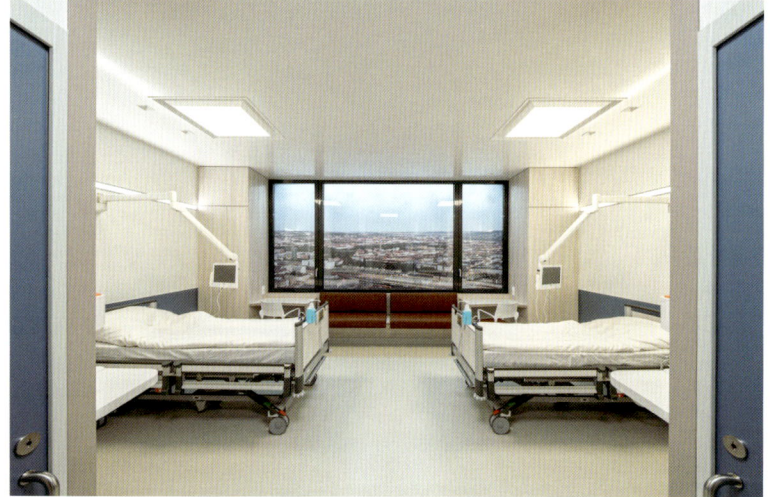

14 Einblick in das Patientenzimmer aus dem Eingangsbereich heraus. Die reguläre Beleuchtung mit Tageslichtverlauf ist eingeschaltet.

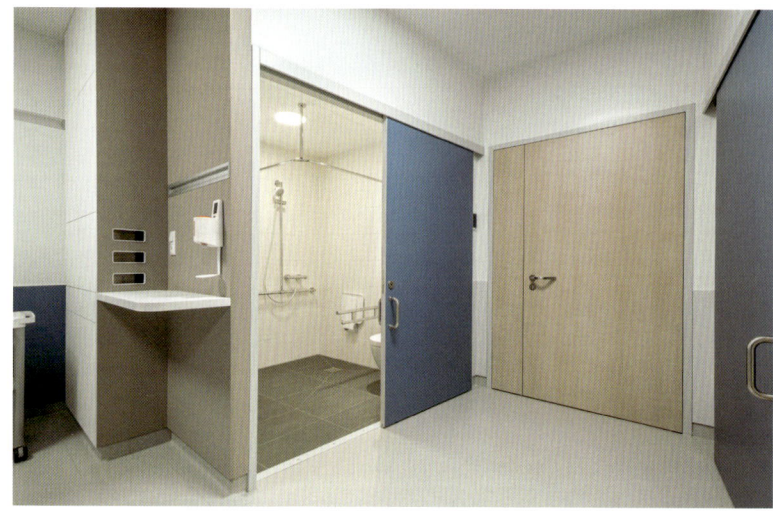

15 Einblick in die Nasszelle. nutzerfreundliche Bedienung, da das Türblatt seitlich vor der Wand verschoben wird.

Prototyp

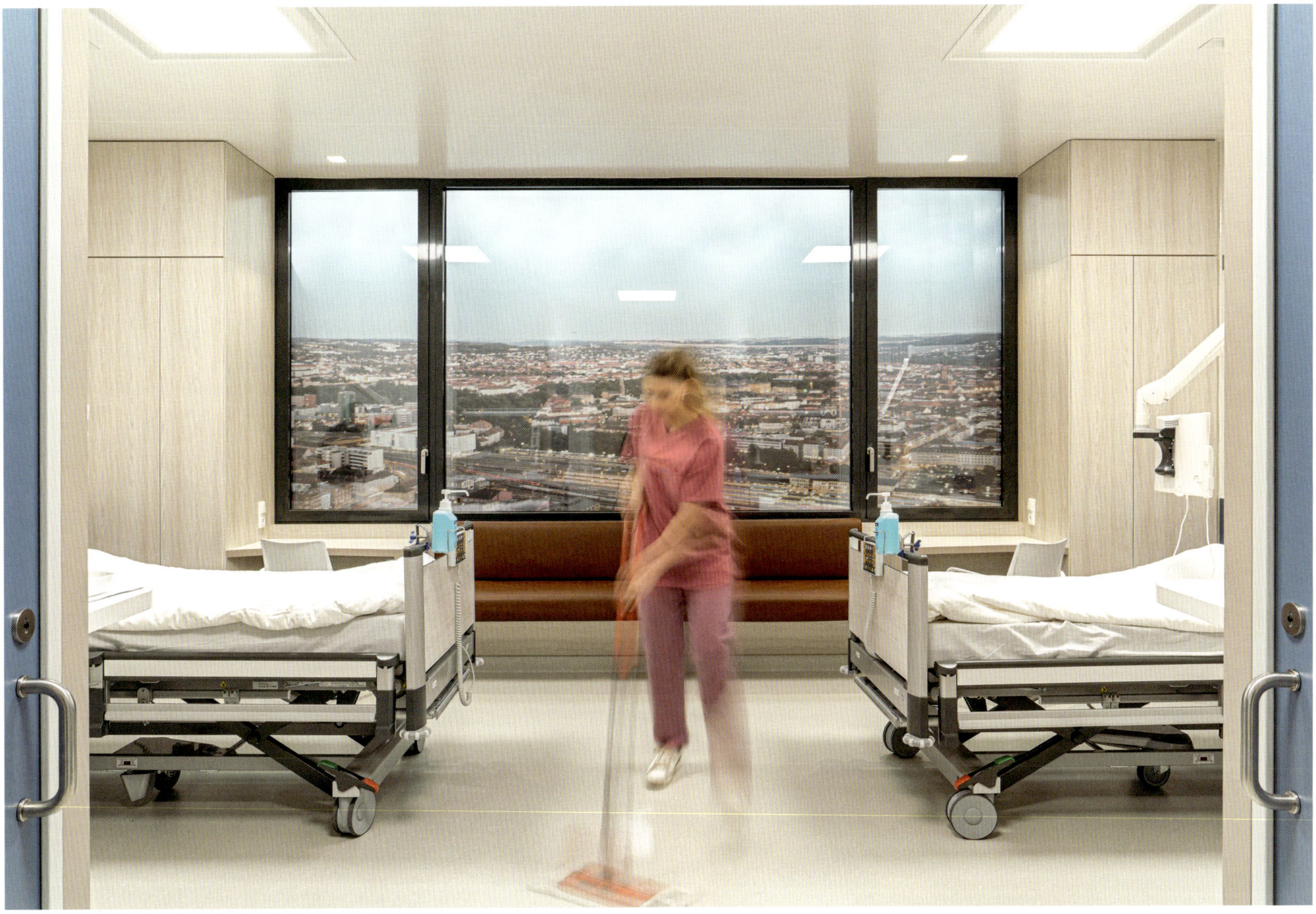

16 Eine Reinigungskraft wischt den Boden. Im Hintergrund ist die breite Fensterfläche und die Sitzbank zu sehen. Ein großes Maß an natürlichem Licht kann einfallen und ein guter Ausblick ist gewährleistet. Der Boden unterhalb der Sitzbank kann leicht gewischt werden. Neben der Sitzbank sind die Patiententische mit Leseleuchte platziert.

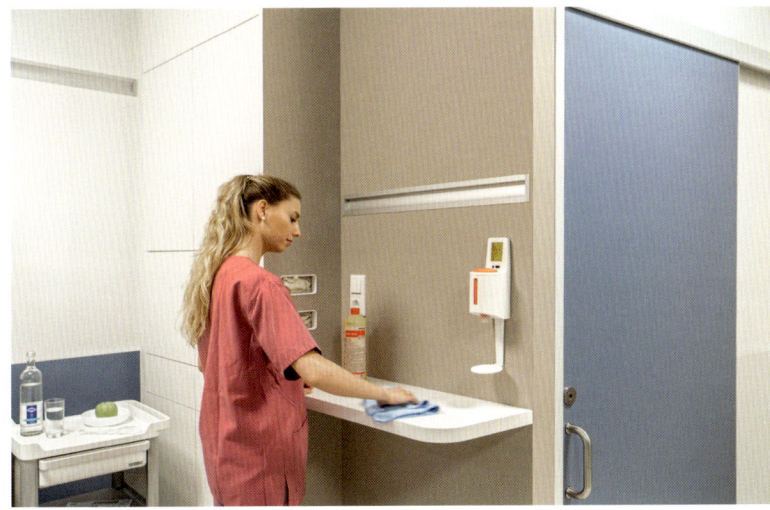

17 Die Arbeitsfläche wird von einer Reinigungskraft gewischt.

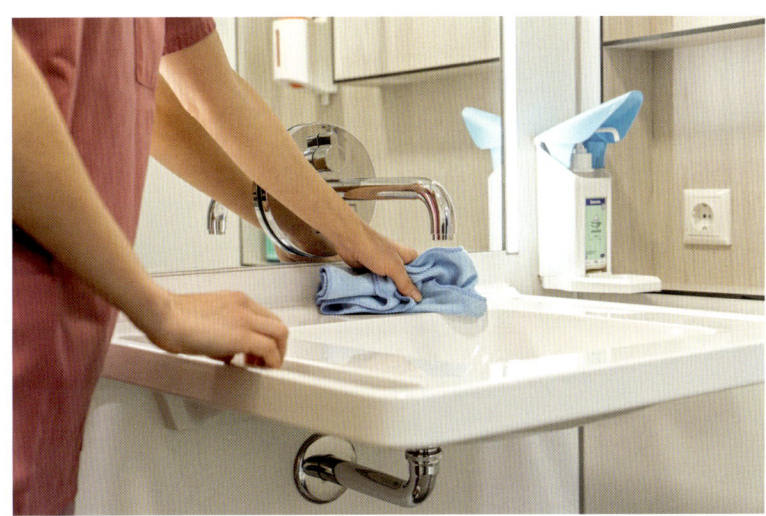

18 Die Hohlkehle des Waschbeckens wird abgetrocknet.

Fertiger Prototyp

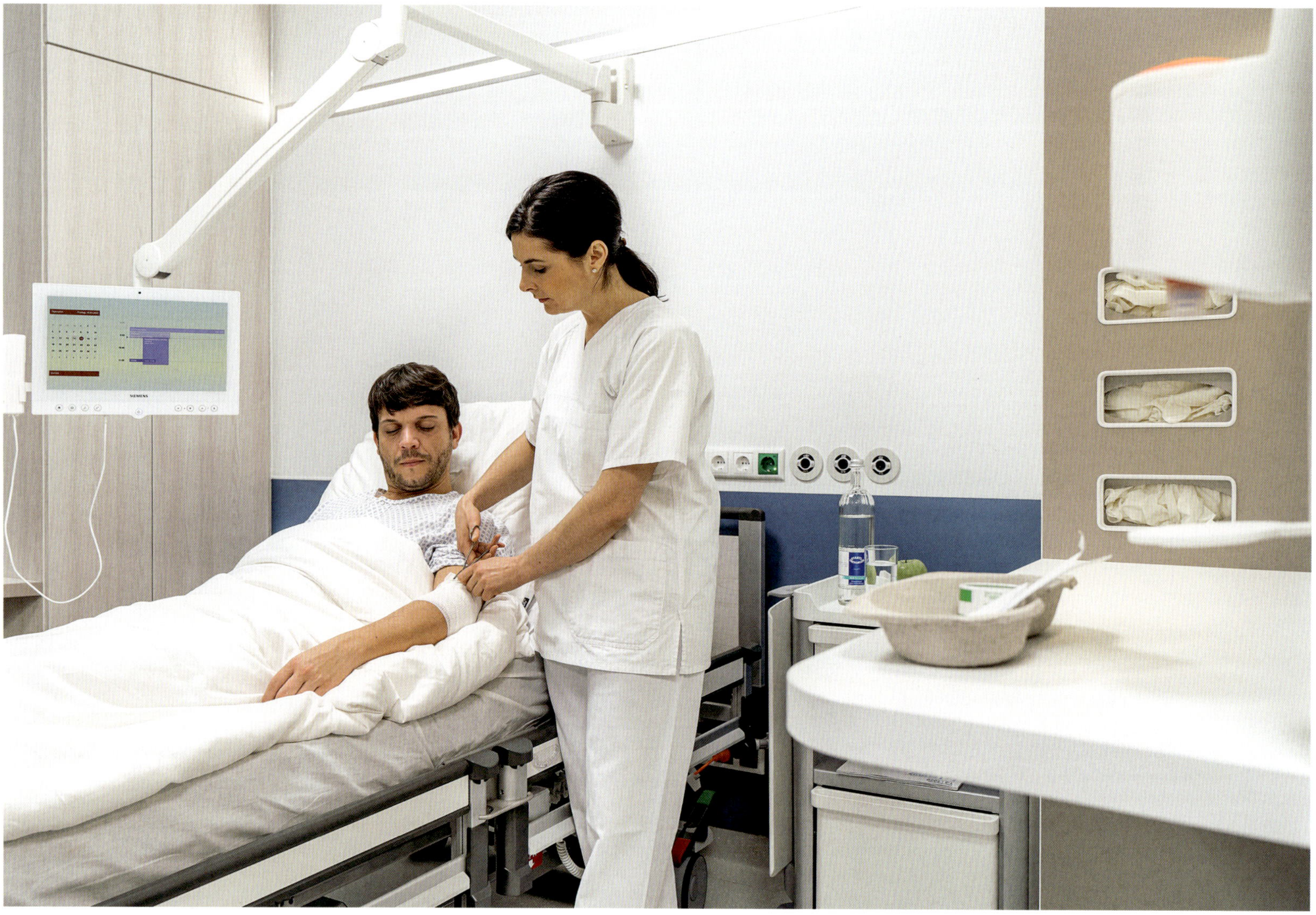

19 Ein Verbandswechsel wird durchgeführt. Das
    vorbereitete Material liegt griffbereit auf der
    anliegenden Arbeitsfläche.

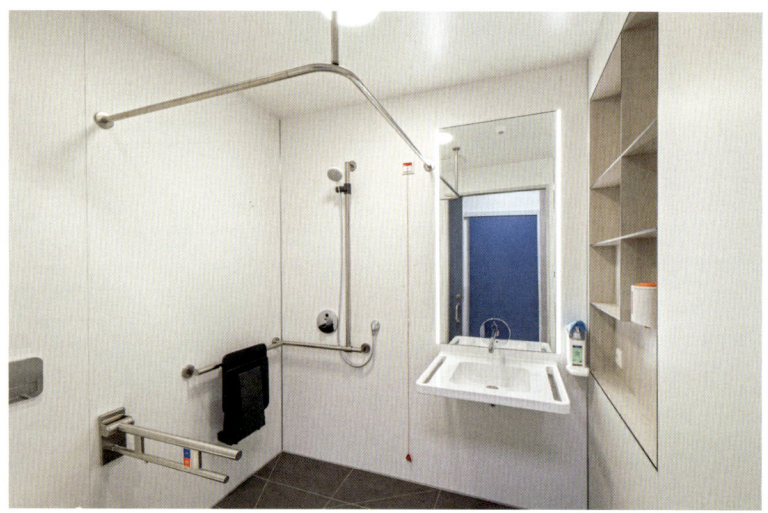

20 Die Nasszelle mit der HPL-Wandverkleidung. Seifenspender und
    Desinfektionsmittelspender unterscheiden sich optisch und in ihrer
    Positionierung, sodass einer Verwechslung vorgebeugt wird. Die
    Anzahl der Fugen wurde reduziert, um die Reinigung zu erleichtern.

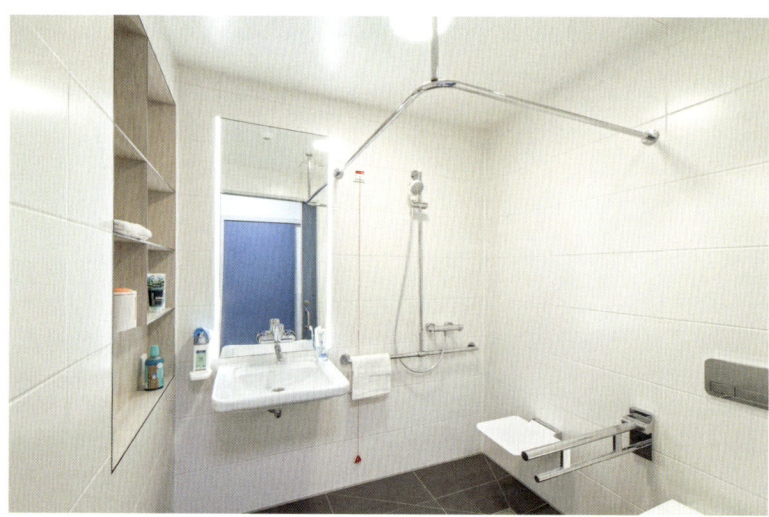

21 Die gefliestre Nasszelle

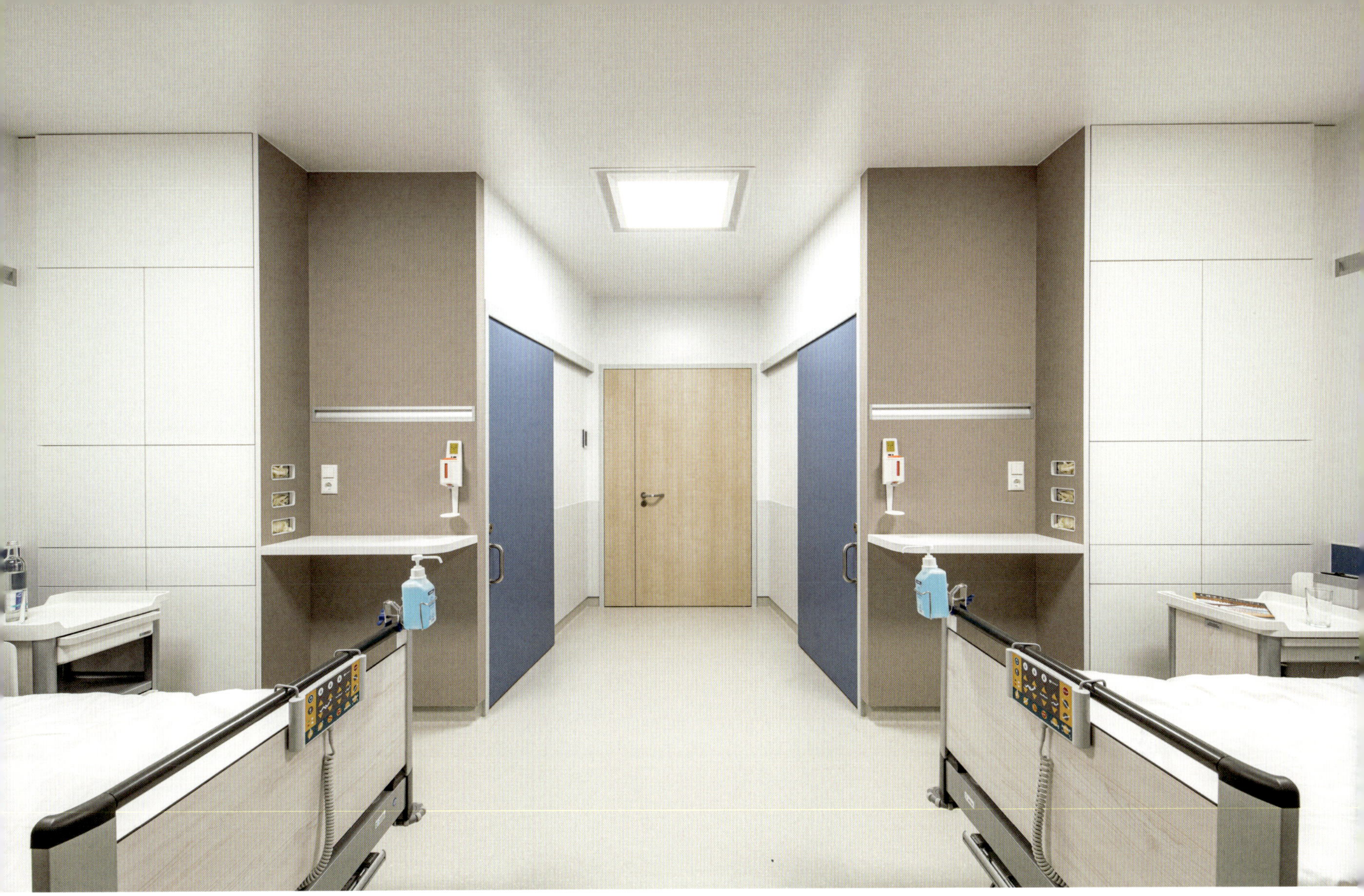

22 Ansicht von der Fensterfront ins Zimmer hinein. Gut sichtbar sind die Spiegelung des Zimmers entlang der Mittelachse und die für das Projekt KARMIN entwickelten Desinfektionsmittelspender oberhalb der Pflegearbeitsfläche.

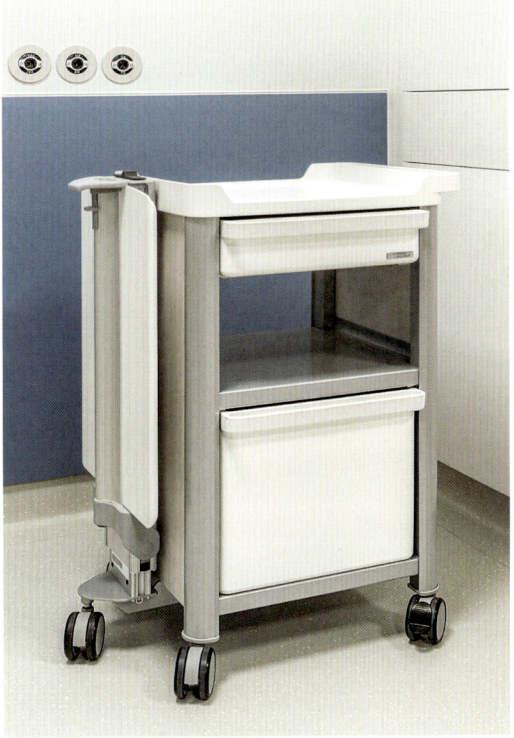

23 Der KARMIN Nachttisch mit fugenlosen Schubladen und Oberplatte ist hinsichtlich der Reinigbarkeit optimiert.

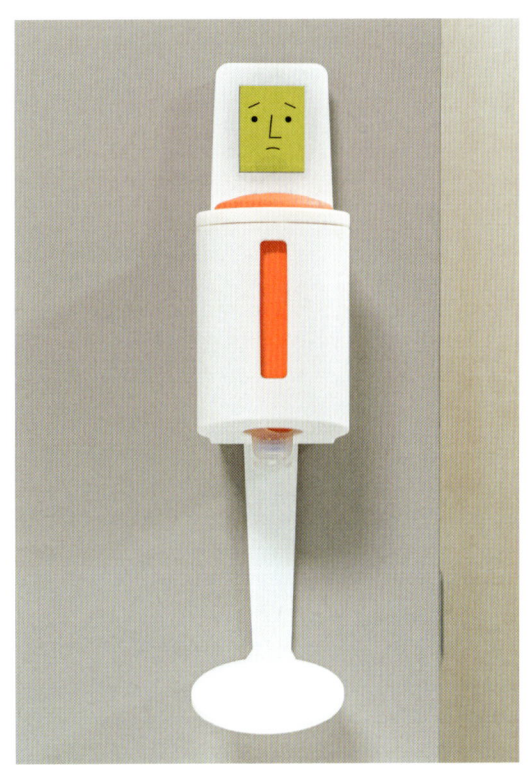

24 Der KARMIN Desinfektionsmittelspender wurde derart gestaltet, dass die Compliance mit Händedesinfektionsrichtlinien gesteigert und seine Aufbereitung vereinfacht werden kann.

Fertiger Prototyp

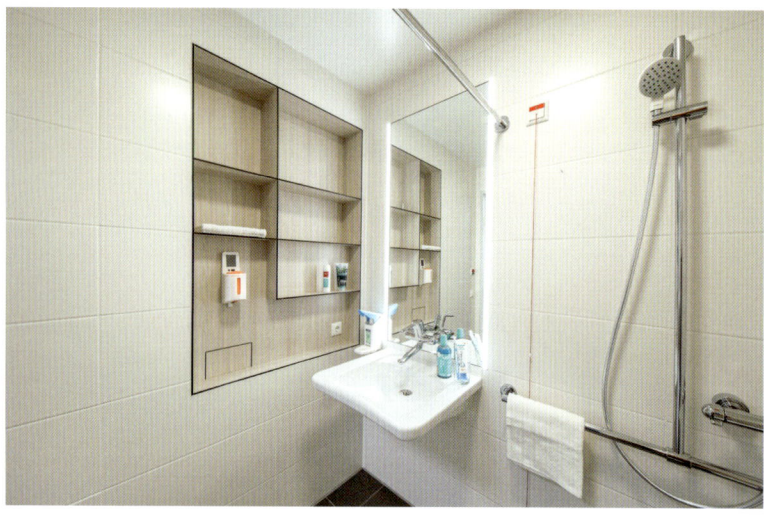

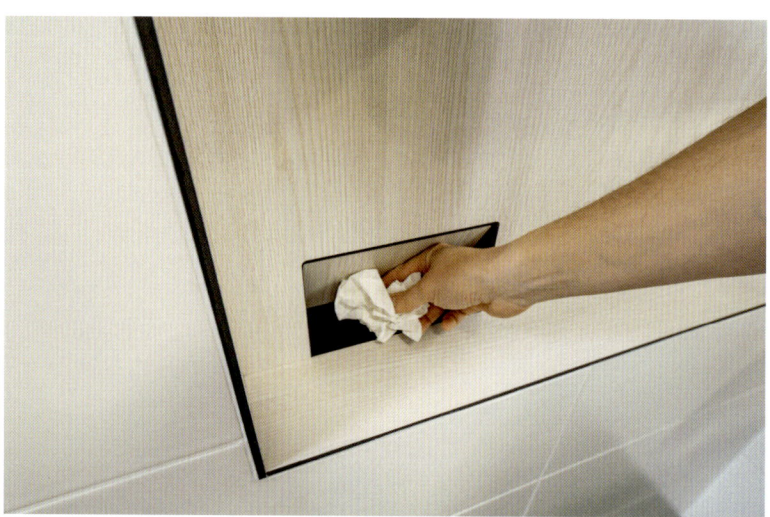

25 In der Fläche des Einbauregals ist die Abwurfklappe für den Mülleimer eingelassen, welcher von der anderen Seite aus im Pflegeschrank eingebaut ist und entleert werden kann.

26 Die Abwurfklappe des Mülleimers in der Nasszelle

27 Der Pflegeschrank bildet mit der daneben liegenden Arbeitsfläche den Arbeitsbereich.

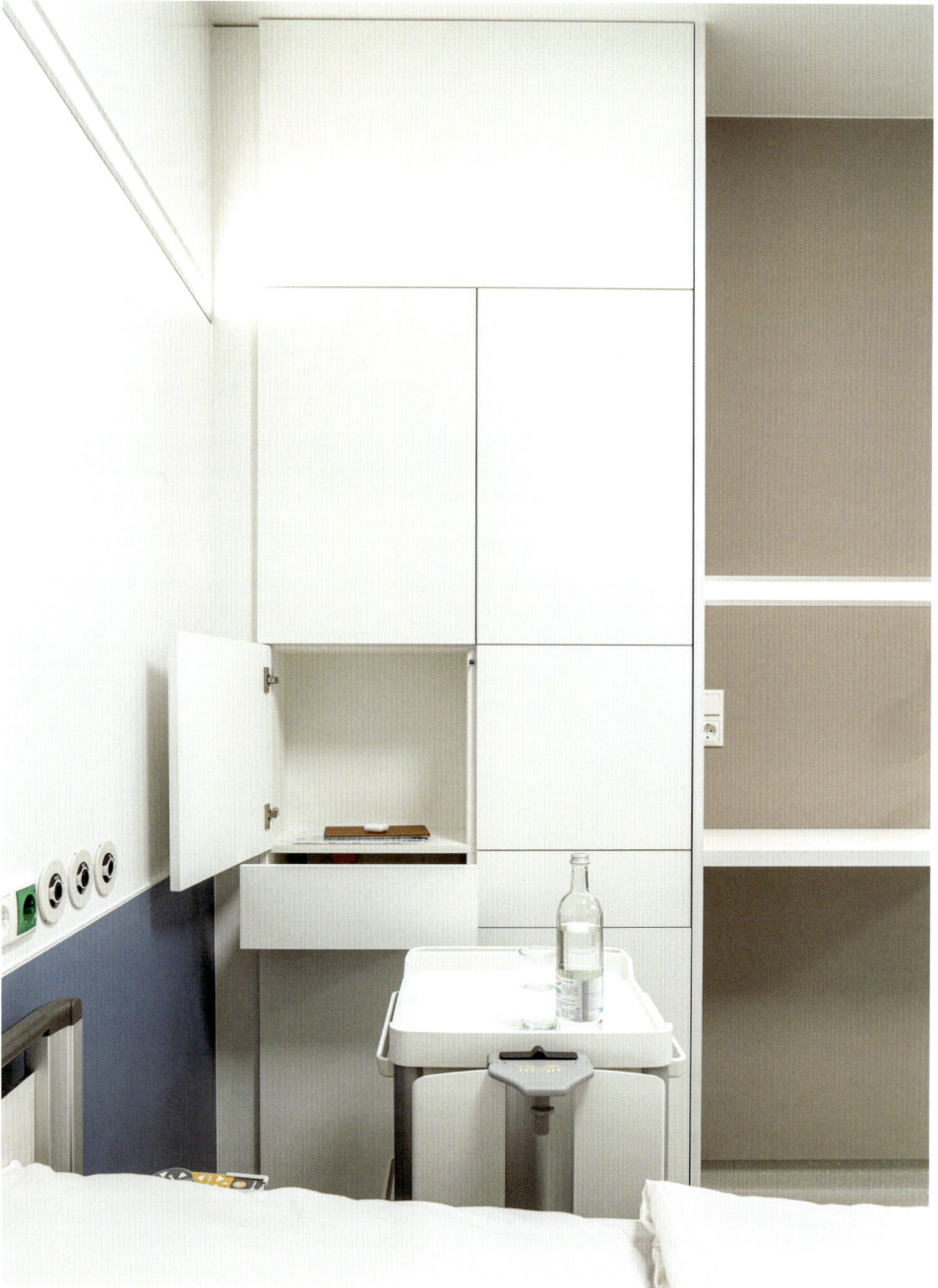

204 Prototyp

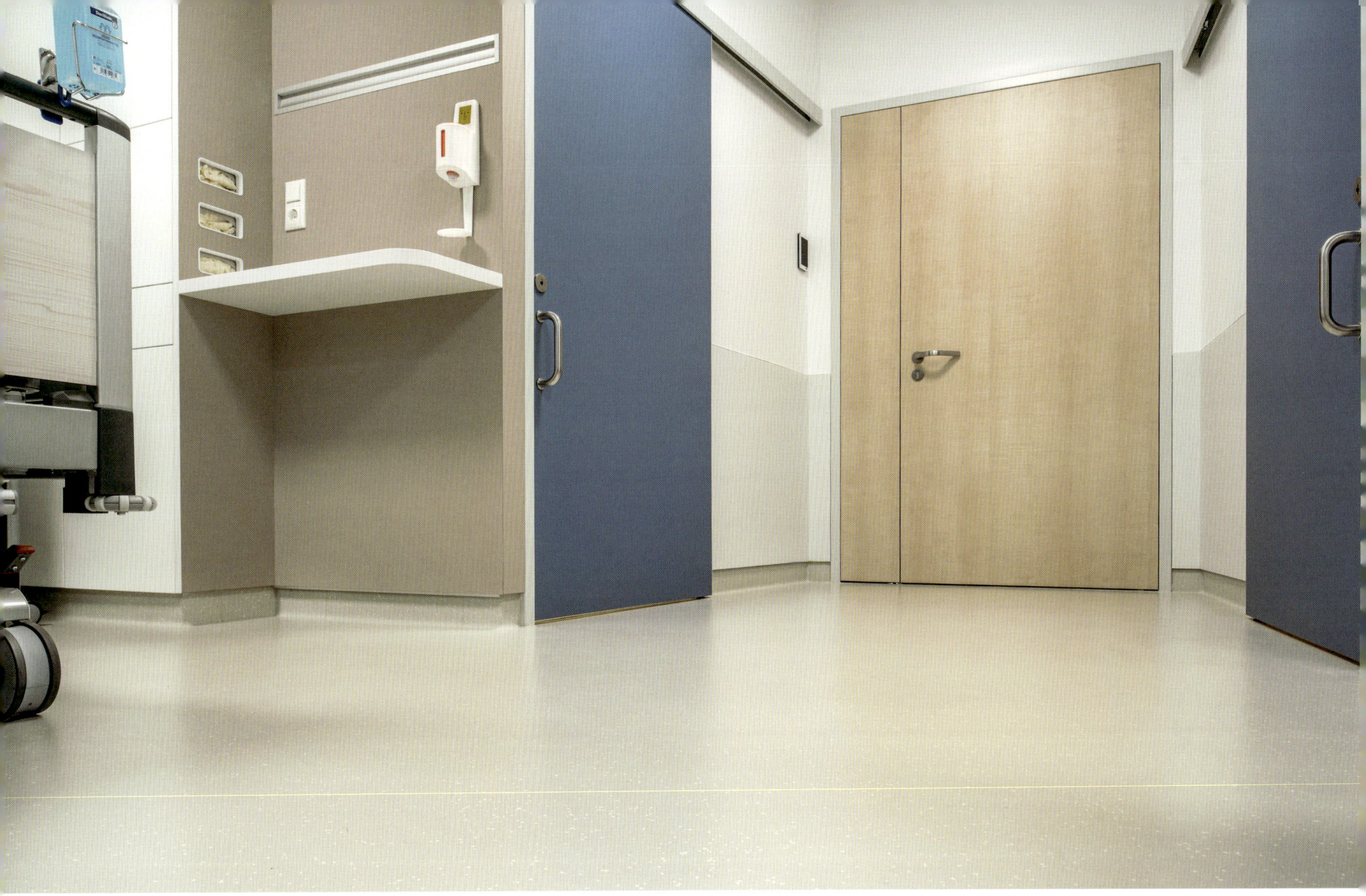

28 Der Kautschukboden weist eine Hohlkehle auf und ist an den Wänden bis zum Sockel hochgeführt. Dadurch lassen sich die Ecken einfacher reinigen und die Bildung von Mikroorganismen verringern.

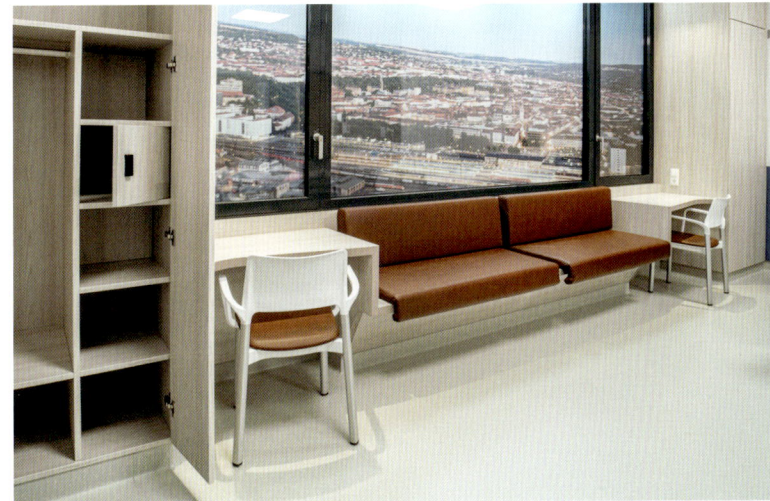

29 Am Fenster bildet die Sitzbank den Besucherbereich. Links ist der geöffnete Patientenschrank mit einem Safe für Wertgegenstände zu sehen.

Ausstattung

Das moderne Patientenzimmer ist im Zuge der technologischen Weiterentwicklung und der intensiveren Patientenversorgung ein Raum geworden, der mit zahlreichen unterschiedlichsten Ausstattungsgegenständen und Objekten gefüllt ist. Diese sind in eine Großzahl von Arbeitsabläufen eingebunden. Die vielfältigen Typologien reichen von medizinischen Gerätschaften über Armaturen, Mobiliar, Dekor, Patientenbett, Nachttisch bis hin zu mobilen Endgeräten → Abb. 1. Alle Gegenstände weisen verschiedenartig beschaffene Oberflächen, Funktionen und Formen auf, die jeweils Vor- und Nachteile hinsichtlich der Infektionsprävention haben. Generell ist jedes Objekt mit Mikroorganismen kolonisiert, wird aber je nach Funktion von verschiedenen Nutzergruppen unterschiedlich häufig berührt, verschoben oder aus dem Zimmer entfernt und zu einem späteren Zeitpunkt wieder hineingebracht. Menschen und mobile Objekte tragen Erreger ein und aus und sind somit Hauptüberträger in Infektionsketten. Bestimmte, häufig genutzte Kontaktflächen stellen ein höheres Übertragungsrisiko dar als weniger genutzte Ausstattungsgegenstände. So wird beispielsweise die Türklinke von allen Nutzern berührt, die Schubladen des Nachttischs jedoch vorwiegend nur vom Patienten selber, seltener vom Besuch oder von Pflegekräften. Die Konstruktion der verschiedenen Gegenstände – manche davon als medizinisches Gerät eingestuft – unterliegt dabei unterschiedlichen Standards und Normen, die das Infektionspräventionspotenzial beeinflussen. Wie positiv oder negativ sich ein Objekt auf dieses Potenzial auswirkt, lässt sich jedoch nicht an rein objektiven Argumenten festmachen. Gegenstände wie der Desinfektionsmittelspender oder Infusionsständer sind aus medizinischer Sicht unersetzlich, während medizinisch irrelevante

1 Auswahl einiger Ausstattungsgegenstände in unmittelbarer Patientenumgebung

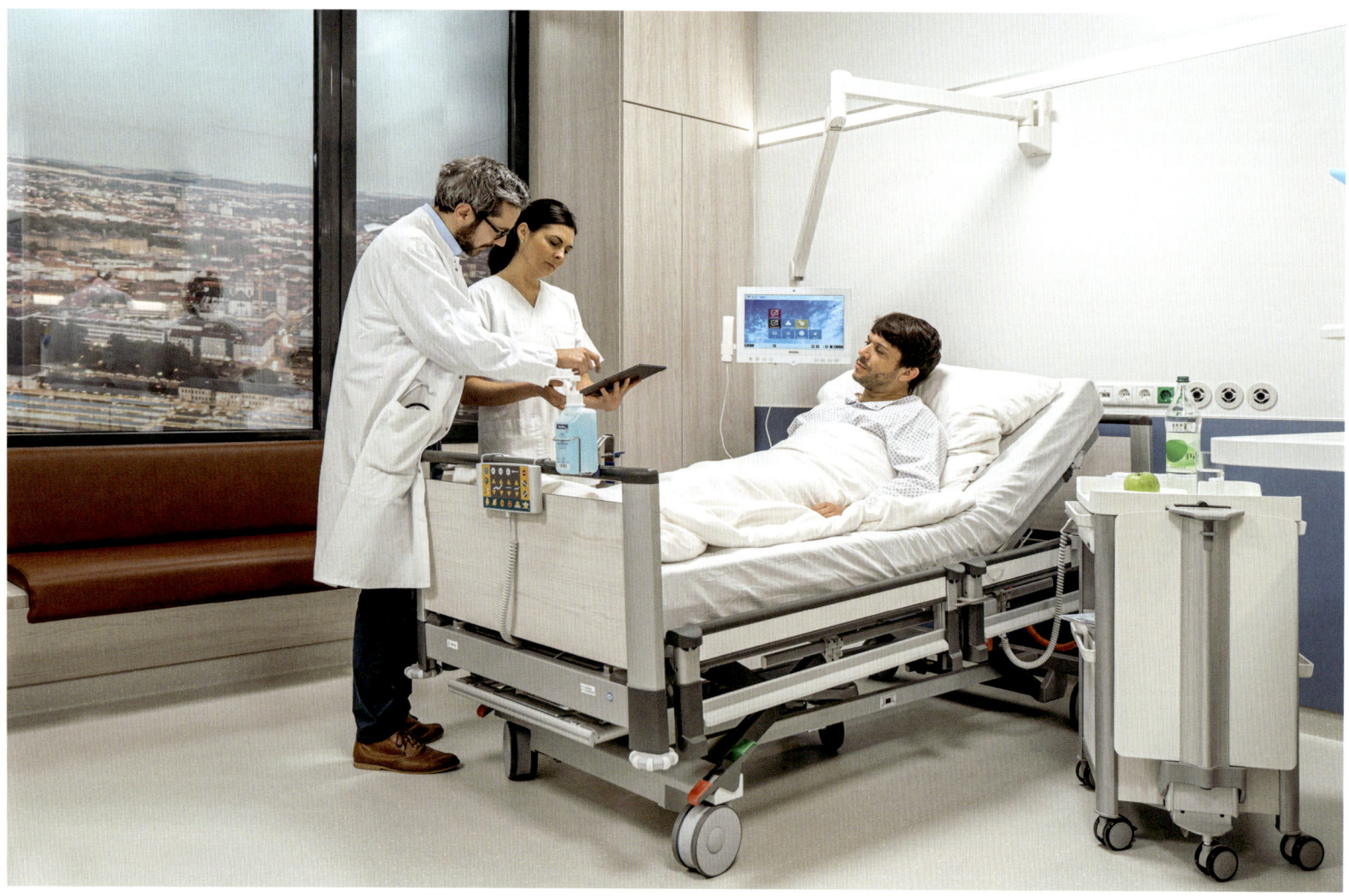

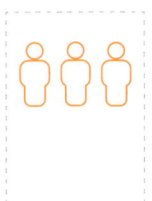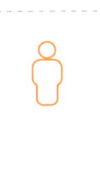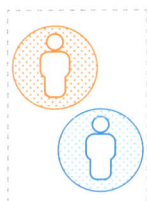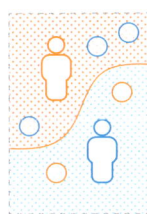

2 Vier Formen der Patientenunterbringung: Kohortierung, Isolierung, Trennen von Infektionsketten innerhalb eines Raumes, keine Maßnahme trotz unterschiedlicher Infektionen und Krankheitsbilder (von links nach rechts)

Objekte wie ein Blumenstrauß zwar Infektionsherde bilden können, den Patienten aber emotional unterstützen und möglicherweise indirekt den Genesungsprozess fördern. Zudem sind funktionale Objekte wie etwa die vom Besuch genutzten Sitzmöglichkeiten gefordert. Diese sind aber ebenso wenig für den medizinischen Betrieb relevant.

Die verschiedenen Objekte sind also unterschiedlich stark in Nutzungszyklen und Arbeitsabläufe eingebunden und werden entsprechend unterschiedlich häufig gereinigt und desinfiziert. In Bezug auf die Übertragung multiresistenter Erreger ergeben sich daraus mehrere Herausforderungen, wie ein Patientenzimmer infektionspräventiver gestaltet werden kann. Welche Objekte können die Anzahl nosokomialer Infektionen verringern bzw. diesen vorbeugen? Wie können Objekte durch ihre Integration in Arbeitsabläufe Händedesinfizierung anregen und wie kann deren Reinigung durch ein geeignetes Design unterstützt werden? Können (mobile) Endgeräte Aufklärungsinhalte digital bereitstellen, die das hygienische Verhalten des Patienten fördern und anleiten? Es stellt sich also die Frage, wie Erregertransmissionsketten durch gestalterische Eingriffe in die Patientenumgebung unterbrochen werden können.

Infektionspräventive Potenziale relevanter Objekte

Es bestehen verschiedene Strategien zum präventiven Infektionsschutz, die auf ebenso verschiedenen Ebenen greifen. Die Reinigung von Flächen und das Waschen der Hände ist essentiell, da diese Maßnahmen groben Schmutz und damit Nährböden für Mikroorganismen entfernen. Sie töten jedoch keine Erreger ab. Eine anschließende konsekutive Desinfektion von Oberflächen und Händen minimiert das Infektionsrisiko zusätzlich, da Mikroorganismen, die keine entsprechenden Resistenzen entwickelt haben, abgetötet werden. Daneben werden vermehrt auch probiotische Reinigungsverfahren mit bioziden Mitteln erprobt. Diese bieten den Vorteil, dass für den Menschen unschädliche Mikroorganismen nicht abgetötet und Objektoberflächen chemisch weniger angegriffen werden, als es bei aggressiveren Reinigungs- und Desinfektionsmitteln der Fall ist. Langfristig angegriffene und folglich porösere Oberflächen tragen einfacher Schmutz und somit einen Nährboden für Keime auf. Es gilt also Objekte zu entwerfen, die weniger häufig desinfiziert werden müssen, um auch der Entwicklung von Resistenzen vorzubeugen. Neben der Reinigung gibt es weitere Methoden des Infektionsschutzes. Die geläufigste stellt die Isolierung von Patienten, Erregern und Objekten dar. Sie ist kosten-, zeit- und raumintensiv. Aber auch hier können durch Pflegekräfte, ungefilterte Luft und Unrat Mikroorganismen transportiert werden. Bei der Kohortierung → Abb. 2 werden Patienten, die die gleichen Erreger haben, gemeinsam isoliert. Es können aber auch Strategien angewendet werden, um innerhalb eines Raumes das Risiko einer Kreuzkontamination zwischen verschiedenen Patienten zu verringern. Dazu gilt es, das Verwechslungspotenzial persönlicher Hygieneartikel zu reduzieren und eine eindeutige Kennzeichnung von Desinfektionsmittel- und Seifenspender sicherzustellen. Außerdem können das räumliche Trennen von Arbeitsvorgängen und patientenbezogenen Gegenständen, das Tragen eines Mundschutzes und die Vermeidung von Körperkontakt eine Erregertransmission durch Tröpfchen verhindern und zum Infektionsschutz beitragen. So kann eine präventive Gestaltung, die den Wirkungsradius des Patienten berücksichtigt, beispielsweise durch eine räumliche Unzugänglichkeit, verhindern, dass demente Patienten persönliche Hygieneartikel des Zimmernachbarn erreichen oder diese nicht korrekt identifizieren können. Die Verwendung von RFID-Chips ermöglicht eine Zugangssperre zu bestimmten Objekten, und Bewegungsmelder verringern die Notwendigkeit einer Berührung von Schaltern, um Kontaktinfektionen zu verhindern. Welche zusätzlichen

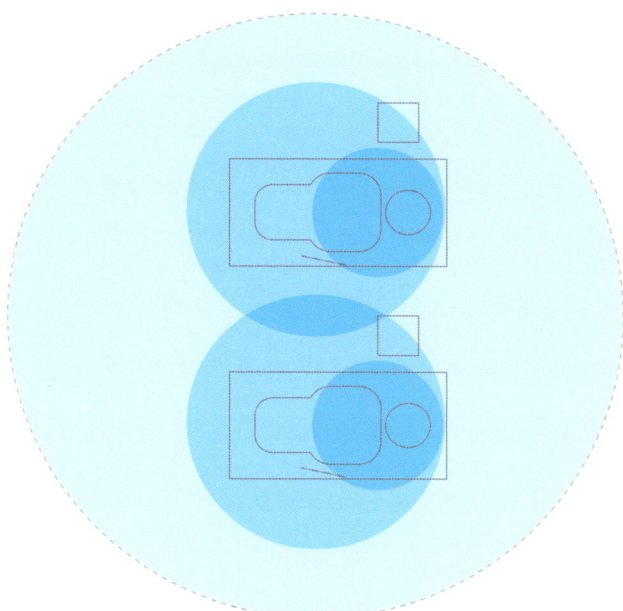

3 Die drei Wirkungsradien und ihre Überschneidungsflächen von innen nach außen: Griffweite, Tröpfchen- und Mobilitätsradius (der gesamte Kreis)

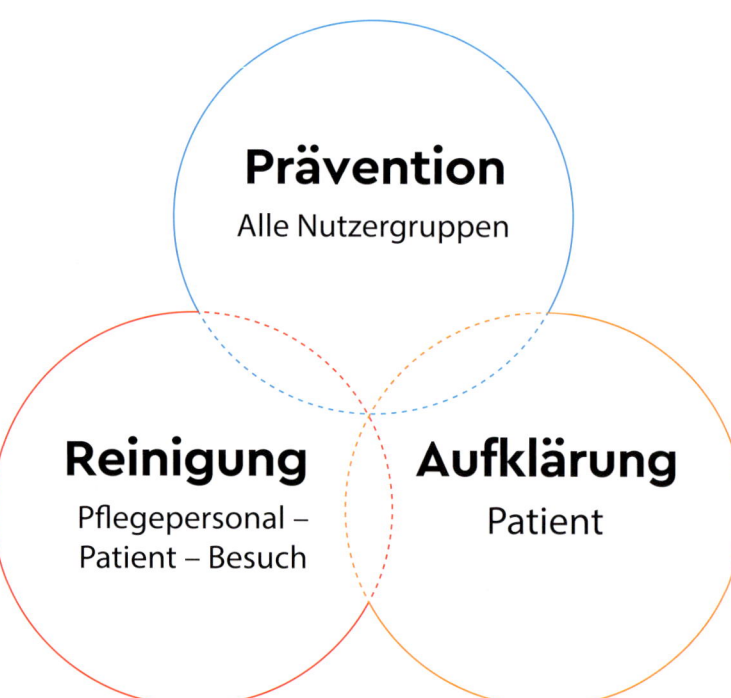

4 Die bei der Konzeptionierung der neu entwickelten Ausstattungsgegenstände vorrangig berücksichtigten Oberthemen

208 Prototyp

Strategien in Bezug auf Ausstattungsgegenstände, Arbeitsprozesse und Verhaltensweisen entwickelt und welche bisherigen Ansätze optimiert werden können, erforscht das Teilvorhaben Ausstattungsdesign im Projekt KARMIN.

Zukunftsszenarien

Neben bestehenden Normen zu Ausstattungsgegenständen, die bereits gewonnene Erkenntnisse der Infektionsprävention widerspiegeln, gilt es auch, Zukunftsszenarien zu berücksichtigen und daraus abgeleitete Einsichten zu implementieren. Durch eine Bestandsaufnahme und Extrapolation können existierende Normen und etablierte Prozesse kritisch betrachtet und neue Forschungsergebnisse auf dem Gebiet der Infektionsprävention in der Gestaltung der Ausstattungsgegenstände materialisiert werden. Hierbei spielen insbesondere die Themen Digitalisierung und Innovation in der Medizintechnik und Behandlungsformen sowie der demografische Wandel eine wichtige Rolle. Zukünftig werden sich die Patientenzusammensetzung und die damit einhergehenden Krankheitsbilder durch die höhere Lebenserwartung und den folglich größeren Anteil der älteren gegenüber jüngeren Menschen verändern, sodass andere Objekte im Patientenzimmer benötigt werden, Arbeitsprozesse veränderte Schwerpunkte erhalten und sich das Mobilitätsvermögen der Patienten verringert. Zudem wird der Anteil älterer Patienten mit Demenz steigen, was die Anforderungen an die Umgebung, die sich daraus ableiten, wandeln wird. Diese gewandelte Patientendemografie stellt einen erhöhten Anspruch an die Ergonomie der Ausstattungsgegenstände, um den körperlichen und geistigen Einschränkungen gerecht zu werden. Zudem ist eine intensivere Aufklärung der Patienten unabdinglich. Gleichzeitig bieten neuartige digitale und vernetzte Geräte die Möglichkeit, körperliche und prozessuale Informationen eines Patienten kontaktlos zu übermitteln. So eliminiert die Anwendung einer digitalen Patientenakte das Hinein- und Hinaustragen einer herkömmlichen Papierakte und das dadurch bestehende Risiko einer Übertragung von Erregern. Wichtig ist jedoch, keine distanzierende Atmosphäre durch technische Isolation zu schaffen. Eine körperliche Erfahrung regt den Patienten kognitiv an. Haptische Sinneswahrnehmungen sind im emotionalen Sinne für die Genesung eines Patienten essentiell. Darüber hinaus sollte der Patient aktiv in die Infektionsprävention eingebunden werden, statt sich bei der Pflege auf passive und rein technologische Lösungen zu beschränken.

Zusätzlich werden betriebswirtschaftliche Aspekte die zukünftige Situation im Patientenzimmer beeinflussen. Eine kürzere Verweildauer und weniger Pflegepersonal werden die Taktung, in der Betten zwischen unterschiedlichen Patientenbelegungen aufbereitet werden müssen, erhöhen und die verfügbare Zeit des Pflegepersonals für ihre jetzigen Tätigkeiten verringern. Daher sollte eine möglichst unterstützende Umgebung entwickelt werden, die physisch, emotional, aber auch prozessual Hilfestellung leistet. Zukünftige Entwicklungen müssen nicht zwangsläufig eine schlechtere Infektionsprävention hervorrufen, stattdessen sollten Möglichkeitsräume und Potenziale, wie beispielsweise die digitale Patientenakte, genutzt werden.

Methodik und relevante Objekte

Zu Beginn der Recherchephase wurde eine Tabelle aller im Patientenzimmer vorhandenen bzw. möglichen Objekte erstellt. Diese Objekte wurden unter den folgenden Gesichtspunkten bewertet: Dem Objekt innewohnendes Präventionspotenzial, der gängige Kolonisierungsgrad der Oberflächen und der Kontaktflächen mit MRSA/VRE, die Häufigkeit der Nutzung, das Eintragungspotenzial der relevanten Nutzergruppe(n) und die Position des Objekts relativ zum Wirkungsradius des Patienten und des Krankenhauspersonals. Die zwei weiteren Bewertungsfaktoren

Nutzungs- und Reinigungszyklen wurden in die Kategorien „dauerhaft", „stündlich", „täglich", „wöchentlich" und „nach/vor Entlassung" eingestuft, sodass eingeschätzt werden konnte, wie sich über längere Zeiträume Kolonisierungen entwickeln. Beim Wirkungsradius des Patienten wurde dagegen zwischen Griffweite, Tröpfchen- und Mobilitätsradius unterschieden → Abb. 3. Diese Kategorien geben an, wie hoch die Wahrscheinlichkeit ist, dass die Oberfläche eines Objekts durch Kontakt oder Tröpfchen eines Patienten oder einer Pflegekraft kontaminiert werden kann. Des Weiteren wurde betrachtet, inwiefern Gegenstände von Nutzern in einer konsekutiven Abfolge zwischen einzelnen Händedesinfektionen gebraucht werden.

Expertenworkshops, zu denen Planer, Patienten, Hygieniker, Mediziner, Architekten, Pflegekräfte und Experten aus der freien Wirtschaft geladen waren, Klinikbesuche und Arbeitspraktika ergaben zusätzliche Erkenntnisse, welche Objekte überarbeitet und weiterentwickelt werden sollten. Die angewandte Methodik ist im Abschnitt → Anforderungskatalog Patientenzimmer und Nasszelle, S. 177 einzusehen.
Aus der Vielzahl an Objekten im Raum wurden drei relevante Gegenstände für eine eingehende Designuntersuchung ausgewählt, um optimierte Anpassungen bzw. Neuentwicklungen zu entwerfen. Die Entscheidung fiel basierend auf verschiedenen Studien zu dem Kolonisierungsgrad der Objekte, der Berührungshäufigkeit sowie dem Präventionspotenzial eines Ausstattungsgegenstands. Ausgewählt wurde zum einen der Desinfektionsmittelspender, da er ein zentrales, präventives Element im Krankenhausalltag darstellt, und zum zweiten der Nachttisch als häufig berührtes Objekt, das sich in unmittelbarer Nähe des Patienten und auf dem Arbeitsweg der Pflegekraft befindet. Als drittes Objekt wurde das Bedside Terminal definiert, da dieses eine viel genutzte Berührungsfläche darstellt und als Aufklärungswerkzeug genutzt werden kann.

Drei Gegenstände im Fokus der Betrachtung

Aufgrund der durch den demografischen Wandel zu erwartenden zukünftigen Zentrierung in der Patientenpflege auf den unmittelbaren Bereich um das Patientenbett kann eine zunehmende Nutzungshäufigkeit und -dauer des Patientennachttischs und Bedside Terminals angenommen werden. Alle drei Objekte wurden auf formaler und konstruktiver Ebene aber auch in ihrem Aufforderungscharakter überarbeitet, um dem Anspruch einer optimierten Infektionsvorbeugung gerecht zu werden. Während der Desinfektionsmittelspender und der Nachttisch einen bereits etablierten Bestandteil des Patientenzimmers darstellen, bietet vor allem die inhaltliche Gestaltung des neuartigen Objekts Bedside Terminal hygienisch relevante Möglichkeiten. Dagegen stellen die beiden vorhergenannten Objekte funktional bereits weitaus ausgereiftere Gegenstände dar, bei denen aber weiterhin Potenziale in der Gestaltung in Bezug auf Arbeitsprozesse, Reinigbarkeit und in der Digitalisierung bestehen. Die Recherche während der Krankenhausbesuche und Gespräche in Expertenworkshops ergaben, dass bestehende Normen und Richtlinien im Krankenhausalltag oftmals aus ökonomischen Beweggründen missachtet werden oder aufgrund von Zeitmangel infolge hohen Arbeitsaufkommens. Es gilt also, durch planerische Entscheidungen in der Gestaltung bestimmte Verhaltensmuster zu unterstützen und schädliches Verhalten zu unterbinden. Als Oberthemen für die weitere Entwicklung bestimmter Gegenstände wurden daher Potenziale in der Prävention, der Reinigung und Aufklärungsarbeit priorisiert → Abb. 4. Zudem wurden die vorhandene Informationsvermittlung und die Arbeitsprozesse im Zweibett-Patientenzimmer unter diesen Gesichtspunkten überprüft und teilweise neu gedacht.

Wegeführung

Bei der Betrachtung von Prozessen wurde insbesondere analysiert, welche Anlaufpunkte es im Zimmer gibt, in welcher Reihenfolge diese angesteuert werden und wie sich diese besser positionieren lassen. So prägt eine im Patientenzimmer integrierte Nasszelle Arbeitswege und Strecken essentiell. Je nach Verortung wird die Strecke von Eintritt bis zum Patienten gedehnt, das Sichtfeld und somit auch die Zugänglichkeit blockiert. Die Ausstattung im Zimmer sollte demnach immer so angeordnet sein, dass Laufwege nicht blockiert, sondern Prozesse unterstützt werden. Bei kreuzweiser und gegenüberliegender Verortung werden Laufwege unnötig verlängert und das Personal ermutigt, Arbeits- und Desinfektionsschritte auszulassen. Unter diesem Gesichtspunkt wurde auch erörtert, inwiefern die Lichtführung eine Möglichkeit darstellen kann, das Personal, aber auch den Patienten anzuleiten, bestimmte Wege zu verfolgen. Spotlights und die Wahl richtiger Lichtszenarien fördern einen reibungslosen Arbeitsprozess. Ziel war es, eine kohärente Umgebung zu schaffen, in der Objekte und die Architektur Patient und Personal unterstützen.

Kreuzkontamination

Durch unterlassene Händedesinfektion zwischen Arbeitsschritten und durch fehlende Reinigung und Desinfizierung der von vielen unterschiedlichen Menschen genutzten Berührungsflächen kann es zu Kreuzkontaminationen kommen. Neben einer optimierten Anordnung kann hier der Einsatz von berührungsloser Sensorik im Patientenzimmer und die Steigerung der Compliance helfen, diese zu vermeiden. Eine Beschreibung und einen genaueren Überblick zu Infektionskrankheiten, deren Vorkommen und Übertragungswege gibt der Abschnitt → Krankenhausspezifische Infektionen, S. 21–23.

Anforderungsmethodik

Aus der Recherche wurden Anforderungen an die Ausstattungsgegenstände abgeleitet. Die Anforderungen an die ausgewählten Objekte Desinfektionsmittelspender, Bedside Terminal und Patientennachttisch wurden dann systematisch kategorisiert, um sie anschließend zu priorisieren. Dies erfolgte nach den Kategorien „kann", „soll" und „muss", die jeweils entsprechende Erkenntnisse der Recherchephase widerspiegeln. „Kann" stellt qualitative, mündliche Empfehlungen der interviewten Personen während der Expertenworkshops, Arbeitspraktika und Krankenhausbesuche dar, „soll" Richtlinien und Normen und „muss" Gesetze. Diese Anforderungen wurden dann auf ihre Hygienerelevanz überprüft, um sie abschließend für die Konzeptphase zu priorisieren. Während der Konzeptionierung wurden Umsetzungsmöglichkeiten skizziert und gebaut. Diese wurden in wiederholten Expertenrunden mit Partnern aus der Medizin und der Industrie diskutiert und bewertet. Im Anschluss wurden optimierte Prototypen für den Demonstrator zur Evaluierung gebaut und eingesetzt.

Im Allgemeinen sollen Oberflächen und Formen möglichst reinigbar gestaltet werden, Objekte in Arbeitsabläufe besser integriert und digitale Instrumente zur Prozessoptimierung und Aufklärung implementiert werden. Im Folgenden werden die aus der Recherche abgeleiteten Anforderungen an die drei Objekte, die daraus resultierenden Konzepte und ihre Endergebnisse im Detail erläutert.

Der Desinfektionsmittelspender

Der Desinfektionsmittelspender ist ein zentrales Werkzeug der horizontalen Infektionsprävention, welches in allen Bereichen des Krankenhauses und bei allen Patienten gleichermaßen Anwendung findet. Daher stellt er ein zentrales Element im Projekt KARMIN dar. Durch die Händedesinfektion kann exogen, aber auch endogen bedingten Infektionen vorgebeugt werden. Dies betrifft nicht nur die Nutzergruppe Personal, sondern schließt auch Besucher ein, die sich klassischerweise nicht animiert fühlen, ihre Hände zu desinfizieren. Die Gruppe der Ärzteschaft hat zusätzlich eine nicht zu unterschätzende Vorbildfunktion gegenüber den anderen Nutzern. Auch der Patient kann in bestimmten Situationen durch das Händedesinfizieren das Übertragungsrisiko von multiresistenten Erregern reduzieren. Ein erster Schritt für den Patienten bleibt jedoch immer das richtige Händewaschen, denn in vielen Situationen ist dies hinreichend. Der Abschnitt → Das Bedside Terminal, S. 230–236 erläutert Methoden, wie der Patient und indirekt auch der Besucher zum Thema der Händedesinfektion im Patientenzimmer aufgeklärt werden können.

Der Desinfektionsmittelspender wird zur Infektionsprävention und zum Personenschutz bereits seit Jahrzehnten eingesetzt und ist ein stark ausgereiftes Produkt. Eine Vielzahl von Initiativen und Organisationen, wie die World Health Organization (WHO), hat zu dem Produkt und den damit verbundenen Methoden bereits etablierte und wissenschaftlich fundierte Richtlinien – so etwa die Fünf Momente der Händedesinfektion – entwickelt. Diese beeinflussen auch die Konstruktion des Spenders an sich. Dennoch bietet das Objekt im technischen Aufbau, der Reinigbarkeit und Wahrnehmung weiterhin Potenzial, Infektionsrisiken durch ein verbessertes Design zu vermindern. Drei spezifische Faktoren führen zum Großteil zur Nichtkonformität mit bestehenden Desinfektionsrichtlinien: Erinnerungsvermögen, Aufmerksamkeit und Entscheidungsfindung – soll heißen Vergessen, Ablenkung und das Priorisieren anderer Tätigkeiten. Konkret bedeutet dies: fehlendes Wissen bzw. Aufklärung zur Händedesinfektion, ein unzureichend gestalteter Umweltkontext, der entscheidungshemmend und mehrdeutig ist, sowie die fehlende Verfügbarkeit von Zeit und Desinfektionsmittel. Diese Aspekte gilt es zu erforschen, zu bedenken und gestalterisch zu integrieren. Hierbei hilft es zu fragen, wer, wann, wo, wie und warum desinfiziert → Abb. 1. Diese Fragen werden im Folgenden analysiert und Anforderungen abgeleitet. Daraus ergeben sich Erkenntnisse, die letztendlich zu der Neuentwicklung des KARMIN Desinfektionsmittelspenders geführt haben. Erste Möglichkeiten zur Optimierung, insbesondere zur Positionierung des Spenders lassen sich jedoch auch mit bereits bestehenden Spendern vornehmen.

Anforderung an den Desinfektionsmittelspender

Positionierung

Für die Aspekte Erinnerungsvermögen, Aufmerksamkeit und Entscheidungsfindung ist neben dem Design des Spenders selber, der Ausbildung des Personals und der Aufklärung sonstiger potenzieller Nutzer auch die Lokalisierung, also das Wo, ein wichtiger Faktor in der Infektionspräventionsarbeit. Im Rahmen des KARMIN Projekts wird die Positionierung in einem Zweibettzimmer betrachtet. Bestimmte Regeln lassen sich jedoch auch auf Einbett- oder Mehrbettzimmer übertragen. Oftmals wird ein Spender in der Nähe zur Patientenzimmertür in Wegrichtung zum Patienten positioniert. Dadurch kann zwar die Zeit des Heranschreitens, vom Eintritt ins Zimmer bis zum Patienten, zum Einwirken des Desinfektionsmittels genutzt werden, gleichzeitig liegt der Spender aber während der dann folgenden Arbeitsschritte innerhalb eines Mehrbettpatientenzimmers nicht mehr auf der Arbeitsroute der Pflegekraft. Auch ist hier unter allen Umständen darauf zu achten, dass der Spender beim Öffnen der Zimmertür nicht durch ebendiese verdeckt

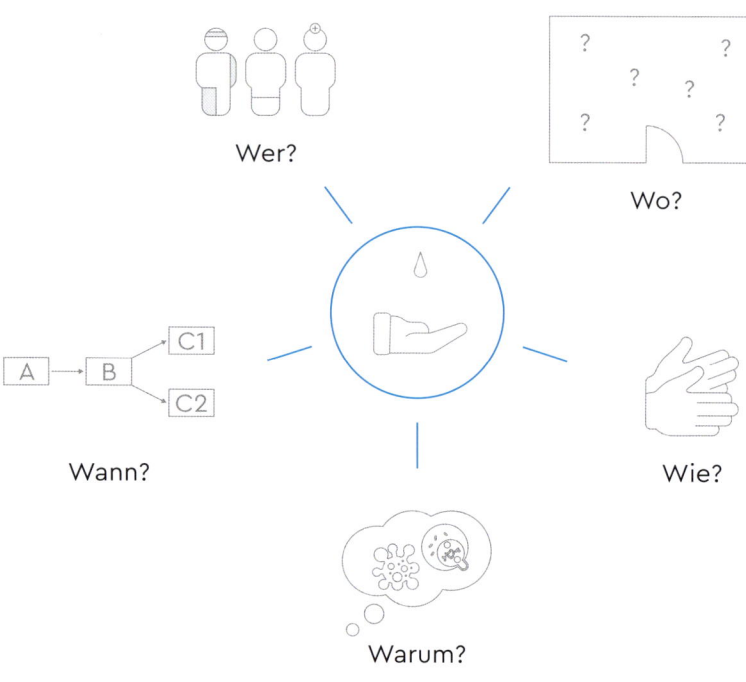

1 Fragestellungen zur Händedesinfektion

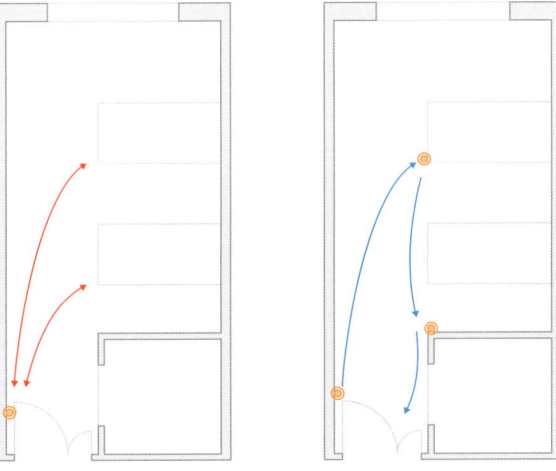

2 Schlechte (links) und gute (rechts) Integration von Desinfektionsmittelspendern in Arbeitsabläufe

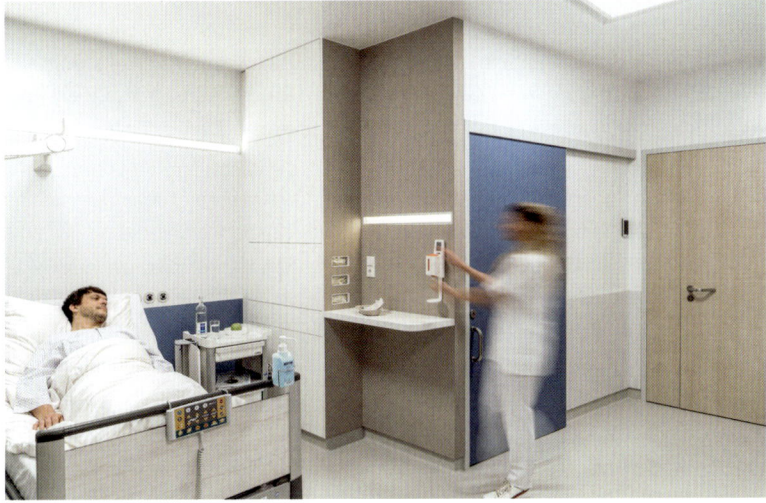

3 Positionierung der Spender im KARMIN Patientenzimmer entlang der Laufroute des Personals

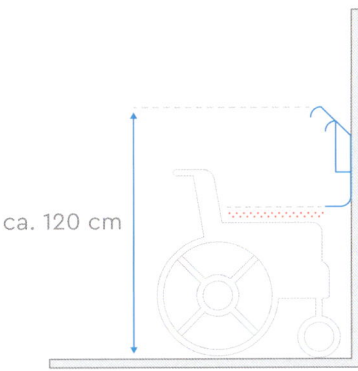

4 Montagehöhe und Unterfahrbarkeit

wird und alleinig das Erinnerungsvermögen der Pflegekraft zu einer Desinfektion führt. Gleichzeitig ist die dortige Positionierung häufig die einzige Möglichkeit, den Spender vor Kollisionen mit mobilem Gerät zu schützen. Wichtiger für die Pflegekraft ist jedoch das einfache Erreichen des Spenders während der Arbeitsabläufe → Abb. 2. Daher gibt es im KARMIN Patientenzimmer statt einem Spender an der Tür zwei Spender oberhalb der jeweiligen Pflegearbeitsflächen und zwei weitere am Bettrail, der Griffleiste am Fußende des jeweiligen Patientenbetts. Außerdem sind zwei weitere Desinfektionsmittelspender in der Nasszelle positioniert. Dadurch kann zeitsparend zwischen verschiedenen Arbeitsschritten und während des Übergangs zum nächsten Patienten entsprechend eingangs, in Nähe zum Bett und am Waschbecken in der Nasszelle desinfiziert werden. Darüber hinaus schützt die Positionierung oberhalb der Arbeitsfläche die Spender vor Kollision → Abb. 3.

Neben der Anforderung in der Fläche ist auch eine ergonomisch korrekte Positionierung in der Höhe zu beachten. Damit der Spender richtig und einfach bedient werden kann, wird eine Montagehöhe der Pumpfläche von ca. 120 cm empfohlen. Für mobilitätsbeschränkte Personen sollte der Spender zusätzlich unterfahrbar oder seitlich erreichbar sein und der Zugang nicht durch andere Objekte versperrt werden → Abb. 4. Die Desinfektionsmittelspender sollten also in die Arbeitsrouten des medizinischen Personals integriert positioniert werden, aber auch für weitere Nutzergruppen zugänglich sein.

Die Fünf Momente der Händedesinfektion

Ein Teil der Ausbildung des medizinischen Personals sind die fünf Momente der Händedesinfektion. Die Anwendung dieser Strategie der Händehygiene soll sowohl den Patienten, dessen bisher nicht kolonisierte Körperteile, die Patientenumgebung, das medizinische Personal als auch den nachfolgenden Patienten vor Kontaktinfektionen schützen und begründet das Warum. In der ambulanten Medizin wird zwischen der nicht invasiven und der invasiven Behandlung unterschieden. In vielen Fällen ist in der stationären Pflegesituation im Krankenhaus mit letzterer zu rechnen, welche das Wann der Händedesinfektion bestimmt. Die Händedesinfektion muss laut der fünf Momente der Händedesinfektion vor Patientenkontakt, vor aseptischen Tätigkeiten, nach Kontakt mit potenziell infektiösen Materialien, nach Patientenkontakt und nach Kontakt mit Oberflächen in unmittelbarer Umgebung des Patienten erfolgen.

Eine Grafik der Fünf Momente ist im Abschnitt Krankenhausspezifische Infektionen zu sehen → Abb. 4, S. 23. Damit diese Anwendungszeitpunkte eingehalten werden, ist es essentiell, die Desinfektionsmittelspender von allen Seiten des Patientenzimmers aus sichtbar, ergonomisch korrekt und unmittelbar verfügbar zu platzieren (Boog et al. 2013). Mehr als drei Spender pro Patient steigern jedoch die Compliance nicht weiter (Chan et al. 2013). Um eine Positionierung am unteren Bettrail und somit auf der Laufroute zwischen zwei Patienten bzw. nach der Berührung des letzten und vor der Berührung des nächsten Patienten Händedesinfektion zu ermöglichen, eignen sich Spender in adaptierbaren Gestellen. Diese haben eine Schelle, sodass je nach Situation der Spender rechts- oder linksseitig, abhängig vom Pflegeablauf, am Bettrail platziert werden kann. Der Spender sollte jedoch nicht an Ecken positioniert werden und in den Raum hineinragen, da dann eine Kollisionsgefahr mit verschiebbaren Gegenständen besteht.

Compliance

Neben der Erfüllung der fünf Momente der Händedesinfektion ist auch eine qualitativ korrekte Einreibung bzw. das Wie eingerieben wurde wichtig. Eine persönliche Beobachtung zur Häufigkeit und Qualität durchgeführter Händedesinfektionen ist jedoch sehr aufwendig und

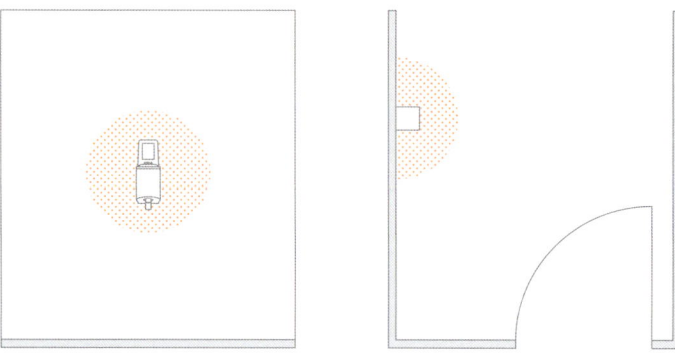

5 Mögliche Optionen für grafische Hinweise auf der Wand oder dem Fußboden, um visuell auf Spender hinzuweisen

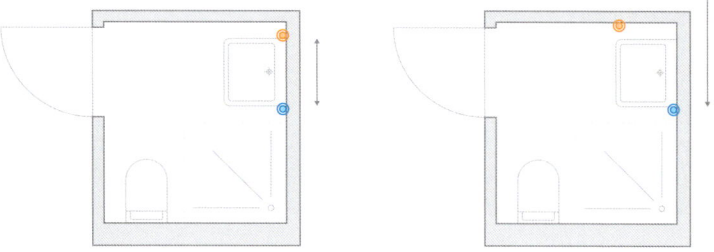

6 Positionierung des Seifenspenders (blau) und Desinfektionsmittelspenders (rot) innerhalb der Nasszelle. Eine Positionierung übereck sorgt für eine eindeutiger wahrgenommene Trennung der jeweiligen Inhalte.

kann daher nur kurzfristig erfolgen. Auch kann die Qualität zum jetzigen Zeitpunkt technisch nicht vor Ort überprüft werden und ist daher als Anforderung für das Design des Spenders vernachlässigbar. Eine Methode zur Überprüfung der Konformität des Personals mit bestehenden Richtlinien interpretiert elektronische oder mechanische Messungen der getätigten Hübe bei Desinfektionsmittelspendern in Korrelation zum jeweiligen Desinfektionsmittelverbrauch (Schulz-Stübner 2013, S. 217). Diese Methode ist jedoch aufgrund der fehlenden Möglichkeit, Nutzergruppen zuzuordnen und die Einreibung situativ und qualitativ zu bewerten, ungenau. So ist bei der Auswertung nicht bekannt, wie viele Personen sich zum Zeitpunkt der Nutzung im Raum befanden und welche Tätigkeiten erfolgten. Um dem Personal ein unmittelbares Feedback zur Qualität einer Einreibung zu geben, kann eine im Spender verbaute LED die Dauer der Mindesteinwirkzeit anzeigen. Das Lichtsignal wird nach einem Pumpenhub ausgelöst, ob die Hand tatsächlich benetzt wurde, lässt sich jedoch nicht überprüfen. Außerdem desinfiziert das Personal meistens, während es sich durch den Raum bewegt, und verweilt nicht vor dem Spender. Jedoch wartet im realen Arbeitsalltag keine Pflegekraft auf eine Signalfreigabe. Stattdessen wird die Zeit zwischen der Benutzung des Spenders und dem Berühren eines Patienten zur Einreibung genutzt. So muss die Qualität der Einreibung durch eine gute Ausbildung des Personals, durch eine umfassende und wiederholte Aufklärung der Nutzergruppen sowie eine unterstützende Umgebung sichergestellt werden. Trotzdem kann die Compliance über eine passende Positionierung und intensive Aufklärung hinaus durch verschiedene weitere Methoden gesteigert werden.

Dazu zählen Hinweisgrafiken an Wänden und am Boden → Abb. 5. Dieser niederkomplexe Ansatz verliert jedoch mit der Zeit seine Wirkung, sobald sich das Personal dauerhaft an den optischen Hinweis gewöhnt hat.

Zusätzlich hat sich das Mittel der Teambesprechung etabliert. Durch zielgerichtetes, verstärkendes und wiederholtes persönliches Feedback wird die Compliance des Personals gesteigert. Die Effektivität dieser bestehenden Besprechungen kann erhöht werden, indem quantitativ sichere Datensätze für die Analyse bereitstehen. Dazu können Desinfektionsmittelspender mit Sensoren zu Erhebung von Gebrauchsdaten ausgestattet werden, sodass Zeitpunkt und Menge des Händedesinfektionsmittelverbrauchs besser analysiert werden können. Ein weit verbreitetes Verfahren der Beobachtung der Normkonformität ist das bisher genutzte HAND-KISS-Prinzip. Dabei wird der Verbrauch von Händedesinfektionsmittel und der daraus ermittelten Anzahl durchgeführter Desinfektionsmaßnahmen pro Patienten- bzw. Bewohnertag oder Behandlungsfall errechnet, um die Konformität mit Richtlinien zur hygienischen Händedesinfektion zu ermitteln.

HAND-KISS vergleicht darüber hinaus den Händedesinfektionsmittelverbrauch von Stationen mit ähnlichen Patientengruppen (gleiche Stationsart). Das Zählprinzip kann aber durch eine eindeutigere personengruppenbezogene Zuordnung der Nutzer (Pflege, Ärzteschaft, Besuch, Patient) präzisiert werden (Scheithauer 2018). Dies erfordert jedoch eine technische Ertüchtigung bisheriger Desinfektionsmittelspender zur Datenerfassung. Dabei bietet die Implementierung digitaler Sensoren und Auswertungssysteme große Potenziale, die zum Erzielen einer vermehrten und regelkonformen Nutzung eingesetzt werden können. Sie ermöglichen Überwachungsmethoden, sollten aber beim Nutzer nicht das Bewusstsein erzeugen, beobachtet zu werden. Es hat sich methodisch erwiesen, dass mahnende Ansätze wahrscheinlich nicht in dem Maße förderlich sind wie die weitaus erfolgreichere Motivationssteigerung durch das Triggern positiver Emotionen. Es könnte bei einer übermäßigen Atmosphäre der Überwachung der Hawthorne-

Effekt eintreten. Dies bedeutet, dass Menschen ihr natürliches Verhalten adaptieren, wenn sie wissen, dass sie beobachtet werden. Bei der Händedesinfektion könnte dies konkret bedeuten, dass Beobachtungsinstrumente für ein positives Ergebnis der Statistik bedient werden, ohne dass eine tatsächlich qualitativ hochwertige Einreibung erfolgt. Es gilt also zusätzliche Möglichkeiten der Compliance-Steigerung in das Design des KARMIN Desinfektionsmittelspenders zu integrieren, die in den bisherigen Spendermodellen noch nicht ausgeschöpft sind, etwa eine unscheinbare Datenerhebung und das Triggern positiver Emotionen.

Füllstand und Auswertungssystem

Wie erwähnt ist auch die stete Verfügbarkeit von Desinfektionsmittel ein essentieller Bestandteil der Erfüllbarkeit der Händedesinfektionsrichtlinien. So einleuchtend dies klingt, stellt die Versorgung jedoch vielerorts ein logistisches Problem im Arbeitsalltag dar. Das Auswertungssystem des Desinfektionsmittelspenders sollte daher neben der Gebrauchsdatenerfassung auch den Füllstand und die Lokalisierung des Spenders zentral und kontinuierlich einsehbar melden. Dadurch ist sichergestellt, dass Flaschen gezielt und rechtzeitig ausgetauscht werden, bevor diese leer sind und kein Desinfektionsmittel mehr ausgegeben werden kann. Die Voraussetzung ist eine drahtlose Datenübertragung und eine Software zur Erfassung und Darstellung der Daten. Eine weitere Anforderung an das Auswertungssystem ist das Herausrechnen von Mehrfachbenutzung bei der Gebrauchsdatenerfassung, da das Personal im Alltag häufig mehrere konsekutive Hübe tätigt. Diese müssen für die Berechnung des Füllstands einzeln, für die Nutzungsstatistik jedoch gebündelt erfasst werden, sodass sie als eine Nutzung gelesen werden. Darüber hinaus soll die Datenerfassung die Händedesinfektionsmittelausgabe zur Analyse nach Datum und Uhrzeit stratifizieren bzw. schichten können.

Anzeigefunktion und Aufforderungscharakter

Damit der Spender zum richtigen Zeitpunkt von einem möglichst breiten Nutzerfeld, das auch Besucher und Patienten einbindet, verwendet wird, ist eine animierende und anleitende Anzeigefunktion des Objekts notwendig. Ein freundliches Gesamterscheinungsbild regt außerdem Besucher zur Nutzung an. Diese lehnten bei den Befragungen und Gesprächen im Rahmen der KARMIN Recherche das oftmals technische Erscheinungsbild bisheriger Spender ab, da es als Teil des negativ konnotierten Systems Krankenhaus wahrgenommen wurde. Die Benutzung kann insbesondere durch eine Animation des Objekts Spender angeregt werden, sodass dieser nicht den Charakter eines passiven, statischen Ausstattungsgegenstands behält. Dadurch können Emotionen angesprochen werden. So haben Studien gezeigt, dass auf Neonatologie-Stationen das Personal seine Hände häufiger desinfiziert, wenn Bilder Neugeborener oberhalb der Desinfektionsmittelspender angebracht waren. Dabei wurde das Verantwortungsbewusstsein angesprochen, und das Personal zeigte sich geneigter, die Hände zu desinfizieren. Der Aufforderungscharakter des Objekts war gestärkt. Plakate, Flyer, Filme oder Online-Posts können zusätzlich aufklären, wie und wann die korrekte Händedesinfektion erfolgen soll. Dies kann durchaus schon im Vorfeld eines Besuchs oder Aufenthalts im Krankenhaus vorbereitend mittels einer App oder Info-E-Mail geschehen. Darüber hinaus bietet das Bedside Terminal das Potenzial, den Patienten während des Aufenthalts aufzuklären und Anreize zu schaffen. Neben den Aspekten der Aufmerksamkeit und des Erinnerungsvermögens muss die Anzeigefunktion des Spenders aber auch die Entscheidungsfindung unterstützen. Damit der Desinfektionsmittelspender vom Seifenspender intuitiv unterscheidbar ist, sollte außer einem sichtbaren Etikett mit Informationen zum Produktinhalt auch ein formales oder farbliches Element die jeweilige Funktion anzeigen und die Geräte unterscheidbar machen. Dies kann zusätzlich durch eine räumliche Trennung unterstützt werden, die verhindert, dass durch Hast oder Unkenntnis die Händedesinfektion vor dem Waschen erfolgt → Abb. 6. Die Erfüllung einer Erwartungshaltung beim Nutzer und dessen intuitive Verortung der beiden Spender ist also eine nicht zu unterschätzende Anforderung in der Gestaltung des Patientenzimmers.

Versorgung mit Desinfektionsmittel

Grundlegend für seine Funktionstüchtigkeit und für die Erfüllung von Compliance-Richtlinien ist eine ständige Versorgung des Desinfektionsmittelspenders mit Desinfektionsmittel. Dazu muss der Füllstand nach außen hin sichtbar sein, sodass ein niedriger Füllstand unmittelbar bemerkt wird und gemeldet werden kann. Des Weiteren ist eine zusätzliche zentrale Erfassung des Füllstands vorteilhaft, da so der Austausch der Desinfektionsmittelflaschen einfacher koordiniert und rechtzeitig durchgeführt werden kann. Die leere Flasche muss nach der Entnahme sofort entsorgt werden, um einer unsachgemäßen Wiederverwendung vorzubeugen. Einwegflaschen, die einen Einwegpumpkopf haben, sind vorzuziehen, um eine Wiederverwendung aus Kostengründen auszuschließen und die fachgemäße Sterilisation zu gewährleisten. Der Pumpkopf könnte ansonsten selber zum Nährboden für Erreger werden. Hier ist das Streben nach Müllvermeidung dem Patientenwohl unterzuordnen. Vielmehr sollte der Pumpkopf aus recycelbaren Materialien bestehen. Darüber hinaus muss die Spenderflasche die vorgeschriebene Alkoholkonzentration über drei Monate hinweg konstant halten (Assadian et al. 2012). Jedes Krankenhaus kann selber entscheiden, ob die Flaschen stationär oder zentral vorgehalten werden.

Versorgung mit Elektrizität

Um die Füllstandanzeige zentral zu registrieren, ein digitales Datenerfassungssystem und Sensoren betreiben zu können, benötigt der Spender Elektrizität. Da das Desinfektionsmittel ständig verfügbar sein soll, muss die Ausgabe auch während eines Stromausfalls sichergestellt werden. Dies ließe sich durch eine kostenintensive Stromversorgung über einen Netzstecker gewährleisten, der über die Notfallversorgung des Krankenhauses gesichert ist, oder durch eine mechanische Ausgabe, die von der restlichen Elektronik des Spenders getrennt ist. Ersteres hat den Nachteil der zusätzlichen Belastung des Notfallversorgungssystems eines Krankenhauses und erfordert eine komplexere und kostenintensivere Verkabelung des Patientenzimmers. Beides gilt es zu vermeiden. Daher wurde eine autarke Lösung für den neuentwickelten KARMIN Desinfektionsmittelspender gefunden.

Mechanischer vs. berührungsloser Spender

Hierin liegt ein wesentlicher Nachteil der elektronischen, berührungslosen Desinfektionsmittelspender. Neben den ungleich höheren Einkaufspreisen gegenüber mechanischen Spendern ist bei berührungslosen Spendern die Gefahr der nicht funktionierenden Desinfektionsmittelausgabe bei Stromausfall nicht normkonform. Der Desinfektionsmittelspender sollte zu jeder Zeit funktionstüchtig sein. Darüber hinaus sind komplexere elektronische Bauteile wartungsintensiv und elektronische Pumpen energieintensiv im Verbrauch. Auch das Argument, dass durch berührungslose Spender eine Kontaktinfektion durch die von vorherigen Nutzern hinterlassenen Erreger vermieden wird, ist hygienisch hinfällig. Durch die Händedesinfizierung nach Tätigung eines Hubs wird die Hand sofort desinfiziert. Neuere Modelle bieten daher eine mechanische Ausgabe an, die unabhängig von den elektronischen Komponenten zur digitalen Datenerfassung und -weitergabe funktioniert. Diese Hybridstrategie ist also zu bevorzugen.

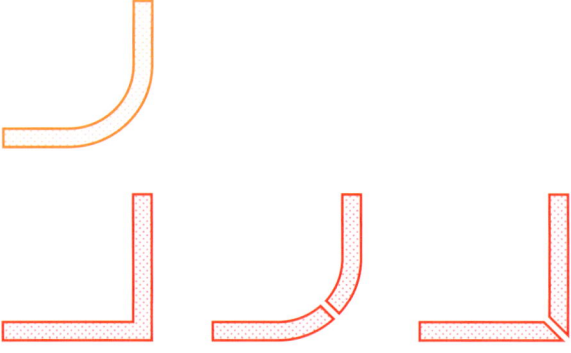

7 Das Einplanen von Radien und die Vermeidung von Fugen helfen bei der Reinigung

Desinfektionsmittelausgabe

Bei der Desinfektionsmittelausgabe gibt es gleich mehrere Anforderungen zu beachten. Die richtige Konzentration und Dosierung von Desinfektionsmitteln sind grundlegende Voraussetzungen für den Erfolg von Hygienemaßnahmen. Die deutsche Prüfnorm verlangt eine Desinfektionsmittelausgabe von 3 ml pro Einreibung (DIN EN 1500). Da im Arbeitsalltag das Personal jedoch häufig mehrere konsekutive Hübe tätigt, stellen verschiedene Hersteller werksmäßig die Ausgabe auf 1,5 ml ein, sodass zusammengenommen mindestens 3 ml Desinfektionsmittel genutzt werden. Des Weiteren darf laut Richtlinien die Pumpe nur in 1 % der Fälle bzw. bei zwei von 200 konsekutiven Pumphüben die Ausgabe versagen (Assadian et al. 2012). Gele sind als Medizinprodukt nicht zulässig, wären aber vorteilhaft, da heruntertropfendes Desinfektionsmittel langfristig die Oberfläche der darunterliegenden Objekte oder den Zimmerboden schädigt. Daher werden Spendermodelle angeboten, deren Pumpen durch das abschließende Hineinziehen des Desinfektionsmittels das Abtropfen verhindern. Auffangschalen bieten nur einen bedingten Schutz, da diese häufig nicht regelmäßig gesäubert und entleert werden, sodass sie überlaufen. Zudem ist das Abtropfen von Desinfektionsmittel von den Händen des Nutzers nicht zu verhindern, sobald er/sie sich vom Spender entfernt. Auffangschalen sollten einen ausreichenden Abstand zum Ausgabepunkt aufweisen, um die Positionierung der Hände unterhalb des Pumpkopfs oder Ventils nicht zu behindern.

Reinigung

Die Händedesinfizierung ist wesentlicher Bestandteil der Infektionsprävention, dabei darf aber auch die Besiedlung der Oberflächen und Fugen des Spenders durch Keime als Risiko nicht vernachlässigt werden. Das Design des Spenders muss also auch Anforderungen an die Reinigbarkeit erfüllen. Diese Überlegungen schließen die Form und das Material ein. So ist bei dem Entwurf eines Spenders darauf zu achten, möglichst einfache Radien statt scharfer Kanten und Ecken vorzusehen → Abb. 7.

Auch sollten möglichst keine engen Zwischenräume entstehen, die schwer zu erreichen sind. Dadurch wird die Wischdesinfizierung vereinfacht. Außerdem ist ein niederkomplexer Aufbau mit reduzierten Bauteilen und wenigen Fugen vorteilhaft. Mehrfach verwendbare Pumpen müssen autoklavierbar sein. Das heißt, sie müssen maschinell bei einem A0-Wert von mindestens 60 (bzw. 80 °C/1 min) gereinigt werden. Besser noch ist eine Sterilisierung bei 121 °C (Assadian et al. 2012). Der A0-Wert drückt die Höhe der Temperatur-Zeit-Relationen aus, die eine bestimmte Desinfektionswirkung durch thermisches Abtöten über einen bestimmten Zeitraum angibt. Dies sollte nach jedem Flaschenwechsel erfolgen. Dadurch kann einer mikrobiellen Kontamination des Pumpkopfs vorgebeugt werden. Die Wiederverwendung der Desinfektionsmittelflaschen ist unzulässig. Diese müssen ebenso wie Einwegpumpen (sofern im Krankenhaus keine wiederverwendbaren Pumpen eingesetzt werden) nach Verwendung entsorgt werden.

Materialien

Die gewünschte Eigenschaft der Wischdesinfizier- und Maschinenwaschbarkeit setzt voraus, dass die Materialien des Spenders alkohol- und hitzeresistent sind. Falls eine Wiederverwendung der Pumpe vom Krankenhausbetreiber gewünscht ist, muss diese aus autoklavierbarem Material bestehen. Dazu bietet sich die Verwendung von Edelstahl an. Für das Gehäuse empfehlen sich neben Edelstahl auch verschiedene Kunststoffe wie etwa Acrylnitril-Butadien-Styrol-Copolymer (ABS). Das Material muss auch dem Hebeldruck bei Benutzung des Spenders widerstehen. Kunststoffe haben bei der Gestaltung des Gehäuses den Vorteil, im Spritzgussverfahren freier formbar zu sein, als es gebogene Bleche sind.

Farbe, Form und Atmosphäre

Das Thema der Materialwahl kann jedoch nicht rein technisch betrachtet werden, sondern muss auch assoziative Aspekte berücksichtigen. Wie bereits im Abschnitt zur Anzeigefunktion erwähnt, wirkt auch die Farbe, Oberfläche und Form des Spenders auf den Nutzer und daher schlussendlich auch auf die Atmosphäre des Raumes und die Akzeptanz des Objekts. Eine entstigmatisierte Form, die optisch aufgewertet ist, könnte der Compliance förderlich sein. Ein Desinfektionsmittelspender, der von Besuchern als eher warmer Bestandteil und weniger als negativ konnotierter Fremdkörper des „Systems Krankenhaus" wahrgenommen wird, wurde im Rahmen der Expertenworkshops und Krankenhausbesuche des Projekts KARMIN gewünscht. Dieses Bedürfnis wurde von verschiedenen potenziellen Nutzergruppen geäußert. Der Spender sollte rein, aber warm wirken und sich optisch kohärent in das Patientenzimmer integrieren. Gleichzeitig sollte er ein ausreichendes Maß an Aufmerksamkeit wecken. Hierzu bieten sich leicht gedeckte Signalfarben und runde, weiche Formen an. Materialien wie blanker Edelstahl sind diesbezüglich nachteilig, da sie kalt und technisch wirken, farbige Kunststoffe im Vorteil.

Aufbau

Alle diese genannten Anforderungen müssen im Rahmen eines bestimmten Aufbaus berücksichtigt werden. So muss der Spender grundsätzlich eine Spenderflasche halten, mittels einer Pumpe oder eines Ventils die Desinfektionsmittelausgabe auch ohne Stromversorgung sicherstellen und eine gleichzeitige Datenerfassung ermöglichen. Dies setzt eine Elektronik voraus, die zur Benutzung animiert, diese erfasst und weitergibt, Lade- und Füllstand sowie den Standort zentral anzeigt. Das Gehäuse muss möglichst wenige Fugen und Radien statt Kanten und keine zu engen Zwischenräume aufweisen, aber auch die flexible Positionierung am Bettrail und der Wand ermöglichen. Auch oberhalb der Pumpfläche muss genügend Freiraum zur angenehmen Berührung bestehen. Außerdem sollte das Gehäuse einfach und zeitsparend zu montieren und zu warten sein, sodass auch ungeschultes Personal die erneute Befüllung vornehmen kann.

Da im Krankenhausalltag häufig Gegenstände aller Art unrechtmäßig entwendet werden, ist eine Gestaltung des Spenders erforderlich, die die unbefugte Entnahme der Spenderflaschen oder das Abmontieren des gesamten Spenders verhindert. Dies ist am besten durch versteckte Mechanismen und Verkleidung der Aufhängung zu erzielen. Diese Anforderungen gilt es in ein kohärentes und realistisches Konzept zu übertragen. Die Kosten marktüblicher Spender variieren je nach Ausstattung und Aufbau stark und können zwischen 20 € und 300 € betragen. Für den KARMIN Desinfektionsmittelspender wird ein Marktpreis von circa 50 € angestrebt.

Konzeption eines intelligenten Desinfektionsmittelspenders

Die Zielsetzung für den KARMIN Desinfektionsmittelspender ist die Gestaltung eines smarten Spenders, der durch einen psychologischen Trigger zur Benutzung anregt, aber auch generell durch ein inklusives Erscheinungsbild attraktiv auf Besucher, Personal und Patienten wirkt. Daneben soll die Bauform die Reinigung vereinfachen und mittels Bauteilreduzierung und folglich weniger Fugen die Besiedlung durch Mikroorganismen vermindern. Ein weiterer zentraler Anspruch ist das Trennen der mechanischen Desinfektionsmittelausgabe von der elektronischen Datenerfassung und Weitergabe, sodass beides voneinander entkoppelt funktionieren kann. Ein zentrales Anliegen in der Konzeptionierung des Desinfektionsmittelspenders ist die manuelle Absicherung elektronischer Vorgänge, sodass die Funktionsfähigkeit bei Ausfall der Elektronik weiterhin gegeben ist. Daher wurden Hybridlösungen erarbeitet. Dazu wurden zu Beginn der Konzeptphase die klassischen Bauteile eines herkömmlichen Desinfektionsmittelspenders zunächst verworfen, um Möglichkeitshorizonte aufzubauen, die die definierten Anforderungen erfüllen können. Daraus ergab sich ein neuartiges Flaschendesign und ein Gehäuse mit Bildschirm, ohne jedoch wertvolle Entwicklungen bisheriger Modelle zu missachten.

Bestehende Spendermodelle

Alle angestrebten Eigenschaften eines funktionstüchtigen und zusätzlich die Compliance steigernden Desinfektionsmittelspenders in einem kostengünstigen Design zu vereinen, ist eine anspruchsvolle Aufgabe. Bisherige Modelle konzentrierten sich daher auf Kerneigenschaften und vernachlässigten dabei sekundäre Merkmale. Auf dem europäischen Markt hat sich in den letzten Jahrzehnten ein Spendermodell etabliert, das unter verschiedenen Handelsnamen vertrieben wird. Das Gehäuse besteht aus einem eloxierten Aluminiumblech, welches nach unten hin offen ist. Diese rein mechanische Variante eines Spenders hat eine einfache Bauform, das Pumpsystem besteht jedoch aus vielen Einzelteilen, die aufwendig bei der Aufbereitung sterilisiert werden müssen. Daher werden diese nicht immer ordnungsgemäß aufbereitet. Des Weiteren bietet der Spender keine Möglichkeit der Datenerfassung, und seine Erscheinung wirkt nicht einladend, sondern vielmehr technisch, klinisch und grob. Daneben gibt es neue, ansprechendere Modelle, die die Bauteilanzahl reduzieren, jedoch aus Kunststoff bestehen, der weniger langlebig als das Metallgehäuse ist. Außerdem gibt es seit einiger Zeit intelligente Spender, die eine Datenerfassung ermöglichen.

Elektronische Spender

Weniger Einsatz finden in deutschen Krankenhäusern wegen ihres deutlich höheren Einkaufspreises die berührungslosen Spender. Alle angebotenen elektronischen Spender haben unterschiedliche Vor- und Nachteile. Zu den grundlegenden Unterscheidungsmerkmalen gehört die Art der Desinfektionsmittelausgabe, die Möglichkeit, Informationen zu erfassen, und die Positionierung. Während mechanische Spender aufgrund einer weniger komplexen Bauweise deutlich günstiger in der Anschaffung und im Unterhalt sind, ermöglichen elektronische Spender teilweise die berührungslose Desinfektionsmittelausgabe. Elektronische Spender sind fest installiert und gehören damit zu den statischen Spendern, welche entweder wand- oder bettmontiert sein können. Letztere können in der Regel zudem an Pflegewagen oder anderen Objekten mit Rundprofilen mittels einer Schelle befestigt werden, sind dann aber nur semimobil. Fest montierte Spender haben den Vorteil, dass sich ihre Lokalisation einprägt. Dadurch werden Arbeitsprozesse nicht unterbrochen, um den Spender zu suchen.

Kittelflaschen

Dagegen sind mobile Spender und Kittelflaschen unmittelbar verfügbar. Diese können aber von Patientenangehörigen mangels ihrer Verfügbarkeit nicht genutzt werden. Darüber hinaus wird durch die kleinere Füllmenge pro Flasche im Vergleich zu den wandmontierten Spendern mehr Abfall produziert. Das Benutzen der Kittelflasche durch die Ärzteschaft kann aber durch ihre Vorbildfunktion die wahrgenommene Kompetenz erhöhen. Falls dieses Verhalten konsequent durchgeführt wird, kann das restliche Personal zum konformen Gebrauch der verfügbaren Spender angeregt werden.

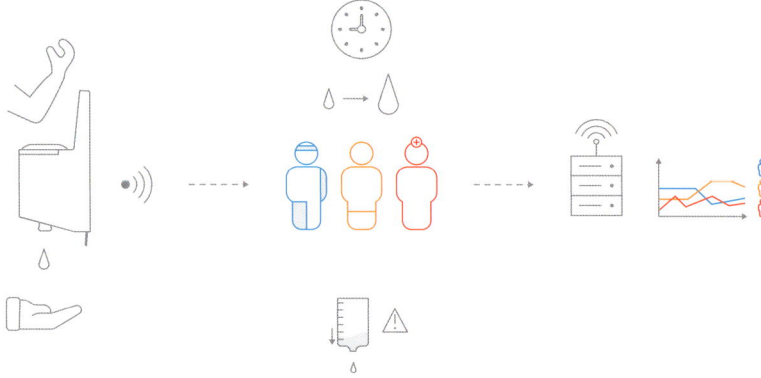

8   Ein Datenerfassungssystem nimmt den Desinfektionsmittelverbrauch, den Zeitpunkt der Nutzung, die Nutzergruppenzugehörigkeit und den Füllstand auf und sendet die Daten zur Auswertung an eine zentral gesteuerte Software.

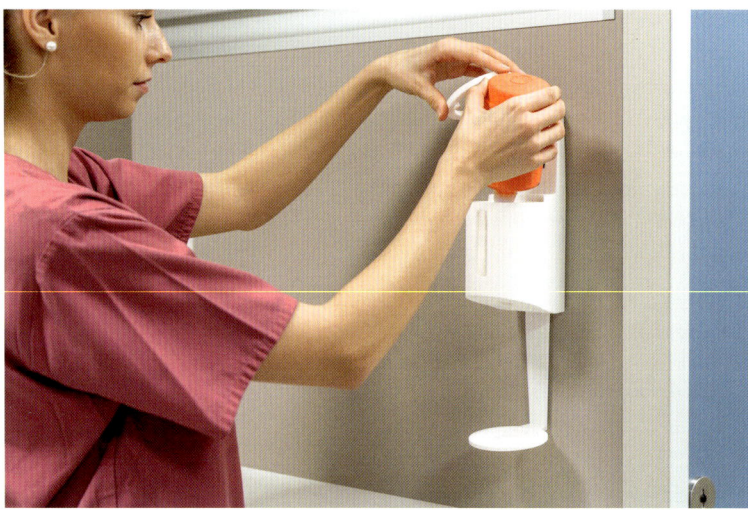

9   Austausch der Nachfüllflasche beim KARMIN Desinfektionsmittelspender

Konstruktive Unterschiede

Formal betrachtet können elektronische Spender ästhetisch ansprechender als mechanische Modelle gestaltet werden, da sie keine herausragenden Bauelemente wie den Pumphebel haben, die das integrierte Erscheinungsbild stören. Nachteile der wandmontierten Spender sind eine nicht immer mögliche, optimale Positionierung im Bereich von Laufwegen und die Gefahr des Herabtropfens von Desinfektionsmittel auf den Untergrund. Dieser wird langfristig durch das Desinfektionsmittel angegriffen und beschädigt. Die erhöhte Komplexität der Bauweise erfordert eine aufwendigere und regelmäßige Aufbereitung als im Fall von Einweg(kittel)flaschen.

Verschiedenheit bei der Versorgung

Bezüglich der Verfügbarkeit ergeben sich weitere Unterscheidungsmerkmale. Aufgrund der geringen Füllmenge von Kittelflaschen müssen diese an gut zu lokalisierenden Stellen bereitgestellt werden, und das Personal muss daran denken, rechtzeitig eine neue Flasche aufzunehmen. Dies erfordert auch eine aufwendigere Logistik und erhöht die Wahrscheinlichkeit des Vergessens, als wenn ein weitaus geringerer Personenkreis mit der Befüllung stationärer Spender beauftragt ist. Zudem kann die Ausgabemenge bei Kittelflaschen nicht reguliert werden, sodass die Gefahr einer falschen oder übermäßigen Benutzung besteht. Elektronische Spender können bei Stromausfall kein Mittel ausgeben und gefährden daher eine konstante Versorgungssicherheit. Das Krankenhaus begibt sich darüber hinaus auch in eine Abhängigkeit vom Zulieferer maßgeschneiderter Flaschenformen, die herstellerabhängig nur in die eigens vertriebenen Spendermodelle passen. Auch erfordert das Nachfüllen der elektronischen Spender mit komplexen Gehäusen möglicherweise eine gesonderte Einweisung des Krankenhauspersonals. Wegen der vergleichsweise hohen Komplexität der Bauteile ist auch mit einer kosten- und zeitintensiveren Wartungsarbeit gegenüber anderen Spendermodellen zu rechnen. Bei der Energieversorgung ergeben sich ebenfalls Unterschiede. Manche Systeme sind derart energiesparend konstruiert, dass eine Knopfzelle ausreichend lange Energie liefert, damit kein häufiger und aufwendiger Austausch nötig ist. Manchmal werden Spenderflaschen mit integrierter Knopfzelle geliefert, sodass eine kontinuierliche Versorgung sichergestellt wird. Essentiell ist andernfalls eine Ladestandanzeige, da sonst ein unvorhersehbarer Systemausfall vorkommen kann. Vorteilhaft sind Systeme, die die kinetische Kraft des Hubes bei der Desinfektionsmittelausgabe zur Energiegewinnung nutzen. In diesem Fall kann auf eine Batterie verzichtet werden, solange die restliche Elektronik energieoptimiert ist.

Die Anforderungslage ist also komplex und vielseitig, teilweise sogar widersprüchlich. Im Rahmen der Expertenworkshops und nachfolgender Gespräche wurde daher entschieden, ein Konzept für einen stationär und wandseitig positionierten Spender für das KARMIN Patientenzimmer zu entwickeln. Dadurch lassen sich die Ansprüche auf einem begrenzten Bauraum angemessen vereinbaren.

Compliance-Steigerung durch injunktive Normen

Ebenso wie die Sicherstellung ständiger Verfügbarkeit von Desinfektionsmitteln und das Schaffen einer unterstützenden Umgebung, die Vergesslichkeit unterbindet, muss das Personal wissen, wann es zu desinfizieren gilt. Zudem muss es motiviert werden, Wissen über Händedesinfektion einzusetzen. Für Letzteres gilt es, Möglichkeiten zur Compliance-Steigerung zu implementieren und zu entwickeln. Neben den bisherigen Methoden der Steigerung wie der Auswertung von Nutzungsdaten in Teambesprechungen, gezielter Ausbildung des Personals und erklärenden Grafiken in der unmittelbaren Umgebung von Spendern, sollten neue Erkenntnisse berücksichtigt werden und bei der Gestaltung des neuen KARMIN Desinfektionsmittelspenders berücksichtigt werden. Eine Kombination aus technischen Lösungen und psychologischen Maßnahmen soll dazu anregen. So können emotionale Trigger und „Nudging", also ein (mehr oder weniger subtiles) „Anschubsen", zu einer erhöhten Benutzung des Spenders führen. Eine Studie hat festgestellt, dass mittels injunktiver Normen eine deutliche Compliance-Steigerung von bis zu 40 % im Vergleich zu der initialen Nutzungsrate erreicht werden kann (Gaube et al. 2018). Dieses Prinzip nutzt die intrinsische, positive Motivation von Nutzern statt einer ermahnenden und autoritären Kommunikation, um die Compliance zu steigern. Sie baut auf ähnlichen Prinzipien auf, wie die vormals bereits genannte Methode des Aufhängens von Bildern Neugeborener auf Neonatologie-Stationen. Im Versuchsaufbau der Studie zur Nutzung injunktiver Normen wurde ein Monitor oberhalb eines Desinfektionsmittelspenders montiert. Dieser stellt als Standbild ein Emoticon in Form eines traurigen Smileys dar. Außerdem wurde das Hineintreten einer Person in das Patientenzimmer erfasst, um die Anzahl der wahrscheinlich erforderlichen Händedesinfektionen zu ermitteln. Ein Sensor registrierte die getätigten Pumphübe und zeigte bei Benutzung des Spenders temporär einen lächelnden Smiley statt des Standbilds an. Es wurden zudem verschiedene weitere Motivabfolgen und ihre Auswirkungen auf das Nutzungsverhalten getestet. Während neutrale, kontextfreie Motive keine Wirkung auf die Nutzer erzielten, steigerte sich bei der Abbildung von einem Augenpaar die Compliance über den Testzeitraum leicht. Der Nutzer wurde durch das überwachende Auge an soziale Normen und Pflichten (deskriptive Normen) gemahnt. Weitaus größer war der Effekt jedoch bei nicht strafend wirkenden Methoden. Mittels der Aktivierung injunktiver Normen (Ich sollte tun, was objektiv das Richtige ist) durch die Smileys wurde eine weitaus höhere Compliance-Steigerung über den gesamten Testzeitraum erwirkt (Gaube et al. 2018). Diesen Effekt gilt es neben der Bereitstellung quantitativer Daten für Teambesprechungen zu nutzen und gestalterisch in das Design des Desinfektionsmittelspenders einzubinden. Jedoch sollte der Spender weiterhin klar als animierter Gegenstand und nicht als figurativ gestalteter Avatar mit Körper und Gesicht wahrgenommen werden. So können die Gesichtszüge des Smileys auf einem in das Spendergehäuse integrierten Bildschirm statt dreidimensional und skulptural dargestellt werden.

Anzeige

Eine Anzeige zur Darstellung der Smileys zum Ansprechen injunktiver Normen sollte oberhalb des restlichen Spenderkorpus und im Sichtfeld des Nutzers positioniert werden. Aufgrund der niederkomplexen Grafik eines Smileys kann dazu eine Anzahl entsprechend positionierter und abgeblendeter LEDs oder ein Display genutzt werden. Aufgrund der Anforderungen an einen geringen Energieverbrauch, den niedrigen Anspruch an die Bildwiederholungsrate und das Farbspektrum ist ein E-Ink-Display den Alternativen LCD- oder TFT-Displays vorzuziehen. Zum Auslösen des Motivwechsels benötigt es eine Sensorik.

Datenerfassung

Um den Einsatz injunktiver Normen und die Auswertung von Nutzungsdaten zu ermöglichen, benötigt der Spender eine Nutzungsdatenerfassung. Die Sensorik veranlasst einen Motivwechsel des Displays, sobald eine ausreichend große Menge Desinfektionsmittel ausgegeben wurde. Die Sendeeinheit meldet die Positionierung des Spenders sowie, wenn nötig, einen Nachfüllbedarf. Zur Erfassung der Datenerhebung können verschiedene Möglichkeiten in Erwägung gezogen werden. Ein nutzergruppenbezogener, anonymisierter und am Handgelenk getragener RFID-Chip könnte eingesetzt werden. Dies würde eine gezieltere Nachbesprechung ermöglichen. Dieses auf Annäherung basierende System würde jedoch nicht erkennen, ob mehrere Hübe getätigt wurden oder Personen ohne RFID-Chip Desinfektionsmittel genutzt haben. Daher ließe sich durch diese Form der Sensorik auch kein Füllstand auslesen. Bewegungs-, Magnet- oder Drucksensoren bieten dagegen eine genauere Huberfassung, können aber die Desinfektionsmittelausgabe keiner bestimmten Nutzergruppe zuordnen. Eine Kombination beider Ansätze kann aber zu der gewünschten genauen Erfassung führen. Durch den Verzicht auf personenbezogene und die Verwendung von nutzergruppenbezogenen Daten werden Datenschutzrichtlinien eingehalten und der Teamgedanke innerhalb der Krankenhausstruktur gewahrt, wenn nicht gar gefördert. Zudem lassen sich so auch Lücken in der Spenderinfrastruktur erkennen und ausbessern.

Der zu übermittelnde Datensatz beinhaltet also folgende Informationen: Lokalisierung des Zimmers und der exakten Position des Desinfektionsmittelspenders innerhalb des Zimmers (Spender-ID), Zeitpunkt der Benutzung und Anzahl der Hübe sowie ggf. eine RFID-Chip-basierte Zuordnung des Nutzenden zu einer bestimmten Personengruppe. Dadurch kann die Betätigungsfrequenz in einem zu analysierenden Zeitintervall nachvollzogen werden. Zudem wird der Desinfektionsmittelverbrauch überwacht. Aus der Ausgabemenge und -häufigkeit kann der Bedarf einer Befüllung berechnet werden. Zur Erfassung und Auswertung der Datensätze benötigt das Krankenhaus eine entsprechende Software und IT-Infrastruktur → Abb. 8.

Stromversorgung

Die elektrischen Komponenten im Spender zur Compliance-Steigerung benötigen eine Energieversorgung. Diese sollte idealerweise autark fungieren, um Wartungsaufwand zu minimieren. Dazu bietet sich das Nutzen kinetischer Energie beim Drücken der Pumpe an. Auf diese punktuelle Verfügbarkeit von Energie muss jedoch auch die gesamte Elektronik abgestimmt sein. Dazu müssen die erfassten Daten als Pakete gebündelt werden, sodass das Wi-Fi-Modul nur punktuell senden muss.

Druckmechanismus

Ein weiteres Thema ist die Aufbereitung des Desinfektionsmittelspenders, also die Schritte, die nötig sind, um den hygienischen Betrieb stets zu gewährleisten. Um einer unregelmäßigen und möglicherweise unzulänglichen Aufbereitung sowie unsachgemäßen Wiederverwendung der Flasche und der Pumpe vorzubeugen, sollte für KARMIN eine Flasche mit Ventil entworfen werden, die auf eine Pumpe zur Ausgabe verzichtet. Auch die Kommission für Krankenhaushygiene und Infektionsprävention am Robert Koch-Institut (KRINKO) und die Deutsche Gesellschaft für Krankenhaushygiene e. V. (DGKH) erachten Einwegpumpen als vorteilhaft (*Bundesgesundheitsblatt* 59/2016). Durch Drücken der Spenderflasche kann ein Überdruck erzeugt werden, der ein Ventil öffnet. Für die Flasche bedeutet dies, dass das Material nicht starr und brüchig sein darf oder dass die Form eine Kompression ermöglicht. So kann eine Ziehharmonikaform das Drücken ermöglichen. Auch gilt es zu entscheiden, ob nur die Hand oder auch der Ellenbogen zum Drücken genutzt werden soll. Diese Entscheidung beeinflusst maßgeblich die Ergonomie und den Aufbau des Spenders. Wird die Flasche frontal, schräg oder oberseitig gedrückt, ändert dies den Grad der Bequemlichkeit der Bedienung. Auf einen Hebel, der auf die Flasche drückt, wird verzichtet, da dies ein zusätzlich zu reinigendes Bauteil darstellen würde. Dagegen wird die Druckoberfläche automatisch mit dem Austausch der Flasche ausgewechselt, was einer möglichen Besiedlung durch Erreger vorweggreift → Abb. 9.

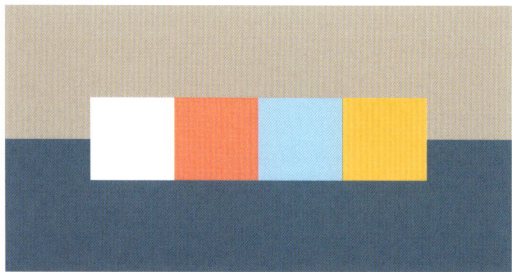

10 Farbkonzept für den KARMIN Desinfektionsmittelspender

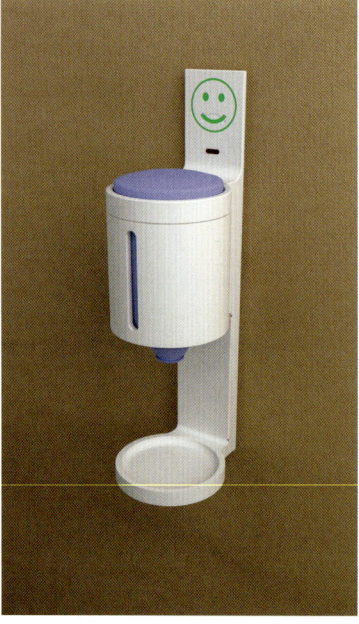 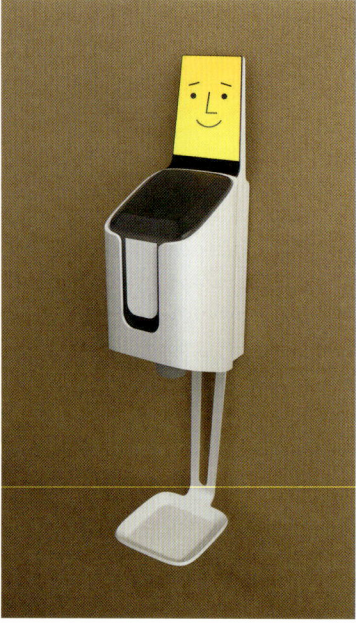

11 Renderings aus der Entwurfsphase

Gehäuse

Das Gehäuse muss ebenso gereinigt werden. Eine Gummierung des gesamten Korpus würde eine Maschinenwaschbarkeit ermöglichen, ist jedoch produktionsseitig aufwendig und würde das Abnehmen des Spenders von der Wandhalterung erfordern. Um eine ansprechende Form gestalten zu können, wurde daher auf Kunststoff zurückgegriffen. Die Form des KARMIN Desinfektionsmittelspenders zeichnet sich durch radiale Übergänge der Außenflächen aus, um eine rückstandslose Reinigung und Wischdesinfizierung zu erleichtern.

Farbe

Um dem Bild des Reinen zu entsprechen, bietet sich für den Korpus des Spenders die Farbe Weiß an. Dies wird durch die Materialwahl Kunststoff ermöglicht. Diese Wahl vereinfacht auch das Erkennen einer Verschmutzung der Oberflächen, die bei strukturierten oder eingefärbten Flächen erschwert wäre. Jedoch sollte der Spender nicht in der Wahrnehmung der komplexen Raumsituation verschwinden und stattdessen einen farblichen Akzent durch bestimmte Bauteile setzen. Dazu bieten sich das Display und die Flasche an → Abb. 10. Eine optisch einprägsame Hinweisgrafik am Boden oder der Wand wurde jedoch für das KARMIN Zimmer verworfen, da diese zu der bereits bestehenden Reizüberflutung im Patientenzimmer beitragen würde.

Verschlussmechanismus

Leider werden immer wieder Gegenstände unrechtmäßig aus dem Krankenhaus entwendet. Daher benötigt das Gehäuse eine sichere und nicht unmittelbar verständliche Montage an der Wand sowie eine Sicherung der Spenderflasche. Diese sollte einfach zu handhaben sein, sodass Wartungsvorgänge nicht behindert werden. Ein unterseitig montierter Ring, eine Lasche, eine Drehverschluss oder eine Hakensicherung stellen Lösungen dar.

Konzeptioneller Aufbau

Die vorgestellten konzeptionellen Ideen bedingen bereits eine gewisse Struktur des Spenderaufbaus. So erfordern die elektronischen Komponenten Bauraum und müssen durch die Gehäusestruktur vor eindringender Flüssigkeit bei etwaiger Aufbereitung des Spenders geschützt werden. Außerdem muss ein Display zur Anzeige der Emoticons verbaut werden. Ein weiteres bestimmendes Thema ist die Reinigbarkeit. Dazu sollte die Anzahl an Bauteilen vermindert werden, um die Menge der Fugen zu reduzieren und radiale Übergänge zu schaffen. Beispielsweise können die bei vielen Spendermodellen getrennten Elemente wie die Rückverkleidung und die Auffangschale zu einem einzigen Bauteil verbunden werden. Gleichzeitig wirkt die Form dadurch für den Betrachter gefälliger und weniger technisch. Der Korpus erscheint dann weniger wie ein Fremdkörper in einer Umgebung, die den vulnerablen Patienten schützen soll. Eine zweiteilige Auffangschale zum einfachen Herausnehmen und Entleeren ist nicht notwendig, da sie auch durch ein Wischtuch gesäubert werden kann.

Um die Wartungsanfälligkeit, den Stromverbrauch und die Einkaufskosten zu reduzieren, wird auf eine berührungslose Pumpelektronik verzichtet, sodass sich die Sensorik anders positionieren lässt. Auch auf die Pumpmechanik herkömmlicher Modelle kann verzichtet werden. Stattdessen kann eine Einwegpumpe in die Nachfüllflasche integriert werden. Diese werden dann als ein Artikel eingekauft und bereits zusammengefügt geliefert. Dadurch wird einer unsachgemäßen Wiederverwendung entgegengewirkt und die Fugenanzahl der Bauteile reduziert. Die Nachfüllflasche muss dann kopfüber in das Gehäuse eingefügt werden. Auf die viel verwendete Euronormflasche muss daher zugunsten der Gestaltungs-

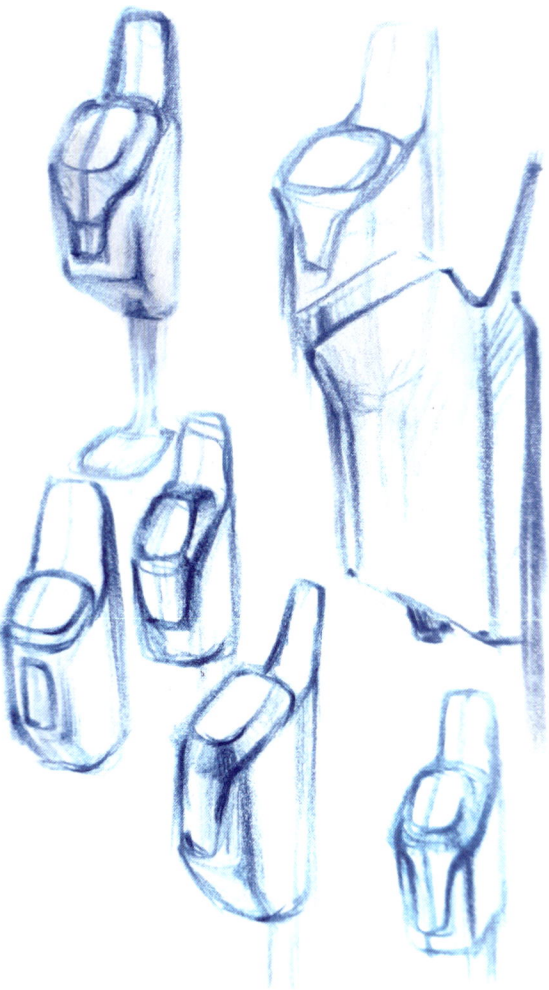

12 Entwurfsskizzen des KARMIN Desinfektionsmittelspenders

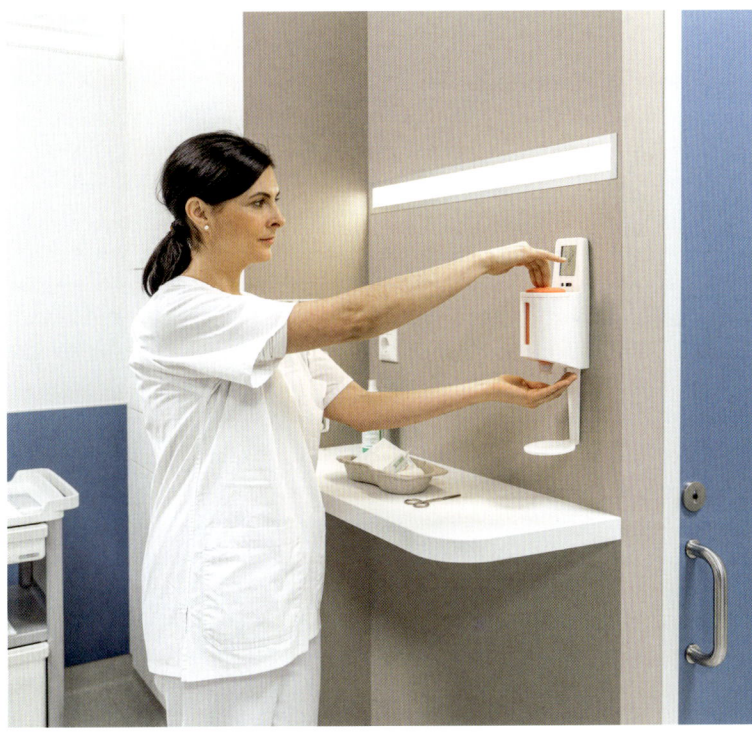

13 Desinfektionsmittelspender oberhalb der Arbeitsfläche

freiheit beim Entwurf einer neuartigen Pumpflasche verzichtet werden. Auf eine kontaktlose Ausgabe kann verzichtet werden, da das Risiko einer Schmierinfektion durch das Einreiben des Desinfektionsmittels nach erfolgtem Drücken der Flasche hinreichend verringer wird.

Frontal muss die Einsehbarkeit des Flaschenfüllstands gewährleistet sein, sodass die Front ein Sichtfenster braucht. Diese Anforderungen und Abhängigkeiten ergeben eine Kombination aus vorgelagerter Flasche, oberseitigem Display, unterseitig positioniertem Ventil und rückseitig gelagerter Elektronik → Abb. 11.

Der KARMIN Desinfektionsmittelspender

Für das KARMIN Patientenzimmer wurden zwei verschiedene Spender gewählt, um eine optimale Erfüllung der beschriebenen Anforderungen zu gewährleisten. Zum einen wurde der KARMIN Desinfektionsmittelspender auf Grundlage der Konzeptideen entwickelt. Zum anderen wird die Versorgung des KARMIN Patientenzimmers durch ein bestehendes und im Handel verfügbares Spendermodell ergänzt, welches aus einem flexiblen System mit einer Schellenhalterung und einer kleinen Spenderflasche mit Einwegpumpkopf besteht. Dieses zeichnet sich durch eine kleine Baugröße und die Möglichkeit einer flexiblen Montierung aus. Der neu entwickelte KARMIN Desinfektionsmittelspender, ein stationäres, wandseitig montiertes Modell, vereint dagegen vorteilhafte Merkmale verschiedener Spendersysteme mit neuen Methoden zur Steigerung der Compliance → Abb. 12. Ein zentrales Auszeichnungsmerkmal ist die neuartig gestaltete Flasche mit integrierter Ausgabemechanik. Für beide Spender im KARMIN Patientenzimmer ist die Verknüpfung von räumlichen Elementen, Objekten und Arbeitsabläufen positionsbestimmend. Diese Entscheidungen unterstützen das Personal und den Patienten bei der richtigen Umsetzung der Maßnahmen zur Händedesinfektion und somit schlussendlich bei der Infektionsprävention. Die Wirtschaftlichkeit des KARMIN Desinfektionsmittelspenders ist trotz höherer Einkaufskosten gegeben, da durch dessen Nutzung die Zahl nosokomialer Infektionen verringert werden könnte. Die Folgekosten durch längere Liegezeiten oder wiederkehrende, infizierte Patienten können so gesenkt werden.

Positionierung

Die korrekte Positionierung der Desinfektionsmittelspender im Raum ist essentiell für eine Steigerung der Compliance und um dem Pflegepersonal unnötige Arbeitswege zu ersparen. In Kombination mit dem bettnahen Arbeitsplatz, bestehend aus Pflegeschrank und Arbeitsfläche, bietet die Wand oberhalb der Arbeitsfläche für einen gut zu erreichenden Desinfektionsmittelspender den idealen Ort. Auf der offenen Wandfläche ist der Spender exponiert und gut sichtbar platziert. Außerdem kann das Pflegepersonal schnell bei der Vor- oder Nachbereitung von Pflegematerialien eine Händedesinfektion durchführen. Daher wurde der KARMIN Desinfektionsmittelspender an dieser Stelle montiert → Abb. 13.

Genauso unmittelbar ist die Position des ergänzenden Spendertyps am Fußende des Bettes in der Laufroute des Pflegepersonals und im Sichtfeld zwischen dem ersten und zweiten Patienten. Die Pflegekraft muss sich so nicht erst an der Arbeitsfläche oder wie bei herkömmlichen Zimmern am Eingang die Hände desinfizieren, sondern kann den Patienten direkt von beiden Bettseiten aus pflegen und erreichen. Mit der flexiblen Schellenhalterung kann die Spenderflasche mit senkrechtem Pumpenkopf je nach Bedarf am Rohrrahmen der Patientenbetten montiert werden. Hierfür wurde ein Modell ohne Gehäuse aufgrund der geringeren Objektausmaße und der dadurch minimierten Kollisionsgefahr gewählt. Dies ist notwendig, da der Ort exponiert ist und

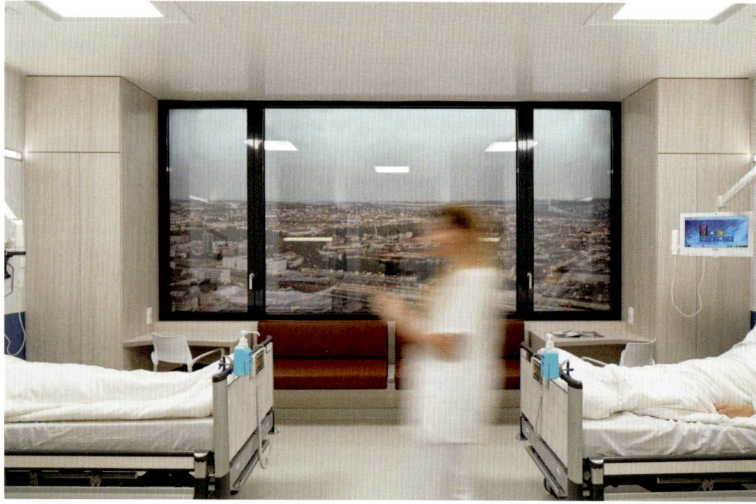

14 Desinfektionsmittelspender am Bettrail auf der Laufroute der Pflegekraft

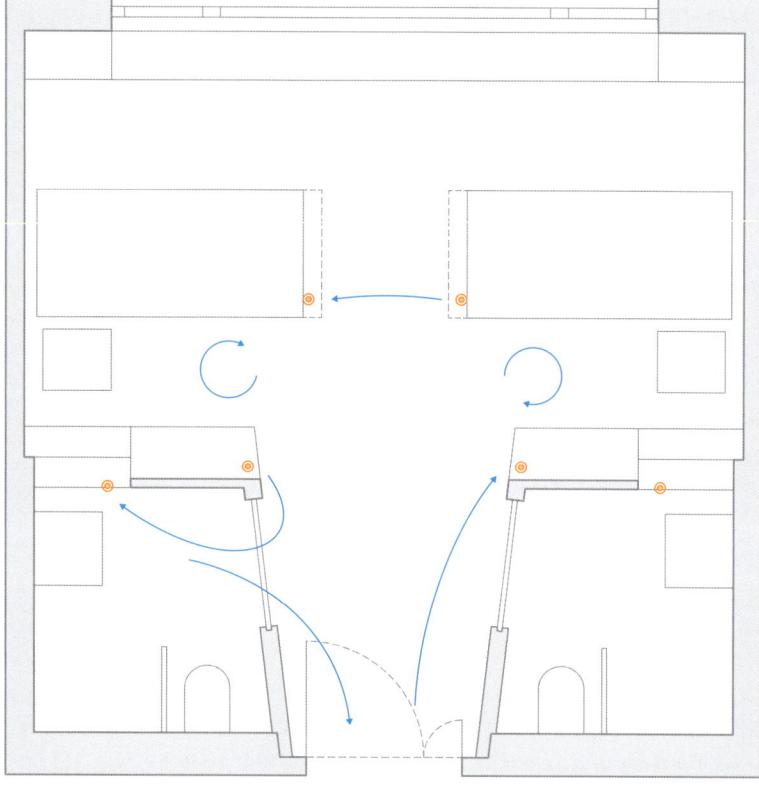

15 Positionierung der Spender (orange) im KARMIN Patientenzimmer mit exemplarischer Laufroute während eines Arbeitsprozesses

der Spender möglichst geringfügig in den Raum hineinragen sollte. Beide Spender decken so die Übergänge zwischen den Raumzonen im Zimmer ab → Abb. 14.

Außerdem wurde jeweils ein KARMIN Desinfektionsmittelspender in den Nasszellen, links neben dem Waschtisch in der Regalnische oberhalb der Abwurfklappe positioniert. Er unterscheidet sich äußerlich vom Seifenspender. Die seitliche Positionierung neben dem Waschbecken soll eine Verwechslung der beiden Mittel zusätzlich verhindern. Primär muss grober Schmutz mit Seife entfernt werden, bevor die Hände desinfiziert werden. So fällt bei der definierten Positionierung dem Nutzer der Nasszelle zuerst der Seifenspender in den Blick. Die zurückversetzte Position des Desinfektionsmittelspenders schützt diesen vor etwaigen Kollisionen mit einem Rollstuhl oder ähnlichen Gegenständen auf der dichten Fläche der Nasszelle. Es ist jedoch zu beachten, dass die Nische groß genug ist, sodass der Spender bei der Montage auf die Rückwand aufgeschoben werden kann und Nutzer die Druckfläche ungehindert erreichen können. Außerdem muss der Spender bei Eintritt in die Nasszelle zu sehen sein und darf nicht durch Vorsprünge verdeckt werden. Die Positionierungen der drei Desinfektionsmittelspender an der Pflegearbeitsfläche, am Fußende des Bettes und in der Wandnische der Nasszelle sind räumlich gespiegelt, sodass auf beiden Seiten des Zimmers die jeweilige Anzahl an Spendern verfügbar und gleichermaßen zugänglich ist → Abb. 15.

Neben der sinnvollen Verteilung auf die einzelnen Raumzonen ist auch die Montagehöhe ein entscheidendes Merkmal der Zugänglichkeit des Desinfektionsmittelspenders. Diese ist maßgeblich mitverantwortlich für die Steigerung der Compliance. So dürfen keine breiten Vorsprünge oder eine allzu hohe Montage das Erreichen der Druckfläche durch kleinere oder eingeschränkte Personen wie beispielsweise Rollstuhlfahrer verhindern. Bei einer Montage wie oberhalb der Arbeitsfläche im KARMIN Demonstrator ist zu beachten, dass die Fläche unterfahrbar ist und nur eine Tiefe aufweist, über die Rollstuhlfahrer weiterhin den Spender erreichen können. Eine ideale Montagehöhe beträgt ca. 120 cm bis zum Pumphebel.

Anzeigefunktion und Farbe

Das Objekt Desinfektionsmittelspender muss sichtbar sein und zur Benutzung aufrufen, darf jedoch kein sensorischer Störfaktor für den Patienten oder das Personal sein. Daher wurde für das Gehäuse als Farbe ein mattes Weiß gewählt, das sich von der Wandfarbe oberhalb der Arbeitsfläche und von der strukturierten Wand der Wandnische im Bad absetzt. Die Flasche ist dagegen in einem leicht pastelligen Rotton eingefärbt, sodass der Blick auf das Objekt gelenkt wird, es jedoch nicht aufdringlich wirkt. Außerdem ist eine Grafik auf der Druckfläche angebracht, die zum Berühren der sichtbaren Oberseite anhält. Durch die abgeschrägte Unterseite des Gehäuses ist der Ventilkopf der Flasche zu sehen, sodass die Ausgaberichtung des Desinfektionsmittels für die Nutzer eindeutig ist. Um die injunktiven Normen anzusprechen, zeigt ein Display oberhalb der Flasche einen bekümmerten Smiley. Dieser ist in Gelb gehalten und fungiert als Indikator, ob genügend Desinfektionsmittel ausgegeben wurde. Bewusst wurde der Ausdruck des Smileys nicht traurig, sondern bekümmert gestaltet, weil keine negative Stimmung verursacht werden soll. Stattdessen werden injunktive Normen im Betrachter aktiviert, und er wird zur Nutzung angeregt. Der Smiley besitzt keine Außenkontur, sodass das Gesicht nur vom Spendergehäuse selber umrahmt und durch die integrative Gestaltung Teil des Spenderkörpers wird → Abb. 16.

Es wurde auf weitere visuelle oder auditive Reize im Sinne der Aufmerksamkeitsökonomie verzichtet. Diese Entscheidung erfolgte aufgrund der bereits bestehenden starken Belastung des Pflegepersonals

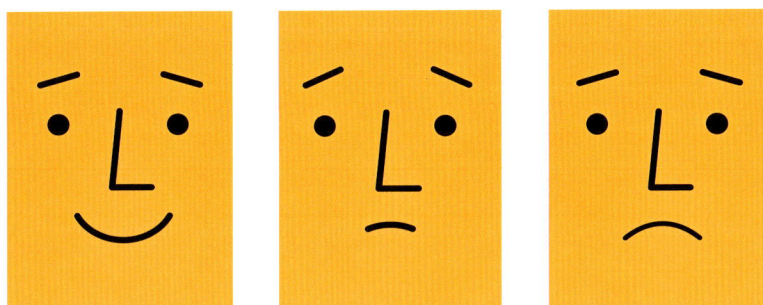

16 Grafik eines lächelnden, bekümmerten und traurigen Smileys

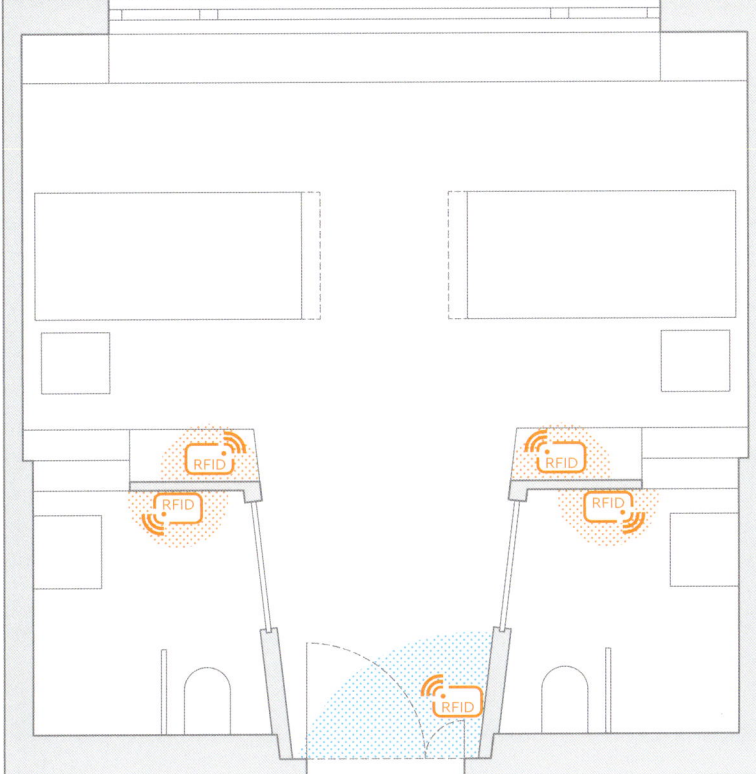

17 Erfassung der Nutzergruppen bei Eintritt ins Zimmer und bei Benutzung der Desinfektionsmittelspender

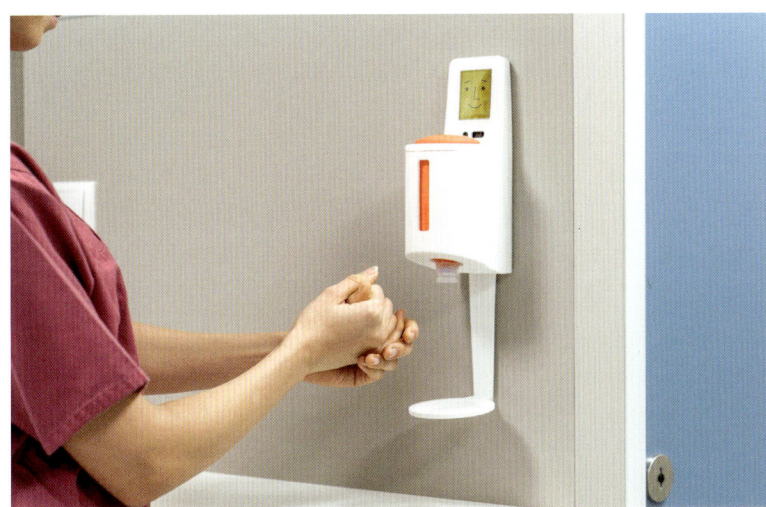

18 Der Desinfektionsmittelspender bildet nach der Benutzung einen lächelnden Smiley ab

mit audiovisuellen Impulsen in der Krankenhausumgebung und geleitet vom Wunsch, keine weitere Beanspruchung der Sinne hinzuzufügen.

Datenerfassung

Der KARMIN Desinfektionsmittelspender ist zur Steigerung der Compliance mit Sensoren zur Datenerfassung ausgestattet. Diese stellt die Versorgung der Spender, die Anwendung injunktiver Normen und die Erfassung einer Gebrauchsstatistik sicher. Innerhalb zweier Radien, die durch RFID-Lesegeräte überwacht werden, wird jeweils die Nutzergruppe einer Person beim Eintreten in das Zimmer an der Tür und an den vier Desinfektionsmittelspendern bei der Benutzung erfasst, sodass die Datenauswertung der getätigten Hübe nutzerspezifisch konkretisiert wird. So kann eine Teambesprechung zur Compliance-Steigerung effektiver gestaltet werden. Statt bei einem zu niedrigen Desinfektionsmittelverbrauch Ermahnungen auszusprechen, kann im Team durch eine fundierte Datengrundlage einfacher argumentiert werden und auf Erinnerungen und konstruktives Feedback gesetzt werden.

Dazu werden der Türbereich und die Spender im Raum mit RFID-Lesegeräten unterschiedlicher Reichweite und das Personal mit gruppenbezogenen RFID-Chips ausgestattet → Abb. 17. Parallel erfasst ein Drucksensor im Gehäuse des Desinfektionsmittelspenders alle getätigten Hübe. Dieser Sensor berechnet auch den Füllstand des Spenders. Wird ein niedriger Füllstand wahrgenommen, wird diese Information in einem Datenpaket mit der sonstigen Nutzungsstatistik an eine zentrale Auswertungssoftware per Wi-Fi verschickt. Dadurch benötigt die Sendeeinheit keine dauerhafte Stromversorgung.

Jederzeit kann der Füllstand bei einem möglichen Ausfall der Elektronik durch den vorderseitigen Sichtschlitz manuell eingesehen werden. Der Drucksensor löst bei der Wahrnehmung einer ausreichend großen Ausgabe von Desinfektionsmittel einen Wechsel des angezeigten Smiley-Motivs auf dem Display aus. Es wird für einige Sekunden ein lächelnder, belohnender Smiley angezeigt, bevor das Ausgangsmotiv des bekümmerten Smileys wieder angezeigt wird. Dadurch wird ein ständiger Motivwechsel bei einer unnötig hochfrequenten Anzahl von Hüben durch eine Person unterbunden.

Anzeige

Das Display des Desinfektionsmittelspenders sollte gut sichtbar sein. Daher wird es in einem leicht nach oben geneigten Winkel oberhalb der Spenderflasche positioniert. Dadurch ist der bekümmerte Smiley für Nutzer gut sichtbar, liegt jedoch nicht im Sichtfeld von Patienten. So wird der liegende Patient durch den Anblick des bekümmerten Gesichts nicht unnötig emotional belastet. Um stromsparend zu arbeiten, wird ein E-Ink-Bildschirm verwendet, der keine Bildwiederholungsrate hat, sondern nur bei Bedarf das Motiv abändert und so nur einen punktuellen Energiebedarf hat → Abb. 18.

Stromversorgung

Der KARMIN Desinfektionsmittelspender nutzt die kinetische Energie des Drückens der Desinfektionsmittelflasche, um den Spender mit Strom zu versorgen. Dadurch wird der Wartungsaufwand reduziert und dem Risiko des Eintragens von Erregern beim Austausch von Batterien vorgebeugt. Das Drücken erzeugt Energie, durch die anschließend das E-Ink-Display ein anderes Motiv anzeigen kann.

Überdruckspenderflasche

Um den vielseitigen Ansprüchen an die Versorgung und Aufbereitung des Desinfektionsmittelspenders gerecht zu werden, wurde eine Spenderflasche entwickelt, die Bauteile einspart, mechanisch funktioniert und

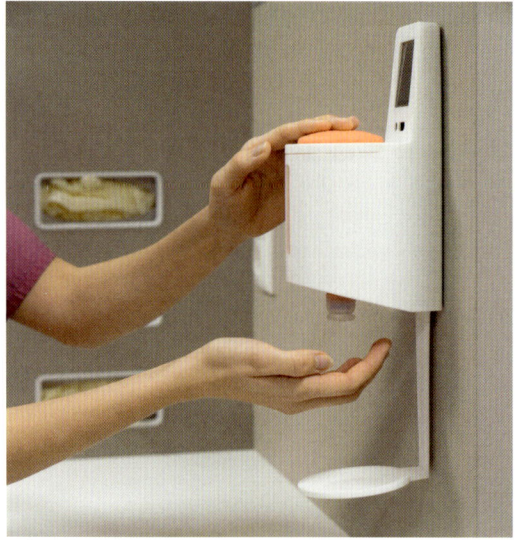

19 Drücken der Überdruckflasche

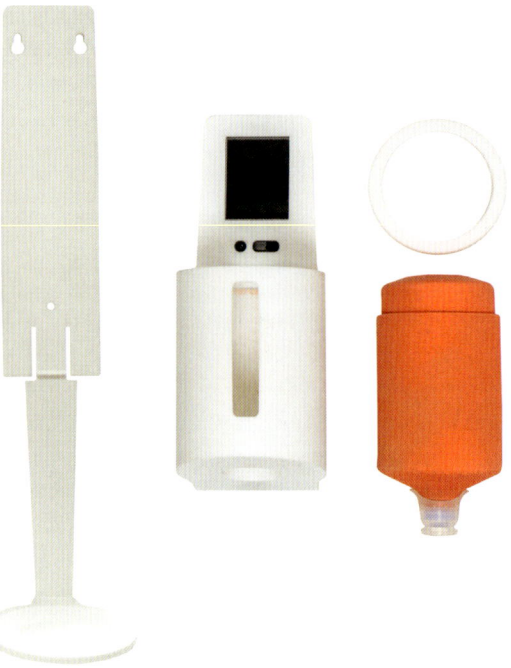

20 Ein Leitprinzip beim KARMIN Desinfektionsmittelspender war die Bauteilreduzierung. Das Gehäuse besteht aus lediglich drei Teilen, die Pumpe und die Flasche sind keine getrennten Elemente mehr.

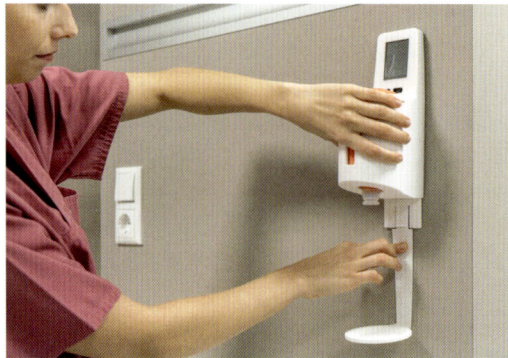

21 Versteckter Diebstahlschutz: Zum Abnehmen des Spenders muss die Abtropfschalenhalterung gedrückt werden.

gleichzeitig die Dosierbarkeit der Ausgabemenge ermöglicht. Die neu entworfene flexible Flasche wird gepresst, um ein Überdruckventil zur Desinfektionsmittelausgabe zu öffnen.

Ein Zweikammersystem im Ventil ermöglicht das Einstellen einer bestimmten Ausgabemenge. Der konvexe Flaschenboden der kopfüber gesteckten Spenderflasche wird als Druckfläche genutzt. Diese Fläche bietet ausreichend Platz für die Benutzung mit der Hand oder dem Ellenbogen. Bei Benutzung wird die Fläche eingedrückt und erzeugt einen Überdruck, der das konkave Ventilmembran öffnet → Abb. 19. Das fest montierte Ventil verhindert außerdem eine nicht gewünschte Wiederbefüllung der Einwegflasche. Die Flaschenhalterung kann im Falle von Lieferengpässen, die beispielsweise bei Pandemien eintreten können, auch klassische Euroflaschen verschiedener Hersteller mit Pumpenkopf aufnehmen.

Aufbau und Material

Der Aufbau des Desinfektionsmittelspenders wird durch die Anforderungen an das Material, die Mechanik, das Bauvolumen elektronischer Komponenten sowie von ergonomischen Überlegungen bestimmt. Die Wahl eines geeigneten Materials ist essentiell, um eine gute Reinigbarkeit des Objekts zu gewährleisten. Da eine autoklavierbare Aufbereitung nicht notwendig ist und die gestalterischen Vorteile von Kunststoff gegenüber Aluminium sowohl formal als auch haptisch und optisch überwiegen, wurde ABS-Kunststoff für das Gehäuse gewählt. Die Verkleidung könnte somit in einer Spülmaschine gereinigt werden. Die Spenderflaschen sind aus einem flexiblen Kunststoff produziert, der keinen Alkohol verdampfen lässt, sodass der Alkoholgehalt des Desinfektionsmittels langfristig gleich bleibt. Zudem ist das Material chemieresistent und hält wiederholter Stauchung durch Druck stand. Durch den Verzicht auf herkömmliche Flaschen und Pumpen – ermöglicht durch das integrative Design verschiedener Bauelemente – kann die Anzahl der Bauteile reduziert werden, sodass weniger Fugen entstehen, die die Keimbildung befördern könnten → Abb. 20. Da das neu entwickelte Flaschensystem derzeit aber noch nicht produziert wird, wurde die Flaschenaufnahme des Gehäuses so dimensioniert, dass auch Euroflaschen genutzt werden können.

Form

Das abgerundete Gehäuse ist formal kohärent und geschlossen. Dadurch wirkt das Objekt unaufgeregt und nicht technisch, sondern wärmer als bestehende Modelle. Durch die fast senkrechte Orientierung und die Radien der Rückwand wirkt der Spender schlank, sitzt optisch leicht auf der Wand auf und passt sich zurückhaltend in seine Umgebung ein. Die Übergänge zwischen den einzelnen Objektbereichen – beispielsweise bei der Flaschenhalterung und bei der Verschalung des Bildschirms – sind durch Radien gerundet und fugenlos, sodass eine Wischreinigung vereinfacht wird. Der Mechanismus zum Öffnen der Rückwand und zum Abhängen des Spenders ist formal verborgen und beugt somit dem Diebstahl vor. So muss der flache Stab, der die Auffangschale hält, gedrückt werden, um den Spender auf der Rückschiene nach oben zu schieben. Es löst sich eine Verhakung und der restliche Spenderkörper inklusive Elektronik kann von der Rückwand abgenommen werden. Sodann wird die Verschraubung der Rückwand sichtbar, durch die der Spender an der Wand befestigt ist → Abb. 21.

Der KARMIN Desinfektionsmittelspender verbindet neue Erkenntnisse zur Steigerung der Compliance und unterstützt das Personal durch eine optimierte Form bei der Reinigung. So leitet die Form des Korpus durch ihre radialen Flächenübergänge die Hand bei der Reinigung und Wischdesinfizierung. Das Design und die Positionierung → Abb. 22, 23

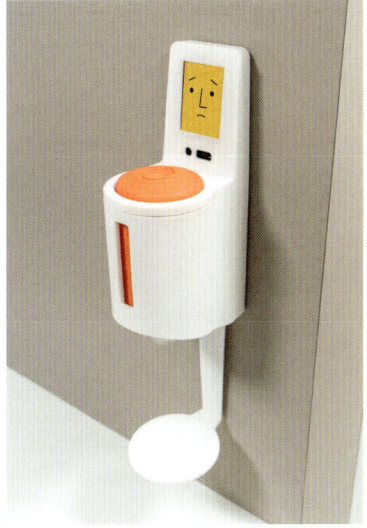
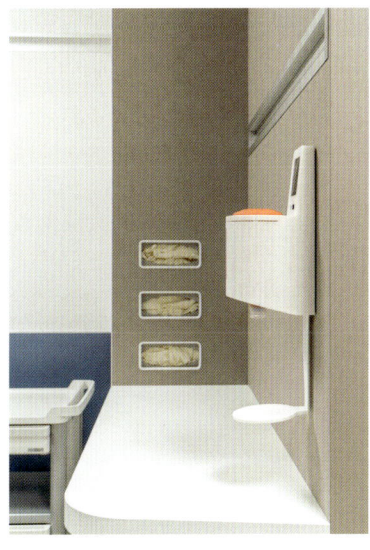

22 Ansicht KARMIN Desinfektionsmittelspender

23 Positionierung des KARMIN Desinfektionsmittelspenders oberhalb der Arbeitsfläche

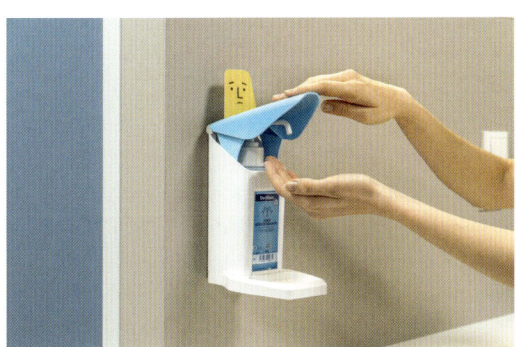

24 Mechanischer Spender mit Lentikularbild vor Drücken des Hebels

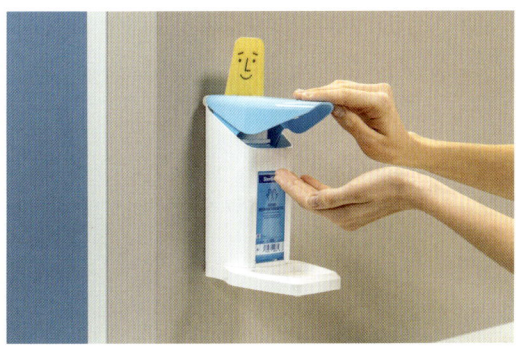

25 Mechanischer Spender mit Lentikularbild nach Drücken des Hebels

unterstützt das Erinnerungsvermögen der Nutzer, fordert ihre Aufmerksamkeit und hilft bei der Entscheidungsfindung.

Injunktive Normen kostengünstig ansprechen

Der Einkauf eines optimierten Desinfektionsmittelspenders, wie etwa das bisher beschriebene KARMIN Modell, stellt eine Neuanschaffung dar und ist ein nicht zu unterschätzender Kostenpunkt. Dies ist aus wirtschaftlichen Gründen nicht für jede Klinik leistbar, auch wenn sich Folgekosten durch vermiedene Infektionen senken. Außerdem sind Krankenhäuser bereits mit einer Vielzahl von Desinfektionsmittelspendern ausgestattet. Diese sind nicht schon zwangsläufig optimal infektionspräventiv platziert und konstruiert, könnten aber bei entsprechenden korrigierenden Umbaumaßnahmen weiterverwendet werden. Jedoch ist eine Steigerung der Compliance wünschenswert, die über eine Neuplatzierung bestehender Spender innerhalb von Arbeitslaufrouten hinausgeht. Um injunktive Normen anzusprechen, kann eine mechanische Lösung genutzt werden. Diese funktioniert unabhängig von einer Stromquelle und ohne ein Display, kann aber auch keine Nutzungsstatistik aufzeichnen. Ein Zweiphasen-Lentikularbild mit einem lächelnden und einem bekümmerten Smiley wird dabei auf den Pumphebel aufgesetzt. Die durchschnittliche Sichtfeldhöhe der Nutzer, die den Betrachtungswinkel auf das Lentikularbild definiert, ist hier zu beachten. Auch muss einberechnet werden, wie groß der Einschlagwinkel des Pumphebels ist, sodass die zwei Phasen nur einmalig in der Betrachtung des Nutzers wechseln, wenn der Hebel betätigt wird → Abb. 26.

Die Studie zur Nutzung injunktiver Normen (Gaube et al. 2018) hat ergeben, dass sich nach etwa einem Monat der Effekt des Bildes auf die Motivation der Nutzer und Nutzerinnen abschwächt. Einer Gewöhnung an das Motiv kann jedoch entgegengewirkt werden, indem bei den wiederkehrenden Lieferchargen von Desinfektionsmittel alternierende Motive mitgeliefert werden. Diese können dann beim Austausch der leeren Desinfektionsmittelflaschen alte Lentikularbilder ersetzen. Die Aufsatzformen der Lentikularbilder können auf die jeweils gängigen Spendermodelle zugeschnitten werden. Dieses kostengünstige Prinzip wurde an dem bereits verfügbaren Spendermodell Eurospender Safety Plus im KARMIN Patientenzimmer erprobt → Abb. 24, 25. Diese Spenderkonfiguration wird jedoch nicht im KARMIN Patientenzimmer verwendet.

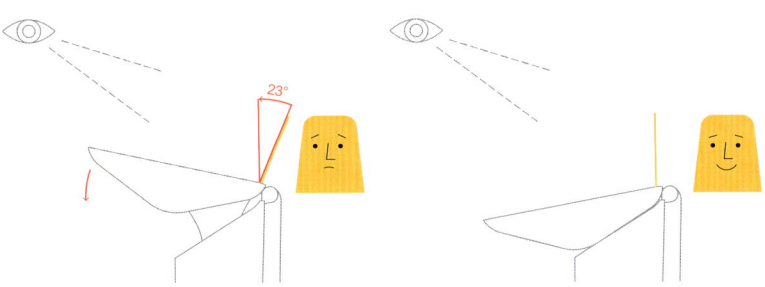

26 Funktionsweise des Lentikularbilds

Der Patientennachttisch

Der Ausstattungsgegenstand Patientennachttisch gehört zum Standardrepertoire des Patientenzimmers. Im Krankenhausalltag wird er intensiv genutzt und ist in unmittelbarer Patientennähe und in Griffweite positioniert, sodass durch Berührung, über Tröpfchen und Aerosole Erreger des Patienten auf der Oberfläche hinterlassen werden können. Entsprechend hoch ist der Kolonisierungsgrad seiner Oberflächen. Durch die intensive und vielseitige Nutzung ist die Wahrscheinlichkeit des direkten Kontakts eines Nutzers mit der Oberfläche sowie mit denen im Inneren oder auf dem Nachttisch gelagerten Gegenständen besonders hoch. Um einer Kontaktinfektion vorzubeugen, muss also die Nutzungsweise genau analysiert und durch ein entsprechendes Design angeleitet werden. Es gilt zu fragen, wann wo am Nachttisch welche Person welches Objekt anfasst oder ablegt. Ziel der Entwicklung des KARMIN Nachttischs war es, infektionspräventive Potenziale auszuschöpfen. Dennoch dürfen die vielseitigen Ansprüche an die patientenfreundliche Bedienung und Gestaltung nicht in den Hintergrund treten.

Potenziale des Patientennachttischs

Der Nachttisch ist für die exklusive und langfristige Nutzung durch den Patienten während seines Aufenthalts vorgesehen. Daneben werden die Flächen und Schubladen aber teilweise fälschlicherweise als kurzfristige Ablagefläche für Arbeitsutensilien durch das Pflegepersonal gebraucht. Dieser Umstand tritt meist aufgrund unzureichend vorhandener Arbeitsflächen in Nähe zum Patientenbett, mangelnder Ausbildung oder Zeitdruck beim Personal ein. Auch wenn trotz fehlender Arbeitsfläche kein Versorgungswagen mitgebracht werden kann, werden Nierenschalen häufig auf dem Nachttisch abgelegt. Die Arbeitsutensilien werden dann zwischen Inhaletten, Büchern, Tablet, Smartphone, Blumen, Uhr, Medikamenten und Brille abgelegt. Des Weiteren werden auf dem Nachttisch eine Vielzahl von Gegenständen wie Geschirr mit den Mahlzeiten, Medikamentendosen oder Getränke abgestellt, die von den verschiedenen Personengruppen wie etwa dem Pflegepersonal, dem Besuch und den Patienten berührt werden → Abb. 1. Dadurch entstehen ungewollte und unnötige Kontakte. Ältere und geschwächte Patienten benötigen situationsbedingt zusätzliche Unterstützung, sodass sich in diesen Fällen das Berühren von persönlichen Gegenständen durch das Pflegepersonal meist nicht vermeiden lässt. Auch ist die Oberplatte des Nachttischs häufig derart vollgestellt, dass verschiedene Personengruppen Gegenstände verschieben müssen, um andere zu platzieren. Während einiger Arbeitsabläufe muss außerdem der gesamte Nachttisch vom Pflegepersonal verschoben werden. An welcher Stelle die Nutzergruppen den Tisch berühren, lässt sich jedoch durch Affordanz, also die angebotenen Gebrauchseigenschaften des Nachttischs an ein Subjekt, teilweise, aber nicht vollends, steuern. Generell wird die Oberfläche aber auch unabhängig von Berührungen durch den niesenden oder sprechenden Patienten, Besucher oder Mediziner kolonisiert. Es gilt also, unnötige Berührungen zu vermeiden und die Reinigung zu vereinfachen.

Der Nachttisch stellt demnach ein zentrales Infektionsrisiko im Patientenzimmer dar. Da das entsprechende Objekt jedoch in Patientennähe platziert werden muss, um funktional zu sein, liegt das infektionspräventive Potenzial des Nachttischs vor allem darin, die Reinigung und Desinfektion der Flächen zu vereinfachen sowie die Anzahl notwendiger Kontakte einer Person mit dem Nachttisch zu verringern. Insbesondere sollte das Verschieben des Nachttischs vermieden werden.

Ein großzügiger Grundriss des Patientenzimmers, der ausreichend Platz für die bettnahe Platzierung des Nachttischs gewährleistet, stellt einen ersten Ansatz dar. Durch die zusätzlich verfügbaren Flächen im Patientenzimmer können Objekte bettnah platziert werden, ohne den Zugang zu anderen Ausstattungsgegenständen zu verstellen. Im patien-

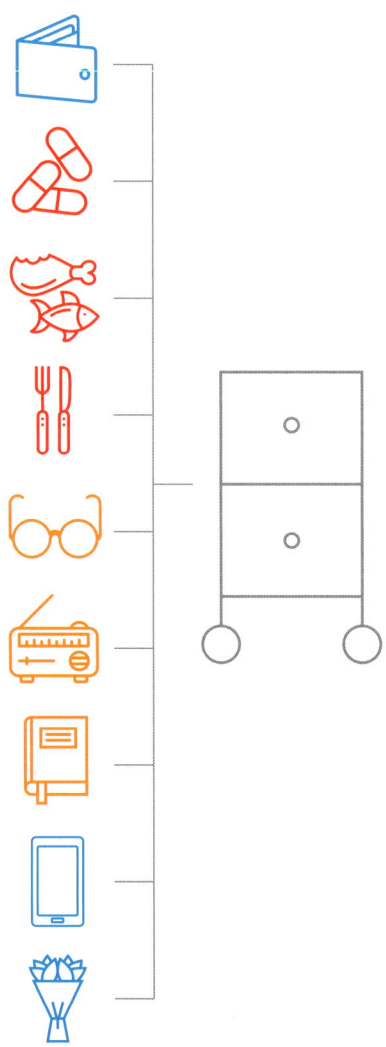

1 Der Nachttisch wird als Ablage für die unterschiedlichsten Gegenstände genutzt genutzt, sollte aber möglichst nur vom Patienten berührt werden.

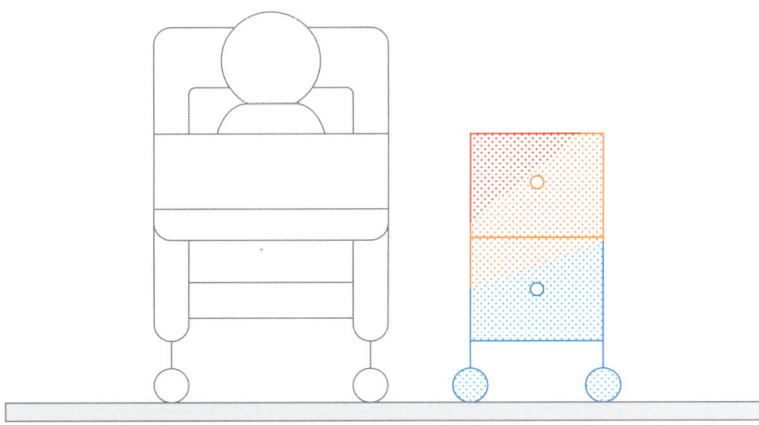

2 Erreichbarkeit: Die blau eingezeichneten Bereiche sind am einfachsten zugänglich und werden folglich am häufigsten genutzt.

tennahen Raum darf weder der Zugang zum Patienten noch der zu arbeitsrelevanten Objekten (Versorgungsleiste, Pflegeschrank) blockiert sein, um im Notfall nicht wertvolle Zeit zu verlieren. Auch sollte der Nachttisch nicht zu voluminös sein, sodass er räumlich in der Vertikalen mit anderen Gegenständen wie etwa dem Bedside Terminal kollidiert. Die Integration einer Tischplatte in den Korpus ist zu empfehlen, da sonst ein weiterer Gegenstand im Zimmer steht und bei einer zentralen Aufbereitung der Objekte außerhalb des Zimmers nur ein Gegenstand statt zwei transportiert werden muss. Auch beim Aufräumen persönlicher Gegenstände auf der Nachttischoberfläche kann der Patient durch das Pflegepersonal angesprochen und eingebunden werden, damit das Personal weniger Gegenstände berühren muss. Dieses Vorgehen wird maßgeblich durch die Gestaltung von Zugängen zu Ablageflächen und Schubladen von verschiedenen Seiten des Nachttischs geprägt.

Organisation

Durch nutzungsspezifische Ablageflächen und -fächer kann dem Übermaß an Gegenständen, die die Oberfläche des Nachttischs belegen, entgegengewirkt werden. So können Objekte leichter verstaut, voneinander getrennt und andere gezielt nur erschwert hervorgeholt werden. Dies ist von Vorteil, da die Vielzahl der Gegenstände ein Hindernis bei der Reinigung des Nachttischs darstellt und folglich die Kreuzkontamination befördert. Bei der Gestaltung eines Patientennachttischs lässt sich die Staffelung des Nachttischvolumens in der Vertikalen und Horizontalen recht einfach nach der Erreichbarkeit der verschiedenen Höhen unterteilen, die sich wiederum auf die Frequenz auswirkt, in der bestimmte Bereiche vom Patienten genutzt werden → Abb. 2. Dies ist ein Mittel, welches es einzusetzen gilt.

Privatsphäre und Patientenkomfort

Die Privatsphäre ist thematisch mit der Organisation verwandt. Der Körper des vulnerablen Patienten liegt offen im zugänglichen Patientenzimmer. Dieser hat höchstwahrscheinlich Wertgegenstände bei sich, die schützenswert sind. Der Patient sowie sein Besitz sind also in einer ungewohnten Umgebung verletzlich positioniert. Außerdem sind manche Patienten körperlich eingeschränkt, sodass sie keinen im Patientenschrank montierten Safe erreichen können. Dies wirkt sich auf die Organisation der patienteneigenen Gegenstände aus. Daher ist die Integration einer abschließbaren Schublade im Nachttisch essentiell, um in Patientenreichweite Laptops, Portemonnaie und Smartphone sicher und vor Diebstahl geschützt aufzubewahren. Zudem fungiert der Nachttisch in seiner Gesamtheit als personenbezogener Repräsentationskörper, der den eigenen Bettbereich vom Mitpatienten abschirmt. Die Privatheit des Nachttischs erweitert so den Raum um den Patienten zu einer größeren Privatsphäre. Diese Funktion, die insbesondere bei älteren Patienten wichtig ist, muss bei der Gestaltung beachtet werden. Auch wenn zunehmend optisch leichtere und offenere Gegenstände populär werden, sollte der Nachttischkörper daher eine eher geschlossene Form haben oder der abschließbare Teil zumindest eine robuste und vertrauenswürdige Optik aufweisen. Die Nachttischschublade kann mittels eines RFID-Chips oder eines Schlüssels verschlossen werden. Codes eignen sich aufgrund der Demenz mancher Patienten nicht. Ein wohnliches Design wirkt beruhigend, da es eine stärkere Identifikation des Patienten mit dem Gegenstand erzeugt, als dies bei einem technisch oder medizinisch gestalteten Objekt möglich wäre. Diesem Patientenbedürfnis entgegenzuwirken wäre unter dem Gesichtspunkt der Infektionsprävention kontraproduktiv, da eine Stärkung des Immunsystems und die damit einhergehende erfolgreiche Genesung auch mit dem geistigen Wohlbefinden des Patienten zusammenhängt. Der Nachttisch muss also patientenfreundlich sein.

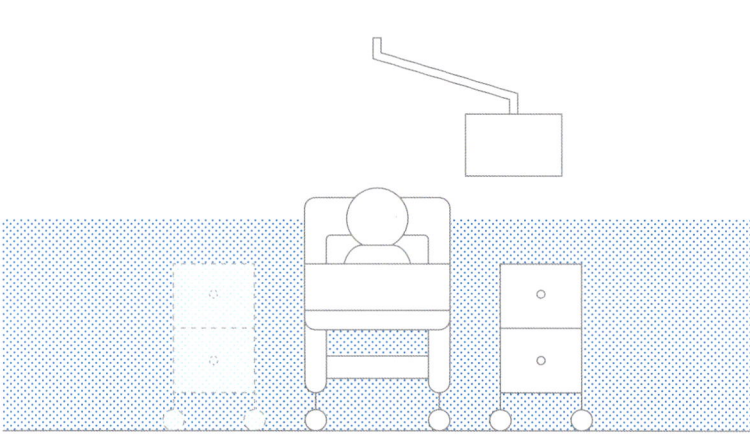

3 Der Patientennachttisch sollte beidseitig verwendbar sein.

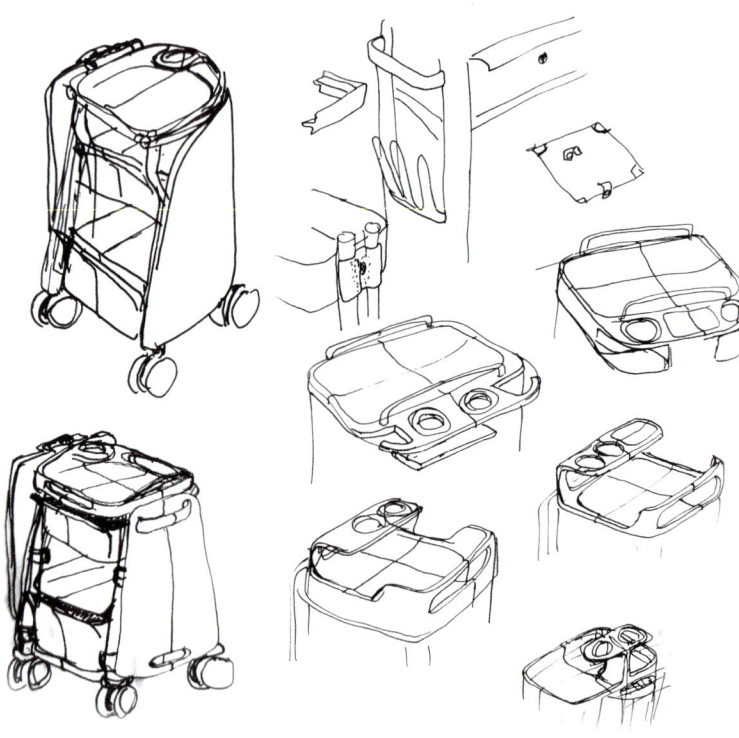

4 Entwurfsskizzen für eine blickdichte Nachttischversion mit Rohrrahmen

Positionierung

Der Nachttisch ist im dichten Raum rund um das Patientenbett positioniert, der mit dem Bedside Terminal, dem Desinfektionsmittelspender, ggf. dem Infusionsständer, einem Sauerstoffgerät und weiteren medizinischen Objekten belegt ist. Dort kann der mobile Gegenstand Nachttisch leicht mit anderen Objekten beim Verschieben kollidieren. Um den Kontakt mit Schwenkarmen, Kabeln, Schläuchen oder der Versorgungsleiste zu vermeiden, sollte der Nachttisch daher keine herausragenden Bauteile oder eine allzu offene Struktur, die zu möglicher Verhakung mit anderen Gegenständen führt, haben.

Daher ist ein verkabelter Nachttisch aufgrund von integrierten elektrischen Komponenten wie beispielsweise einem Kühlschrank nachteilig. Kabel verringern außerdem die Mobilität des Nachttischs, da etwa bei der Reinigung des Zimmers ein Stecker gezogen werden muss. Dadurch werden Versäumnisse befördert. Ob der Nachttisch links- oder rechtsseitig vom Bett steht, hängt maßgeblich von dem Raumgrundriss und dem Krankheitsbild des Patienten ab, welches eine intensivere Pflege und Zugänglichkeit einer bestimmten Körperseite erfordern kann. Dadurch müssen Nachttische manchmal von einer Bettseite zur anderen verschoben werden. Daher sind flexible, beidseitig nutzbare und kabellose Nachttische bei Pflegeabläufen vorteilhaft und unterstützen das Personal bei der korrekten und ungestörten Ausführung ihrer Tätigkeit → Abb. 3.

Aufbereitung

Der Patientennachttisch wird nicht als medizinisches Produkt eingestuft. Daher gelten andere Anforderungen an die Aufbereitung des Objekts. Es lassen sich aber durchaus Parallelen zu den gestalterischen Anforderungen an den Desinfektionsmittelspender aufzeigen. Das Management der Aufbereitung einer Vielzahl von Gegenständen im Krankenhaus ist eine große Herausforderung. Um bestehende Systeme zu unterstützen, hilft die Digitalisierung der Organisation, welcher Nachttisch sich wo und seit wann befindet und ob er schon gereinigt wurde. Nachttische können mithilfe von QR-Codes oder RFID-Chips verortet und es können maschinelle Aufbereitungen dokumentiert werden. Dadurch lassen sich Logistikprozesse einfacher steuern und überprüfen. Dies ist insbesondere bei immer schnelleren Wechseln der Patienten essentiell. Neben organisatorischen gibt es bei der Aufbereitung aber auch konstruktive Anforderungen an das Objekt. So muss es möglich sein, dass Wasser aus Schubladen oder ähnlichen Einschlüssen rückstandslos abfließen kann. Auch das Material muss für die Waschvorgänge thermisch geeignet sein. Formal sind eine fugenlose Beschaffenheit und radiale gegenüber kantigen Übergängen vorteilhaft. Dies erfordert zwangsläufig eine Bauteilreduktion, was auch in Bezug auf möglicherweise verschüttetes Essen und umgekippte Getränke vorteilhaft ist. Bei geschlossenen Oberflächen kann beides nicht in Fugen eindringen und dann einen Nährboden für Keime bilden. Gleiches gilt für die manuelle Reinigung und Wischdesinfektion. Dies bedeutet auch den Verzicht auf Hinterschneidungen in der Formgebung. Ausreichend groß bemaßte Durchgriffshöhen vereinfachen die Reinigung zusätzlich.

Material

Ein fugenloser Baukörper lässt sich durch die Anwendung eines Rotations- oder Spritzgussverfahrens herstellen. Dies erfordert aber die Verwendung von Kunststoff, der wiederum keiner allzu hohen statischen Belastung durch etwaiges Aufstützen einer Person widerstehen kann. Verwendbar sind Polypropylen (PP), Polyethylene und Melamin, das besonders kratzfest und somit für stark beanspruchte Flächen wie die Tisch- und Oberplatte des Nachttischs ideal ist. Das Plattenmaterial High Pressure Laminate (HPL) zeichnet sich durch eine hohe Beständigkeit und eine glatte, gut zu reinigende Oberfläche aus, lässt sich auch biegen, ermöglicht jedoch nur zweidimensionale Verformung. Biegeverfahren sind dennoch dem Fügen und Verschrauben vorzuziehen. Edelstahl ist sehr stabil, jedoch als Oberfläche zu kalt, und er erschwert die Handhabung des Nachttischs für geschwächte Patienten durch das zusätzliche Gewicht. Auch Pflege- und Reinigungskräfte, die den Nachttisch verschieben müssen, bevorzugen daher Nachttische von geringem Gewicht.

Anforderungen an den Aufbau

Ein Aufbau, der den Patienten organisatorisch unterstützen soll, kann durch die gezielte Formung bestimmter Bauelemente deren Nutzungsweise und Zugänglichkeit vorgeben. Bestimmte Bereiche können beispielsweise eine bestimmte Tiefe und Breite aufweisen, um nur Zeitschriften oder ein Tablet aufnehmen zu können. Ein Schuhhalter kann vermeiden, dass die Hausschuhe des Patienten im Weg liegen, und ein Flaschenhalter in einer Schublade oder außenseitig, dass zu viele Gegenstände auf der Oberplatte platziert werden. Dabei gilt es auch zu erörtern, in welcher Rahmenform Schubladen und Ablageflächen befestigt werden.

Damit eine patientenfreundliche Versorgung gewährleistet ist, muss die Tischplatte ergonomisch an die Größe des Patienten und die Position des Bettes angepasst werden können. Deswegen muss sie in vertikaler und horizontaler Richtung schwenk- und ausziehbar sein. Auch ist die Integrierung eines Abwurfeimers zur Geruchsvermeidung denkbar, dessen regelmäßige Entleerung jedoch sichergestellt sein muss. Im Falle des KARMIN Nachttischs ist dies nicht notwendig, da bereits im Pflegeschrank neben der Pflegearbeitsfläche ein Abwurfeimer vorhanden ist.

Konzeptionierung eines Nachttischs

Bevor konkrete Schritte zur Konzeptionierung eines neuen Nachttischs getroffen werden, lohnt es sich, zu betrachten, wie bereits existierende Modelle mit den vielfältigen Anforderungen umgehen.

Benchmark

Der Markt bietet Nachttische für die Bereiche Intensivstation, Wahlleistungsstation, Normalpflegestation, Altenpflege und häusliche Pflege an, die jeweils entsprechend unterschiedliche Anforderungen erfüllen. Während in Deutschland Nachttische in den seltensten Fällen rein aus Kunststoff gefertigt sind und daher durch das Fügen verschiedener Materialien viele Fugen aufweisen, bieten Hersteller im Ausland schon länger Modelle aus Spritzgussbauteilen an. Diese können jedoch nicht das wohnliche Gefühl von Holzimitaten simulieren. Auch bei der Ausstattung gibt es Unterschiede. Bestimmte Modelle bieten eine Halterung für Smartscreens oder Tablets an, welche aber zu einer reduzierten Mobilität des Nachttischs durch die erforderliche Verkabelung und einem zusätzlich herausragenden Schwenkarm führt. Daher sollte auf eine Tablethalterung verzichtet werden. Ein mittig an der Rückwand des Bettes platziertes Bedside Terminal ist außerdem einfacher von beiden Seiten des Bettes zugänglich als ein Tablet, das an die Reichweite des Nachttischschwenkarms gebunden ist.

Auch gibt es Konzepte, die eine Ladestation für mobile Endgeräte anbieten. Auf eine integrierte Ladestation für mobile Endgeräte wurde bei dem KARMIN Nachttisch aber ebenso zugunsten der Kabellosigkeit und der daraus resultierenden erhöhten Mobilität verzichtet.

Um eine beidseitige, flexible Benutzung des Patientennachttischs zu ermöglichen, werden verschiedene Möglichkeiten angeboten. Während bestimmte Nachttische durchschiebbare Schubladen vorsehen, die jedoch etwas mehr Bauvolumen als herkömmliche Schubladen in der Breite für ihre Mittel- und Endarretierung benötigen, kann die Tischplatte anderer Modelle beidseitig werkzeuglos angesteckt und bei Bedarf entfernt werden. Wieder andere Modelle können ihren Korpus auf einer Basis rotieren. Diese Variante der beidseitigen Benutzbarkeit erfordert jedoch ein recht großes Bauvolumen für die Drehmechanik, das wiederum als nutzbarer Stauraum entfällt. Die Variante der durchschiebbaren Schubladen wurde für den KARMIN Nachttisch als sinnvoll erachtet, da die Mechanik noch hygieneoptimiert werden kann und gleichzeitig im Arbeitsalltag die zeitsparendste Variante des Wechsels von einer Bettseite zur anderen ohne großen Kraftaufwand darstellt. Dies kommt dem Pflege- und Reinigungspersonal entgegen. Weiterhin gibt es Unterschiede zwischen verschiedenen Modellen beim Ausstattungsangebot des Rufknopfs, einer Standbremse und der Materialwahl. Um eine hinderliche Verkabelung des Nachttischs zu vermeiden, wird der Rufknopf am KARMIN Bedside Terminal statt am Nachttisch platziert.

Die Modelle unterscheiden sich auch bei der Materialauswahl. So werden verschiedene HPL-Dekore angeboten, die monochrom eingefärbt sind oder eine Holzimitat-Oberfläche haben. Bei der Verwendung von Kunststoffelementen wird generell wegen des Mehraufwands in der Produktion und der mechanischen Nachteile auf sogenannte Terrazzo-Kunststoffmuster verzichtet, es werden aber monochrom eingefärbte Modelle angeboten.

Für die reibungslose Mobilität des Nachttischs werden fast ausschließlich Doppellaufrollen verwendet, die eine Standbremsfunktion haben. Diese bieten auch bei der Stabilität des Nachttischs den Vorteil, dass das Gewicht von sich abstützenden Patienten besser abgefangen werden kann. Weitere Maßnahmen zur Sturzprävention bieten verschiedene Hersteller durch die Montage eines fünften Rades unterhalb des Esstabletts an.

Konzeptioneller Aufbau

Da es sich bei dem KARMIN Nachttisch um ein Modell für ein Normalleistungszimmer handelt, ist ein Kühlschrank nicht notwendig. Zudem würde ein Kühlschrank eine Stromversorgung benötigen, deren Kabel den patientennahen Raum zusätzlich verdichten und mobilitätseinschränkend wirken würde. Stattdessen werden nur Ablageflächen und Fächer benötigt.

Um eine einfache Aufbereitung zu gewährleisten, bietet sich ein System von eingehängten Modulen in einem Metallrohrrahmen an. Dies ermöglicht die Adaption an die individuellen Patientenbedürfnisse und lässt ausreichend große Zwischenräume zur einfachen Reinigung. Außerdem sind so alle Bereiche einfach für die Wischdesinfizierung zu erreichen. Jedoch entbehrt diese Variante jeglicher Privatsphäre, da der Korpus nicht blickdicht wäre.

Alternativ bietet sich eine Zonierung der Volumen an. So kann für die Pflegekraft ein seitlicher Zugriff auf Medikamente und Pflegematerialien in einem dem Patienten abgewandten und nicht unmittelbar zugänglichen Fach angeboten werden. Jedoch ist dies im Falle des KARMIN Patientenzimmers nicht notwendig, da eine Arbeitsfläche und ein Pflegeschrank in direkter Bettnähe vorhanden sind.

Um Nutzungsformen gezielt vorzugeben, kann auf der Oberplatte ein Becher und ein Flaschenhalter vorgesehen werden → Abb. 4. Bei der Reinigung kann Zeit gespart werden, indem eine offen einsehbare Fächerstruktur gewählt wird. Diese ist einfacher zu reinigen, da Verunreinigungen im Gegensatz zu geschlossenen Schubladen auf Innenflächen direkt sichtbar sind. Außerdem können aufgehängte Fächer einfach entnommen werden, um Zwischenräume zu erreichen. Dies ist bei einer Verschraubung nur mit einem ungleich höheren Aufwand zu erzielen. Jedoch steht diese Öffnung des Objekts im Kontrast zum Bedürfnis des Patienten nach Privatsphäre.

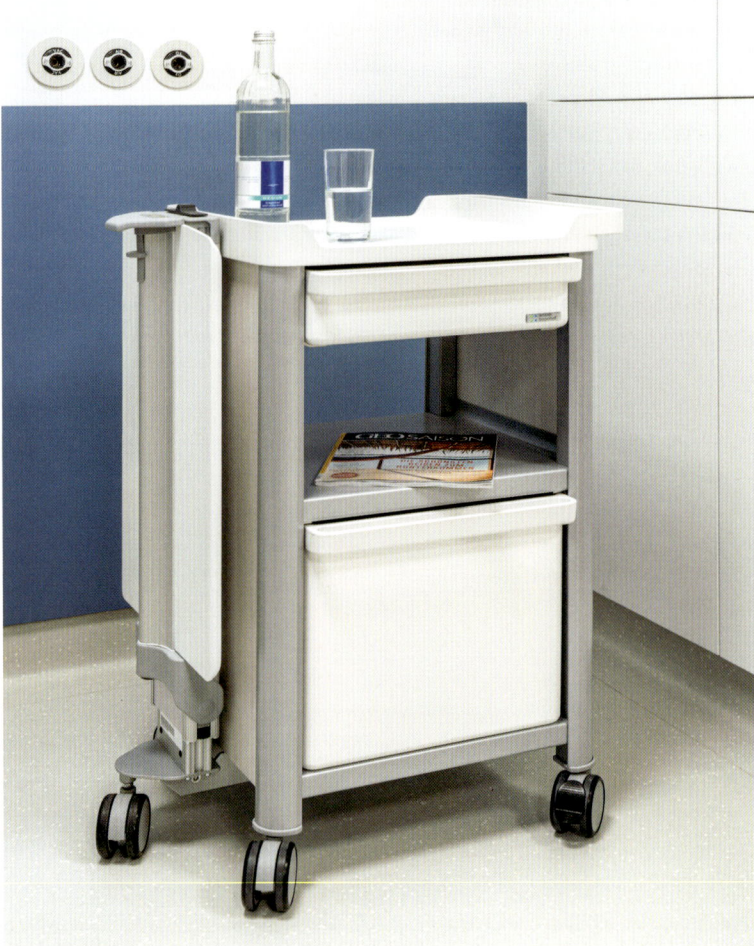

5 KARMIN Nachttisch mit Gegenständen. Der teilweise abgeflachte Steg erleichtert das Einsehen der Oberplatte für den Patienten aus einer liegenden Position. Trotzdem begrenzt er beim Verschieben von Gegenständen die Außenmaße.

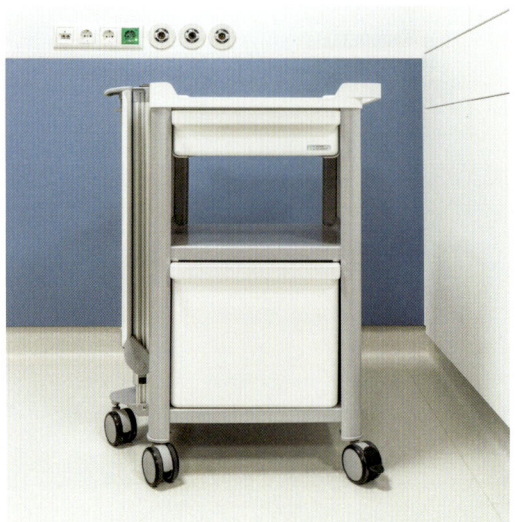

6 Frontalansicht KARMIN Nachttisch

Material

Bei der Abwägung von ansprechenden warmen HPL-Holzimitaten in Plattenform und spritzgegossenen Kunststoff-Freiformen muss bedacht werden, bis zu welchem Grad die Anzahl von Bau- und Fügeelementen zugunsten von erleichterter Reinigbarkeit, aber zum Nachteil optischer und taktiler Wärme reduziert werden können. Außerdem ist zwischen monochrom gefärbten und gemusterten Oberflächen wie etwa Holzimitaten zu unterscheiden. Da auf monochromen Oberflächen Verschmutzungen leichter zu erkennen sind, wird für den KARMIN Nachttisch im Hinblick auf die Reinigbarkeit ein monochromes, reinweißes Kunststoffmaterial bevorzugt. Dadurch soll der Nachttisch sich auch farblich und haptisch im Gesamtkonzept des Zimmers wiederfinden. Folglich wird eine Zugehörigkeit und Kohärenz vermittelt, die sich beruhigend auf den Patienten auswirkt. Zudem wird das Material den Anforderungen der maschinellen Aufbereitung gerecht. Da mit einer zunehmenden Anzahl übergewichtiger und älterer Menschen gerechnet wird, muss das Rahmenmaterial ausreichend stabil sein, um dem Gewicht einer sich aufstützenden Person standhalten zu können.

Der KARMIN Nachttisch

Der Entwurf eines Nachttischs stellt ein Abwägen zwischen Gewichtsoptimierung, Robustheit, Patientenfreundlichkeit, Manövrierfähigkeit und Reinigbarkeit dar.

Aufbau des Prototypen

Um statische Querkräfte aufnehmen zu können, wurde auf einen stabilen, bereits am Markt verfügbaren Rahmen eines großen Herstellers zurückgegriffen. Dieser ist mit einem stabilisierenden fünften Doppellaufrad unterhalb der schwenk-, auszieh- und kippbaren Tischplatte ausgestattet. Die Doppellaufräder vermindern durch ihre Breite die Gefahr des Kippens. Der Rahmen wurde hinsichtlich der Bauteilreduzierung optimiert und umgebaut. Vor allem die Aufhängung der Schubladen wurde vereinfacht und schwer zu reinigende formale Vorsprünge wurden entfernt. Die Oberplatte bietet durch die umlaufenden, fugenlosen Stege im Vergleich zu vielen marktüblichen Nachttischen mit weiter innen liegenden Stegen mehr Platz → Abb. 5. Gleichermaßen wurden fugenlose Schubladen entwickelt, die mehr Raum als herkömmliche Modelle bieten. Zudem lässt sich der breite Griff seitlich der Oberplatte gut greifen, um den Tisch stabil zu verschieben. Durch den seitlichen Griff wird das Pflege- oder Reinigungspersonal daher einen anderen Bereich und andere Oberflächen berühren als der längsseitig liegende Patient aus dem Bett heraus. Dieser kann nur die in Armlänge positionierten Schubladen, das Fach und den Griff der Tischplatte erreichen.

Die obere Schublade ist mit einem RFID-Schloss verschließbar, während die untere Schublade ausreichend Stauraum für größere Gegenstände bietet. Der breite Schubladengriff erleichtert dem Patienten das Öffnen aus verschiedenen Körperhaltungen heraus. Das mittlere Fach ermöglicht den einfachen und schnellen Zugriff auf häufig genutzte Gegenstände. Durch das Fehlen einer Rückwand bei gleichzeitiger Mittel- und Endarretierung der Schubladen ist eine einfache beidseitige Nutzung möglich und Pflege- sowie Reinigungsabläufe werden erleichtert.

Form, Farbe, Atmosphäre

Die weichen, sanften Formen des Nachttischs vermitteln Geborgenheit. Weder eine hektische noch überkomplexe Gestaltung oder Materialkombination stören den Patienten. Der ruhige Aufbau erleichtert nicht zuletzt die Lesbarkeit der Benutzbarkeit. Dadurch wird der Ausgewogenheit zwischen Privatsphäre – essentiell für einen vulnerablen Patienten – und offenem Design, das die Reinigung erleichtert, zugearbeitet → Abb. 6.

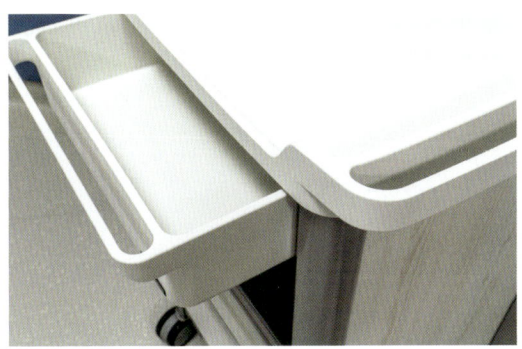

7 Die mit Radien versehene, fugenlose Schublade und Oberplatte ermöglichen eine Bauteilreduzierung und einfache Reinigung des KARMIN Nachttischs.

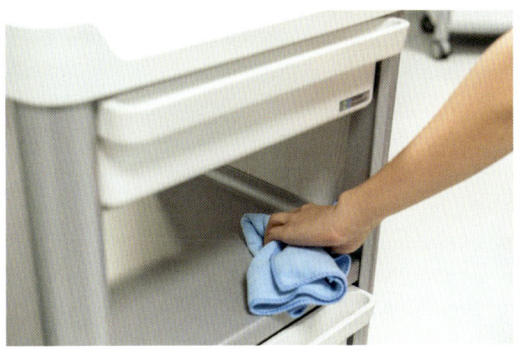

8 Das große, gut zu durchgreifende Fach mit radialen, seitlichen Abschlüssen des Blechbodens erleichtert die Reinigung beim KARMIN Nachttisch.

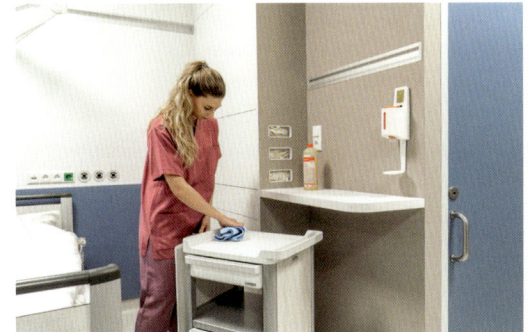

9 Einfache Reinigung der Oberplatte

Reinigung

Die Bauteile wurden hinsichtlich der Reinigbarkeit durch radiale Übergänge und Fugenlosigkeit optimiert → Abb. 7–9, 11. Die Schubladen wurden mit Abtropflöchern für die maschinelle Aufbereitung versehen und unzugängliche Zwischenräume in der Konstruktion vermieden. Auf einen Schlüsselzylinder wurde zugunsten eines RFID-Schlosses verzichtet, sodass bei einer maschinellen Aufbereitung kein Wasser in den Schlitz eintreten kann. Die Ablageflächen und Berührungszonen wurden monochrom gehalten, sodass eine Verschmutzung leicht erkennbar wird. Die selten berührten Seitenwände wurden mit einer strukturierten Holztextur versehen, sodass trotz des sonst klinischen Charakters eine wohnliche Atmosphäre entsteht.

Mit einfachen, konstruktiven Mitteln lässt sich so der Nachttisch infektionspräventiver gestalten und in das Gesamtbild des Patientenzimmers einfügen → Abb. 10.

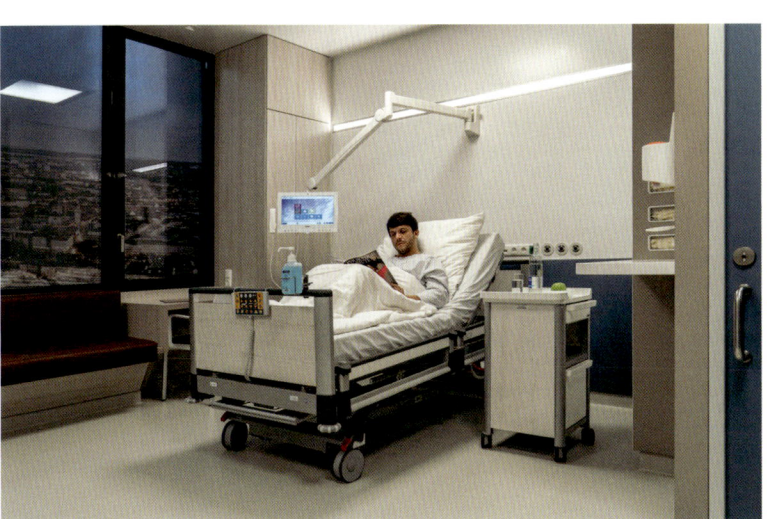

10 KARMIN Nachttisch bei Zimmerbelegung

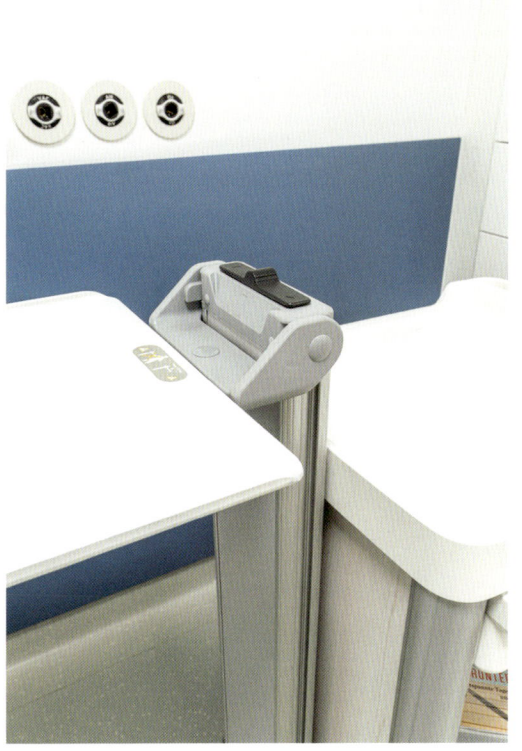

11 Abgerundete Kanten der Tischplatte vermindern die Fugenanzahl.

Patientennachttisch

Das Bedside Terminal

Durch wirtschaftliche Zwänge und technologischen Fortschritt werden bestehende Prozesse des modernen Krankenhauses beschleunigt und digitalisiert. Ein Beispiel ist die Datenerfassung und Weitergabe bei der Patientenaufnahme, die Anwendung von Telemedizin zum Heranziehen externer Experten oder das digitale Monitoring von Vitalwerten eines Patienten während eines Krankenhausaufenthalts. Dadurch ändern sich Abläufe und Tätigkeiten, teilweise ergänzen neue Geräte die bisherigen Arbeitsmittel. So kann die Informationsweitergabe automatisiert und ganztägig abgerufen oder ausgegeben werden, während der Aktenverkehr drastisch reduziert wird. Zusätzlich ermöglichen Apps die Vor- und Nachbereitung des Aufenthalts. So können Patienten schon frühzeitig im privaten Umfeld, aber auch während ihres Aufenthalts über Abläufe und Vorkehrungen aufgeklärt werden. Außerdem können persönliche, relevante Information an das Krankenhaus übermittelt werden. Diese Entwicklung bietet nicht nur neuartige Möglichkeiten, sondern auch Herausforderungen bei der Krankenhaushygiene. Neue Geräte wie das Bedside Terminal im Patientenzimmer und tragbare Monitoringgeräte kommen zum Einsatz. Das Bedside Terminal ist in Deutschland bisher zumeist nur auf Wahlleistungszimmern vorhanden. Dieses Endgerät ist an einem Schwenkarm in der Nähe zum Patientenbett montiert und fungiert wie ein Computer. Je nach Ausstattung kann über den Bildschirm vom Patienten auf verschiedene digitale Dienste des Krankenhauses oder Entertainmentangebote zugegriffen werden. Häufig werden bestimmte Inhalte erst nach einer durch den Patienten privat zu finanzierenden Freischaltung aktiviert. Auch das Personal wird zunehmend mit mobilen Endgeräten ausgestattet, um Informationen direkt zu erfassen und zu erhalten. Rein physisch betrachtet stellen die Gerätschaften kolonisierte Kontaktflächen dar, die eine Kreuzkontamination ermöglichen. Da einige Geräte mobil sind, tragen sie Erreger in das Patientenzimmer hinein und heraus und werden andernorts abgelegt oder von weiteren Personen berührt. Jedoch bietet die Digitalisierung auch den Vorteil, dass bisherige Datenträger wie das Klemmbrett mit der Patientenakte nicht weiter benutzt und herumgetragen werden müssen. Damit dies auch umfassend vermieden wird, müssen die beteiligten Nutzergruppen getrennte Endgeräte mit Zugriffsrechten auf die relevanten Informationen erhalten. So können durch direkte, digitale statt manueller Datenübermittlungen der Verlust oder die Fehlerfassung von Informationen vermieden werden. Darüber hinaus können digitale Geräte inhaltlich wertvolle Dienste bei der Infektionsprävention bereitstellen, u. a. die Möglichkeit der Dokumentation der Aufbereitung von Gegenständen, das Patienten-Empowerment und die Patientenaufklärung. Die beiden letztgenannten Anwendungen kann das Bedside Terminal unterstützen. Dieses wurde daher im Rahmen des KARMIN Projekts als hygienerelevantes Objekt im Patientenzimmer ausgewählt, und seine Potenziale wurden untersucht. Außerdem kann am Point of Care im Notfall fehlendes Wissen vom medizinischen Personal abgerufen werden → Abb. 1.

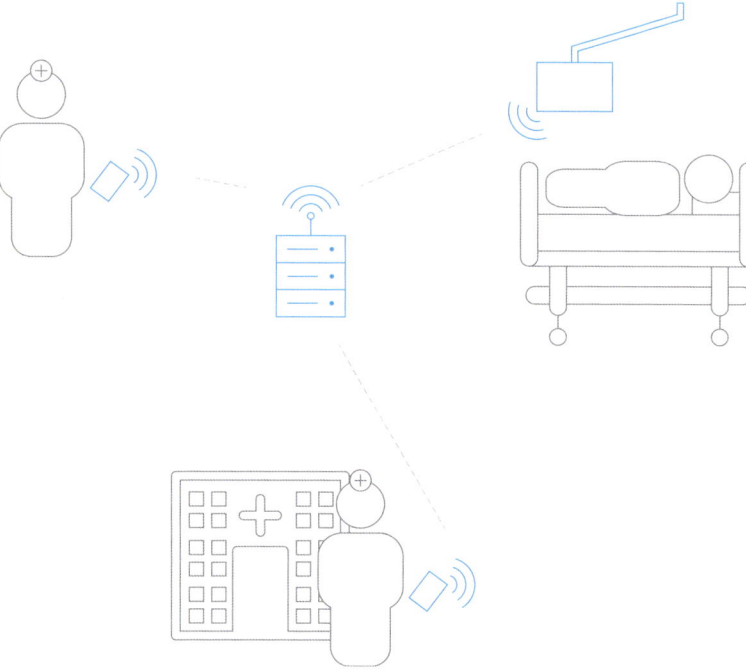

1 Digitale Verknüpfung von Diensten und Kommunikation inner- und außerhalb des Krankenhauses über einen Server

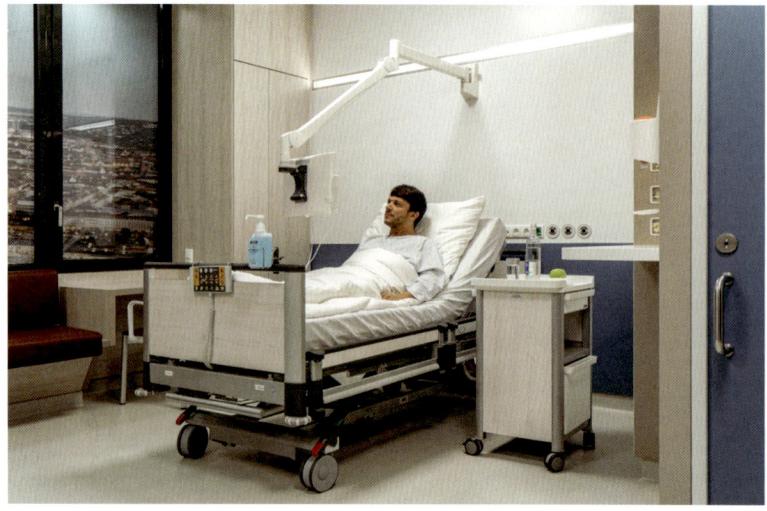

2 Ein Patient benutzt das Bedside Terminal.

Patienten-Empowerment und -aufklärung

Infektionspräventive Aufklärung

Das Patienten-Empowerment zielt darauf ab, den Patienten innerhalb einer Behandlung bezüglich des Wissensstands und der Teilhabe zu ermächtigen, sodass Prozesse erleichtert werden und der Patient die Genesung aktiv unterstützen kann. So hat sich gezeigt, dass selbstständige und informierte Patienten erfolgreicher behandelt werden können (Powers, Bendall 2008). Ein gefördertes Verständnis des eigenen Gesundheitszustands sowie von Behandlungsabläufen unterstützt den Patienten u. a. bei der Stressbewältigung und der Kommunikation.

Zudem kann ein informierter Patient Pflegeprozesse und Einschränkungen, beispielsweise in der Ernährung, besser nachvollziehen. Außerdem kann eine Aufklärung des Patienten bezüglich hygienerelevanter Themen eine präventivere Handlungsweise während des Aufenthalts fördern (McGuckin, Govednik 2013). Es stellt sich also die Frage, wie die Patientenaufklärung durch digitale Inhalte des Bedside Terminals vermittelt werden kann → Abb. 2.

Während des Aufenthalts

Zudem sollte der Genesungsprozess des Patienten durch Anreize zur Bewegung und Aufklärung über die Folgen eines Bewegungsmangels unterstützt werden. Dies kann einerseits physisch erfolgen, indem das Patientenbett tagsüber durch Sesselbetten ersetzt und der Patient in eine aktivere, aufrechte Position versetzt wird. Andererseits können motivierende Hinweise, Anleitungsvideos oder Spiele, die im Bedside Terminal integriert sind, den Patienten zur Bewegung anregen. Folglich wird das Immunsystem aus eigener Kraft gestärkt und Patienten genesen schneller (Pashikanti, Von Ah 2012; Schaller et al. 2016). Durch einen verkürzten Aufenthalt sinkt dann das Risiko einer nosokomialen Infektion.

Nach dem Aufenthalt

Das Konzept des Patienten-Empowerments schließt auch die Möglichkeit eines abschließenden Feedbacks des Patienten zu seinem Aufenthalt im Krankenhaus ein. Verschiedene Krankenhäuser bieten bereits Umfragebögen an, aus denen wichtige Informationen für das Qualitätsmanagement und dadurch möglicherweise auch für die Infektionsprävention gezogen werden können. Darüber hinaus sollten auch medizinische Empfehlungen für die zukünftige Lebensweise des Patienten vermittelt werden. Die Adhärenz bzw. das Ausmaß, in dem sich das Verhalten des Patienten nach dem Krankenhausaufenthalt mit vermittelten medizinischen Ratschlägen deckt, wird so gestärkt. Beispielsweise kann um Verständnis für eine einzuhaltende Diät geworben werden, wodurch zukünftigen Krankenhausaufenthalten vorgebeugt werden kann. Solche gesundheitsfördernden Maßnahmen sollten zum Angebot eines Bedside Terminals gehören.

Sämtliche Kommunikation dieser Art wird durch ein Bedside Terminal, das als Schnittstelle für die Informationsweitergabe zwischen Patient und Krankenhaus fungiert, ermöglicht. Jedoch müssen häufig nicht freigeschaltete digitale Inhalte des Terminals im Regelleistungszimmer zusätzlich gebucht und durch den Patienten finanziert werden. Diese optionalen Anwendungen dürfen jedoch keine essentiellen medizinischen oder hygienerelevanten Informationen beinhalten und sollten sich auf den Bereich des Entertainments beschränken.

Anforderungen an das Bedside Terminal

Inhalt

Inhaltlich sollte das Bedside Terminal verschiedene Themenfelder abdecken und diverse Funktionen erfüllen. Neben Informationen zum Tagesplan sollten Aufklärungsinhalte zur Infektionsprävention angeboten werden. Daneben sollte das Bedside Terminal auch zur Fernsteuerung anderer Objekte im Raum dienen. Dieses Angebot erleichtert bettlägerigen Patienten beispielsweise die Licht- und Temperatursteuerung, das Bedienen der Jalousien sowie des Bettes. Dadurch werden die verschiedenen Kontaktflächen einer klassischen, manuellen Bedienung auf einer von einer einzigen Person genutzten Oberfläche gebündelt und das Risiko einer Kontaktinfektion vermindert. Außerdem sollten für den Bereich Kommunikation der Videoanruf, das Aufnehmen einer Notiz, Telefonie und das Ausfüllen eines Feedbackbogens ermöglicht werden.

Auch Entertainmentangebote wie Fernsehen, Radio, ein Zeitungskiosk und ein Internetzugang müssen integriert werden → Abb. 3. In diesem Bereich können auch sogenannte Serious Games angeboten werden. Diese Spiele mit dem Thema Gesundheit können den Patienten aufklären und ein gesundheitsförderliches Verhalten trainieren. Sie werden mittlerweile nicht nur von jungen, sondern auch älteren, spielaffinen Patienten angenommen.

Das Bedside Terminal soll sich nur an den Patienten richten, während das Krankenhauspersonal eigene Geräte vorhält. Damit auch medizinische Informationen mit dem Pflegepersonal oder der Ärzteschaft während einer Visite besprochen werden können – ohne das Berühren eines gemeinsam genutzten Touchscreens –, muss es eine Schnittstelle zur Übertragung von Inhalten zwischen dem Bedside Terminal und den Endgeräten des Klinikpersonals geben.

Interface

Wichtig für die Bedienung des Terminals ist die intuitive Segmentierung der Inhalte und Themenfelder, sodass das volle Potenzial des Bedside Terminals auch vom Patienten genutzt wird. So sollte die Menüführung Infotainmentinhalte stärker vermitteln als Entertainmentinhalte. Zudem ist eine inklusive Gestaltung erforderlich. Inhalte sind auch für Gehörlose oder Blinde zugänglich zu machen. Daher sollten die Informationen in Text und Ton abrufbar sein. Darüber hinaus muss es bei einem zunehmend älteren Patientenprofil die Option geben, die Zeichengröße anzupassen, um Schwierigkeiten beim Lesen vorzubeugen. Für Patienten, die keine ausreichenden Deutschkenntnisse besitzen, müssen weitere Sprachen zur Auswahl stehen. Außerdem können Tutorials zur Bedienung angeboten werden.

Aufbau des Terminals

Neben den inhaltlichen Ansprüchen müssen auch bestimmte Anforderungen an die Hardware erfüllt werden. Da die Oberflächen von Geräten generell von Erregern kolonisiert sind, muss das Gehäuse des Bedside Terminals so gebaut werden, dass es leicht zu reinigen ist. Dazu zählt die Reduktion der Bauteile für ein möglichst fugenloses Gehäuse, der Gebrauch von Materialien und Oberflächen, die wischdesinfiziert werden können, ohne dass sie durch Alkohol oder andere Inhaltsstoffe beschädigt werden, und eine Form, die auf Ecken und Kanten verzichtet und stattdessen radiale Übergänge hat. Die Radien sollten ein ergonomisches Maß haben, das der Hand der Reinigungskraft beim Reinigungsvorgang zuträglich ist. Da Flüssigkeiten zum Einsatz kommen, muss die Belüftung der inneren Komponenten wasserdicht konstruiert werden oder es müssen andere Formen des Wärmeaustauschs gefunden werden. Neben den hygienerelevanten Aspekten sollte ein Bedside Terminal auch einen USB- und einen Kopfhöreranschluss vorhalten, sodass mobile Endgeräte des Patienten synchronisiert und aufgeladen werden können. Außerdem benötigt er ein WLAN- und Bluetooth-Modul zur kabellosen Synchronisation von Inhalten. Das Touch Display sollte kapazitiv sein und zusätzlich Tasten für grundlegende Funktionen aufweisen, sodass auch eine klassische Bedienung durch ältere Personen erfolgen kann. Ein RFID-Lesegerät kann sicherstellen, dass das Gerät nur von dem befugten Patienten bedient wird. Zudem sollte das Bedside Terminal an einem Schwenkarm befestigt sein, der ein widerstandsloses Verschieben ermöglicht. Die Halterung muss die Montage an doppelbeplankten Gipskartonplatten erlauben, wie sie für Krankenhäuser typisch sind. Für den Anschluss an die Krankenhausinfrastruktur müssen ein Netzteil, eine LAN-Dose beziehungsweise ein DSL-Modem, eine Lichtrufanbindung und ein zweipoliger Schalter für sichere Netztrennung im Schwenkarm verbaut sein.

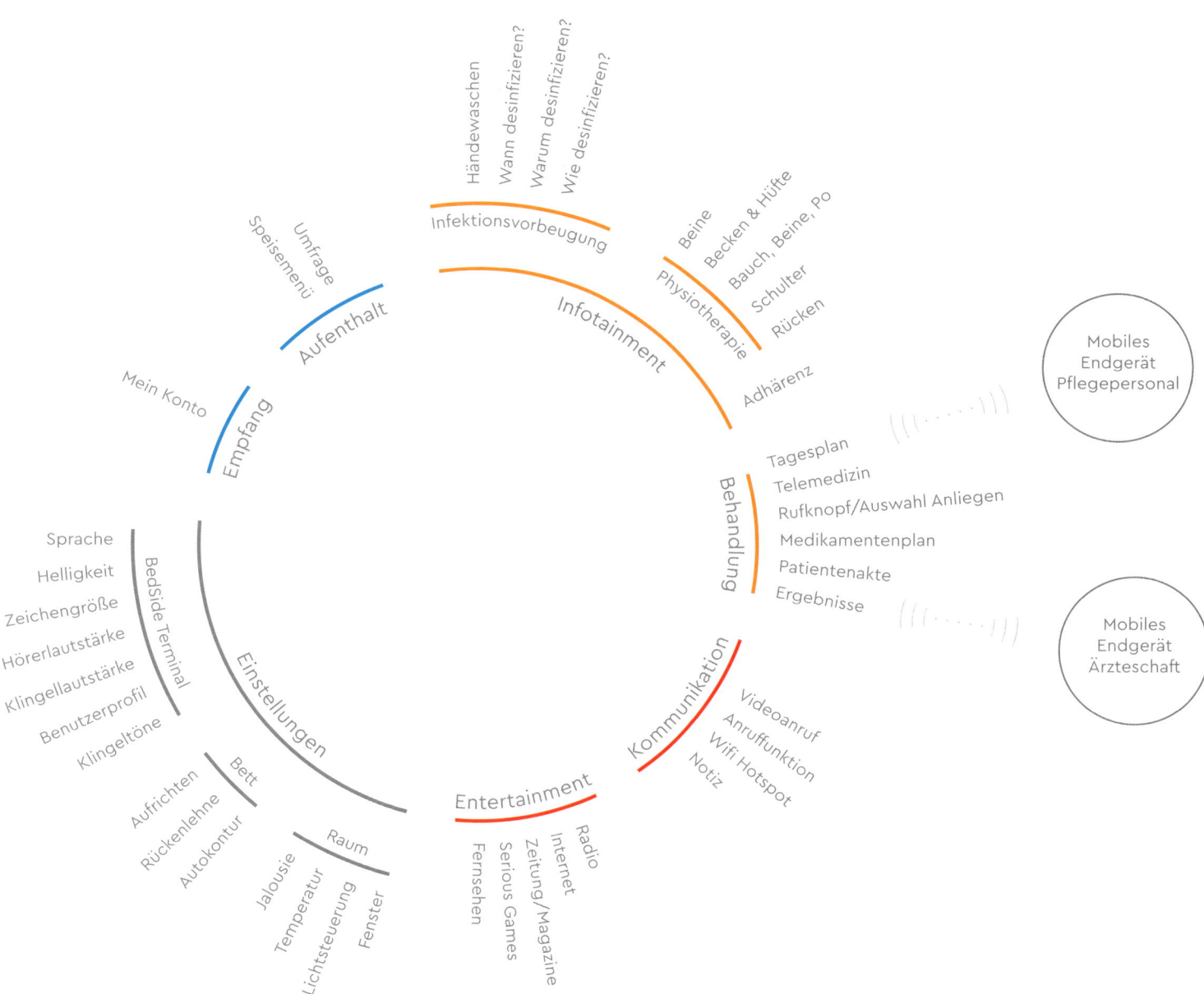

3 Beispielhafte Menüstruktur und Inhalte eines Bedside Terminals

Positionierung

Das Bedside Terminal muss für den Patienten gut zu greifen sein. Es darf in seiner bettnahen Position aber andere relevante Gegenstände nicht verdecken oder bei der Reinigung und Pflegeabläufen hinderlich sein → Abb. 4. Dies gilt auch für die Vermeidung von Schattenwurf durch Verdecken der Lese- oder HCL-Leuchte über dem Patientenbett. Weiterhin sollte das Terminal für den Patienten beidseitig des Bettes bedienbar sein. Daher ist ein Wandarm gegenüber einer Montage am Bett oder der Decke vorteilhaft → Abb 5. Der Arm des Terminals muss einfach zu montieren und zu demontieren sein und einen Wandschlagsbegrenzer aufweisen, damit der Arm oder der Bildschirm nicht gegen die Wand geschlagen werden kann.

Konzeption eines Bedside Terminals

Die Anforderungen an ein Bedside Terminal beziehen sich nicht nur auf seine reinigungsoptimierten, physischen Eigenschaften, sondern insbesondere auf die inhaltlichen Möglichkeiten. So sind die zentralen Potenziale eines infektionspräventiven Bedside Terminals die Aufklärung zur Infektionsprävention, die Motivation zum eigenständigen Handeln, zur körperlichen Ertüchtigung und die Verringerung des Risikos von Kreuzkontamination durch getrennt genutzte Kontaktflächen. Diese müssen bei der Einrichtung von Bedside Terminals sinnvoll aus den Angeboten öffentlicher Institutionen sowie privater Unternehmen zusammengestellt werden.

Nutzung

Aufgrund seiner inhaltlichen Vielfalt wird das Bedside Terminal häufig genutzt. Das Angebot reicht von Kommunikationswerkzeugen, Entertainment, Infotainment bis hin zu Informationen zum Aufenthalt und zur Behandlung. Auch der Rufknopf inklusive Auswahlmöglichkeiten zur Spezifizierung des Patientenanliegens wird zunehmend digital integriert. Die Erfassung der Anliegen kann später zu einer stationsübergreifenden Auswertung von Defiziten in der Pflege genutzt werden. Aus diesen verschiedenen Nutzungsarten ergibt sich eine komplexe Menüstruktur mit vielen Menüebenen.

Damit das Panel von allen Altersklassen benutzt werden kann, bietet sich an, zu Beginn des Aufenthalts das gewünschte Patientenprofil vom

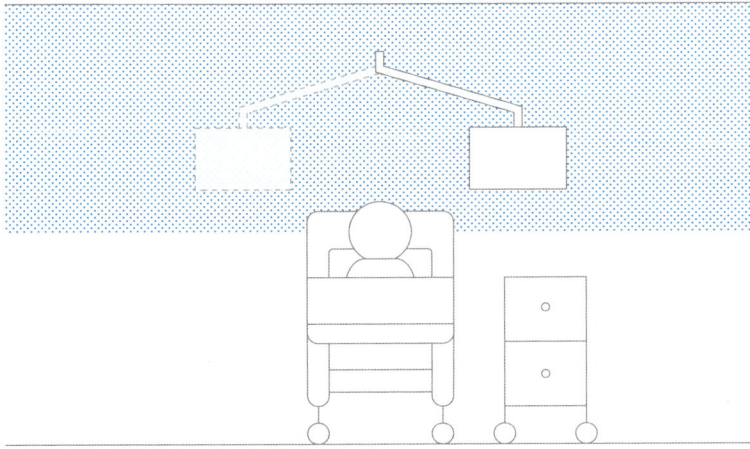

4 Das Bedside Terminal schwenkt so hoch, dass es für andere, mobile Gegenstände am Boden oder das Personal nicht hinderlich ist.

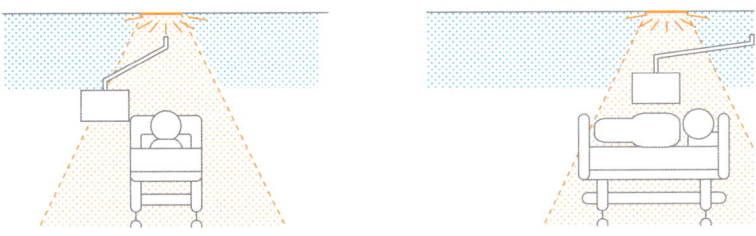

5 Das wandseitig montierte Bedside Terminal behindert weder die Montage der Deckenlichter noch den Lichtfall wesentlich.

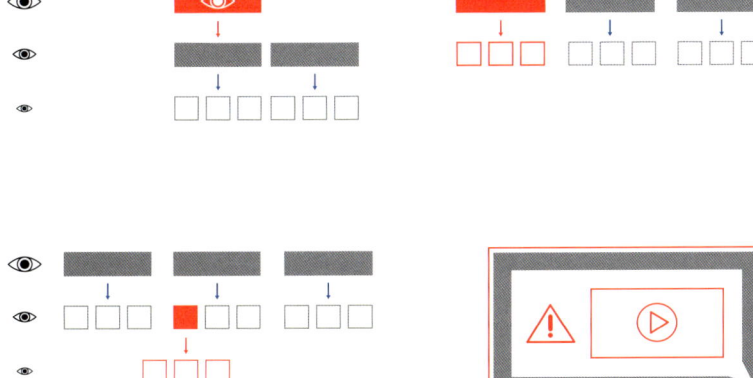

6 Verschiedene, abstrahierte Hierarchiemodelle der Menüstruktur mit Auswirkungen auf die Aufmerksamkeitsbildung bezüglich der Aufklärungsinhalte (Aufklärungsinhalt in Rot hinterlegt).

Nutzer abzufragen. Dieser kann zwischen verschiedenen altersgerechten Interfacevarianten mit unterschiedlichen Schriftgrößen, Audiooptionen oder Varianten der Inhaltsdichte auswählen.

Inhaltlich soll das Interface den Patienten anregen, die Aufklärungsinhalte wahrzunehmen. Bekanntermaßen fesseln Entertainmentangebote jedoch die Aufmerksamkeit des Patienten weitaus leichter als rein informative Inhalte. Um dem entgegenzuwirken, können verschiedene Methoden angewendet werden. Eine Möglichkeit wäre die zwangsweise und einmalige Anzeige von Aufklärungshinweisen bevor auf die übrigen Inhalte zugegriffen werden kann. Dieser Ansatz hat jedoch einen stark belehrenden und einschränkenden Charakter, welcher sich negativ auf die Compliance auswirken kann. Ein weiterer Ansatz ist der Gebrauch von Pop-ups, die den Patienten regelmäßig oder bei geringer Nutzung auf die Verfügbarkeit der Aufklärungsinhalte zu hygienischen Verhaltensmustern aufmerksam machen. Außerdem kann der Patient auf die infektionspräventiven Inhalte indirekt hingewiesen werden, indem der entsprechende Menüpunkt in der Menühierarchie nicht durch eine Vielzahl an Obermenüs versteckt ist. Stattdessen kann der Zugriff direkt im Startmenü positioniert werden → Abb. 6.

Format der Aufklärung

Wichtig für das erfolgreiche Heranführen des Patienten an die Aufklärungsinhalte ist die Wahl des richtigen Formats. Informationen in purer Textform werden weniger gut angenommen als visuelle Erklärungen. Daher bieten sich informative Videos als geeignetes Format an. Weiterhin bietet es sich an, Patienten durch informative Spiele zu trainieren.

Die KARMIN Suite

Für das KARMIN Patientenzimmer wurde ein Bedside Terminal mit einem mit Leichtbauwänden kompatiblen Wandarm, einer integrierten Kamera und einem Telefon ausgewählt. Der Bildschirm hat eine Full-HD-Auflösung, um die Inhalte ausreichend gut darstellen zu können. Das Gehäuse ist hygienesicher aufgebaut. Die Oberflächen bestehen aus gut zu reinigenden und desinfektionsmittelbeständigen Materialien.

Die Gestaltung der Verschalung vermeidet Fugen und ist wasserdicht. Auch der Lüftungsschlitz ist reinigbar, sodass zusammengenommen die Anforderungen der EN 60601-1 erfüllt werden. Auf eine Tastatur wurde aufgrund der Schmutzanfälligkeit und der zusätzlich zu reinigenden Oberfläche verzichtet. Es wurde ein bereits marktverfügbares Modell gewählt, da es die baulichen Anforderungen schon vollends erfüllt. Verschiedene Anbieter stellen die Hardware normalerweise mit einem Betriebssystem zur Verfügung. Spezifische Inhalte zur Aufklärung, aber auch zur Synchronisation mit weiteren Anwendungen des Krankenhauses müssen dann aber kundenspezifisch hinzugefügt werden. Für die Ausführungsphase des Projekts KARMIN wurde daher die inhaltliche Gestaltung priorisiert. Um die bereits erwähnten Konzepte des Patienten-Empowerment und der Patientenaufklärung umzusetzen, wurde dazu eine eigens entwickelte Informationsoberfläche, die KARMIN Suite, entwickelt.

Erregertransmissionskette

Da der Bildschirm eine Oberfläche darstellt, die häufig berührt wird, stellt sie ein Risiko bei der Übertragung von Erregern dar. Die KARMIN Suite bietet daher keine Möglichkeit, Informationen durch das Krankenhauspersonal einzugeben oder abzurufen, und ist nur durch das RFID-Armband des Patienten zu öffnen. Stattdessen trägt das medizinische Personal im KARMIN Szenario ein eigenes mobiles Endgerät, das sich mit den Bedside Terminals synchronisieren lässt. Dadurch können Inhalte geteilt und parallel angezeigt werden. Durch die klare Nutzertrennung, welche

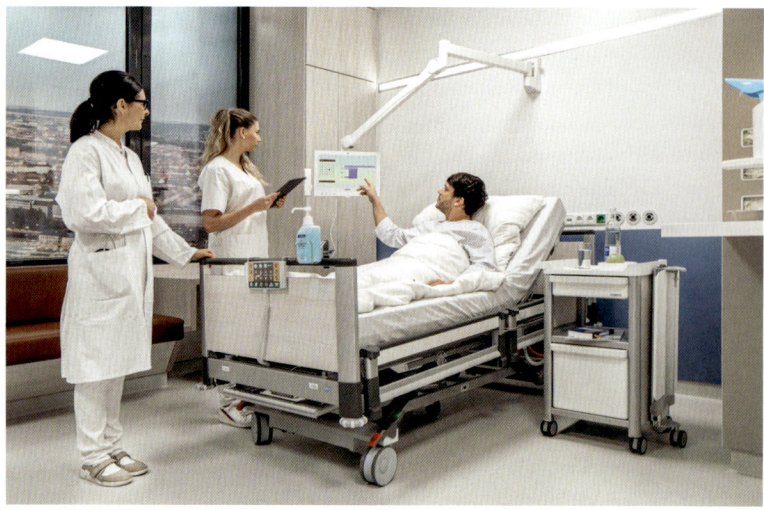

7 Patient und Personal nutzen gesonderte, synchronisierte Endgeräte.

eine alleinige Nutzung des Terminals durch den Patienten bewirkt, wird keine Erregertransmissionskette gebildet → Abb. 7. Jedoch lässt sich nicht vermeiden, dass der Besuch des Patienten das Panel mitbenutzt, um beispielsweise interessehalber den Tagesplan einzusehen. Dem kann allein durch Aufklärung vorgebeugt werden.

Nudging

Da nicht jeder Patient eine initiale Eigenmotivation zur Informationsaufnahme hat, wird der Aufklärungsprozess durch Nudging unterstützt. Popups, die an eine Analyse der Nutzungsfrequenz der Aufklärungsinhalte gekoppelt sind, weisen den Patienten auf die Möglichkeit der Weiterbildung bezüglich der Infektionsprävention hin und sensibilisieren ihn für die Bedeutsamkeit des Themas. Zudem fördert die gewählte Anordnung der Icons und die Menüführung das Auffinden der Aufklärungsinhalte durch ihre hervorgehobene Positionierung.

Menüstruktur

Das Interface hat einen zentralen Anzeigebereich und eine ober- und unterseitige Menüleiste mit generellen Informationen und wichtigen Menüpunkten. Diese sind auch über die im Gehäuse eingelassenen Tasten abrufbar. Im Hauptmenü werden vier Optionen gegeben: Ihr Aufenthalt, Tägliche Übungen, Einstellungen und Entertainment. Ihr Aufenthalt ist der zentrale Informationspunkt. In den Untermenüs können das Speisenangebot, der Tagesplan, medizinische Informationen sowie Kommunikation und die Aufklärungsinhalte abgerufen werden. Die private Kommunikation läuft über das Telefon. Zudem kann über den Menüpunkt Entertainment auf einen Webbrowser zugegriffen werden.

Um die Kommunikation mittels des Schwesternrufs zu präzisieren, gibt es die Möglichkeit, ein allgemeines Signal zu senden oder in einem Textfeld oder per Sprachnachricht ein konkretes Anliegen zu formulieren. Dadurch werden die Patientenzimmer nicht zwecklos für Nachfragen betreten und überflüssige Gegenstände eingetragen. Zudem spart das Pflegepersonal unnötige Laufwege. Daraus folgt eine gesteigerte Planbarkeit von Arbeitsgängen für die Pflegekräfte.

Farben und Icons

Farben und Icons können die Wahrnehmung von Inhalten durch assoziative Ausprägungen stark beeinflussen. Für die KARMIN Suite wurden Farben, die im Zimmer Verwendung finden, aufgegriffen, um ein einheitliches Farbschema der Patientenumgebung zu schaffen, das den Patienten nicht unnötig reizt und möglicherweise irritieren könnte. Jedem Hauptmenüpunkt und den jeweiligen Untermenüs wurde eine bestimmte Farbe zugewiesen. Neben dem Blau des Rammschutzes und der Nasszellentür und dem Rotorange der Sitzpolsterung wurde ein passendes Beige und Anthrazit gewählt. Alle Farben harmonieren, weisen aber einen starken Kontrast zueinander auf, sodass sie sich gut unterscheiden lassen. Dadurch ist eine einfache Orientierung innerhalb des Menüs möglich. Für den Bereich Aufenthalt wurde ein Rotton gewählt, um die Aufmerksamkeit der Nutzenden mit einer Signalfarbe zu wecken und zu dem Untermenü mit dem Thema Hygieneaufklärung zu lenken. Das Menü Tägliche Übungen ist blau eingefärbt. Die Einstellungen sind in einem zurückhaltenden, warmen Beige gehalten, da es sich um weniger relevante Anwendungsbereiche handelt. Der Entertainmentbereich ist anthrazit → Abb. 8.

Die Icons sind weiß, sodass sie sich von den farbigen Buttons absetzen und einfach zu erkennen sind. Es wurde ein reduzierter Stil in Form von zweidimensionalen Strichgrafiken gewählt → Abb. 10. Diese sind einfach und eindeutig zu lesen. Die Darstellungen sind großformatig und vereinfacht gestaltet, sodass Menschen mit Sehschwäche den Inhalt

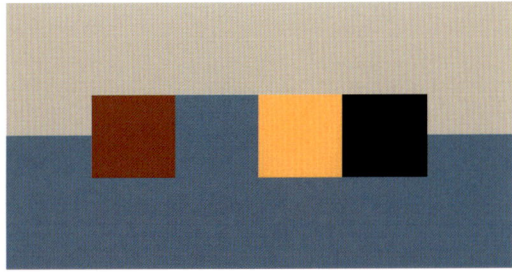

8 Farbkonzept KARMIN Suite für das Bedside Terminal

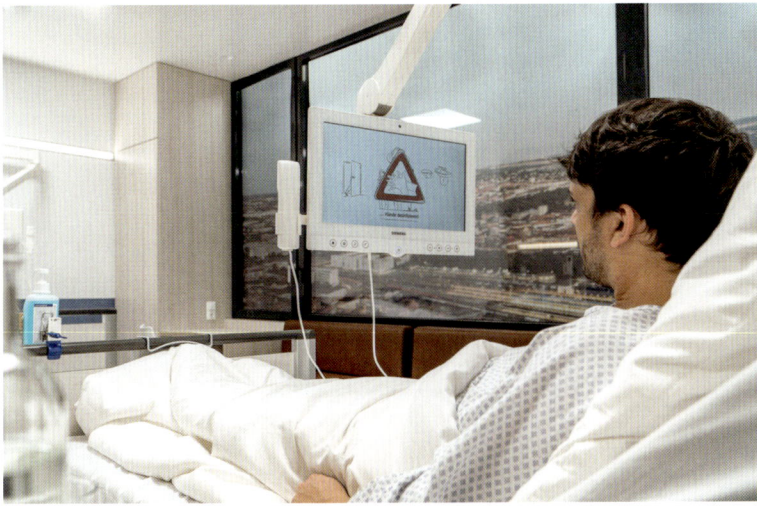

9 Ein Patient schaut ein Aufklärungsvideo auf dem Bedside Terminal an.

erkennen können und Personen, die entweder der gewählten Sprache nicht mächtig sind oder nicht lesen können, dennoch befähigt sind, das Interface zu bedienen.

Patientenaufklärung

Die Patientenaufklärung umfasst ein eigenes Menü mit Videos zu den Themen Händewaschen und Händedesinfektion. Im Detail werden durch eine Erzählerstimme die drei Fragen Warum?, Wann? und Wie? erläutert. Begleitet wird die Erklärung von anschaulichem Videomaterial bzw. Animationen. Durch die klare Trennung in die drei Fragestellungen wird der Patient eingangs aufgeklärt, warum die infektionspräventiven Maßnahmen sinnvoll sind. Somit wird eine Grundlage zur Eigenmotivation geschaffen. Die Beantwortung der folgenden beiden Fragen nach dem Wann und Wie ist essentiell, da nicht jeder Patient vorweg Bescheid weiß, wann und wie desinfiziert werden soll. Alle drei Fragestellungen werden in einzelnen Videos behandelt, sodass die Aufklärung für den Patienten kurzweilig bleibt und nicht das Anschauen eines längeren Films, der möglicherweise abgebrochen wird, erfordert → Abb. 9.

Verschiedene Desinfektionsmittelhersteller, das Robert Koch-Institut, die Aktion Saubere Hände, das Aktionsbündnis Patientensicherheit und die Bundeszentrale für gesundheitliche Aufklärung bieten derartige Inhalte teilweise zur freien Verfügung an. Dieses Material kann von Krankenhäusern in ihre Bedside Terminals eingebunden werden.

Mobilitätsmotivation

Die zunehmende Digitalisierung, die Integration von Fernsteuerungen in das Bedside Terminal und das Mitbringen mobiler Endgeräte animiert Patienten zunehmend, während des Krankenhausaufenthalts Zerstreuung im Patientenbett zu suchen, statt je nach Schweregrad der Krankheit den Stationsflur, das Café oder anliegende Grünflächen zu besuchen. Diese Aspekte, die zum Zustand der sogenannten Bedcentricity führen, haben jedoch einen nicht zu unterschätzenden, negativen Einfluss auf die Genesung. Muskeln werden nicht trainiert, der Blutkreislauf nicht angeregt und kognitive Eigenschaften wie die Orientierungsfähigkeit weniger gestärkt. Insbesondere bei älteren Patienten kann Dekubitus und Muskelschwund auftreten (Rahayu Ningtyas et al. 2017). Daher bietet die KARMIN Suite Videos zu einfachen physiotherapeutischen Übungen an, die eigenständig durchgeführt werden können. Zusätzlich wird erklärt, wie das Bett zum Aufrichten genutzt werden kann. Geschwächte Patienten können so ermutigt werden, das Bett zu verlassen.

Die KARMIN Suite unterstützt den Patienten darin, seinen Aufenthalt aktiver mitzugestalten, und fördert durch Aufklärung ein hygienebewusstes Verhalten des Patienten. Als Teil einer umfassenden präventiven Strategie kann das Bedside Terminal so einen sinnvollen Beitrag zur Reduktion nosokomialer Infektionen leisten. Alle genannten Methoden sollten jedoch auf die spezifischen Krankheitsbilder angepasst werden, um den gewünschten Effekt zu erzielen.

10 Farbschema und Gestaltung der Icons bei der KARMIN Suite

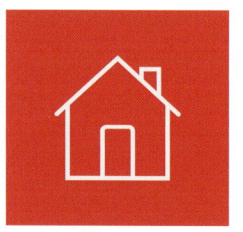
Willkommen

Ihr Aufenthalt

Tagesplan

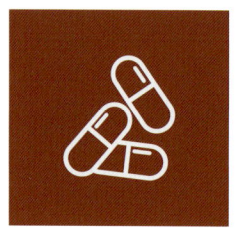
Medikamentenplan

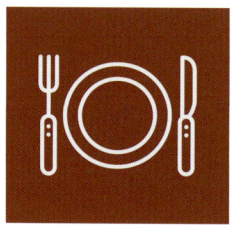
Speisemenü

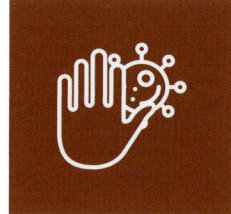
Infektionsvorbeugung

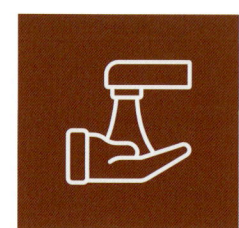
Wann Händewaschen

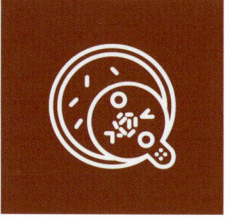
Warum Desinfizieren

Wann Desinfizieren

Wie Desinfizieren

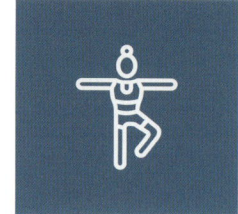
Tägliche Übungen

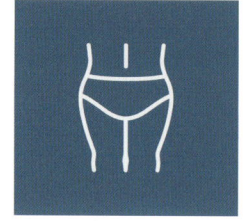
Bauch, Beine, Po

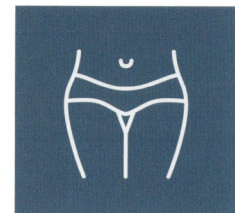
Becken & Hüfte

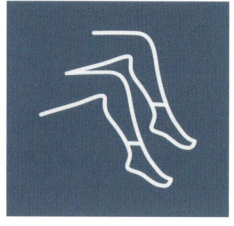
Beine

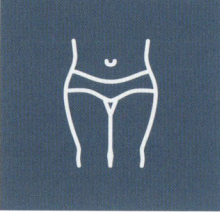
Bauch, Beine

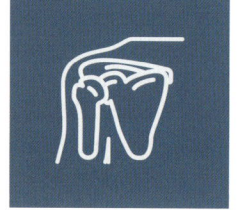
Schulter

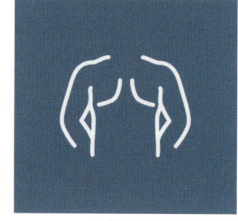
Rücken

Einstellungen

Lichtsteuerung

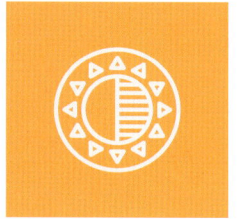
Helligkeit

Sprache

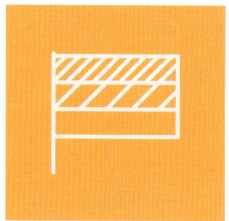
Deutsch

Englisch

Terminal Einstellungen

Hörerlautstärke

Klingellautstärke

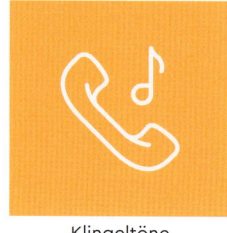
Klingeltöne

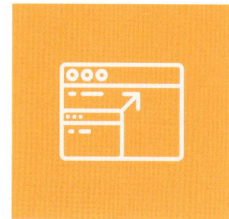
Layout

Mein Konto

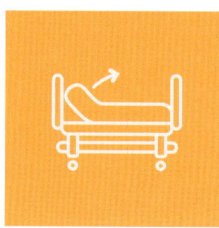
Rückenlehne

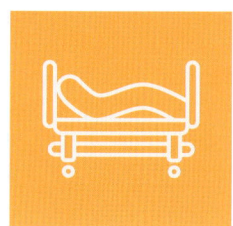
Autokontur

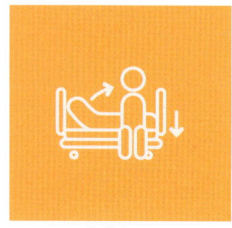
Mobilisierung

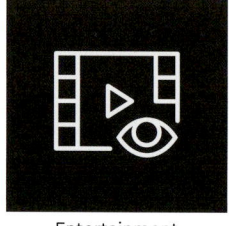
Entertainment

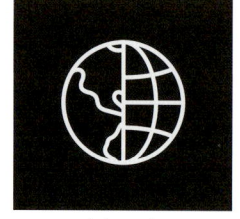
Internet

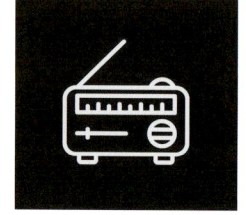
Radio

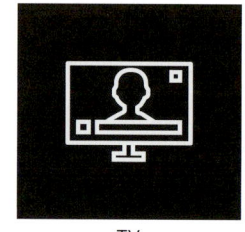
TV

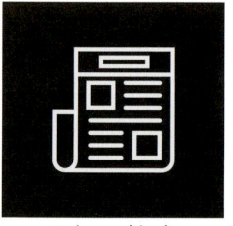
Zeitungskiosk

Prototyp

Fazit

Das Projekt KARMIN untersuchte, inwiefern ein Zweibett-Patientenzimmer infektionspräventiv gestaltet und gebaut werden kann. In einer wissenschaftlichen Untersuchung wurden Informationen durch Workshops, Interviews, Hospitationen in Krankenhäusern, Defizitanalyse und Literaturrecherche von verschiedenen Personengruppen gesammelt. Die Erkenntnisse wurden dann in ein Konzept übersetzt, welches schlussendlich in den Bau eines Prototypen mündete. Der Aufbau sollte möglichst niederkomplex und dadurch kostengünstig erfolgen. Dazu wurde zuerst ein sinnvoller Grundriss entwickelt, welcher durch eine Achsensymmetrie und besondere Zonierung in einen Pflege-, Patienten- und Besucherbereich sowie zwei den jeweiligen Betten zugeordnete Nasszellen charakterisiert ist. Der in Nähe zum Patientenbett platzierte Arbeitsbereich der Pflegekräfte erleichtert Arbeitsabläufe und unterbindet das Berühren und Ablegen von Gegenständen spezifischer Personengruppen, also Patienten, Personal und Besucher, innerhalb von Mischzonen. So kann der Grundriss das Risiko von Kreuzkontaminationen und Nachlässigkeit bei der Desinfektion durch das Fördern reibungsloser Abläufe minimieren.

Im Weiteren wurde das Zimmer auf immer kleineren Skalen hinsichtlich der Infektionsprävention entworfen. In Zusammenarbeit mit Industriepartnern wurde die Ausstattung optimiert und zu guter Letzt die Fügung geplant. Dadurch konnten Reinigungsverfahren vereinfacht werden. Diverse Materialien wurden zudem auf ihre Reinigbarkeit geprüft, bevor die Materialwahl erfolgte. So wurde zumeist auf texturierte Materialien verzichtet und es wurden durchweg möglichst glatte, strukturlose Oberflächen gewählt. Diese erleichtern das Erkennen von Verschmutzungen und die Zimmerreinigung. Aber auch die Optimierung und Neuentwicklung der Ausstattungsgegenstände im Patientenzimmer unterstützen die Infektionsprävention. Durch die Formgebung der Objekte und gezielte visuelle Reize lassen sich Verhaltensmuster in der Hygiene und die Compliance beim Personal positiv beeinflussen und Reinigungsverfahren optimieren.

Die vielschichtigen Aspekte der Infektionsprävention dürfen jedoch nicht einzeln thematisiert werden, sondern müssen in ihrer Interdependenz zwischen der Raumebene, der Objektwahrnehmung und den praktischen Arbeitsabläufen betrachtet und entwickelt werden. Potenziale ergaben sich neben der basalen Zonierung des Patientenzimmers und dem Grundrisszuschnitt auch in der Wissensvermittlung und -verankerung von Präventionsmaßnahmen beim Patienten. Weitere Möglichkeiten zur Optimierung ergeben sich durch das Schaffen einer Umgebung, die das Personal visuell und logistisch bei der Entscheidungsfindung und der Durchführung von Tätigkeiten unterstützt und die leicht erreichbare Arbeitsmaterialien und -flächen zur Verfügung stellt.

Im Sinne der Infektionsprävention können auch Objekte reinigungsoptimiert gestaltet werden. Radiale Übergänge und eine verminderte Fugenanzahl helfen dabei genauso wie die richtige Materialwahl, die Vermeidung unzugänglicher Zwischenräume und die Kodifizierung von Objekten zur Dokumentation der Reinigungsabläufe und Logistik. So kann bei erfolgter Aufbereitung der abgeschlossene Arbeitsschritt durch Scannen eines QR-Codes in einem Online-System eingetragen werden. Eine weitere Säule bildet die Aufklärung und Animation zu normkonformem Verhalten. Drei priorisierte Objekte wurden hinsichtlich dieser Ansprüche im Rahmen des Projekts KARMIN optimiert bzw. neu gestaltet, nämlich der Desinfektionsmittelspender, der Nachttisch und das Bedside Terminal. Der Desinfektionsmittelspender wurde entlang der Arbeitsrouten des Pflegepersonals positioniert, um die Zugänglichkeit sicherzustellen. Der Spender wurde als Hybridmodell entwickelt. So können die Vorteile durch Sensorik gewonnener Datensätze zum Nutzungsverhalten analytisch in krankenhausinternen Teambesprechungen genutzt werden.

Eine mechanische Desinfektionsmittelausgabe stellt auch bei Stromausfall die Verfügbarkeit von Desinfektionsmittel sicher. Die neuartige Flasche erleichtert die Reinigung des Spenders und beugt Fehlverhalten durch unsachgemäße Wiederverwendung vor. Ein Display mit wechselnden Motiven nutzt die Anwendung injunktiver Normen zur Steigerung der Compliance. Der Nachttisch wurde ebenfalls strukturell und gestalterisch hinsichtlich der genannten Reinigungsprinzipien optimiert. Der Aufbau fördert eine bessere Organisation abgelegter Gegenstände, während der in der Nähe zum Patientenbett positionierte Arbeitsbereich eine Ablagefläche für das Pflegepersonal bereitstellt. Auch das Bedside Terminal erwies sich als zentrales Element in der Vermeidung nosokomialer Infektionen. So können durch Wissensvermittlung hygienerelevante Verhaltensweisen und das Patienten-Empowerment gestärkt werden. Durch das Angebot der Patientenaufklärung mittels Videos und Serious Games kann ein wichtiger Beitrag zur Einbindung des Patienten in die Infektionsprävention geleistet werden.

Ob das KARMIN Patientenzimmer für die Infektionsprävention geeigneter ist, als es ein Einzelzimmer wäre, lässt sich nicht abschließend sagen und müsste durch eine Studie in der praktischen Anwendung erforscht werden. Es bietet jedoch eine Vielzahl an sinnvollen Anregungen, die in der Praxis angewendet werden können. Dadurch können Bestandsbauten überlegter aufgerüstet und Neubauten zielgerichteter gestaltet werden. Viele Erkenntnisse lassen sich in bereits bestehende Prozesse integrieren, da nicht alle Forschungsergebnisse in ihrer Umsetzung gravierende strukturelle Abänderungen erfordern. Natürlich muss dies in einem wirtschaftlich vertretbaren Rahmen geschehen. Jedoch müssen in die Kalkulation zukünftiger Investitionen auch die Folgekosten nosokomialer Infektionen einfließen und deren mögliche Verhinderung berücksichtigt werden. Bestandsbauten können so schrittweise hin zu einer infektionspräventiveren Umgebung umgerüstet werden. Bereits etablierte Methoden der Desinfektion von Händen und Wunden und der Aufbereitung von Gegenständen dürfen dabei aber nicht ignoriert werden.

Bei erfolgreicher Umsetzung können dann die Anzahl nosokomialer Infektionen reduziert, schwere Krankheitsverläufe vermieden und möglicherweise Menschenleben gerettet werden.

Literaturverzeichnis

O. Assadian, A. Kramer, B. Christiansen, M. Exner, H. Martiny, A. Sorger und M. Suchomel, Section Clinical Antisepsis of the German Society for Hospital Hygiene (DGKH), Disinfection Assessment Board of the Austrian Society for Hygiene, Microbiology and Preventive Medicine (ÖGHMP), „Recommendations and requirements for soap and hand rub dispensers in healthcare facilities", in: *GMS Krankenhaushygiene Interdisziplinär*, 7(1), 2012, Doc03

AWMF – Arbeitsgemeinschaft der Wissenschaftlichen Medizinischen Fachgesellschaften, Arbeitskreis „Krankenhaus- und Praxishygiene" der AWMF, Leitlinien zur Hygiene in Klinik und Praxis, in: *Hyg Med*, 34(7/8), 2009, S. 287–292

Matthijs C. Boog, Elise van Beeck u. a., „Assessing the optimal location for alcohol-based hand rub dispensers in a patient room in an intensive care unit. Recommendations and requirements for soap and hand rub dispensers in healthcare facilities", in: *BMC Infectious Diseases*, 13(510), 31.10.2013

Benjamin Chan, K. Homa und K. B. Kirkland, „Effect of Varying the Number and Location of Alcohol-Based Hand Rub Dispensers on Usage in a General Inpatient Medical Unit", in: *Infection Control and Hospital Epidemiology*, 34(9), September 2013, S. 987–989

DIN 18040-2:2011-09, Barrierefreies Bauen – Planungsgrundlagen – Teil 2: Wohnungen, Berlin: Beuth Verlag, 2011.

DIN EN 12464-1, Licht und Beleuchtung – Beleuchtung von Arbeitsstätten – Teil 1: Arbeitsstätten in Innenräumen; Deutsche Fassung EN 12464-1:2011, Ausgabe 08, Berlin: Beuth Verlag, 2011

DIN 5035-3, Beleuchtung mit künstlichem Licht – Teil 3: Beleuchtung im Gesundheitswesen, Ausgabe 07, Berlin: Beuth Verlag, 2006

DIN EN 60601-1, Medizinische elektrische Geräte – Teil 1: Allgemeine Festlegungen für die Sicherheit einschließlich der wesentlichen Leistungsmerkmale, Ausgabe 12, Berlin: Beuth Verlag, 2013

DIN 13080:2016-06, Gliederung des Krankenhauses in Funktionsbereiche und Funktionsstellen, Berlin: Beuth Verlag, 2016

DIN 1946-4: 2008-12, Raumlufttechnische Anlagen in Gebäuden und Räumen des Gesundheitswesens, Berlin: Beuth Verlag, 2008

Susanne Gaube, Dimitrios Tsivrikos, Daniel Dollinger und Eva Lermer, „How a smiley protects health: A pilot intervention to improve hand hygiene in hospitals by activating injunctive norms through emoticons", in: *PLoS ONE*, 13(5), 21.05.2018

„Händehygiene in Einrichtungen des Gesundheitswesens. Empfehlung der Kommission für Krankenhaushygiene und Infektionsprävention (KRINKO) beim Robert Koch-Institut (RKI)", *Bundesgesundheitsblatt*, Ausgabe 59, 2016, S. 1200

HOAI. Honorarordnung für Architekten und Ingenieure vom 10.07.2013 (BGBl. I S. 2276)

Infektionsschutzgesetz, 2011. Gesetz zur Verhütung und Bekämpfung von Infektionskrankheiten beim Menschen (Infektionsschutzgesetz – IfSG). Bundesgesetzblatt 2000, S. 1045, zuletzt geändert 08.07.2011

Krankenhausbetriebs-Verordnung. Verordnung über die Errichtung und den Betrieb von Krankenhäusern, Krankenhausaufnahme, Führung von Krankengeschichten und Pflegedokumentation und Katastrophenschutz in Krankenhäusern, Berlin (KhBetrVO), 2006

Krankenhausbauverordnung. Muster einer Verordnung über den Bau und Betrieb von Krankenhäusern (KhBauV0), Fassung Dezember 1976

Licht.Wissen 07 – Gesundheitsfaktor Licht, Licht im Patientenzimmer, 2013, S. 12, www.licht.de, abgerufen am 16.07.2020

M. McGuckin und J. Govednik, „Patient empowerment and hand hygiene, 1997–2012", in: *The Journal of Hospital Infection*, 84(3), 01.07.2013, S. 191–199

Ni Wayan Rahayu Ningtyas, RR Sri Endang Pujiastuti und Nina Indriyawati, „Effectiveness of progressive mobilization level 1 and 2 on hemodynamic status and decubitus ulcer risk in critically ill patients", in: *Belitung Nursing Journal*, 3(6), 2017, S. 662–669

Lavanya Pashikanti und Diane Von Ah, „Impact of Early Mobilization Protocol on the Medical-Surgical Inpatient Population: An Integrated Review of Literature", in: *Clinical Nurse Specialist*, 26(2), März/April 2012, S. 87–94

Thomas L. Powers und Dawn Bendall, „Improving Health Outcomes Through Patient Empowerment", in: *Journal of Hospital Marketing & Public Relations*, 15(1), 2004, S. 45–59

Stefan J. Schaller u. a., „Early, goal-directed mobilisation in the surgical intensive care unit: a randomised controlled trial", in: *The Lancet*, 388(10052), 01.10.2016, S. 1377–1388

Simone Scheithauer u. a., „Do WiFi-based hand hygiene dispenser systems increase hand hygiene compliance?", in: *American Journal of Infection Control*, 46(10), 2018, S. 1192–1194

Sebastian Schulz-Stübner, *Repetitorium Krankenhaushygiene und hygienebeauftragter Arzt*, Heidelberg: Springer, 2013

VDI-Richtlinie 6023, Hygiene in Trinkwasser-Installationen – Anforderungen an Planung, Ausführung, Betrieb und Instandhaltung, Düsseldorf: VDI – Verein Deutscher Ingenieure e. V., 2013

VDI-Richtlinie 6022, Raumlufttechnik, Raumluftqualität – Hygieneanforderungen an raumlufttechnische Anlagen und Geräte, Düsseldorf: VDI – Verein Deutscher Ingenieure e. V., 2011

World Health Organization (WHO), 2013. www.who.int/infection-prevention/tools/hand-hygiene/5may2013_patient-participation/en/, abgerufen am 02.04.2020

Projekt KARMIN

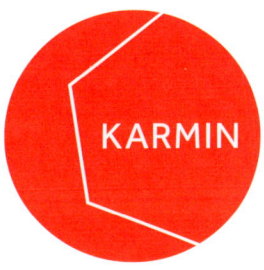

Förderträger

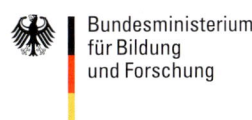

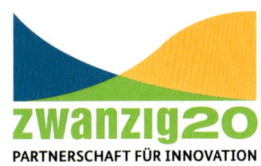

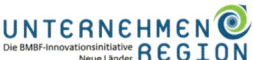

Verbundpartner

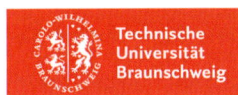

Technische Universität Braunschweig (Koordinator)
Institut für Konstruktives Entwerfen, Industrie- und Gesundheitsbau (IKE)
Univ.-Prof. Mag. Arch. M. Arch. Carsten Roth

Dr. Wolfgang Sunder (Projektleitung)
Julia Moellmann
Oliver Zeise
Lukas Adrian Jurk

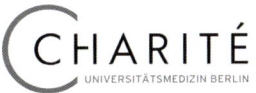

Charité – Universitätsmedizin Berlin
Institut für Hygiene und Umweltmedizin
Prof. Dr. med. Petra Gastmeier
Dr. med. Rasmus Leistner

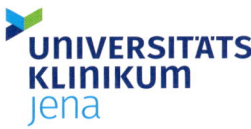

Universitätsklinikum Jena
Septomics Research Group
Prof. Dr. Hortense Slevogt

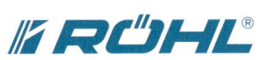

Röhl GmbH Blechbearbeitung
Waldbüttelbrunn
Dipl.-Wirt. Ing. Lars Röhl

Industriepartner

Atos Information Technology GmbH, München (Bedside Terminal)

BODE Chemie GmbH, Hamburg (Desinfektionsmittel und -spender)

Brillux GmbH & Co. KG, Münster (Wand, Decke)

Continental AG, Hannover (Einrichtung – Sitzoberflächen)

FSB Franz Schneider Brakel GmbH + Co KG, Brakel (Türbeschläge)

Hansa Armaturen GmbH, Stuttgart (Armaturen)

HEWI Heinrich Wilke GmbH, Bad Arolsen (Ausstattung Bad)

JELD-WEN Deutschland GmbH & Co. KG, Oettingen (Türen)

Kusch+Co GmbH, Hallenberg (Einrichtung – Stühle)

nora systems GmbH, Weinheim (Boden)

REISS Büromöbel GmbH, Bad Liebenwerda (Einrichtung – Patientenschränke)

Resopal GmbH, Groß-Umstadt (Einrichtung – HPL-Oberflächen)

RZB Rudolf Zimmermann, Bamberg GmbH (Beleuchtung)

Schüco International KG, Bielefeld (Fenster)

Villeroy & Boch AG, Mettlach (Sanitärobjekte)

wissner-bosserhoff GmbH, Wickede (Patientenbett, Nachttisch)

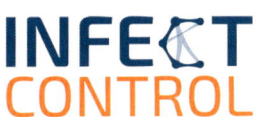

InfectControl 2020 ist ein Konsortium aus Wirtschaftsunternehmen und akademischen Partnern, das gemeinsam Lösungen für die Infektionsprävention- und Kontrolle auf nationaler ebenso wie auf globaler Ebene entwickelt. Gegründet wurde es im Rahmen der Fördermaßnahme „Zwanzig20 – Partnerschaft für Innovation" des Bundesministeriums für Bildung und Forschung (BMBF). Mit InfectControl 2020 ist ein hochinnovativer Forschungsverbund etabliert worden, der grundlegend neue Strategien zur frühzeitigen Erkennung, Eindämmung und erfolgreichen Bekämpfung von Infektionskrankheiten sowohl entwickeln als auch kommerziell implementieren will. Erstmals arbeiten in Deutschland Partner aus ganz unterschiedlichen Sektoren wie Landwirtschaft, Veterinärmedizin, Klimaforschung, Design, Architektur, Materialforschung, Medizin, Infektionsbiologie, Psychologie und der Öffentlichkeitsarbeit in diesem einzigartigen Netzwerk zusammen.

Glossar

Adhärenz
Die Adhärenz bezeichnet das Ausmaß, in dem das Verhalten einer Person, wie beispielsweise die Medikamenten-Einnahme oder ein Diätregime, mit den mit dem Therapeuten vereinbarten Empfehlungen übereinstimmt.

Affordanz
Die Affordanz, auch Angebotscharakter genannt, ist die von einem Gegenstand angebotene Gebrauchseigenschaft für menschliche Subjekte, beispielsweise geht von einem Sessel die Affordanz zum Sitzen aus. Diese kann physisch, physikalisch, logisch oder kulturell bedingt sein.

Aktion Saubere Hände
Ein Aktionsbündnis mehrerer Institutionen des deutschen Gesundheitswesens. Es soll zur Verbreitung und Stärkung der Händehygiene in medizinischen und in pflegerischen Arbeitsbereichen beitragen, um Krankenhausinfektionen vorzubeugen.

Anforderungskatalog
Eine Auflistung von Anforderungen, durch die ein angestrebtes Projektziel erreicht werden soll

Antibiotikum
Ein aus den Stoffwechselprodukten von Mikroorganismen gewonnener Wirkstoff gegen Krankheitserreger

Armatur
Im Wohnbereich umgangssprachlich als Wasserhahn bezeichnet. Die häufigsten Ausführungen im Wohnbereich, aber auch im Patientenzimmer sind kombinierte Warm- und Kaltwasser-Auslaufventile als Einhebel- oder Zweigriffarmaturen.

Aseptisch
Zustand der Keimfreiheit

Aufbereitung
Die Aufbereitung bezeichnet das Behandeln und die hygienische Vorbereitung benutzter Gegenstände für eine wiederholte Benutzung. Die Maßnahmen können Sterilisierung, Desinfektion usw. einschließen.

Aufforderungscharakter
Der von einer Sache oder einem Geschehen ausgehende Reiz, der zu einem bestimmten Verhalten auffordert

Automation
Die Gebäudeautomation steht für die automatisierte Regelung von technischen Gebäudefunktionen wie Heizung, Lüftung oder Beleuchtung. In Patientenzimmern spielt zudem die Regelung des Wasserlaufs eine Rolle, da das kontrollierte Spülen von Wasserleitungen gemäß einem Zeitplan eine konkrete Maßnahme zur Vermeidung von Keimverbreitung über wenig genutzte Wasserleitungen darstellen kann.

Bakterie
Aus nur einer Zelle bestehender, kleinster Organismus, der Fäulnis, Krankheit, Gärung hervorrufen kann

Barrierefreiheit
Barrierefreiheit wird in § 4 BGG definiert: „Barrierefrei sind bauliche und sonstige Anlagen, Verkehrsmittel, technische Gebrauchsgegenstände, Systeme der Informationsverarbeitung, akustische und visuelle Informationsquellen und Kommunikationseinrichtungen sowie andere gestaltete Lebensbereiche, wenn sie für Menschen mit Behinderungen in der allgemein üblichen Weise, ohne besondere Erschwernis und grundsätzlich ohne fremde Hilfe auffindbar, zugänglich und nutzbar sind. Hierbei ist die Nutzung behinderungsbedingt notwendiger Hilfsmittel zulässig."

Bedcentricity
Der Begriff bezeichnet die organisationelle und häufig auch gestalterische Fokussierung des Patientenzimmers auf das Patientenbett. Sie birgt logistische Vorteile und der Patient ist leichter aufzufinden, birgt aber auch den Nachteil, den Heilungsprozess zu verlangsamen, da Patienten weniger aktiviert werden.

Bedside Terminal
Ein Computer-Tablet am Patientenbett, das u. a. für Patientenbefragungen, Essensbestellungen und TV/Media-Entertainment eingesetzt wird

Bettenturm
Hochhaus mit meist ausschließlich Bettenstationen in den obersten Geschossen

Bewegungsfläche
DIN 18025-2 definiert Bewegungsflächen als Flächen, die zur Nutzung der Einrichtung erforderlich sind. Dazu müssen die notwendigen Abstände eingehalten werden.

Bewertungsmatrix
In einer Bewertungsmatrix werden die verschiedenen Bewertungskriterien, deren Gewichtung und deren Benotung in einer strukturierten Form dargestellt.

Biofilm
Als Biofilm bezeichnet man einen dünnen Schleimfilm, in dem Populationen von Mikroorganismen organisiert vorliegen.

Biozid
Eine Kategorie der Desinfektionsmittel. Eine Chemikalie, die zur Raum- und Flächendesinfektion genutzt wird.

Candela
Physikalische Größe, Einheit zur Messung der Lichtstärke

Care Unit
Englischer Begriff für Pflegebereich

Chemotherapie
Medikamentöse Therapie von Krebserkrankungen oder Infektionen

Chronische Krankheit
Chronische Krankheiten bedürfen ständiger ärztlicher Behandlung und Kontrolle. Zu den häufigsten chronischen Krankheiten zählen Krebs, Herz-Kreislauf-Erkrankungen, Multiple Sklerose, Rheuma und Epilepsie.

Compliance
Bereitschaft einer Person zur aktiven Mitwirkung an bestimmten Maßnahmen

Corona-Pandemie
Als Coronavirus-Pandemie (COVID-19-Pandemie) wird der weltweite Ausbruch der neuen Atemwegserkrankung COVID-19 bezeichnet.

Dekubitus
Das Wundliegen als Folge langen, einseitigen Liegens bei bettlägerigen Kranken

Demenz
Die Demenz ist ein Muster von Symptomen unterschiedlicher Erkrankungen, deren Hauptmerkmal eine Verschlechterung von mehreren geistigen (kognitiven) Fähigkeiten im Vergleich zum früheren Zustand ist.

Demonstrator
Begriff für ein Modell, das im Rahmen eines Innovationsprojekts die Machbarkeit einer Lösung demonstriert

Desinfektionsmittelspender
Gerät zur Ausgabe von Desinfektionsmittel. Desinfektionsmittelspender sind in unmittelbarer Nähe überall dort vorzuhalten, wo eine Händedesinfektion durchgeführt werden muss.

Deskriptive Norm
Diese Norm bezieht sich auf die Wahrnehmung der Gruppenmitglieder, wie sich die meisten gewöhnlich verhalten. Die Annahme ist: „Wenn alle es so tun, wird es seine Richtigkeit haben." Sie bringt beispielsweise in einem Raum mit Beifall klatschenden Menschen andere dazu, auch mitzuklatschen.

DIN-Norm
Eine DIN-Norm oder Deutsche Industrienorm DIN ist ein unter Leitung des Deutschen Instituts für Normung erarbeiteter freiwilliger Standard, in dem materielle und immaterielle Gegenstände vereinheitlicht sind.

DRG
Diagnosis Related Groups (DRG; deutsch: diagnosebezogene Fallgruppen) bezeichnen ein Klassifikationssystem für ein pauschaliertes Abrechnungsverfahren, mit dem Krankenhausfälle (Patienten) anhand von medizinischen Daten Fallgruppen zugeordnet werden.

Ebola
Ebola ist eine seltene und lebensbedrohliche Infektionskrankheit. Sie gehört zu den viralen hämorrhagischen Fiebererkrankungen (VHF) und wird durch das Ebolavirus (EV) verursacht.

Einleitung
Bezeichnung für den Raum, in dem der Patient für die Operation vorbereitet wird (in der Regel durch Narkose) und aus dem er erst nach erfolgreich induzierter Anästhesie in den Operationssaal gebracht wird.

Eintragungspotenzial
Das Eintragungspotenzial bezeichnet das Maß der Möglichkeit, dass eine Person am Körper oder durch mitgebrachte Gegenstände Mikroorganismen in einen Raum bringen kann.

Emoticon
Kombination verschiedener auf einer Computertastatur vorhandener Zeichen, mit der in einer elektronisch übermittelten Nachricht eine Gefühlsäußerung wiedergegeben werden kann (z. B. Smiley)

Endogene Infektion
Selbstinfektion durch Erreger, meist Bakterien, welche ihr natürliches Vorkommen im oder auf dem menschlichen Körper haben

Erregertransmissionskette
Beschreibt die Abfolge der Übertragung eines Erregers

Evaluierung
Sach- und fachgerechte Bewertung

Evidence-Based Design (EBD)
Prozess der Entscheidungen über die gebaute Umwelt unter Einbeziehung der verfügbaren Forschung. Der Begriff geht auf Roger Ulrich zurück, der 1984 die positiven Auswirkungen des Blicks aus dem Fenster auf die Genesung der Patienten dokumentierte.

Exogene Infektion
Infektion, die durch die Übertragung eines Erregers von außen entsteht

Freie Oberflächenenergie
Als freie Oberflächenenergie wird die Arbeit bezeichnet, die aufgewendet werden müsste, um die Oberfläche einer festen Phase zu vergrößern.

Fünf Momente der Händedesinfektion
Diese WHO-Richtlinie gibt an, wann die Hände für die Infektionsprävention desinfiziert werden müssen: vor Patientenkontakt, vor einer aseptischen Tätigkeit, nach Kontakt mit potenziell infektiösem Material, nach Patientenkontakt, nach Kontakt mit der unmittelbaren Patientenumgebung.

Funktionsbereich
Die grundsätzliche Struktur des Krankenhauses ist in Deutschland in der DIN 13080 in sieben Funktionsbereiche differenziert: Untersuchung und Behandlung, Pflege, Verwaltung, Soziale Dienste, Ver- und Entsorgung, Forschung und Lehre, Sonstiges.

Händehygiene-Compliance
Regelkonforme Anwendung der Händehygiene

Harnweg-Katheterisierung
Unter Katheterisierung versteht man das Einführen eines Katheters durch die Harnröhre (= transurethral) in die Harnblase.

Healing Architecture
Healing Architecture beschreibt in der Architektur von Gesundheitsbauten einen planerischen Ansatz, der Architektur als eine Variable zur Unterstützung des physischen und psychischen Wohlbefindens von Personal, Patienten und Angehörigen anerkennt.

Hinterschneidung
Die Hinterschneidung ist ein Konstruktionselement, das frei am Gussteil hervorsteht und damit verhindern kann, dass sich dieses aus seiner Gussform entfernen lässt.

HOAI
Honorarordnung für Architekten und Ingenieure

Horizontale Präventionsmaßnahmen
Der horizontale Ansatz zielt auf die Prävention von Infektionen durch ein großes Erregerspektrum ab. Dies geschieht durch standardisierte Umsetzung präventiver Maßnahmen bei allen Patienten, unabhängig von deren Kolonisations- und Infektionsstatus.

Hospitalismus
Infektion von Krankenhauspatienten oder -personal durch im Krankenhaus resistent gewordene Keime

HPL
HPL steht für High Pressure Laminate, es ist also unter Hochdruck verpresstes Laminat. Als Verkleidungsmaterial eignet es sich für den Innenbereich, und hier sogar für hygienische Räume wie Laboratorien und Operationssäle, wie auch für den Außenbereich.

Human Centric Lighting (HCL)
Dies bezeichnet die Gestaltung der Beleuchtung auf eine besondere Art und Weise, die den Menschen und sein Wohlbefinden in den Mittelpunkt der Anforderungen stellt.

Humanes Mikrobiom
Die Gesamtheit der Mikroorganismen, die mit dem Menschen assoziiert sind und diesen besiedeln

Hygiene
Gesamtheit der Maßnahmen in den verschiedenen Bereichen zur Erhaltung und Hebung der Gesundheit und zur Verhütung und Bekämpfung von Krankheiten

IMC
Die IMC (Intermediate Care) ist das Bindeglied zwischen der Intensivpflegestation mit ihren umfassenden therapeutischen und intensivpflegerischen Möglichkeiten und der Normalstation, auf der aufgrund der niedrigeren Personaldecke keine engmaschige Überwachung des Patienten möglich ist.

Infektion
Ansteckung durch in den menschlichen Körper eingedrungene Krankheitserreger, die eine lokale oder allgemeine Störung des Organismus zur Folge hat.

Infrarotspiegel
Eine Infrarotheizung, deren Heizfläche ein Spiegel ist

Injunktive Norm
Sie bezieht sich auf die Wahrnehmung, welches Verhalten von anderen gebilligt wird (z. B. soll man seinen Abfall nicht einfach auf die Straße werfen).

Invasiv
Medizinische Maßnahmen, die in den Körper eindringen, z. B. Probenentnahmen (PE) aus Organen, Injektionen, Operationen

KISS
Das Krankenhaus-Infektions-Surveillance-System (KISS) – bezeichnet die systematische Erhebung und Erfassung hygienebezogener Daten in medizinischen und pflegerischen Einrichtungen des deutschen Gesundheitssystems.

Koeffizient
Konstanter Faktor vor einer veränderlichen Größe

Kohortenbildung
Zusammenlegung von Patienten mit gleichen Erregern

Kolonisierungsgrad
Der Kolonisierungsgrad gibt an, in welchem Maß eine Oberfläche mit Erregern besiedelt ist.

Konfiguration
Bestimmte Art der Gestaltung

Kreuzkontamination
Als Kreuzkontamination bezeichnet man im Allgemeinen die direkte oder indirekte sowie ungewollte Übertragung von Erregern von einer Oberfläche auf einen Gegenstand. Dies kann beispielsweise durch das Berühren eines (kontaminierten) Griffes oder der Hand eines anderen Menschen erfolgen.

KRINKO
Die Kommission für Krankenhaushygiene und Infektionsprävention (KRINKO) am Robert Koch-Institut gibt regelmäßig aktualisierte Leitlinien heraus, die von der Kommission für Krankenhaushygiene und Infektionsprävention beim Robert Koch-Institut entwickelt werden und als verbindliche Grundlage und Standard für die erforderlichen Präventionsmaßnahmen dienen.

Layout
Schema für die Anordnung bzw. den Grundriss der Räume

Lebenszyklus
Der Lebenszyklus eines Gebäudes umfasst drei Phasen: Herstellung, Nutzung und Rückbau. Im Sinne einer effizienten Nutzung von Ressourcen gilt es, den gesamten Lebenszyklus eines Gebäudes zu betrachten.

Lentikularbild
Auch Linsenrasterbild. Es wird umgangssprachlich als Wackelbild bezeichnet.

Lux
Physikalische Größe, Einheit der Beleuchtungsstärke

Melanopisch
Melanopsin ist ein Protein. Beim Menschen wurde Melanopsin in speziellen Nervenzellen des Auges gefunden, wo es zur Registrierung der Umgebungshelligkeit dient. Die melanopische Wirkung des Lichtes bezeichnet die Auswirkung des Lichtes auf unseren Tag-Nacht-Rhythmus. Die Wirkung ist abhängig vom Einfallswinkel und der Lichtfarbe des Lichtes und der Großflächigkeit der Lichtquelle.

Metaanalyse
Zusammenfassung von Primäruntersuchungen zu Metadaten. Sie arbeitet mit quantitativen und statistischen Mitteln und versucht frühere Forschungsarbeiten quantitativ bzw. statistisch zusammenzufassen und zu präsentieren.

Methode
Eine Methode ist ein mehr oder weniger planmäßiges Verfahren zur Erreichung eines Zieles. Im engeren Sinne wird unter einer Methode ein Erkenntnisweg verstanden.

Mikroorganismen
Mikroorganismen ist ein Sammelbegriff für Kleinlebewesen, die meistens nur aus einer Zelle bestehen wie Bakterien, Hefe, Pilze und Algen

MRSA
Viele Krankenhausinfektionen werden durch Methicillin-resistente *Staphylococcus-aureus*-Stämme (MRSA) verursacht. Staphylokokken sind häufig vorkommende Bakterien, die insbesondere die Haut und Schleimhäute besiedeln. Die Besonderheit von MRSA-Stämmen ist jedoch, dass sie gegen das Antibiotikum Methicillin resistent sind.

Multiresistente Erreger
Erreger, die unempfindlich sind gegenüber der Wirkungsweise der meisten Antibiotika

Neonatologie
Zweig der angewandten Kinderheilkunde, der sich mit Neugeborenenmedizin und Neugeborenenvorsorge befasst

Nested
Nested, auf Deutsch verschachtelt oder eingebettet, beschreibt eine Anordnung, bei der die Nasszellen zwischen zwei Patientenzimmern positioniert sind.

Nosokomiale Infektion
Infektion, die im Zuge eines Aufenthalts oder einer Behandlung in einem Krankenhaus oder einer Pflegeeinrichtung auftritt. Es dürfen keine Hinweise existieren, dass die Infektion bereits bei der Aufnahme in das Krankenhaus vorhanden oder in der Inkubationsphase war.

NRZ
Nationales Referenzzentrum für Surveillance von nosokomialen Infektionen am Institut für Hygiene und Umweltmedizin der Charité – Universitätsmedizin Berlin

Nudging
Beim Nudging bewegt man jemanden auf mehr oder weniger subtile Weise dazu, etwas Bestimmtes einmalig oder dauerhaft zu tun oder zu lassen. Dadurch wird eine Verhaltensveränderung angestrebt.

Onkologie
Wissenschaft, die sich mit Krebserkrankungen befasst

Oxidativer Alterungsprozess
Unter oxidativer Alterung versteht man die Beeinflussung von Werkstoffen und Bauteilen durch Wärmeenergie in Anwesenheit von Sauerstoff. Dieser Prozess ist stark temperaturabhängig.

Patienten-Empowerment
Proaktives Handeln und Aufklären, welches den Patienten zu mehr Eigenständigkeit und Handlungsfähigkeit ermächtigt

Pilze
Pilze sind als Erreger (Parasiten) von Infektionskrankheiten, den sogenannten Mykosen, relevant. Sie können je nach Art neben dem Menschen auch Tiere und Pflanzen befallen.

Prävalenz
Kennzahl in der Gesundheits- und Krankheitslehre, die aussagt, wie viele Menschen einer bestimmten Gruppe mit definierter Größe an einer bestimmten Krankheit erkrankt sind

Prototyp
Ein Prototyp stellt in der Technik ein für die jeweiligen Zwecke funktionsfähiges, oft aber auch vereinfachtes Versuchsmodell eines geplanten Produkts oder Bauteils dar.

Push-to-Open
Ein Öffnungs- bzw. Schließmechanismus unter Einsatz von Magneten im Scharnier, bei dem ein sanfter Gegendruck genügt, um Schrank- oder Schubladenelemente zu öffnen oder zu schließen. Auf Griffe oder Knäufe kann verzichtet werden.

PVC
PVC (Polyvinylchlorid) ist ein grundsätzlich spröder und harter Kunststoff und wird durch die Zugabe von Weichmachern an das entsprechende Einsatzgebiet angepasst. Bekannt ist PVC vor allem als Fußbodenbelag.

Reinigbarkeit
Reinigbarkeit beschreibt die Oberflächenbeschaffenheit eines Materials im Hinblick auf das Maß, wie optimal die Fläche gereinigt werden kann, um mikrobiellen Kontaminationen vorzubeugen.

Reserveantibiotikum
Als Reserveantibiotikum werden Antibiotika bezeichnet, die für einen Einsatz mit strenger Indikation vorgesehen sind. Bei schweren Infektionen werden sie initial als kalkulierte Antibiotikatherapie verwendet, wenn mit resistenten Erregern zu rechnen ist.

RFID-Chip
Radio Frequency Identification (RFID) bezeichnet eine Technologie für Sender-Empfänger-Systeme zum automatischen und berührungslosen Identifizieren von Lebewesen oder Objekten. RFID-Chips senden und können von Lesegeräten identifiziert werden.

Rotationsguss
Auch Rotationsformung gennant, ist ein Kunststoff-Bearbeitungsverfahren für Hohlkörper, bei dem eine Schmelze in einem rotierenden Werkzeug an der Wandung erstarrt.

Same-handed
Beschreibt eine Anordnung benachbarter Patientenzimmer, bei denen der Zimmergrundriss und auch die Ausrichtung der Ausstattung immer gleich bleiben im Gegensatz zur Grundrissspiegelung zweier benachbarter Zimmer. Der Name leitet sich aus der zugrunde liegenden Überlegung ab, dass der Patient stets von einer präferierten Seite für die Versorgung zugänglich ist.

SARS
Das Schwere Akute Respiratorische Syndrom (SARS) ist eine durch das SARS-Coronavirus (SARS-CoV) hervorgerufene Infektionskrankheit, die das klinische Bild einer atypischen Lungenentzündung (Pneumonie) aufweist. Die Übertragung von Mensch zu Mensch erfolgt überwiegend über das Einatmen infektiöser Tröpfchen bei Kontakt mit erkrankten Personen. Auch eine indirekte Übertragung über kontaminierte Oberflächen und Materialien ist möglich.

Schleuse
Die Schleuse ist eine Einrichtung zum Übergang zwischen zwei Bereichen mit unterschiedlichen Eigenschaften, die nicht vermischt werden sollen (z. B. unterschiedliche Luftdrücke, unterschiedliche Wasserstände, verkeimt/unverkeimt, schadstoffbelastet/unbelastet, schmutzig/sauber etc.).

Screening
Früherkennung von Krankheiten

Sepsis
Blutstrominfektion, umgangssprachlich Blutvergiftung

Serious Games
Uner Serious Games versteht man digitale Spiele, die nicht primär oder ausschließlich der Unterhaltung dienen, sondern Informationen und Bildung spielerisch vermitteln.

Spritzguss
Verfahren zur Verarbeitung von thermoplastischen Stoffen, bei dem das erwärmte Material in eine kalte Form gespritzt wird.

Sterilgut
Instrumente, die in einen keimfreien (sterilen) Zustand gebracht werden sollen

Surveillance
Fortlaufende, systematische Erfassung, Analyse und Interpretation der Gesundheitsdaten, die für das Planen, die Einführung und Evaluation von medizinischen Maßnahmen notwendig sind

Systematisches Review
Systematische Übersichtsarbeit bzw. Literaturübersicht, die durch geeignete Methoden versucht, zu einem bestimmten Thema alles verfügbare Wissen zu sammeln, zusammenzufassen und kritisch zu bewerten

Triage
Standardisiertes Verfahren zur systematischen Ersteinschätzung der Behandlungsdringlichkeit von Patienten in Rettungsstellen bzw. Notaufnahmen

Tunable-White LED
Dies sind LEDs, die individuell angesteuert werden und ihre Lichtfarbe anpassen können.

Typologie
Unter Bautypologie oder Haustypologie versteht man die Zuordnung von Gebäuden zu Gruppen, die sich nach ihrer Architektur, Funktion oder Nutzung unterscheiden.

UV-Strahlung
Die ultraviolette (UV-) Strahlung ist der energiereichste Teil der optischen Strahlung. Die UV-Strahlung ist für den Menschen nicht sichtbar und kann auch nicht mit anderen Sinnesorganen wahrgenommen werden.

Versorgungsstufe
Krankenhäuser werden in Deutschland nach der Intensität der möglichen Patientenversorgung in insgesamt vier unterschiedliche Versorgungsstufen eingeteilt. Dabei handelt es sich um die Versorgungsstufen Grundversorgung, Regelversorgung, Schwerpunktversorgung und Maximalversorgung.

Vertikale Präventionsmaßnahmen
Der vertikale Ansatz bezweckt die Identifikation von Patienten, die mit einem bestimmten Erreger kolonisiert oder infiziert sind. Er umfasst spezifische Maßnahmen, welche die Verbreitung dieses Erregers in der Einrichtung verhindern (z.B. Isolierungsmaßnahmen).

VRE
Vancomycin-resistente Enterokokken (VRE) sind gegen das Antibiotikum Vancomycin resistent. Diese Enterokokken sind vor allem als Ursache für Harnwegsinfekte, Wundinfektionen und Sepsis sowie Endokarditis zu finden. Sie sind Erreger nosokomialer Infektionen.

Worst-Case-Szenario
Dem Worst-Case-Szenario liegt die Annahme zugrunde, dass der schlimmste aller denkbaren Fälle eintreten wird.

Zonierung
Bei Zonierung handelt es sich im Allgemeinen um die Einteilung und Zuordnung einzelner Teilbereiche (Zonen) eines definierten Gesamtobjekts. Dabei kann es sich z. B. sowohl um Gebäude, aber auch Seen, Gebirge und sogar ganze Landstriche handeln.

Autoren

Wolfgang Sunder ist diplomierter und promovierter Architekt und hat in Münster, Zürich und Berlin studiert. Nach seinem Studium 2002 startete er seinen beruflichen Werdegang bei Zaha Hadid Architekten in London. Als Forschungsleiter am Institut für Konstruktives Entwerfen, Industrie- und Gesundheitsbau (IKE) der TU Braunschweig ist er seit 2008 für verschiedene Forschungsprojekte im Themenfeld Gesundheitsbau verantwortlich und berät Klinikbetreiber in ihrer strategischen Ausrichtung. Seit 2015 leitet er den Teilbereich Bau im Forschungskonsortium InfectControl. Ziel ist hier die Erarbeitung von präventivem Infektionsschutz bei der Planung von Gesundheitsbauten. Er ist Autor der Veröffentlichung *Bauliche Hygiene im Klinikbau* (Bundesinstitut für Bau-, Stadt- und Raumforschung, 2018).

Julia Moellmann hat Architektur und Urban Design an der Leibniz Universität Hannover, der Politecnico di Milano und der Staatlichen Universität für Architektur und Bauingenieurwesen in St. Petersburg studiert. Seit 2017 arbeitet sie als Wissenschaftliche Mitarbeiterin am Institut für Konstruktives Entwerfen, Industrie- und Gesundheitsbau (IKE) der TU Braunschweig im Forschungsbereich Gesundheitsbau. Für das Projekt KARMIN untersuchte sie Grundrisstypologien von Patientenzimmern in nationalen und internationalen Krankenhäusern und arbeitete an der Konzeption und Gestaltung des Patientenzimmer-Demonstrators.

Oliver Zeise ist Architekt und hat nach seiner Tischlerausbildung Architektur an der Fachhochschule Lübeck und der TU Braunschweig studiert. Es folgten planerische Tätigkeiten in Architekturbüros in Hamburg und Lüneburg. Seit 2016 forscht er als Wissenschaftlicher Mitarbeiter am Institut für Konstruktives Entwerfen, Industrie- und Gesundheitsbau (IKE) der TU Braunschweig. Im Forschungsprojekt KARMIN beschäftigt er sich mit der baulichen Infektionsprävention im Kontext des Patientenzimmers. Die Planung und die Realisierung mit zahlreichen Industriepartnern sind seine Schwerpunkte. Zudem ist er als angestellter Architekt tätig.

Lukas Adrian Jurk ist Medical und Speculative Designer, studierte Industrie- und Autodesign an der Hochschule für Bildende Künste Braunschweig, an der Universidad de Chile, Santiago, und Social Design an der Design Academy Eindhoven. Schon im Rahmen seiner Bachelorarbeit setzte er sich mit Gestaltung im Krankenhauskontext auseinander. Er arbeitet als Wissenschaftlicher Mitarbeiter am Institut für Konstruktives Entwerfen, Industrie- und Gesundheitsbau (IKE) an der TU Braunschweig. Zudem ist er seit 2020 als Partner im Kollektiv The Complicity beratend und strategisch tätig und stellt seine freien Arbeiten im Bereich Biodesign in internationalen Ausstellungen aus.

Rasmus Leistner ist Facharzt für Hygiene und Umweltmedizin und Infektiologie. Als Krankenhaushygieniker ist er am Institut für Hygiene und Umweltmedizin der Charité Berlin tätig und als klinischer Infektiologe an der Klinik für Gastroenterologie, Infektiologie und Rheumatologie der Charité. Er berät das Nationale Referenzzentrum für die Surveillance von nosokomialen Infektionen. Dr. Leistner ist Autor zahlreicher Publikationen zur Infektionsprävention und Epidemiologie. Er ist Mitherausgeber der Fachzeitschrift *Krankenhaushygiene Up2Date*.

Inka Dreßler ist Wirtschafts- und Bauingenieurin. Sie ist als Oberingenieurin für das Fachgebiet Baustoffe am Institut für Baustoffe, Massivbau und Brandschutz (iBMB) der TU Braunschweig tätig. Zu ihren Forschungsschwerpunkten gehört die bauliche Hygiene im Krankenhaus.

Katharina Schütt hat Wirtschafts- und Bauingenieurwesen an der TU Braunschweig, der Chalmers Tekniska Högskola (Göteborg, Schweden) sowie der University of Rhode Island (Kingston, RI, USA) studiert. Sie arbeitet als Projektkoordinatorin im Schlüsselfertigbau, der sich auch auf den Krankenhausbau spezialisiert hat. In ihrer Masterarbeit an der TU Braunschweig hat sie den Einfluss der Materialalterung auf die Eigenschaften von krankenhausüblichen Feststoffoberflächen untersucht.

Sachregister

Abwurfeimer 225
Abwurfklappe 193, 194, 204
Adipositas-Zimmer, adipöse Patienten 36, 118
Aktion Saubere Hände 171, 233, 240
Aktionsbündnis Patientensicherheit 233
Alkoven 100, 103
Anforderungskatalog KARMIN 171, 174, 177, 240
Antibiotic-Stewardship-Programm 23
Antibiotika 12, 15, 240
Anwendungsszenarien KARMIN 198–203
Arbeitsabläufe (Pflegekräfte) 171, 205, 209, 222
Arbeitsbereich für Personal → Pflegearbeitsbereich 52, 153, 180, 184, 191, 209
Arbeitsplatzqualität/-sicherheit 38, 40–41, 177
Arztdienstraum 18, 19
Atrium 90, 92, 93
Aufbereitung 215, 220, 224
Aufforderungscharakter (Desinfektionsmittelspender) 211, 217, 220, 240
Aufnahmestation 17
Ausführungsplanung KARMIN 172, 173, 191
Außenliegende Nasszelle 35, 49, 60, 180
Ausstattung Bad 171, 172, 177, 179
Ausstattung Patientenzimmer 32–33, 37, 170, 174, 175, 178

Balkon 33, 39, 70, 136
Barrierearm 29, 35, 38, 39
Barrierefrei 29, 35, 38, 39, 78, 118, 136, 178, 191
Bau KARMIN 172, 196, 197
Bauliche Komplexität 38, 39
Bedside Terminal 181, 228–234, 240
Behandlungsbereich 18
Berührungsfläche → Kontaktfläche
Besiedlung durch Keime 86, 170, 212
Besucherbereich 31, 182, 193, 195, 203
Bettenbelegung 16
Bettenturm 13, 28, 161, 162
Bettenzahl 13, 17, 20, 167
Bettposition 34, 150, 180, 181
Bewertung Grundrisstypen 44–63, 175
Boden KARMIN 173, 177, 182, 193
Brandschutz 142
Brise-Soleils 94, 95, 97

Clusterstruktur Krankenhaus 166
Compliance 39, 209–214, 218, 219

Dachgarten 86, 146
Datenerfassung Desinfektionsmittelspender 210, 215, 219
Deckenlift 78, 118, 146
Dekubitus 237
Demenz 17, 128
Demografischer Wandel 15, 206, 207
Demonstrator KARMIN 173, 177, 197–203
Desinfektionsmittel 23, 212, 215–217, 219
Desinfektionsmittelspender 74, 142, 167, 174, 178, 179, 181, 207–221

Digitale Patientenakte 15, 122, 232
DIN 13080 101, 175
DIN 18040-2 29, 35, 191
DIN 1946-4 175
Doppelflursystem 13, 128, 167
DRG (Diagnosis Related Groups) 13, 16, 241

Einbaumöbel 74, 112, 142
Einbettzimmer 20, 104–107, 122–125, 146–149, 170
Einmalhandschuhe 192, 193
Einrichtung KARMIN 173, 178, 191
Emoticon → Smiley
Endogen 23
Entsorgung 39, 94, 172, 192, 194
Entwurf KARMIN 171, 178–182
Ergonomie 104, 206, 215
Erker 33, 39, 57, 70, 112, 136
Erregertransmissionskette 15, 24, 170, 205, 231, 232, 241
Erweiterung Krankenhaus 66–69, 82–85, 90–93, 118–121, 132–135, 136, 137
Evaluation KARMIN 173
Evidence-Based Design 104, 241

Fachkräftemangel 12, 16
Farb- und Materialkonzept KARMIN 181
Fassadenerweiterung → auch Erker 33, 39, 41, 43, 45, 46, 50, 57, 61
Fassadenöffnung 33
Fenster KARMIN 173, 178, 193
Feststoffoberfläche → Materialoberfläche
Flexibilität 13, 32, 45, 66, 90
Forschungsphasen KARMIN 171, 172
Fugenlose Bauweise 94, 112, 193, 224, 226, 227
Fünf Momente der Händedesinfektion 23, 209, 241
Funktionsbereich 18, 158, 170, 175, 241

Gästeunterbringung 33, 43, 86, 122
Genesungsprozess 14, 185, 205, 229
Geriatrie 22, 86, 89, 128–135
Glaswand, Glaswände 138, 140, 142, 145
Grundrissspiegelung 29, 30, 36, 45, 54
Grundrisstypen 29, 45–63, 174, 176, 177
Grundversorgung 13, 166, 244

Händedesinfektion 22, 23, 118, 187, 207, 208, 241
Harnwegskatheter 22, 23, 241
Healing Architecture 183, 241
Healing Hospital 14
Hohlkehlsockel 192–194
Honorarordnung für Architekten und Ingenieure (HOAI) 173, 175, 242
Horizontale Prävention 23, 207, 242
Hospitalismus 24
HPL-Oberfläche 25, 82, 184, 185, 189, 192, 195, 197, 201, 224–226, 242
Human Centric Lighting (HCL) 185–187, 190
Hygienefachpersonal 23, 164, 171
Hygienemaßnahme 15, 21, 212
Idealgrundriss Patientenzimmer 177

Industriepartner KARMIN 170, 171, 173, 177, 237
Infektionskette → Erregertransmissionskette
Infektionsprävention 38–40, 45, 170, 175, 178, 206, 208, 212, 223, 228

Industriepartner KARMIN   170, 171, 173, 177, 237
Infektionskette → Erregertransmissionskette
Infektionsprävention   38–40, 45, 170, 175, 178, 206, 208, 212, 223, 228
Infektionsschutzgesetz (IfSG)   23, 174
Injunktive Normen   214, 215, 221, 242
Innenliegende Nasszelle   35, 49, 60, 180
Intensivmedizin   13, 22
Intensivpflege   18, 66
Intensivstation   22, 165, 167
Interface   186, 190, 229, 231, 232
Intermediate Care (IMC)   18, 118, 242
Isolierzimmer   32

Kammstruktur Krankenhaus   166
Kautschuk   25, 184, 192, 193
Kerneinheit   18
KISS (Krankenhaus-Infektions-Surveillance-System)   164, 171, 210
Kohortierung   207, 242
Kolonisierungsgrad   207, 222, 242
Kontaktfläche   42, 177, 228, 229, 230
Kontaktinfektion   211, 222, 229
Kontamination   25, 177
Korridorkrankenhaus   12
Krankenhausbauverordnung   29, 175
Kreuzkontamination   182, 205, 223, 228, 242
Kunststoffoberfläche   22, 216, 226

Leichtpflege   17
Lentikularbild   221, 242
Leseleuchte Patient   186, 188, 189, 201
Lichtkonzept KARMIN   185–189

Materialalterung   24, 25,
Materialoberflächen   24, 25
Maximalversorgung   13, 22, 138, 166
Medikamentenlager   19
Menü Bedside Terminal   230–232
Mindestanforderung Patientenzimmer   29, 35
Mobiler Schrankeinsatz   138
Mobilisierung Patient   233, 234
MRSA   15, 23, 206, 243
Mülleimer   192–194, 203
Multiresistenter Keim   15, 170, 208, 243

Nasszelle   35–37, 177, 179–182, 201, 218
Nasszellen-Modul   39
Natürliche Belüftung   40, 43, 178
Nested Nasszelle   35, 41, 45, 50, 56, 61, 150, 152, 243
Neubau Krankenhaus   66–69, 70–73, 86–89, 90–93, 94–99, 100–103, 104–107, 112–117, 118–121, 122–127, 128–131, 132–135, 136, 137, 138–141, 146–149, 150–153, 154–157, 158–160
Normalstation   18, 32, 37, 165, 167, 175
Nosokomiale Infektion   15, 21, 22, 229, 235, 237, 243
Nudging   22, 213, 232, 243
Nutzungsstatistik Desinfektionsmittelspender   211, 219, 221

Oberflächen KARMIN → auch Materialoberflächen   26, 178, 181, 183
Oberflächenenergie   25, 241
Observationsstation   17
Onkologie   122–125, 150–153
Operatives Zentrum   138–141
Organische Gebäudeform   86, 100, 104
Orthopädie   108–111

Pädiatrie   100, 122–127, 154–160
Paravent   78
Patientenablage   193, 194
Patientenaufklärung   210, 228, 229, 230, 231, 233
Patientenbad → Nasszelle
Patientenbett → auch Bettposition   173, 178, 181, 182, 211, 226, 233
Patienten-Empowerment   232
Patientennachttisch   32, 40, 41, 42, 45, 46, 48, 49, 51, 53, 58, 182, 222–227
Patientenschrank   30, 82, 179, 193, 203
Patientensicherheit   38, 41, 42, 45, 233
Patientenzufriedenheit   38, 42, 43, 45
Patiobau   82
Pavillonstruktur   11, 12
Personalraum   18, 19
Pflegearbeitsbereich   18, 32, 52, 153, 180, 184, 191, 203
Pflegeflur   19
Pflegepersonal   94, 177, 187
Pflegeschrank   132, 186, 191, 192–194
Pflegestützpunkt   18, 19, 66, 105, 128, 161
Polycarbonat   86
Polymer   25
Polyurethan-Beschichtung   25, 94
Privatheit Patient   38, 42–43, 45, 78, 223
Produktlebenszyklus   24
PVC   25, 112, 243

Quadratischer Grundriss   49
Qualitative Bewertung Patientenzimmer   38–63
Qualitätsmanagement   23, 229
Querschnittslähmung   118

Radialer Grundriss   61, 161–163
Rauheit   25, 26, 177
Raumbedarf   29, 174
Raumgeometrie   30, 39
Raumlayout → Bewertung Grundrisstypen
Räumliche Qualität   38, 41, 45
Raumtiefe   30, 34, 41, 45, 60, 132
Raumwirkung   41
Regelgrundriss   29, 45, 181
Regelversorgung   13, 166, 244
Rehazentrum   136, 137
Reinigbarkeit   26, 146, 177, 183, 212, 216, 220, 226, 243
Reinigung   11, 23, 74, 90, 174, 178, 182, 205, 212, 224, 227
Reinigungspersonal   38, 170, 175, 226
Reinigungszyklen   209
Restpartikelmenge   25, 26
RFID-Chip   187, 205, 215, 219, 224, 243
Ringerschließung   82, 90, 158
Rollstuhlgerecht   74, 118, 128, 136, 218
Rooming-In   122, 146, 154

Rückenmarksstation 118–121
Rückenpolster 195
Rundbauweise 13

Same-handed 29, 36, 39–43, 45, 46, 48, 52, 53, 55, 56, 59, 60, 62, 63, 104, 136, 138, 181, 243
Sanatorium → Rehazentrum
Sanierung Krankenhaus 74–77, 108–111, 132–135, 142–145, 161–163
Sanitärobjekte KARMIN 173
Schiebetür 37, 41, 179, 181
Schleuse 22, 32, 39, 149
Screening 23
Sensoren 185, 187, 210, 219
Seuchenstation 10
Sichtbeziehungen 31, 34, 46–63
Sichtfenster 34, 78, 81, 122, 124, 149, 150, 152
Sichtschutz → auch Vorhang → auch Trennelement 33, 43, 136
Sitzpolster 193, 195
Smiley 215, 218, 219, 221
Sockelbeleuchtung 186, 192
Sondergrundriss 29, 45, 51
Stationsbad 37, 40
Stationsflur 31, 32, 45
Sturzgefahr 41, 104, 128, 225

Terrassenkrankenhaus 12
Trennelement → auch Paravent 34, 112, 117
Tunable-White LED 186, 187, 244
Türen 31, 191

Umbau Krankenhaus 66–69, 78–81
Unfallchirurgie 18
Untersuchungsbereich 18, 20
UV-Strahlung 24, 244

VDI-Richtlinie 6022 „Raumlufttechnik, Raumluftqualität" 175
VDI-Richtlinie 6023 „Hygiene in Trinkwasserinstallationen" 175
Ver- und Entsorgungsraum 19
Versorgungsstation 19, 32, 78, 142, 145
Verweildauer Patient 13, 16
Vierbettzimmer 66, 78
Vorbereich vor Patientenzimmer 32, 39, 41, 42, 45–62
Vorfertigungsgrad 39
Vorhang zur Abtrennung → Trennelement 43, 66, 70

Wahlleistungsstation 112, 116, 117, 142, 161
Wegeführung 18, 207
World Health Summit 171

Zentralversorgung 13
Zimmerzugang → auch Türen 31
Zonierung 31, 178
Zweibettzimmer 20, 28–63, 170
Zweiflügelige Tür 138

Register der Namen, Orte und Bauten

a|sh sander.hofrichter architekten GmbH 142
AAPROG 86
Agatharied, Deutschland 14
Albert Wimmer ZT GmbH 104, 154
Allgemeines Krankenhaus Wien 11
Architects Collective GmbH 104, 154
ARGE Health Team Vienna 104, 154
ATP HAID architekten ingenieure 82
AZ Zeno 86–89

B2Ai 86
Bärlocher & Unger 132
Bergen, Norwegen 90
Berlin, Deutschland 10, 11, 173, 174
BG Unfallklinik Frankfurt 118–121
Boeckx 86
Brand, Peter 13
Bundesamt für Bau- und Raumordnung (BBR) 164
Bundeszentrale für gesundheitliche Aufklärung 235
Bürgerspital Solothurn 94–97

C. F. Møller Architects 78, 90
Charité Berlin 11, 164, 170, 171, 239, 243
Chodowiecki, Daniel 11
Crona-Klinik Universitätsklinikum Tübingen 142–145

Deutscher Wissenschaftsrat 13
Dewan Friedenberger Architekten GmbH 118
DGKH (Deutsche Gesellschaft für Krankenhaushygiene) 215
Dresden, Deutschland 128
Düsseldorf, Deutschland 12, 13

EGM architects, EGM interiors 146
Erasmus MC 146–149
Erlangen, Deutschland 138
Esch-sur-Alzette, Luxemburg 104

Frankfurt am Main, Deutschland 118
Freiburg, Deutschland 154
Friedrich II. 11

Geriatrische Klinik St. Gallen 132–135
Gerl, Matthias 11

Haid, Hans Peter 82
Hamburg-Eppendorf, Deutschland 12
Haraldsplass Hospital 90–93
Herzog & de Meuron 100, 158
Hillerød, Dänemark 100
Hôpital Saint-Louis, Paris 10
Hvidovre Hospital 78–81
Hvidovre, Dänemark 78
HYBAU+ 164

InfectControl 2020 7, 170, 237
Institut für Baustoffe, Massivbau und Brandschutz (iBMB),
  TU Braunschweig 164, 177, 181, 243
Institut für Hygiene und Umweltmedizin, Charité –
  Universitätsmedizin Berlin 164, 170, 171, 239, 243, 245
Institut für Konstruktives Entwerfen, Industrie- und Gesundheitsbau
  (IKE), TU Braunschweig 7, 164, 170, 171, 239, 245, 252

Junghans+Formhals 108

KARMIN 7, 38, 169–235
Kinder- und Jugendklinik Universitätsklinikum Freiburg 154–157
Klinikum Braunschweig 171, 175
Knokke-Heist, Belgien 86
Kopvol 122
Kreisklinik Jugenheim 108–111
Kreiskrankenhaus Agatharied 14
Kreiskrankenhaus Lauf 82–85
KRINKO 23, 174, 215

Lauf an der Pegnitz, Deutschland 82
Leuven, Belgien 150
LIAG architects 122
LOW Architects 150
LSK-Architekten 108

Medizinische Hochschule Hannover 175
Metron Architektur AG, Brugg 74, 136
Mississauga, Ontario, Kanada 66
Mmek 122
München-Sendling, Deutschland 112
Münster, Deutschland 13, 161

**Nationales Referenzzentrum für Surveillance von nosokomialen
  Infektionen (NRZ)** 164, 171, 243
New North Zealand Hospital 100–103
Nickl & Partner 14

Onkologisches Zentrum Universitätsklinikum Leuven 150–153
Operatives Zentrum Universitätsklinikum Erlangen 138–141, 171

Paris, Frankreich 10
Perkins Eastman Black 66
Pfister, Otto und Werner 70
Princess Máxima Center 122–127

Quarin, Joseph von 11

Robert-Koch-Institut (RKI) 23, 174
Röhl GmbH 170–173, 239
Rotterdam, Niederlande 146

Sana Klinik München 112–117
Schachner, Benno 13
Seeheim-Jugenheim, Deutschland 108
Silvia Gmür Reto Gmür Architekten 70, 94, 132
Sofron, Joan 108
Solothurn, Schweiz 94
Spital Neumünster → Spital Zollikerberg
Spital Uster 136, 137
Spital Zollikerberg 70–77
St. Gallen, Schweiz 10, 132
St. Joseph-Stift Dresden 128–131
Städtisches Krankenhaus Düsseldorf 12, 13
Städtisches Krankenhaus Hamburg-Eppendorf 12
Südspidol 104–107

Tiemann-Petri Koch Planungsgesellschaft 138
Toronto, Kanada 66
Trillium Health Centre 66–69
TU Braunschweig (Technische Universität Braunschweig) 7, 164, 170,
  171, 173, 175, 177, 239
Tübingen, Deutschland 142

Universitäts-Kinderspital Zürich 158–160
Universitätsklinikum Göttingen 175
Universitätsklinikum Jena, Septomics Research Group 170, 237
Universitätsklinikum Münster 13, 161–163
Uster, Schweiz 136
Utrecht, Niederlande 122

Waldbüttelbrunn, Deutschland 170, 172, 239, 262
Weber, Wolfgang 13
Weltgesundheitsorganisation (WHO) 23
Wiederkehr, Gido 94
Wiegerinck 150
Wien, Österreich 11
wörner traxler richter 112, 128, 161

Zollikerberg, Zollikon, Schweiz 70, 74
Zukunft Bau 164
Zürich, Schweiz 70, 74, 158

Bildnachweis

Cover: Zeichnung Grundrisse Julia Moellmann

A Grundlagen

Geschichtlicher Überblick, S. 10–14
Abb. 1–14 Aus: Axel Hinrich Murken, *Vom Armenhospital zum Großklinikum*, Köln: DuMont, 1995; **15, 16** Stefan Müller-Naumann (Fotos); **17** Nickl und Partner

Lebensraum Pflegestation, S. 15–20
Abb. 1–9 Institut für Konstruktives Entwerfen, Industrie- und Gesundheitsbau (IKE), TU Braunschweig

Krankenhausspezifische Infektionen, S. 21–23
Abb. 1 IKE, nach: Alessandro Cassini, Diamantis Plachouras, Tim Eckmanns, „Burden of Six Healthcare-Associated Infections on European Population Health: Estimating Incidence-Based Disability-Adjusted Life Years through a Population Prevalence-Based Modelling Study", in: *PLOS Medicine*, 18. Oktober 2016, https://doi.org/10.1371/journal.pmed.1002150; **2** IKE, nach: P. Stoodley, K. Sauer, D. G. Davies, J. W. Costerton, „Biofilms as Complex Differentiated Communities", in: *Annual Review of Microbiology*, 56, 2002, S. 187–209; **3** IKE, nach: European Centre for Disease Prevention and Control. Point prevalence survey of healthcare-associated infections and antimicrobial use in European acute care hospitals, Stockholm: ECDC, 2013; **4** IKE, nach: WHO, „My 5 Moments for Hand Hygiene", WHO Guidelines on Hand Hygiene in Health Care, 2009. https://www.who.int/infection-prevention/campaigns/clean-hands/5moments/en/; **5** IKE, nach: Nasia Safdar, Dennis Maki, „The Pathogenesis of Catheter-Related Bloodstream Infection with Noncuffed Short-Term Central Venous Catheters", in: *Intensive Care Medicine*, Feb. 2004, 30(1), S. 62–67

Materialeinsatz und Materialalterung im Krankenhaus, S. 24–26
Abb. 1–8 Inka Dressler, iBMB, TU Braunschweig

B Typologie des Patientenzimmers

Grundriss eines Zweibettzimmers, S. 28–37
Abb. 1–66 Julia Moellmann

Typologische Bewertung von Zweibettzimmern, S. 44–63
Alle Zeichnungen und Diagramme: Julia Moellmann

Ausgewählte Beispiele, S. 64–163
Hinweis zum Kapitel Ausgewählte Beispiele:
Alle originalen Planunterlagen sind zur besseren Lesbarkeit und Vereinheitlichung bearbeitet und vereinfacht worden und werden maßstäblich dargestellt. Sämtliche Lagepläne sind von der Autorin Julia Moellmann erstellt worden.

S. 64, 65
Grundrisse, von links nach rechts: Metron Architektur AG, Brugg; Silvia Gmür Reto Gmür Architekten; ARGE Health Team Vienna: Albert Wimmer ZT-GmbH, Architects Collective GmbH; Silvia Gmür Reto Gmür Architekten; Wiegerinck; Herzog & de Meuron;

Trillium Health Centre, S. 66–69
Ben Rahn/A Frame (Fotos **2, 3, 5–7, 9, 10**); Perkins Eastman Black (Pläne **4, 8**)

Spital Zollikerberg, Westflügel, S. 70–73
Hélène Binet (Fotos **2, 3, 5, 6**); Silvia Gmür Reto Gmür Architekten (Pläne **4, 7**); Reto Gmür (Fotos **8, 9**)

Spital Zollikerberg, Ostflügel, S. 74–77
Hannes Henz (Fotos **2, 4–6, 8, 9**); Metron Architektur AG, Brugg (Pläne **3, 7**)

Hvidovre Hospital, S. 78–81
Thomas Hommelgaard (Fotos **2, 3, 5–7, 9, 10**); C. F. Møller Architects (Pläne **4, 8**)

Kreiskrankenhaus Lauf, S. 82–85
ATP/Wang (Fotos **2, 3**); ATP HAID architekten ingenieure (Pläne **4, 8**); Ralf Dieter Bischoff (Fotos **5–7, 9, 10**)

AZ Zeno, S. 86–89
Milosz Siebert_TV AAPROG-BOECKX-B2Ai (Fotos **2, 5, 6, 8–10**); Tim Fisher (Foto **3**); TV AAPROG-BOECKX-B2Ai (Pläne **4, 7**)

Haraldsplass Hospital, S. 90–93
Jørgen True (Fotos **2–4, 6–8, 10–12**); C. F. Møller Architects (Pläne **5, 9**)

Bürgerspital Solothurn, S. 94–99
Ralph Feiner (Foto **2**); Silvia Gmür Reto Gmür Architekten (Pläne **3, 9**); Reto Gmür (Fotos **4–6, 8, 10**); Yue Yin (Fotos **7, 11**)

New North Zealand Hospital, S. 100–103
Herzog & de Meuron (Renderings, Pläne **2–10**)

Südspidol, S. 104–107
3D Bakery (Renderings **2, 5, 6, 8–10**), ARGE Health Team Vienna: Albert Wimmer ZT-GmbH, Architects Collective GmbH (Pläne **3, 7**)

Kreisklinik Jugenheim, S. 108–111
Michael Lube (Fotos **2, 4–6, 8, 9**); LSK-Architekten Lube | Schoppa | Krampitz-Mangold PartGmbH (Pläne **3, 7**)

Sana Klinik München, S. 112–117
Eberhard Franke (Foto **2**); Christian Börner (Fotos **4–7, 9, 11, 12**); wörner traxler richter (Pläne **3, 7**)

BG Unfallklinik Frankfurt, S. 118–121
Rainer Mader (Fotos **2, 3, 8**); Dewan Friedenberger Architekten GmbH (Pläne **4, 9**); Barbara Staubach (Fotos **5–7, 10, 11**)

Princess Máxima Center, S. 122–127
Ronald Tilleman (Fotos **2, 5, 7, 8, 10, 12**); LIAG architects (Pläne **4, 11**); Mart Stevens (Foto **9**)

St. Joseph-Stift Dresden, S. 128–131
Christian Börner (Fotos **2, 4, 5, 7, 8**), wörner traxler richter (Pläne **3, 6**)

Geriatrische Klinik St. Gallen, S. 132–135
Arno Noger (Foto **2**); Silvia Gmür Reto Gmür Architekten (Pläne **3, 8**); Ralph Feiner (Fotos **4, 5, 7**); Reto Gmür (Foto **6**)

Spital Uster, S. 136, 137
maaars, Zürich (Renderings **2, 3**); Metron Architektur AG, Brugg (Pläne **4, 5**)

Operatives Zentrum Universitätsklinikum Erlangen, S. 138–141
Albrecht Immanuel Schnabel (Fotos **2–4, 6–10, 12, 13**); Tiemann-Petri Koch Planungsgesellschaft (Pläne **5, 11**)

Crona-Klinik Universitätsklinikum Tübingen, S. 142–145
Markus Bachmann (Fotos **2, 4–8, 10, 11**), a|sh sander.hofrichter architekten GmbH (Pläne **3, 9**)

Erasmus MC, S. 146–149
Rob van Esch (Fotos **2, 3, 5, 7, 10, 11**); Ronald Tilleman (Fotos **6, 8**); EGM architects (Pläne **4, 9**)

Onkologisches Zentrum Universitätsklinikum Leuven, S. 150–153
Wiegerinck (Renderings, Pläne **2–8**)

Kinder- und Jugendklinik Universitätsklinikum Freiburg, S. 154–157
Zoom VP.AT (Renderings **2, 4–6, 8, 9**), ARGE Health Team Vienna: Albert Wimmer ZT-GmbH, Architects Collective GmbH (Pläne **3, 7**)

Universitäts-Kinderspital Zürich, S. 158–160
Herzog & de Meuron (Renderings, Pläne **2–7**)
Universitätsklinikum Münster, S. 161–163
wörner traxler richter (Renderings, Pläne **2–6**)

Die bauliche Krankenhausstruktur in Deutschland, S. 164–167
Aus: Wolfgang Sunder, Jan Holzhausen, Petra Gastmeier, Andrea Haselbeck und Inka Dreßler, *Bauliche Hygiene im Klinikbau. Planungsempfehlungen für die bauliche Infektionsprävention in den Bereichen der Operation, Notfall- und Intensivmedizin* (Zukunft Bauen – Forschung für die Praxis, Band 13), Bonn: Bundesinstitut für Bau-, Stadt- und Raumforschung, 2018

C Prototyp eines Patientenzimmers – das Projekt KARMIN

Architektur des Patientenzimmers, S. 170–193
Abb. 1–14, 23, 24 IKE TU Braunschweig; **15–22, 25** Julia Moellmann; **26–29** Kai Lorberg (Renderings); **30, 31** IKE TU Braunschweig; **32–38** Tom Bauer (Fotos); **39** IKE TU Braunschweig; **40, 41, 44, 45** Tom Bauer (Fotos); **42, 43, 46, 49, 51** Oliver Zeise (Zeichnungen)

Bau des Prototypen, S. 196, 197
Abb. 1–8 Tom Bauer

Fertiger Prototyp und Anwendungsszenarien, S. 198–205
Abb. 9–29 Tom Bauer

Ausstattung, S. 206–209
Abb. 1 Tom Bauer; **2, 3, 4** IKE TU Braunschweig

Der Desinfektionsmittelspender, S. 210–223
Abb. 1, 2, 4–8 IKE TU Braunschweig; **3, 9** Tom Bauer; **10** IKE TU Braunschweig; **11, 12** Lukas Adrian Jurk; **13, 14** Tom Bauer; **15, 17** IKE TU Braunschweig; **16** Lukas Adrian Jurk; **18–25** Tom Bauer (Fotos); **26** Lukas Adrian Jurk

Der Patientennachttisch, S. 224–229
Abb. 1–3 IKE TU Braunschweig; **4** Lukas Adrian Jurk; **5–11** Tom Bauer (Fotos)

Das Bedside Terminal, S. 230–236
Abb. 1, 3–5 IKE TU Braunschweig; **2, 7, 9** Tom Bauer (Fotos); **6, 8, 10** Lukas Adrian Jurk

Danksagung

Eine Vielzahl an Personen hat über mehrere Jahre durch ihre fachliche und persönliche Unterstützung das Entstehen dieses Buches ermöglicht. Wir können an dieser Stelle nur einen Teil davon namentlich erwähnen, aber diese verschiedensten Hinweise waren allesamt wertvoll und hilfreich.

Herzlicher Dank geht an Prof. Carsten Roth, den Leiter des Instituts für Konstruktives Entwerfen, Industrie- und Gesundheitsbau (IKE) der TU Braunschweig, das uns seit vielen Jahren ermöglicht hat, in Forschung und Lehre den Gesundheitsbau zu bearbeiten. Dank sagen möchten wir unseren Kollegen, insbesondere Jan Holzhausen, für die guten Ratschläge. Für die grafische Unterstützung möchten wir uns bei Franziska Himmelreich, Jannik Siems und Giovanni Nobile bedanken.

Großer Dank ist der Leiterin des Instituts für Hygiene und Umweltmedizin der Charité Berlin, Prof. Petra Gastmeier, und ihren Mitarbeitern Rasmus Leistner und Elke Lemke für die konstruktive Beratung geschuldet.

Besonderer Dank gebührt den Ärzten, Pflegekräften, Hygienikern und weiteren Mitarbeitern der untersuchten Krankenhäuser, die uns durch ihre Häuser führten, Fragen beantworteten und sich an Workshops beteiligten. Dieser Dank gilt ebenso den Krankenhausplanern, die wichtige Anmerkungen aus planerischer Sicht gaben.

Auslöser zum Verfassen dieses Buches ist das vorangegangene Forschungsprojekt KARMIN im Rahmen des Konsortiums „InfectControl" des Bundesministeriums für Bildung und Forschung (BMBF). Unser Dank geht an den Verbundpartner Firma Röhl GmbH, deren Geschäftsführer Nicole und Lars Röhl, sowie an das gesamte Team. Wir bedanken uns für die konstruktiven Gespräche mit Prof. Hortense Slevogt vom Verbundpartner Septomics Research Group vom Universitätsklinikum Jena. Ebenso möchten wir uns bei Prof. Axel Brakhage, Prof. Oliver Kurzai und Hanna Heidel-Fischer vom Konsortium „InfectControl" für die konstruktive Beratung und Unterstützung herzlich bedanken.

Wir danken den am Forschungsprojekt beteiligten Industriefirmen (Atos Information Technology GmbH, BODE Chemie GmbH, Brillux GmbH & Co. KG, Continental AG, FSB Franz Schneider Brakel GmbH + Co KG, Hansa Armaturen GmbH, HEWI Heinrich Wilke GmbH, JELD-WEN Germany GmbH & Co. KG, Kusch+Co GmbH, nora systems GmbH, REISS Büromöbel GmbH, Resopal GmbH, RZB Rudolf Zimmermann, Bamberg GmbH, Schüco International KG, wissner-bosserhoff GmbH, Villeroy & Boch AG) für wichtige Anmerkungen aus planerischer, bautechnischer und medizinischer Sicht sowie für die Bereitstellung von Unterlagen und Produkten für die Realisierung des Demonstrators.

Ein besonderer Dank geht an unsere Lektorin Ria Stein für ihre wertvollen Vorschläge und ihre Unterstützung über den gesamten Entstehungsprozess des Buches. Wir danken Karen Böhme für die konstruktive Betreuung von Seiten des Projektträgers Jülich (PtJ).

Impressum

Lektorat und Projektkoordination: Ria Stein

Herstellung: Heike Strempel

Layout, Covergestaltung und Satz: Tom Unverzagt

Papier: 150 g/m² Condat Matt Perigord

Druck: optimal media GmbH

Library of Congress Control Number: 2020946557

Bibliografische Information der Deutschen Nationalbibliothek
Die Deutsche Nationalbibliothek verzeichnet diese Publikation in der Deutschen Nationalbibliografie; detaillierte bibliografische Daten sind im Internet über http://dnb.dnb.de abrufbar.

Dieses Werk ist urheberrechtlich geschützt. Die dadurch begründeten Rechte, insbesondere die der Übersetzung, des Nachdrucks, des Vortrags, der Entnahme von Abbildungen und Tabellen, der Funksendung, der Mikroverfilmung oder der Vervielfältigung auf anderen Wegen und der Speicherung in Datenverarbeitungsanlagen, bleiben, auch bei nur auszugsweiser Verwertung, vorbehalten. Eine Vervielfältigung dieses Werkes oder von Teilen dieses Werkes ist auch im Einzelfall nur in den Grenzen der gesetzlichen Bestimmungen des Urheberrechtsgesetzes in der jeweils geltenden Fassung zulässig. Sie ist grundsätzlich vergütungspflichtig. Zuwiderhandlungen unterliegen den Strafbestimmungen des Urheberrechts.

ISBN 978-3-0356-1731-3

e-ISBN (PDF) 978-3-0356-1732-0

Dieses Buch ist unter dem Titel *The Patient Room. Planning, Design, Layout* auch in englischer Sprache erschienen (print-ISBN 978-3-0356-1749-8).

© 2021 Birkhäuser Verlag GmbH, Basel
Postfach 44, 4009 Basel, Schweiz
Ein Unternehmen der Walter de Gruyter GmbH, Berlin/Boston

9 8 7 6 5 4 3 2 1   www.birkhauser.com

Autorenschaft der Texte

Gesamtleitung: Wolfgang Sunder

A Grundlagen
Geschichtlicher Überblick: Wolfgang Sunder
Lebensraum Pflegestation: Wolfgang Sunder
Krankenhausspezifische Infektionen: Rasmus Leistner
Materialeinsatz und Materialalterung im Krankenhaus:
Inka Dreßler, Katharina Schütt

B Typologie des Patientenzimmers
Grundriss eines Zweibettzimmers: Julia Moellmann
Qualitative Bewertung von Zweibettzimmern: Julia Moellmann
Typologische Bewertung von Zweibettzimmern: Julia Moellmann
Ausgewählte Beispiele: Julia Moellmann
Die bauliche Krankenhausstruktur in Deutschland: Wolfgang Sunder

C Prototyp eines Patientenzimmers – das Projekt KARMIN
Architektur des Patientenzimmers: Oliver Zeise
Bau des Prototypen: Oliver Zeise
Ausstattung: Lukas Adrian Jurk
Fazit: Lukas Adrian Jurk

Genderhinweis

Aus Gründen der besseren Lesbarkeit wird in dem vorliegenden Werk die grammatikalisch herkömmliche männliche Sprachform bei personenbezogenen Substantiven und Pronomen verwendet. Dies impliziert jedoch keine Benachteiligung des weiblichen Geschlechts, sondern soll im Sinne der sprachlichen Vereinfachung als geschlechtsneutral zu verstehen sein.

BODE Chemie: umfassender Infektionsschutz

Als ein führender Hersteller in Europa bietet die BODE Chemie GmbH Produktlösungen zur Desinfektion, Reinigung, Pflege und Hautantiseptik. Mit Sitz in Hamburg ist sie ein Tochterunternehmen der PAUL HARTMANN AG, Heidenheim. Gemeinsam bieten beide Unternehmen umfassende Systemlösungen für den Schutz vor Infektionen. Die Hochleistungsprodukte zur Händedesinfektion sind nur ein Highlight des mehr als 400 Produkte umfassenden Portfolios, das in über 50 Ländern zum Einsatz kommt.

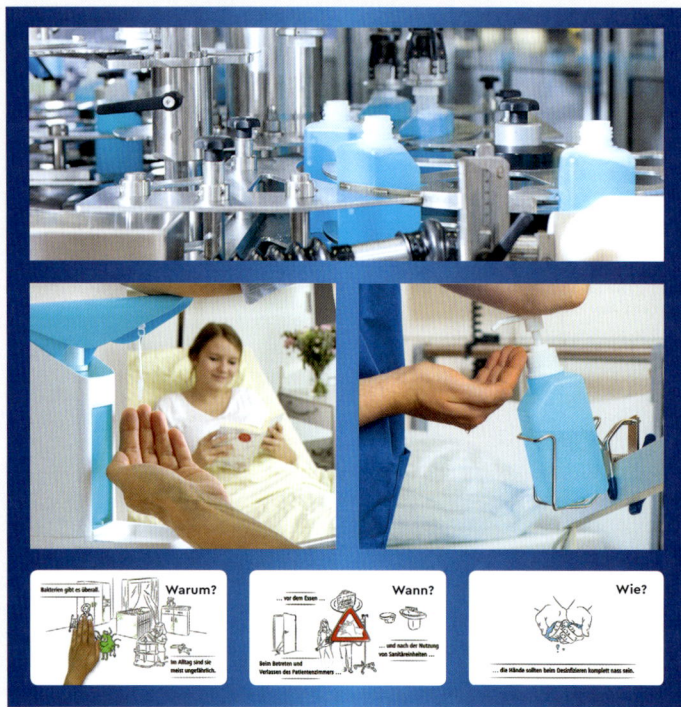

Innovative Lösungen von BODE für den Rundum-Infektionsschutz: Hände-Desinfektionsmittel mit unterschiedlichen Wirkungsspektren und Rezepturen für die situationsgerechte Hände-Desinfektion, Eurospender Safety Plus zur festen Wand-Installation, Eurospender 3 flex als robuster und flexibler Begleiter am Point-of-Care sowie anschauliche Erklärfilme für Patienten und Besucher über das Warum, Wann und Wie der Hände-Desinfektion.

Unsere Mission: Going further for health – mit Produkten und Dienstleistungen überzeugen!

Gewusst wie (und wo): Hände-Desinfektionsmittel zum Einsatz bringen

Um Patienten nachhaltig vor Viren und Bakterien zu schützen, sollte ein Hände-Desinfektionsmittel auch auf Krankenstationen dort verfügbar sein, wo es benötigt wird: in der unmittelbaren Nähe der Patienten, am sogenannten Point-of-Care (PoC). BODE hat daher im Rahmen des KARMIN Projekts neben fest an die Wand zu installierenden Desinfektionsmittelspendern auch flexibel anzubringende PoC-Spender beigesteuert. Hände-Desinfektionsmittel können damit leicht an einem Trolley oder am Patientenbett platziert werden: Sie werden so zum konstanten Begleiter und sind jederzeit verfügbar!

Mit Know-how Patienten motivieren

Neben seinen Produkten hat BODE auch seine Erfahrung mit ins Projekt einfließen lassen. Beispielsweise haben die Fachabteilungen Research & Development und das BODE SCIENCE CENTER maßgeblich an der Platzierung der Desinfektionsmittelspender mitgewirkt. Um Patienten und Besucher für die Händehygiene zu sensibilisieren, wurden zudem motivierende Erklärfilme geliefert, die in die Infotainmentsysteme am Patientenbett integriert werden können. Jeder Film beantwortet eine wichtige Frage zur Hände-Desinfektion: Warum?, Wann? und Wie?

Wissenschaftlich gesicherte Problemlösungen: BODE SCIENCE CENTER

Das BODE SCIENCE CENTER (BSC) ist unser wissenschaftliches Kompetenzzentrum zu allen Fragen rund um Hygiene und Infektionsprävention. Im Fokus der Arbeit stehen evidenzbasierte Lösungen für einen besseren und zeitgemäßen Schutz von Gesundheitsmitarbeitern, Verbrauchern und Patienten. Das BODE SCIENCE CENTER ist ein Forschungs- und Schulungszentrum und DIE Anlaufstelle für alle, die qualifizierte Informationen benötigen.

Research for infection protection
bode-science-center.com

BODE Chemie GmbH
A company of the HARTMANN GROUP

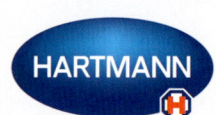

BODE Chemie GmbH
Melanchthonstraße 27 | D-22525 Hamburg
Tel. +49 40 54006-0 | Fax: +49 40 54006-200
info@bode-chemie.de | www.bode-chemie.de

Brillux ..mehr als Farbe

Brillux ist die Nummer 1 als Direktanbieter und Vollsortimenter mit über 12.000 Artikeln im Lack- und Farbenbereich in Deutschland. Das Familienunternehmen in vierter Generation hat seinen Hauptsitz in Münster und beschäftigt insgesamt über 2500 Mitarbeiter. Neben dem Werk in Münster produziert Brillux in drei weiteren Werken in Unna, Herford und Malsch bei Karlsruhe. Das Niederlassungsnetz umfasst über 180 Standorte in Deutschland, Italien, den Niederlanden, Österreich, Polen und der Schweiz.

Unternehmerische Verantwortung durch modernste Anlagen und Technik

Qualität und Umweltschutz gehören bei Brillux untrennbar zusammen: Die vier Werke zählen in puncto Anlagen, Technik und Energieeffizienz zu den modernsten in Europa. Umweltschonende Verfahren wie die Molchtechnik zur Reinigung der Förderleitungen reduzieren den Wasserverbrauch auf ein Minimum. Eine Fotovoltaikanlage, Kraft-Wärme-Kopplung und verschiedene Möglichkeiten der Wärmerückgewinnung tragen dazu bei, dass bei steigender Produktion der Energieverbrauch sinkt. Ein Großteil der für die Produktion eingesetzten Energie wird durch Wärmerückgewinnung zum Heizen der Büros, der Produktion und des Lagers genutzt.

Auch mit Blick auf die Produktpalette nimmt Brillux eine Vorreiterrolle ein: So etablierte das Unternehmen beispielsweise als erster Anbieter ein Komplettsortiment aromatenfreier Lacke und Lasuren. Zudem ist Brillux auch bei der Herstellung von wasserbasierten Lacken einen Schritt voraus. Mit dem Vita-Sortiment stellt das Unternehmen darüber hinaus einen vollumfänglich konservierungsmittelfreien Wandbeschichtungsaufbau zur Verfügung.

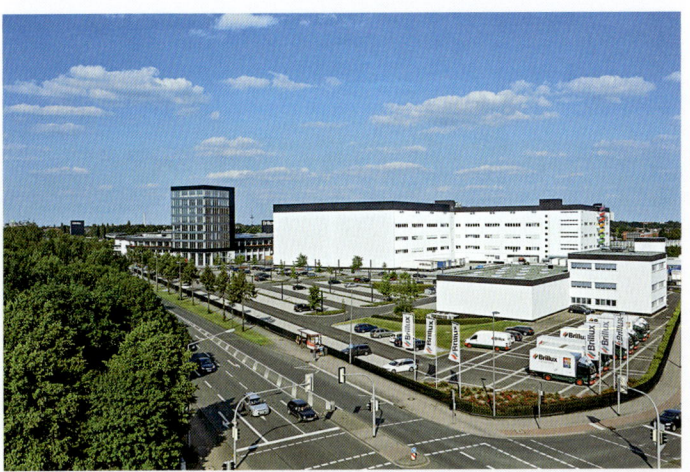

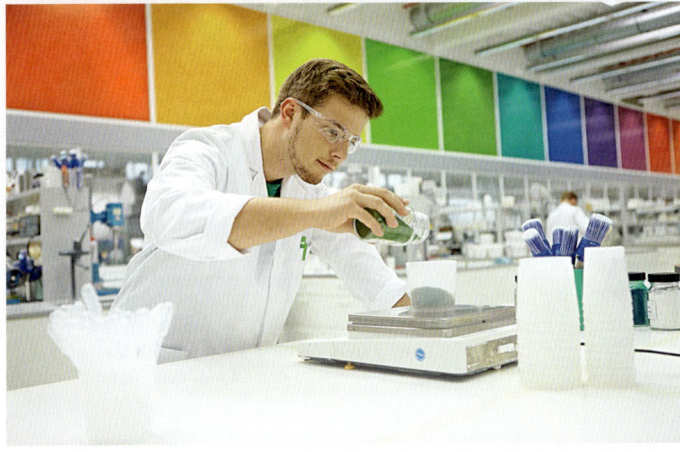

In der Brillux Unternehmenszentrale in Münster wird mit modernster Technik an immer weiteren Innovationen im Farben- und Lackbereich geforscht.

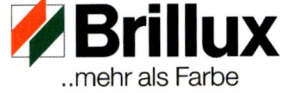

Brillux GmbH & Co. KG
Weseler Straße 401 | D-48163 Münster
Tel. +49 251 7188-0 | Fax +49 251 7188-439
info@brillux.de | www.brillux.de

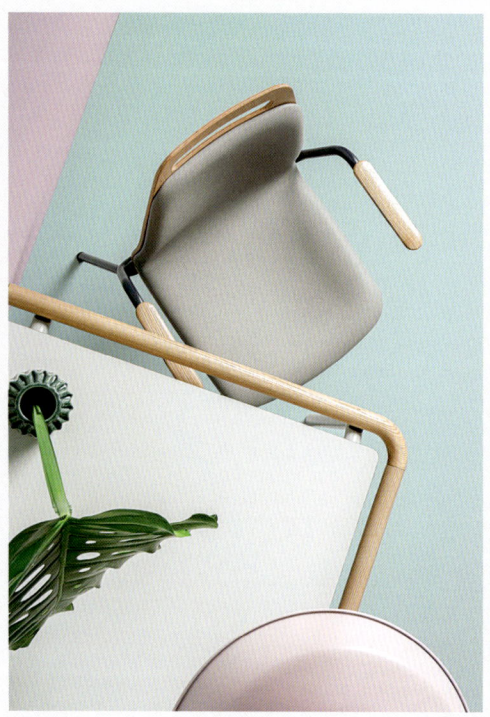

Mormor Aktivmöbel, Stuhl SITZ
Foto: Mormor Aktivmöbel

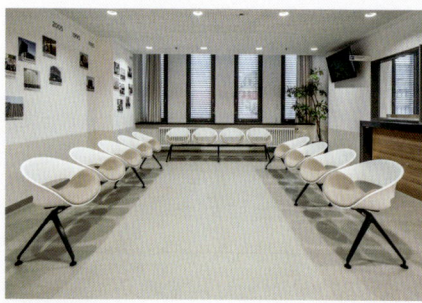

Charité Berlin
Foto: Kusch+Co & Anke Müllerklein

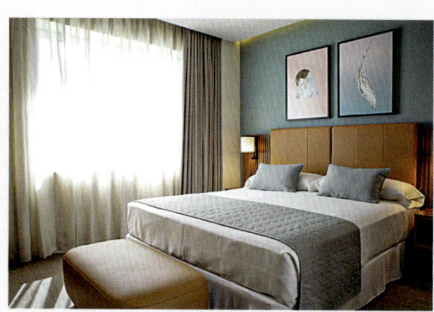

RIU Plaza España Madrid

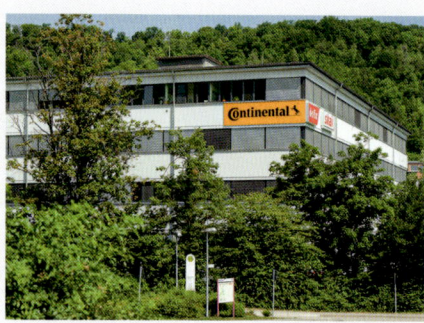

Continental am Standort Weißbach

Continental hat mit skai® für jede Polsteranwendung die passende Lösung

Die Oberflächenspezialisten von Continental nutzen die Innovationskraft und das Qualitätsversprechen, für die skai® seit über 60 Jahren weltweit steht. Als Polsteroberfläche für den Möbel- und Objektbereich ist skai® ein Synonym für hochwertiges Kunstleder. Mit innovativen Designtools nutzt Continental konsequent die neuen Möglichkeiten der Individualisierung und Digitalisierung und bietet als kompetenter Partner der Industrie, von Designern, Planern und Innenarchitekten für jede Anwendung die passende Oberflächenlösung. So sind skai® Materialien mit ihren spezifischen Eigenschaften ideal für den Einsatz im Hospitality-Bereich, etwa in Hotels, Restaurants und auf Kreuzfahrtschiffen. Sie punkten auch im medizinischen und öffentlichen Bereich, für Outdooranwendungen oder in mobilen Innenräumen. Unter anderem zeichnen sich skai® Polsteroberflächen durch ihre hohe Reinigungsfreundlichkeit und Desinfektionsmittelbeständigkeit aus, sodass beim KARMIN Projekt im Patientenzimmer der Zukunft skai® Palma NF in der Farbe inka für die Bänke und Stühle im Einsatz ist.

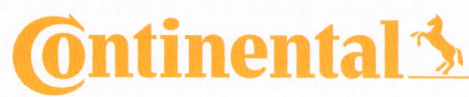

Continental AG, Standort Weißbach
Salinenstraße 1 | D-74679 Weißbach
Tel. +49 7947 81-8714
skai.interior@continental-corporation.com
www.skai.com/de/interior

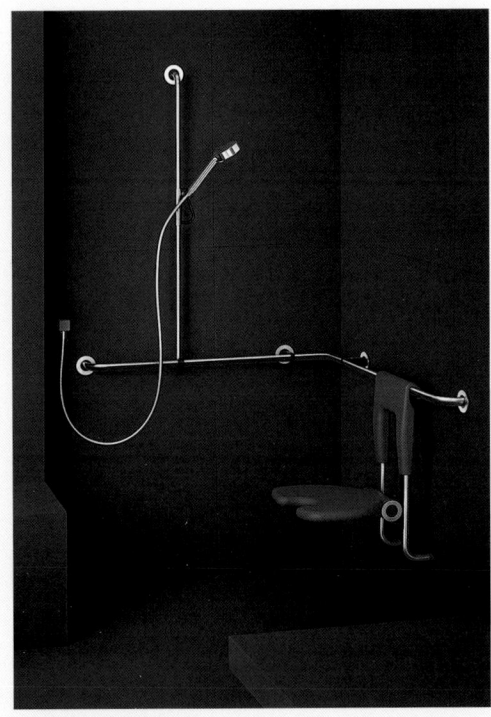

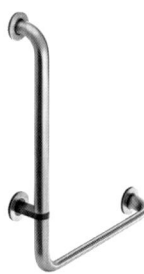

ErgoSystem® E300: WC-Bereich
Winkelgriff

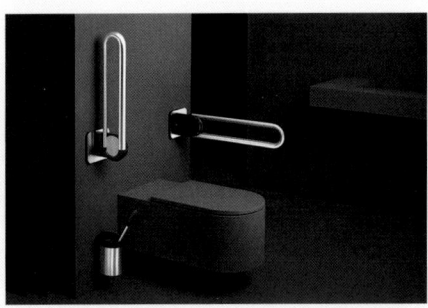

ErgoSystem® E300: WC-Bereich
Stützklappgriff

ErgoSystem® E300: Duschbereich
Handlaufkombination, Einhängesitz,
Brausestange

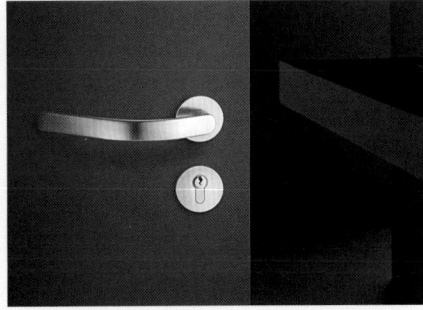

Türdrücker FSB 1155 für die Bedienung mit
der Hand oder auch dem Ellenbogen

Türdrücker und sanitäre Ausstattungen von FSB: ergonomisch, hygienisch, sicher

FSB Franz Schneider Brakel steht für Design und funktional hochwertige Beschlaglösungen für Türen und Fenster sowie barrierefreie Sanitärausstattungen. Wir sind Ihr starker Partner, wenn es um zuverlässige, komfortable Produkte und erstklassige Materialien geht. Besonders in Krankenhäusern und Pflegeheimen, wo es auf maximale Hygiene und Komfort ankommt, setzen deshalb Architekten, Planer und Bauherren auf FSB Produkte – zum Anfassen und (Be-)Greifen im KARMIN Patientenzimmer:

Der Türdrücker FSB 1155 ist besonders für viel begangene Türen geeignet. Die Betätigung kann mit der Hand oder auch mit dem Ellenbogen erfolgen. Für den optimalen Halt sind im Sanitärbereich die Produkte unseres ErgoSystems E300 aus pflegeleichtem Edelstahl mit ovalem Griffquerschnitt verbaut: der Stützklapp- sowie Winkelgriff für den WC-Bereich, für die Dusche eine an der Handlaufkombination montierte Brausestange (inklusive Brausekopfhalter mit Einhandbedienung) sowie ein Einhängesitz und eine Duschvorhangstange.

Franz Schneider Brakel GmbH + Co KG
Nieheimer Straße 38 | D-33034 Brakel
Tel. +49 5272 608-0
info@fsb.de | www.fsb.de

Experten für Barrierefreiheit und die professionelle Pflege

Menschen das Leben erleichtern – mit individuell anpassbaren Konzepten, die Selbstständigkeit ermöglichen und Sicherheit geben – das ist es, was uns antreibt. Universal Design bezieht die Bedürfnisse aller Menschen mit ein. Wir leben dieses Ideal seit mehr als 35 Jahren als eine zukunftsfähige und ganzheitliche Designphilosophie. Herausragende Gestaltung entsteht ausschließlich im Zusammenspiel mit innovativer Technik. Die Verbindung von Ästhetik, Funktion und Hygiene ist fest in der HEWI DNA verankert.

Barrierefreie Ausstattungskonzepte

S 900 – Hygienische Lösung für den Gesundheitsbereich

System 900 ist die Antwort auf die komplexen Anforderungen an barrierefreie Bäder. Die Produkte sind bis in das kleinste Detail durchdacht – sie überzeugen durch Funktionalität, dauerhafte Qualität und eine hygienische Gestaltung. Aufgrund der einzigartigen Sortimentstiefe und der hygienischen Eigenschaften ist es die Lösung im Patientenbad im Projekt KARMIN.

Hygiene erhöhen

Für den Einsatz in Krankenhäusern und Rehakliniken ist bei Lösungen im Sanitärbereich Hygiene ein entscheidender Faktor. Im System 900 werden daher ausschließlich Materialien verwendet, die unempfindlich gegenüber Wundbehandlungs- und Reinigungsmitteln sind.

Bei der Entwicklung von System 900 wurde der Fokus unserer Produktentwickler neben Design und Funktion ebenfalls auf die Hygiene gelegt. Entstanden ist eine Produktlinie für den Sanitärbereich in Gesundheitsbauten mit höchsten Ansprüchen an die Hygiene.

Durch die clevere Gestaltung sind die Produkte aus möglichst wenigen Komponenten gefertigt, sodass nur eine äußerst geringe Anzahl an Fügestellen entsteht. Eine präzise Fertigung garantiert glatte, hygienische Oberflächen.

System 900 umfasst neben barrierefreien Lösungen eine große Anzahl an nützlichen Accessoires. Beispielsweise sind die Seifen- und Desinfektionsmittelspender in verschiedenen Varianten erhältlich, sodass sie mit üblichen Pflegemitteln befüllt werden können. Besonders hygienisch sind die berührungslosen Sensorvarianten.

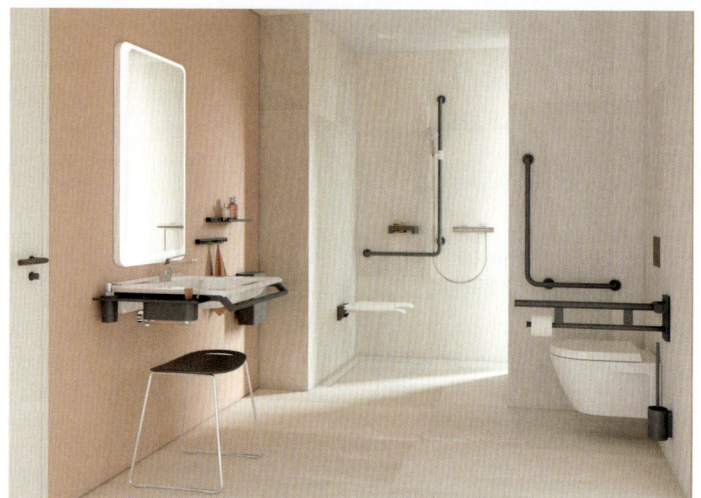

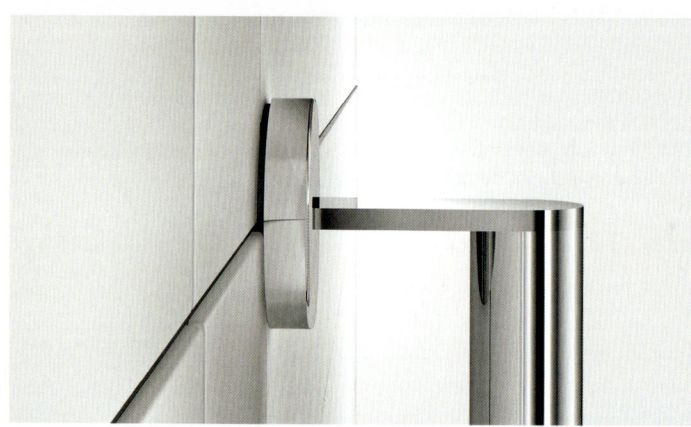

Die Funktionen von **System 900** zielen darauf, die Selbstständigkeit der Patienten bestmöglich zu unterstützen. Modularität und Oberflächenvielfalt spiegeln das Verständnis von HEWI für erstklassiges Design wider.

Aufgrund von Wandunebenheiten schließt die Befestigungsrosette häufig nicht vollständig mit der Wand ab. Mit dem **Dichtelement** von System 900 ist eine zuverlässige Abdichtung realisierbar.

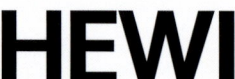

HEWI Heinrich Wilke GmbH
Prof.-Bier-Straße 1–5 | D-34454 Bad Arolsen
Tel. +49 5691 820
info@hewi.de | www.hewi.com

nora systems – perfekte Hygiene leicht gemacht

nora systems ist der weltweit führende Hersteller von Kautschuk-Bodenbelägen im Objektbereich und Teil der Interface-Gruppe. Mit jahrzehntelanger Erfahrung und umfassendem Know-how gilt nora als Spezialist im Gesundheitswesen. Die robusten und leistungsfähigen nora® Kautschukböden „Made in Germany" zeichnen sich in Gesundheits- und Pflegeeinrichtungen durch optimale Hygiene, hohen Komfort und dauerhafte Wirtschaftlichkeit aus.

Spezialist für Bodensysteme im Krankenhaus

nora® Bodenbeläge aus Kautschuk überzeugen mit durchdachten Systemlösungen und bieten dadurch die Grundlage für hochwertige Gestaltungskonzepte mit gesundheits- und umweltverträglichen Materialien. Sie vereinen Sicherheit, Komfort und attraktives Design mit perfekten hygienischen Eigenschaften.

nora® Böden lassen sich nicht nur einfach reinigen, sondern auch vollständig desinfizieren und sind somit für den Einsatz in Risikobereichen bestens geeignet. Sie sind frei von PVC, Phthalat-Weichmachern und Halogenen. norament® 926 und noraplan® Standardbeläge sind mit dem Blauen Engel (DE-UZ 120) ausgezeichnet.

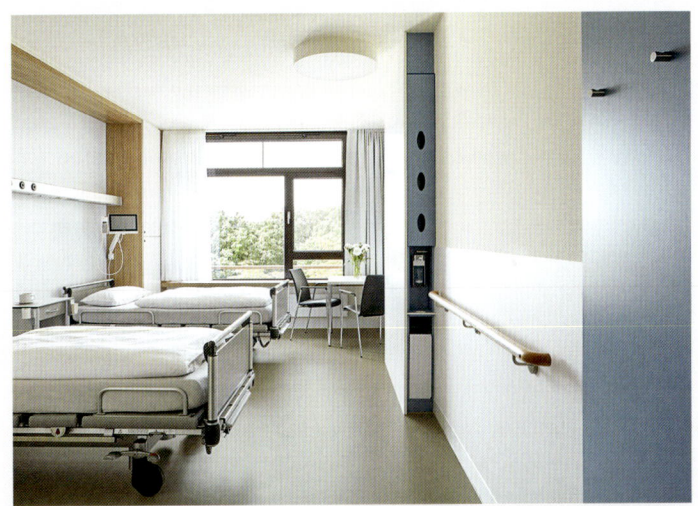

Lupenreine Vorteile

- Einfache und wirtschaftliche Reinigung
- Hygienisch einwandfreie Flächen und Fugen
- Keine zeit- und kostenaufwändige Neubeschichtung und Nachverfugung – nutzbare Flächen rund um die Uhr
- Beständig gegen die von VAH und RKI gelisteten Flächendesinfektionsmittel
- Umfangreiches Zubehörprogramm mit Sockelleisten für Bereiche mit hohen Hygieneanforderungen
- Von renommierten Krankenhaushygienikern empfohlen

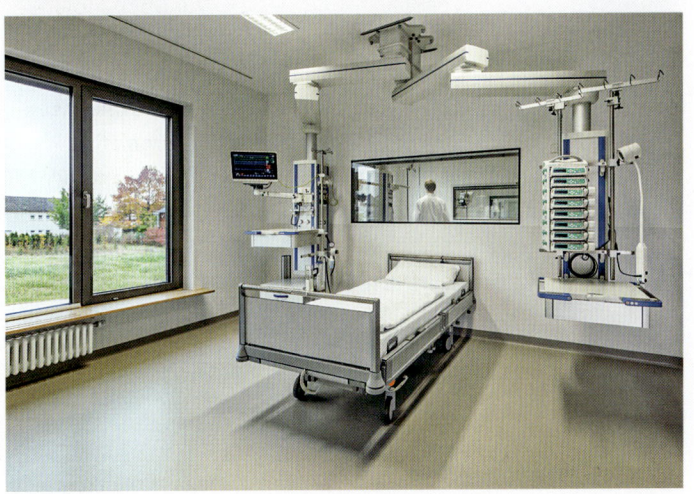

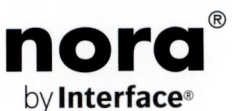

nora systems GmbH
Höhnerweg 2–4 | D-69469 Weinheim
Tel. +49 6201 806040
info-de@nora.com | www.nora.com/de

REISS für den gesunden Arbeitsplatz

Die REISS Büromöbel GmbH, einer der führenden Anbieter für hochwertige Büromöbelsysteme in Deutschland, entwickelt und produziert Möbel und Zubehör für leistungs- und gesundheitsfördernde Arbeitsplätze, die höchste Ansprüche an Funktionalität und Ergonomie erfüllen. Das innovationsgetriebene Unternehmen hat frühzeitig ein Büromöbelprogramm entwickelt, welches die Gefahr von Keimübertragung durch Berührung unmittelbarer Kontaktflächen minimiert und so zur Arbeitsplatzhygiene beiträgt.

REISS bietet eine Einrichtungslinie, die den steigenden hygienischen Anforderungen in öffentlichen Räumen und dem Trend zu Büros mit wechselnden Arbeitsplätzen sowie Coworking-Spaces Rechnung trägt. Schreibtische und Stauraumlösungen der Serie REISS SmartClean verfügen über spezielle Oberflächen, die die Keimübertragung durch Berührung minimieren. Damit bieten die Möbel ein Gesundheitsplus in Bereichen, die nicht den intensiven Reinigungsvorschriften von Gesundheitseinrichtungen unterliegen, aber durchaus ähnliche Bedingungen aufweisen.

Ein vielversprechender Ansatz für den Einsatz im Gesundheitswesen

Unabhängig davon zeichnen sich die Oberflächen dieser Möbel durch hervorragende mechanische Eigenschaften aus und sind widerstandsfähig gegen die meisten Chemikalien. Sie eignen sich für die Sonderreinigung in Pflege- und medizinischen Einrichtungen und sind beständig gegen Desinfektionsmittel basierend auf Alkoholen, Aldehyden und Phenolen. Durch die Verarbeitung in Nullfugentechnologie und ein durchdachtes Design der Möbel mit glatten Flächen ohne Griffe, Löcher und andere Vertiefungen sind sie besonders leicht zu reinigen und ermöglichen eine effektive hygienische Reinigung unter hohen Anforderungen, wie beispielsweise in Krankenzimmern.

Was zeichnet REISS SmartClean-Oberflächen aus:
- Widerstandsfähigkeit gegenüber Chemikalien, wie Desinfektionsmittel, Säuren und Laugen oder Lösemittel
- Besondere physikalische Eigenschaften, wie hohe Temperaturbeständigkeit, Reflexionsfreiheit, Korrosionsbeständigkeit, Flüssigkeitsdichtigkeit und elektrische Ableitfähigkeit
- Hervorragende mechanische Eigenschaften, wie Schlagfestigkeit, Kratzfestigkeit und Scheuerbeständigkeit
- Reduzierung der Keimübertragung

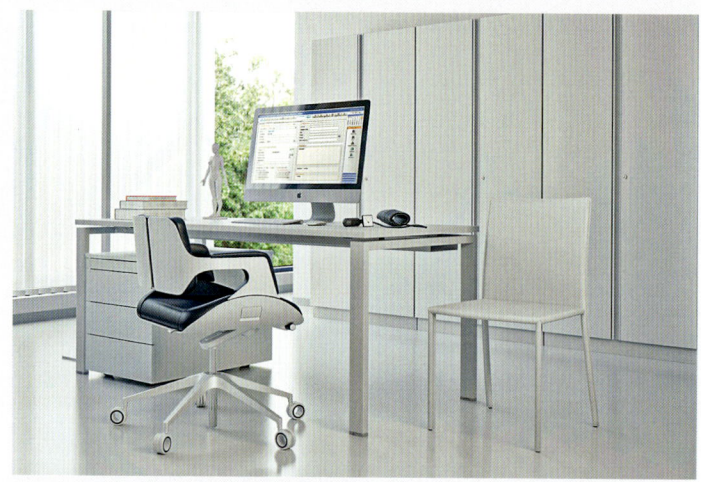

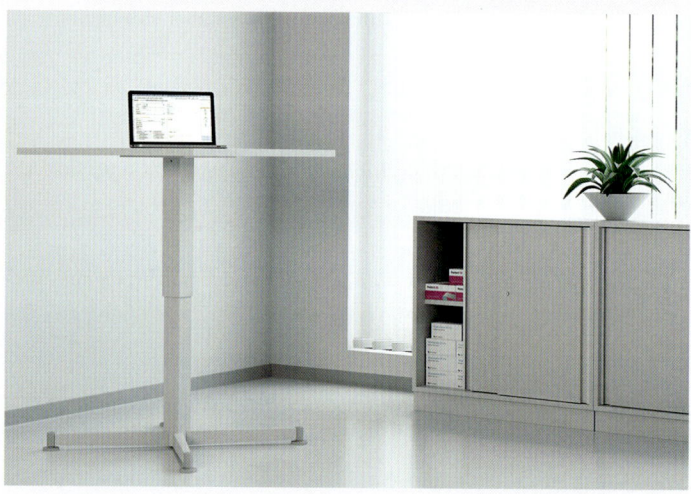

REISS SmartClean-Einrichtungslösungen – Tische, Schränke und Container
REISS Produkte sind GS-geprüft. Sie tragen das Umweltzeichen RAL-UZ 38 und entsprechen den Kriterien von „Quality Office". REISS ist zertifiziert nach dem Qualitätsmanagementsystem (DIN EN ISO 9001), dem Umweltmanagementsystem (DIN EN ISO 14001), dem Produktkettenzertifikat PEFC-CoC sowie EMAS III.

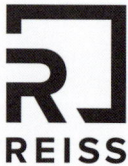

REISS Büromöbel GmbH
Südring 6 | D-04924 Bad Liebenwerda
Tel. +49 35341 48-360 | Fax +49 35341 48-368
info@reiss-bueromoebel.de | www.reiss-bueromoebel.de

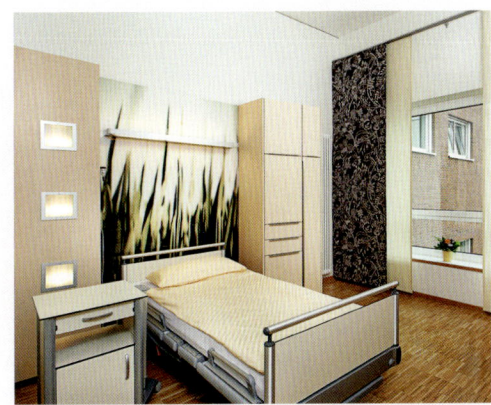
Möbel in Patientenzimmern
© Tim Friesenhagen

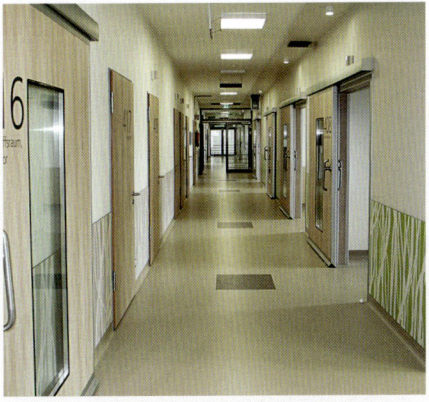
Türen und Rammschutz in Krankenhäusern

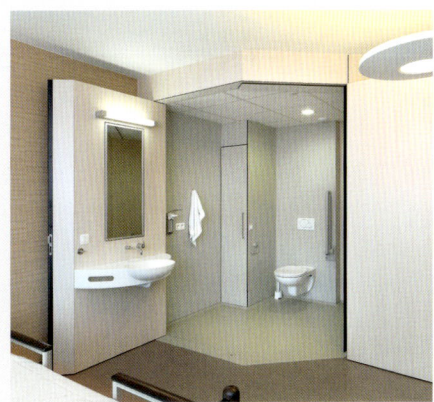
Oberflächen für Nasszellen
© Foto Studio Wiegand

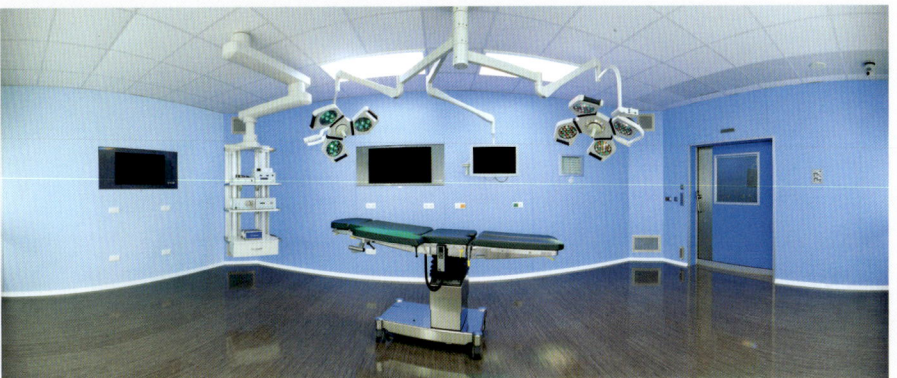
Wandverkleidung für OP-Wände
© DANMEDICS Medical Engineering GmbH

RESOPAL® – das ist Marke, Unternehmen und Oberfläche, Tradition und Moderne.

Die Resopal GmbH produziert mit ca. 600 Mitarbeitern in Groß-Umstadt funktionelle und dekorative Schichtpressstoffplatten (HPL). Die Produkte finden sich im Innenausbau und auf Außenfassaden, in Hotels, Krankenhäusern, Bädern, im Ladenbau und auf Möbeln. Wir sind Pionier des Schichtstoffs und der Oberfläche und liefern auch heute noch trendsetzende Lösungen für die moderne Raumgestaltung. Resopal ist ein verlässlicher Partner für Architekten und Verarbeiter im Gesundheitswesen. Mit unserer langjährigen Erfahrung und umfassenden Produktlösungen – wie z. B. antibakterielle Oberflächen, Antifingerprint-Lösungen, Nassraum-Elemente oder auch individueller Motivdruck – sind wir wichtiger Ansprechpartner für Architekturprojekte in Krankenhäusern, Pflegeeinrichtungen und Laboren. Gemeinsam mit Ihnen sorgen wir dafür, dass Ihr Projekt zum Erfolg wird.

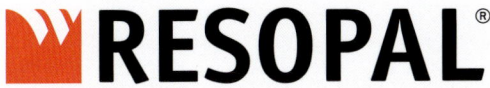

Resopal GmbH
Hans-Böckler-Straße 4 | D-64823 Groß-Umstadt
Tel. +49 6078 800
info@resopal.de | www.resopal.de

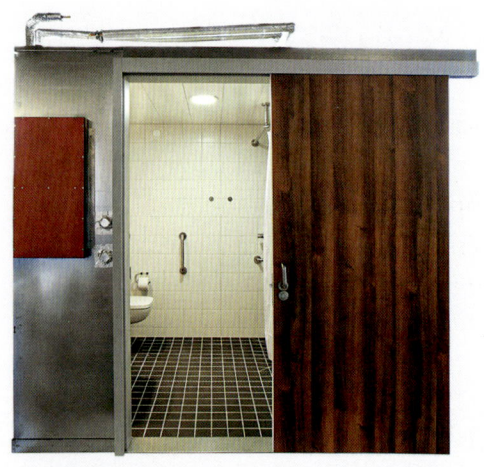
Individuelles Fertigbad

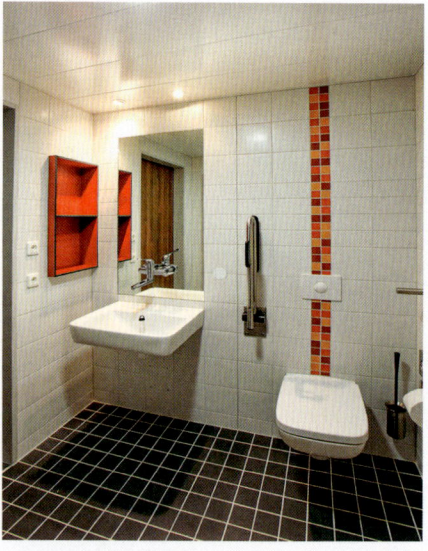
Fertigbad mit Schranksystem aus einer Hand

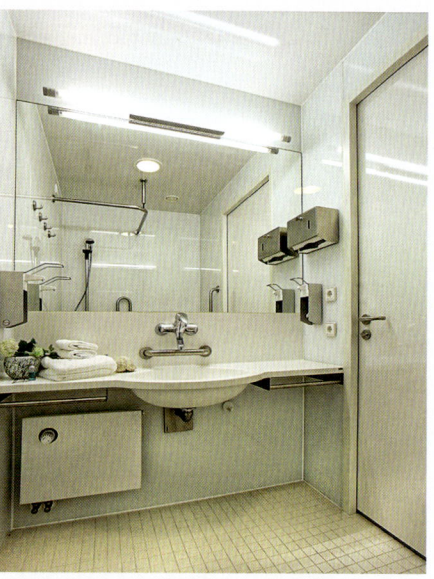
Fertigbad mit Wandoberfläche aus hochwertigem rückseitig beschichtetem Sicherheitsglas

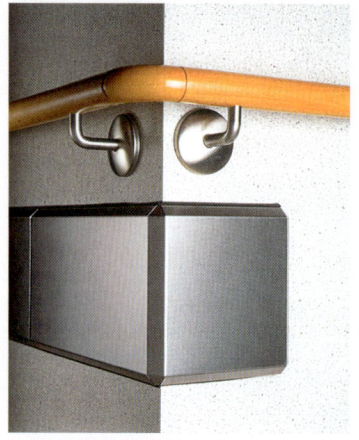
Wandschutzsysteme

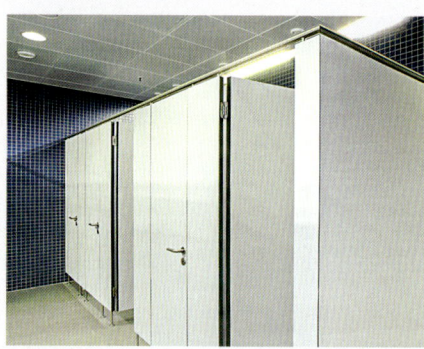
WC-Trennwandanlagen mit HPL-Oberfläche

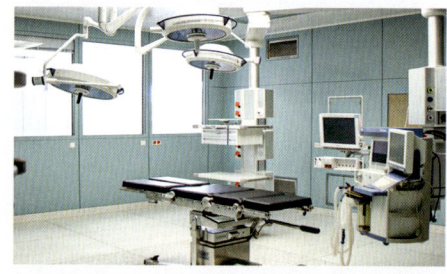
OP-Verkleidung mit HPL-Oberfläche

Röhl steht für individuelle Komplettlösungen in kosteneffizienter Serienproduktion

„Innovationen entstehen aus Ideen – die lösungsorientierte Umsetzung ist jedoch der Schlüssel zum Erfolg." Dieses Prinzip verfolgen wir seit über 75 Jahren. Als familiengeführtes Unternehmen mit kurzen Entscheidungswegen sind wir seit über 40 Jahren als Systemanbieter im Health-Care-Sektor tätig.

Wandschutzsysteme, OP-Verkleidungen, Schranksysteme, WC-Trennwandanlagen und Fertigbäder bilden dabei die Eckpunkte unseres Leistungsspektrums.

Wir bieten dabei keine „0815-Produkte", sondern auf das Anforderungsprofil des Kunden angepasste Lösungen in hoher Qualität, unter Einhaltung des gesetzten Kostenrahmens.

Durch unsere langjährige Erfahrung, als auch den hohen Umfang an Systemlösungen und unser Baukastenprinzip, ist eine Anpassung sehr kostengünstig, sowohl für den Neubau als Komplettsystem, als auch in Einzelteilen für eine schnelle und kostengünstige Sanierung, nach Ihren Wünschen, möglich.

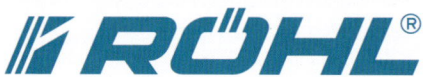

Röhl GmbH Blechbearbeitung
Friedrich-Koenig-Straße 15–17 | D-97297 Waldbüttelbrunn
Tel. +49 931 40664-0 | Fax.: +49 931 40664-443
karmin@roehl.de | www.roehl.de

RZB beleuchtet „Patientenzimmer der Zukunft"

In der vom Bundesministerium für Bildung und Forschung geförderten Studie stellt die Technische Universität Braunschweig im Projekt KARMIN das erste infektionspräventive Patientenzimmer vor. RZB Lighting begleitete diese Studie von Anfang an als planungsverantwortlicher Kompetenzpartner in der Umsetzung aller Beleuchtungsaufgaben. Zum Thema „Licht für Gesundheit und Wohlbefinden" bietet der Bamberger Leuchtengeneralist ein breites Produktportfolio an innovativen und zukunftsfähigen Lösungen.

Neben der Voraussetzung, Leuchten mit hygienisch einwandfreien und leicht zu reinigenden Oberflächen einzusetzen, sollte die normative Beleuchtung des Patientenzimmers alle erforderlichen Sehaufgaben sowie weitere wichtige Kriterien erfüllen: mehr Wohlbefinden und leichte Orientierung sowohl für den Patienten als auch für das Klinikpersonal.

Biodynamisches Licht für mehr Vitalität und Wohlbefinden
Wechselnde Lichtstimmungen, die dem dynamischen Rhythmus des Tageslichts entsprechen, können Wohlbefinden und Vitalität des Patienten nachweislich positiv beeinflussen. Biodynamisches Licht im Sinne des Human Centric Lighting (HCL) minimiert zudem den Verlust des natürlichen Tag-Nacht-Rhythmus und fördert den natürlichen Schlaf. Im „Patientenzimmer der Zukunft" kommen großformatige, blendfreie Einbauleuchten der Serie „Econe" zum Einsatz. Individuell voreingestellte Lichtszenen z. B. bei Visiten (5000 K) und der Reinigung (4000 K) oder circadiane Tageslichtverläufe von warm-weiß bis kalt-weiß lassen sich über ein Bedienungstableau abrufen.

Licht lenkt Patienten
Über dem Bodensockel installierte lichtlenkende Aluminiumprofile mit integrierten LED-Bändern ermöglichen dem Patienten nachts bei Verlassen des Krankenbetts eine leichte, blendfreie Orientierung zur Nasszelle. Stürze durch zu wenig Licht werden vermieden, der Patient durch den Einsatz gedimmter warm-weißer LED-Bänder dennoch nicht aus seinem Nachtrhythmus gerissen. Das Baukastensystem „Less is more Flex" von RZB bietet hierfür eine umfangreiche Auswahl an hygienischen, leicht zu reinigenden Profilen, Diffusoren und LED-Bändern, darunter auch Tunable-White-Versionen.

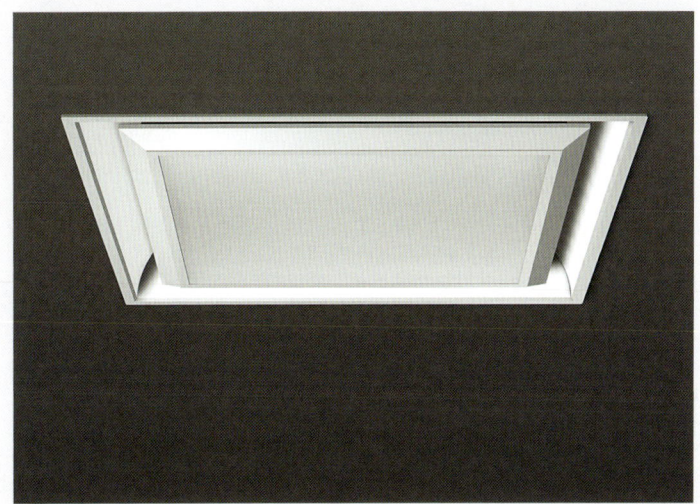

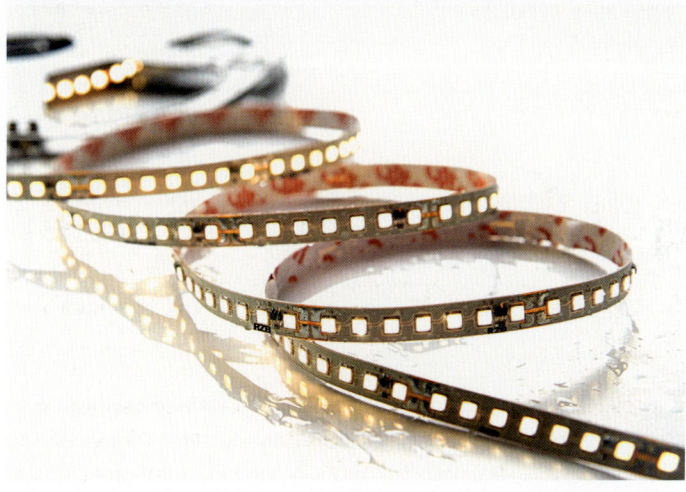

RZB Lighting | Höchsteffiziente Lichtlösungen, progressive LED-Technologie und exzellente Produktqualität „Made in Germany" – das Resümee aus über 80 Jahren Firmengeschichte. Das Portfolio des Familienunternehmens umfasst Produkte aus den Bereichen Innen- und Außenleuchten, Sicherheitsleuchten sowie innovative Lichtmanagementsysteme. RZB erhielt bereits mehrfach das „Top 100"-Siegel und gehört damit zu den innovativsten Unternehmen im deutschen Mittelstand.

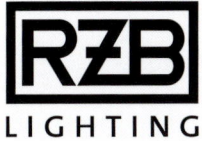

RZB Rudolf Zimmermann, Bamberg GmbH
Rheinstraße 16 | D-96052 Bamberg
Tel. +49 951 7909-0 | Fax +49 951 7909-198
info@rzb-leuchten.de | www.rzb.de

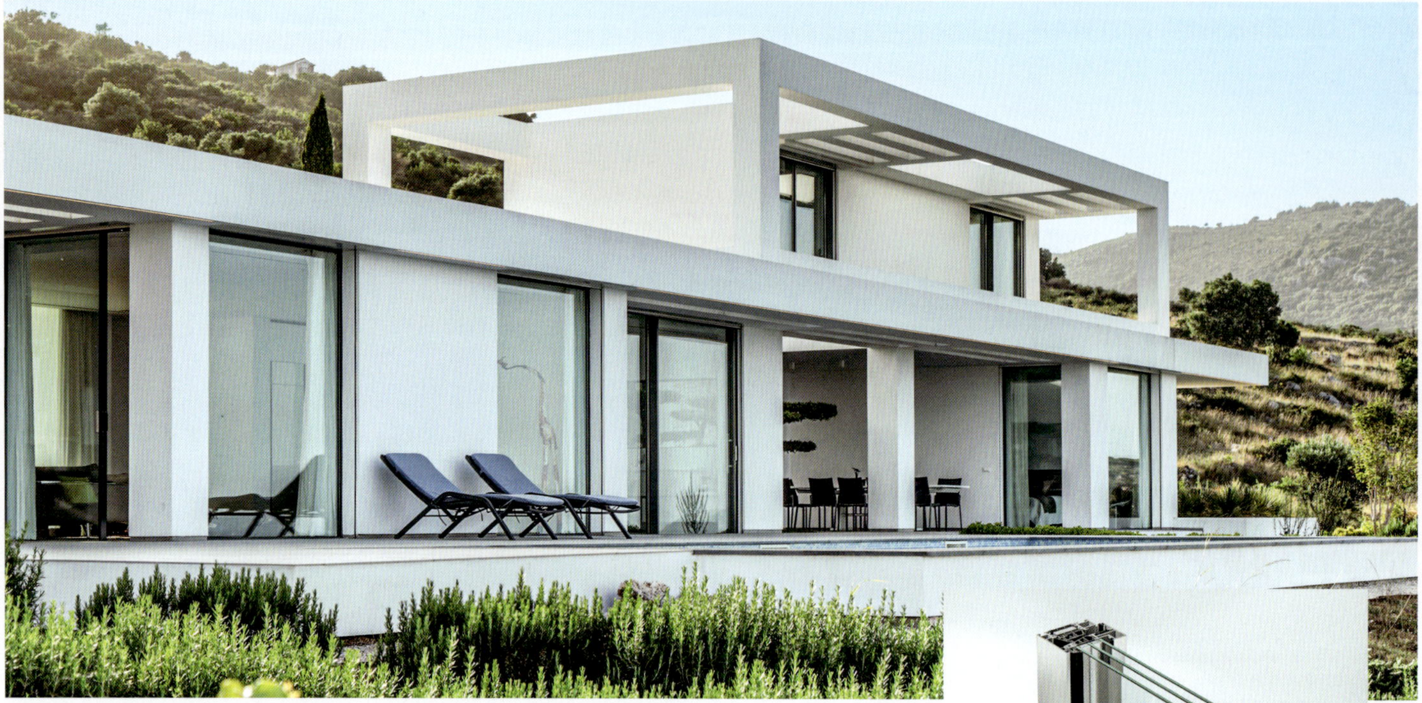

Residence in Zakynthos
© Lukas Palik Fotografie/Schüco

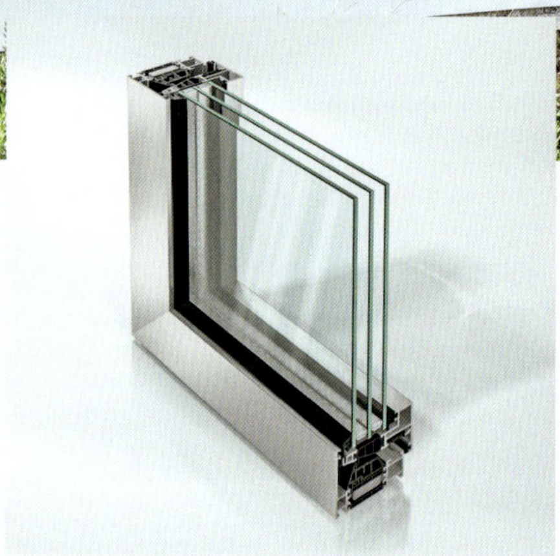

Schüco AWS 75 BS.HI+

Schüco – Systemlösungen für Fenster, Türen und Fassaden

Die Schüco Gruppe mit Hauptsitz in Bielefeld entwickelt und vertreibt Systemlösungen für Fenster, Türen und Fassaden.
Mit weltweit 5650 Mitarbeitern arbeitet das Unternehmen daran, heute und in Zukunft Technologie- und Serviceführer der Branche zu sein. Neben innovativen Produkten für Wohn- und Arbeitsgebäude bietet der Gebäudehüllenspezialist Beratung und digitale Lösungen für alle Phasen eines Bauprojekts – von der initialen Idee über die Planung und Fertigung bis hin zur Montage. 12.000 Verarbeiter, Planer, Architekten und Investoren arbeiten weltweit mit Schüco zusammen. Das Unternehmen ist in mehr als 80 Ländern aktiv und hat in 2019 einen Jahresumsatz von 1,75 Milliarden Euro erwirtschaftet.

Weitere Informationen unter **www.schueco.de**

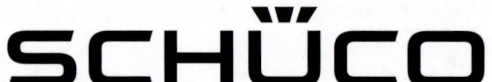

Schüco International KG
Karolinenstraße 1–15 | D-33609 Bielefeld
Tel. +49 521 783-0 | Fax +49 521 783-451
info@schueco.com | www.schueco.com